高职高专"十三五"规划教材

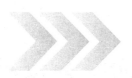 # 药剂学

第三版

赵黛坚　常忆凌　主编

化学工业出版社
·北京·

药剂学是药学类各专业的一门专业核心课，通过本课程的学习，使学生掌握药剂学必需的理论知识、专业技术技能，了解临床应用的各种剂型。

《药剂学》（第三版）总结了一线教师十年的实践教学经验，在前两版的基础上进行编写。全书由三部分内容组成，第一部分基础理论，第二部分制剂各论，第三部分调剂基础知识和技能。基础理论部分侧重基础理论和方法的学习，制剂各论部分突出实际岗位技术，调剂基础知识和技能部分关注学生就业需求，培养学生具备今后从事药店、医院药剂科工作的知识和技能。

本书利用二维码技术，提供微课、动画等教学资源和素材，方便读者学习教材内容和扩展知识。

本书适合高职高专药学类相关专业学生作为教材使用，也适用于从事药学和药物制剂工作的技术人员参考阅读。本书另配套出版了《药剂学学习指导与习题集》，方便各级各类与药剂学相关的人员学习使用。

图书在版编目（CIP）数据

药剂学/赵黛坚，常忆凌主编 . —3 版 . —北京：化学工业出版社，2018.6（2021.2重印）
ISBN 978-7-122-32758-1

Ⅰ.①药…　Ⅱ.①赵…　②常…　Ⅲ.①药剂学高等职业教育-教材　Ⅳ.①R94

中国版本图书馆 CIP 数据核字（2018）第 172792 号

责任编辑：窦　臻　　　　　　　　　　文字编辑：李　瑾
责任校对：王素芹　　　　　　　　　　装帧设计：关　飞

出版发行：化学工业出版社（北京市东城区青年湖南街 13 号　邮政编码 100011）
印　　刷：北京市振南印刷有限责任公司
装　　订：北京国马印刷厂
787mm×1092mm　1/16　印张 24　字数 604 千字　2021 年 2 月北京第 3 版第 3 次印刷

购书咨询：010-64518888　　　　　　售后服务：010-64518899
网　　址：http://www.cip.com.cn
凡购买本书，如有缺损质量问题，本社销售中心负责调换。

定　　价：49.80 元　　　　　　　　　　　　　　　版权所有　违者必究

本书编写人员名单

主　　编　　赵黛坚（浙江医药高等专科学校）

　　　　　　常忆凌（浙江医药高等专科学校）

副　主　编　　郭维儿（浙江医药高等专科学校）

　　　　　　王鸿（杭州医学院）

参　　编　　孙洁胤（浙江医药高等专科学校）

　　　　　　高显峰（浙江医药高等专科学校）

　　　　　　黎晶晶（浙江医药高等专科学校）

　　　　　　李剑惠（浙江医药高等专科学校）

　　　　　　姚晓坤（浙江医药高等专科学校）

　　　　　　金建峰（宁波市第六医院）

前　言

　　《药剂学》教材自 2008 年出版以来，历经两次修订出版、十年教学实践，受到了广大学习者的喜爱。

　　药剂学作为一门药学类实践性非常强的应用性学科，需不断更新理论教学内容，以适应学科发展趋势。本次修订主要根据《中华人民共和国药典》（2015 年版）和《药品生产质量管理规范》（2010 年修订）进行修订。

　　本次修订总结了一线教师十年的实践教学经验，从知识的内在联系，课程内容讲授的连贯性上考虑，对教材进行了较大改动，将基本单元操作与具体涉及剂型有机融合，更有助于学习掌握。同时，结合学科发展趋势，增加了一些国内外药剂学的前沿信息和最新动态，并充分利用互联网信息时代二维码技术，将传统纸质教材与数字化教学资源融合为新形态教材，提供微课、动画等教学资源和素材，以拓宽学习者眼界、扩展知识。

　　本版教材第一、二章由赵黛坚、常忆凌编写，第三、五、六章由郭维儿编写，第四、七章由高显峰编写，第八～十章由黎晶晶编写，第十一～十三章由李剑惠编写，第十四、十五章由孙洁胤、王鸿编写，第十六章由姚晓坤、金建峰编写。全书由常忆凌、王鸿审阅。

　　本教材适用于高职高专药学类相关专业学生学习，也可作为从事药学和药物制剂工作的技术人员的参考用书。

　　教材在编写过程中得到浙江医药高等专科学校、杭州医学院、宁波市第六医院的领导和化学工业出版社有关编辑的大力支持，在此表示诚挚谢意。

　　由于编者水平所限，教材中的不足之处在所难免，恳请批评指正。

编者
2018 年 6 月

第一版前言

高职高专药物制剂技术专业所培养的是面向药品生产、经营、服务和管理第一线需要的高素质技能型人才。"药剂学"课程是药物制剂技术专业的核心课程,是研究制剂工业生产的基本理论、工艺技术、生产设备和质量管理的科学,是药物制剂技术专业最重要的专业课。

高职高专教育的主要特征是以就业为导向,以技术应用能力为主线,以职业岗位能力培养为主要目标。因此创建高职高专特色的"药剂学"课程在医药应用型人才培养中意义重大。2005年浙江医药高等专科学校"药剂学"课程立项为浙江省精品课程,作者在多年成熟的教学经验的积累上,编写了"药剂学"教材,并被立项为浙江省重点教材。2010年本教材荣获中国石油和化学工业优秀出版物奖(教材奖)一等奖。

"药剂学"作为联系药学与实践的一门应用性学科,培养学生以技能、技术训练及动手能力为主。纵观作为高职教育的重要工具——教材,却存在着理论与实践脱节的种种问题,以往的高职高专教材多以培养学生的理论、学术方面的能力为主,对其实践技能的培养重视不够。本教材的编写,总结了教师们多年的实践教学经验,根据知识的内在联系,突出基本方法、基本技术的讲授,结合实验实训课程,加强职业岗位技术的训练;而对叙述性的内容如各类辅料的性状特点,则指导学生自学,以培养学生的自学能力。同时,结合教学内容,适量向学生传输一些国内外有关制剂生产的前沿信息与开发研究方面的新的发展动态,以开阔学生的眼界,激发其求知欲,以使学生具备现代生产和管理的理念,为培养高素质技能型人才奠定扎实的基础。

为使学生掌握一些生物药剂学的基本概念,本书专门设置了第二十四章生物药剂学,各学校可以根据具体情况选择讲授。

本教材适用于高职高专药物制剂专业的学生及药学相关专业的学生学习,也可作为从事药学或药物制剂工作的技术人员参考用书。

本教材第一、二、九、十一、十六、二十、二十四章由常忆凌编写,第四、七、十三章由崔山风编写,第六、十、十二、十八章由郭维儿编写,第三、五章由赵黛坚编写,第八章由高显峰编写,第十四章由夏晓静编写,第十五、十九章由李剑惠编写,第十七章由计竹娃编写,第二十一至二十三章由胡英编写。为方便教学,本教材配有电子课件,使用本教材的学校可以与化学工业出版社联系(cipedu@163.com),免费索取。

教材在编写过程中得到浙江省教育厅及浙江医药高等专科学校领导的大力支持,在此表示诚挚谢意。由于编者水平有限,教材中的不足之处在所难免,恳请批评指正。

编　者

第二版前言

《药剂学》教材自出版后，历经 5 年的教学实践，现进行第二版修订出版。本次修订是根据《中华人民共和国药典》（2010 年版）和《药品生产质量管理规范》（2010 年修订）进行修订。

与时俱进是对教材的要求，"药剂学"作为联系药学与实践的一门应用性学科，更要不断更新教学内容。本次教材修订总结了一线教师近五年的实践教学经验，根据知识的内在联系，突出基本方法、基本技术的讲授，结合实验实训课程，加强职业岗位技术的训练。同时，结合学科发展趋势，适量向学生传输一些国内外有关生产的前沿信息和开发研究方面的新动态，开阔学生的眼界、拓展工作领域、增加就业机会。如：近年来生物制药的快速发展对真空冷冻干燥技术提出更高的要求，对相关技术人员需求量增加，本次修订根据市场的变化增补了冷冻干燥的相关内容。

本教材增加了第五部分调剂基础知识与技能，是为了适应学生就业的需要，以方便学生毕业后适应药店、医院药剂科的工作。

本教材适用于高职高专药物制剂专业的学生及药学相关专业的学生学习，也可作为从事药学或药物制剂工作的技术人员的参考用书。

本教材第一、二、十一、十六、二十五章由常忆凌编写，第六、十、十二、十八章由郭维儿编写，第四、七、十三章由屠冰编写，第三、五、九章由赵黛坚编写，第八、十四、二十章由高显峰编写，第十五、十七、十九章由计竹娃编写，第二十一、二十二、二十三、二十四章由黎晶晶编写，教材中所涉及的《药品生产质量管理规范》（2010 年修订）内容由李剑惠审阅。为方便教学，本教材配有电子课件，使用本教材的学校可以与化学工业出版社联系（cipedu@163.com），免费索取。

教材在编写过程中得到浙江医药高等专科学校领导和化学工业出版社有关编辑的大力支持，在此表示诚挚谢意。由于编者水平有限，教材中的缺点和疏漏在所难免，恳请批评指正。

编者
2013 年 11 月

目　录

第一部分　基础理论 / 1

第一部分
基 础 理 论

第一章 绪 论

第一节 药剂学概论

一、药剂学的基本概念

药剂学（pharmaceutics）是一门研究药物制剂的基本理论、处方设计、生产工艺、质量控制和合理应用的综合性技术科学。

药剂学包括制剂学和调剂学两部分。研究制剂生产工艺技术及相关理论的科学称为制剂学。按医师处方专门为某一患者调制的，并明确指明用法和用量的药剂称为方剂，研究方剂调制技术、理论和应用的科学称为调剂学。药剂学的宗旨是制备安全、有效、稳定、使用方便的药物制剂。

二维码1　药剂学绪论（微课）

药物（drugs）是指能够用于治疗、预防或诊断人类和动物疾病以及对机体生理功能产生影响的物质。药物最基本的特征是具有防治疾病的活性，故在药物研发的上游阶段又称之为活性物质（active ingredients）。根据来源，可将药物分为三大类：中药与天然药物、化学药物和生物技术药物。中药（Chinese herbal drugs）是指在中医理论指导下，来源于我国民间经典收载的中药材、中成药和草药等。化学药物（chemical drugs），即通常所说的西药，是通过化学合成途径而得到的具有治疗或诊断作用的化合物。生物技术药物（biotechnical drugs）系指通过基因重组、发酵、核酸合成等生物技术获得的药物，如细胞因子药物、核酸疫苗、反义核酸等。药品（medicine）是指用于预防、治疗、诊断人的疾病，有目的地调节人的生理机能并规定有适应证或者功能主治、用法和用量的物质。药物的内涵要比药品大，并非所有能防治疾病的物质都是药品。

药物剂型（drug dosage forms）是适合于疾病的诊断、治疗或预防的需要而制备的不同给药形式，简称剂型。无论哪一种药物，都不能直接应用于患者，它们在应用于临床之前，都必须制成具有一定形状和性质的药物剂型，才能充分发挥药效、减少毒副作用、便于使用与保存等。剂型是药物临床使用的最终形式，是所有基本制剂形式的集合名词，如片剂、注射剂、胶囊剂、粉针剂、软膏剂、栓剂以及中药的丸剂、丹剂、膏剂、散剂、颗粒剂、口服液等。

药物制剂（drug preparations）是根据药典、药品标准、处方手册等所收载的应用普遍并较稳定的处方，将原料药按照某种剂型制成的符合一定质量要求的具体品种，简称制剂。药物制剂就是药剂学所研究的对象，是指剂型确定以后的具体药物品种，例如注射用青霉素钠、地高辛片、阿莫西林胶囊、重组人胰岛素注射液、牛黄解毒丸、银翘解毒片等。

在药物制剂中除了具有活性成分的主药外，还包括其他成分，这些成分统称为辅料或赋形剂（excipients）。可见，辅料是制剂中除主药以外的一切附加材料的总称，是生产药品和调配处方时所用的赋形剂和附加剂，是制剂生产中必不可少的组成部分。如在片剂中用到的填充剂、崩解剂、黏合剂、润滑剂等，一些液体制剂中用到的溶剂、增溶剂、助悬剂、乳化剂、pH 调节剂、等渗剂、矫味剂、防腐剂等。辅料必须是生理惰性的（inertia），其作用除了赋予制剂的成型和稳定外，还有助于疗效的发挥。

在明确了药物、剂型、制剂、辅料等概念后，可以看出药剂学主要具有两方面的性质。

1. 具有工艺学的性质

工艺就是加工制造，制剂工艺就是将药物加工制成适合于临床需要且可以应用于患者的制剂过程。药剂学的基本内容是研究药用剂型的设计原理、配制理论、工艺技术、生产环境和设备、贮存条件、体内外质量检测以及临床合理应用等内容的综合性应用科学。药剂学是以药物剂型和药物制剂为研究对象，以用药者获得最佳的疗效为研究目的，研究一切与药物原料加工成制剂成品有关内容的科学。

2. 具有密切联系临床医疗实践的性质

不论是在药厂还是在医院药房，各种形式的制剂最终都要应用于临床医疗实践，以满足临床预防、治疗和诊断疾病的需要。任何一种制剂从它研制开始就必须与临床密切结合，而制剂的研制后期又必须要经过临床验证。对疾病是否有疗效，具有什么毒副作用，这就是临床试验阶段要解决的疑问。经临床证明有效后，要实现工业化生产，生产出来的制剂又要应用于临床。若再次证明确实有效，就能生存下去；反之，若疗效不佳或无效，则被淘汰。制剂经临床实践得到的信息反馈到生产实践中，促进厂家不断改进和提高制剂的质量。药剂学在不断与临床医疗实践相结合的过程中，有力地推动了自身的发展。

二、 药物成型的重要性

药剂学研究的核心内容是将药物制备成适用于疾病治疗、预防或诊断的药物剂型，药物剂型与给药途径、临床治疗效果有着十分密切的关系，人们希望将药物做成某种良好的药物剂型，以便可以发挥出良好的药效。

药物成型的重要性体现在以下几个方面。

1. 药物成型是为了适应临床的需要

剂型可改变药物的作用性质。例如硫酸镁口服剂型用作泻下药，但 5% 注射液静脉滴注，能抑制大脑中枢神经，有镇静、镇痉作用；又如依沙吖啶（Ethacridine，即利凡诺）1% 注射液用于中期引产，但 0.1%～0.2% 溶液局部涂敷有杀菌作用。

剂型能改变药物的作用速度。不同剂型可使药物在体内的作用速度不同，例如，注射剂、吸入气雾剂等，发挥药效很快，常用于急救；丸剂、缓控释制剂、植入剂等属长效制剂。医生可按疾病治疗的需要选用不同作用速度的剂型。

改变剂型可降低（或消除）药物的毒副作用。例如氨茶碱治疗哮喘病效果很好，但有引起心跳加快的毒副作用，若改成栓剂则可消除这种毒副作用；缓释与控释制剂能保持血药浓度平稳，从而在一定程度上可降低药物的毒副作用。

某些剂型可产生靶向作用。如脂质体是具有微粒结构的剂型，注射给药在体内能被网状内皮系统的巨噬细胞所吞噬，使药物在肝、脾等器官浓集性分布，即发挥出药物剂型的肝、脾靶向作用。

剂型还可影响疗效。固体剂型如片剂、颗粒剂、丸剂的制备工艺不同会对药效产生显著的影响，药物晶型、药物粒子大小的不同，也可直接影响药物的释放，从而影响药物的治疗效果。

2. 药物成型是为适应药物性质的需要

在将药物制成某种剂型时，必须要考虑药物自身的性质，以便制成最适于给药和治疗的形式。例如对于难溶性药物，较难做成低分子溶液型的溶液剂，则可考虑做成混悬剂。又如青霉素极易水解，因此考虑做成粉针剂型，以提高其稳定性。

3. 做成不同的剂型是为提高药物的生物利用度

剂型不仅能改变药物的作用速度，还可以改变药物在体内的生物利用度。例如维生素 C 注射剂的生物利用度高于其片剂。

4. 药物成型是为运输、贮存、使用方便

任何一种药物都不可能直接应用于临床，必须将其制成剂型，才适于运输、贮存和使用。

三、 药物剂型的分类

药物剂型种类繁多，为了便于研究、学习和应用，有必要对剂型进行分类。剂型分类的方法目前主要有以下几种。

（一） 按给药途径分类

这种分类方法紧密结合临床，能够反映出给药途径对剂型制备的要求。药物最早是采用口服和皮肤外用，然后是注射剂，后来发展到几乎身体上所有的各种组织或腔道部位都能用药，如口腔、鼻腔、呼吸道、血管、组织、皮下、直肠等。

1. 经胃肠道给药剂型

此类剂型是指药物经胃肠道吸收后发挥疗效。如溶液剂、糖浆剂、颗粒剂、胶囊剂、散剂、丸剂、片剂等。口服给药最简单，但有些药物易受胃酸破坏或肝脏代谢，有引起生物利用度低的问题。

2. 非经胃肠道给药剂型

除经胃肠道给药剂型外的其他剂型，包括：

（1）注射给药　如静脉注射、肌内注射、皮下注射、皮内注射及穴位注射等；

（2）皮肤给药　如外用溶液剂、洗剂、软膏剂、贴剂、凝胶剂等；

（3）口腔给药　如漱口剂、含片、舌下片剂、膜剂等；

（4）鼻腔给药　如滴鼻剂、喷雾剂、粉雾剂等；

（5）肺部给药　如气雾剂、吸入剂、粉雾剂等；

（6）眼部给药　如滴眼剂、眼膏剂、眼用凝胶、植入剂等；

（7）直肠给药　如灌肠剂、栓剂等。

可见，按给药途径进行分类，会产生同一种剂型由于用药途径不同而出现重复。如喷雾剂既可以通过口腔给药，也可以是鼻腔、皮肤或肺部给药。又如临床上的氯化钠生理盐水，可以是注射剂，也可以是滴眼剂、滴鼻剂、灌肠剂等。因此，无法体现具体剂型的内在特点。

（二）按分散系统分类

一种或几种物质（分散相）分散于另一种物质（分散介质）所形成的系统称为分散系统。此法将剂型看作分散系统，以便于应用物理化学的原理说明各种剂型的特点。根据分散相和分散介质的直径大小及状态特征，可作如下分类。

1. 分子型

分子型是指药物以分子或离子状态均匀地分散在分散介质中形成的剂型。通常药物分子的直径小于1nm，而分散介质在常温下以液体最常见，这种剂型又称为溶液型。溶液的分散溶剂主要是水、乙醇、丙醇、丙二醇等药用溶剂或液体分散复合溶剂。分子型的分散介质也包括常温下为气体（如芳香吸入剂）或半固体（如油性药物的凡士林软膏等）的剂型。所有分子型的剂型都是均相系统，属于热力学稳定体系。

2. 胶体溶液型

胶体溶液型是指固体或高分子药物分散在分散介质中所形成的不均匀（溶胶）或均匀（高分子溶液）的分散系统的液体制剂。分散相的直径在1~100nm之间，如溶胶剂、胶浆剂、涂膜剂等。胶体溶液型制剂具有丁达尔现象等一切胶体溶液的特征。其中，高分子胶体溶液仍属于均相的热力学稳定系统，而溶胶剂则是非均相的热力学不稳定体系。

3. 乳状液型

乳状液型是指液体分散相分散在液体分散介质中组成的不均匀分散系统的液体制剂。分散相的直径通常在0.1~50μm之间，如乳剂、静脉乳剂、部分滴剂、微乳等。

4. 混悬液型

混悬液型是指固体药物分散在液体分散介质中组成的不均匀分散系统的液体制剂。分散相的直径通常在0.1~50μm之间，如洗剂、混悬剂等。

5. 气体分散型

气体分散型是指液体或固体药物分散在气体分散介质中形成的不均匀分散系统的制剂，如气雾剂、喷雾剂等。

6. 固体分散型

固体分散型是指药物与辅料混合呈固态的制剂，如散剂、丸剂、胶囊剂、片剂等。这类制剂在药物制剂中占有很大的比例。

7. 微粒型

微粒型的主要特点是粒径一般为微米级（如微囊、微球、脂质体、乳剂等）或纳米级（如纳米囊、纳米粒、纳米脂质体、亚微乳等）。因此上述提到的乳状液型、混悬液型或固体分散型都可以成为微粒型。这类剂型在改变药物体内吸收、分布等方面有许多有用的特征，是近年来大力研发的药物靶向剂型。

按分散系统对制剂进行分类，基本上可以反映出制剂的均匀性、稳定性以及制法的要求，但不能反映给药途径对剂型的要求，如混悬剂有混悬型口服液、混悬型注射液、混悬型软膏和混悬型滴眼剂等。同样道理，这种分类方法也会出现一种剂型由于辅料和制法不同而属于不同的分散系统，如注射剂可以是溶液型，也可以是乳状液型、混悬型或微粒型等。

（三）按形态分类

按形态分类可将剂型分为固体剂型（如散剂、丸剂、颗粒剂、胶囊剂、片剂等）、半固体剂型（如软膏剂、糊剂等）、液体剂型（如溶液剂、芳香水剂、注射剂等）和气体剂型（如气雾剂、吸入剂等）。一般形态相同的剂型，在制备特点上有相似之处。如液体制剂制备时多需溶解，半固体制剂多需熔化和研匀，固体制剂多需粉碎、混合和成型。起效时间方面以液体制剂最快，固体制剂较慢。

这种分类方式纯粹是按物理外观，因此具有直观、明确的特点，而且对药物制剂的设计、生产、保存和应用都有一定的指导意义。不足之处是没有考虑制剂的内在特点和给药途径。

（四）按作用时间进行分类

按作用时间进行分类有速释（快效）、普通和缓控释制剂等。这种分类方法显然直接反映了用药后起效的快慢和作用持续时间的长短，因而有利于正确用药。这种方法无法区分剂型之间的固有属性。如注射剂和片剂都可以设计成速释和缓释产品，但两种剂型制备工艺截然不同。

总之，药物剂型种类繁多，剂型的分类方法也不局限于一种。但是，剂型的任何一种分类方法都有其局限性、相对性和相容性。因此，人们习惯于采用综合分类方法，即将不同的两种或更多分类方法相结合，目前更多的是采用临床用药途径与剂型形态相结合的原则，既能够与临床用药密切配合，又可体现出剂型的特点。

四、药剂学的任务

药剂学的基本任务是将药物制成适于临床应用的剂型，并能批量生产安全、有效、稳定的制剂。由于疾病有急有缓，所以对剂型的要求各不相同。如对急诊患者需药效迅速，宜采用注射剂、气雾剂等；有些药物在胃肠道不稳定，例如红霉素在胃酸中 5min 后只剩下3.5%的效价，硝酸甘油具有显著的肝脏首过效应，口服生物利用度只有8%，因此这两种药物都不宜按普通的口服剂型服用，前者可制成肠溶片服用，后者可采用舌下给药；又有些药物制成液体制剂后由于水解而不稳定，因此宜采用固体制剂如颗粒剂、片剂、注射用冻干粉针等；对于一些特殊病群的人，则剂型的设计要考虑病人的耐受性，例如普通片剂对于老年人和儿童吞咽困难，因此采用口腔速崩片效果比较好；有些病人难以保证按时服用（如老年痴呆症），因此采用经皮给药系统比口服更能增加患者的顺从性，一次用药后能够长时间地缓慢释放药物。

综合而言，药剂学的任务包括如下。

1. 研究药剂学的基本理论

药剂学基本理论的研究对提高药物制剂的生产技术水平，制成安全、有效、稳定的制剂具有重要的意义。目前药剂学已形成了一些基础理论，如界面科学、粉体学理论、药物稳定性理论、药物压缩成型理论、固体制剂药物释放理论、药物体内代谢动力学模型理论等。这些理论来源于物理学、化学及生物学的一些基本理论，数十年来指导着药剂学的发展和进步。例如，用化学反应动力学的基本原理可以预测药物制剂的有效期；利用界面科学的基本理论指导和解决混悬液、乳状液和其他各种微粒制剂的稳定性现象；利用相变原理制备微球、微乳等药物新剂型等。可见，药剂学基本理论的研究是一些剂型设计的基础，而药剂学技术是制剂成型的保障，它们对于剂型的改进和完善，新剂型和新制剂的开发以及提高药物制剂的产品质量都有重要的指导作用。

2. 新剂型的设计和开发

随着科学技术的发展和生活水平的提高，原有的剂型和制剂已不能完全满足人们的需要。普通的片剂、注射剂、丸剂和溶液剂等，已很难满足高效、长效、低毒、缓释、控释、定位释放的要求。因此，积极开发新剂型是药剂学的一个重要任务。基于生物药剂学、药动学、时辰药理学的原理，人们把剂型的设计视为药物的载体设计，即药物应用于临床所需的载体，实际上就是目前发展的药物传输系统（drug delivery system，DDS）。DDS强调定时、定位、定量的概念，在时控、位控和量控的指导原则下进行制剂的处方设计和工艺学研究。目前，发展中的DDS有缓释、控释、靶向和自调式释药系统。这些新型给药系统表现出多方面的优点，如延长药物在体内的作用时间，增加药物作用的持久性，降低或减少血药浓度的峰谷现象，增加对病灶组织的选择性，提高药物的治疗指数，减少毒副作用，增加病人的耐受性等。此外，扩大原料药的制剂品种也是延长新药专利保护期的有效手段。我国药剂学的研究水平与发达国家相比差异较大，在新剂型的设计和开发方面更为突出。因此，积极开发新剂型和新制剂在我国药剂学研究中具有十分重要的地位。

3. 辅料、设备、工艺和技术的革新

辅料、制备技术和设备是构成一个理想剂型和优良制剂的不可缺少的三大支柱。无论是速崩制剂、缓控释制剂，还是靶向制剂，首先必须选择理想的辅料。可以说，没有优质的辅料，就无法实现药剂学的发展任务。新剂型的开发更是离不开新辅料的产生。我国药典收载了不少药用辅料，但远不能适应新剂型的开发。国外已有上市的微球、脂质体的产品，但我国至今相关的药用级辅料仍较少。此外，在产品的质量和性能方面远不如发达国家，如我国目前主要采用湿法制粒制备片剂，而国外多采用直接压片，其关键在于所用辅料的物性。

新辅料和新设备将带来新的工艺和新技术。例如，采用挤出-滚圆机可集混合、挤压过筛、切割滚圆和干燥于一体，一步制得微丸。又如固体分散体技术、球形结晶技术、环糊精包合技术等都在提高制剂质量或制备新型制剂方面取得了成功。

4. 整理和开发中药现代制剂

中医中药有几千年历史，是我国的伟大文化宝库之一。开发中药现代制剂，不仅可以提高中药疗效，改善中药制剂质量，而且对提升我国中医药文化传统无疑具有重大意义。明代李时珍在《本草纲目》中共记载了11096个偏方，涉及的剂型达130多种。然而，目前在我国沿用的剂型仅30余种，绝大多数在继承中流失或遗漏。因此，我国的药剂工作人员今后在这方面均有不少工作可做。除了在中医药理论指导下继承、整理和发展中药的传统剂型，还应运用现代科学知识大力开发中药的新剂型，如上所述的中药缓释制剂和中药靶向制剂等。

5. 制剂设计理论的推广应用

利用生物药剂学的原理，深入开展药物的吸收、分布、代谢和排泄等体内过程的研究，用以寻求、指导制剂设计。在药剂学剂型开发阶段，如何逐步摆脱经验式的摸索方式，减少工作的盲目性，提高工作效率也是药剂学的研究任务之一。近年来，除了应用正交设计、均匀设计等数学方法外，采集专家经验，建立制剂设计专家系统，实现剂型和制剂处方设计的计算机人工智能化，建立人工神经网络系统是一个非常值得探索的工作。

第二节 药剂学的发展

一、药剂学的历史

我国是有五千年历史的文明古国，药剂学是祖国医药宝库的重要组成部分。我国最早有文字记载的药剂是夏商（公元前 21 世纪—前 11 世纪年）的酒剂、汤剂。到了秦汉时期（公元前 221—公元 220 年），中医药发展到了一个重要的阶段，当时文献收载的剂型不少。《黄帝内经》《五十二病方》《甲乙经》都记载了汤、丸、散、酒、膏等剂型。东汉张仲景总结了当时医药的成果，编写了《伤寒论》《金匮要略》，里面收载的剂型有丸、散、膏、栓、汤、糖浆、酒、醋及滴剂等，为我国药剂学的发展奠定了良好的基础。晋代葛洪的《肘后备急方》、唐代孙思邈的《备急千金方》对中药的理论、加工、剂型、标准等都有专门的论述。唐代《新修本草》是我国第一部，也是世界最早的国家药典。宋代中药饮片、成方制剂生产规模扩大，出现了官办手工药厂"惠民和剂局"，其配方《太平惠民和剂局方》是我国最早的一部国家制剂规范。明代李时珍（1518—1593 年）编著的《本草纲目》总结了 16 世纪以前制药和用药经验，制剂加工方法近 50 种，制剂辅料 200 多种，加工器具约 90 种，剂型近 130 种。

古代人归纳药物剂型的意义主要有二：第一，什么药物宜加工成什么剂型，《神农本草经》序记载"药性有宜丸者、宜散者、宜水煎者、宜酒渍者、宜膏煎者，亦有不可入汤酒者，并随药性，不得违越"；第二，什么病宜用什么剂型，金李杲著述"汤者荡也，去大病用之；散者散也，去急病用之；丸者缓也，不能速去病舒缓而治之也"。总体而言，我国古代对药剂的认识仅仅局限于医者、病者和民间小范围的个人摸索和传授，家庭式的药剂加工，制备工具简单，生产技术落后，产品外观粗糙，没有科学的质量保证。

与中国古代药剂学相呼应的欧洲古代药剂学在同一时期也有迅速的发展。希腊人希波克拉底（Hippocrates，公元前 460—前 370 年）创立了医药学；希腊医药学家格林（Galen，公元 129—199 年）奠定了欧洲医药学基础，创造了许多以植物药为原料的制剂（称为格林制剂），如酊剂、浸膏剂等。19 世纪西方科学和工业技术蓬勃发展，制剂加工从医生诊所小作坊走进工业大工厂。片剂、胶囊剂、注射剂等机械加工制剂的相继问世，标志着药剂学的发展到了一个新的阶段。物理学、化学、生物学等自然学科的巨大进步又为药剂学这一学科的出现奠定了理论基础。1847 年，德国药师莫尔（Mohr）总结了以往和当时的药剂成果，出版了世界上第一本药剂学教科书《药剂工艺学》。这时可认为药剂学已形成了一门独立的学科。

二、现代药剂学的发展

现代药剂学的发展与其他学科发展的水平密切相关。1843 年 Brockedon 制备了模印片；1847 年 Murdock 发明硬胶囊剂，1931 年实现机械化生产；1876 年 Remington 等发明压片机；1886 年 Limousin 发明安瓿；1947 年研制出缓释制剂，20 世纪 70 年代后缓控释制剂和靶向制剂得到迅速发展；20 世纪 50~70 年代临床药理学、药动学和分析技术的发展和应用，使原来的从体外化学标准来评价药物制剂转向体内外相结合，将药物剂型的设计和研制推入了生物药剂学和临床药剂学时代；20 世纪 60~80 年代，高分子材料、生物技术、电子技术、信息技术、纳米技术等学科的发展和应用，大大拓宽了药物制剂的设计思路，使剂型的处方设计、制备工艺和临床应用进入了系统化和科学化阶段，剂型的概念得以进一步延伸，诞生了给药系统的概念。

1983 年 TomLinson 提出将现代药物制剂的发展分为四个时代。

（1）第一代药物制剂　为普通制剂，如片剂、注射剂、胶囊剂、气雾剂等，这一时期主要是从体外试验控制制剂的质量；

（2）第二代药物制剂　为缓释制剂或长效制剂，从 20 世纪 40 年代中期开始，注重疗效与体内药物浓度的关系，即定量给药问题，这类制剂不需要频繁给药，能在较长时间内维持体内药物有效浓度；

（3）第三代药物制剂　为控释制剂，包括各种控释制剂、透皮给药系统、脉冲式给药系统等，更强调定时给药的问题；

（4）第四代药物制剂　为靶向制剂，即靶向给药系统，从 20 世纪 70 年代开始以较快速度发展，其目的是使药浓集于靶器官、靶组织或靶细胞中，强调药物定位给药，可以提高疗效并降低毒副作用。

目前，缓控释制剂和靶向制剂已成为药剂学研究的主流。这两种给药系统并非独立，前者侧重于时控，后者强调位控，而这两方面同时都涉及量控。如结肠定位给药系统，从释药时间的角度考虑，属于缓控释制剂，而从作用部位来看则属于靶向制剂；又如，靶向给药系统中的脂质体、微球等，普遍都具有缓慢释药的特点。

药剂学的初学者首先应该掌握普通剂型，才能进一步学习和开发第二、第三、第四代剂型。因此，本教材将重点介绍常规剂型的概念、特点、基本理论、生产工艺及质量控制等。

三、药剂学的分支学科

药剂学既具有原料药物加工科学的属性，又必须保证生产出来的药物制剂具有良好的理化质量和生理药理活性，以保证临床医疗质量，因此它的基础学科不像药物化学、天然药物化学那样主要局限于化学学科，还与物理化学、高分子材料学、机械原理、高等数学、计算机数学，以及生理学、解剖学、病理药理学、生物化学、临床药物治疗学等生命学科密切相关。

随着药剂学和相关学科的不断发展，逐渐形成了几门药剂学的分支学科，分别简介如下。

1. 物理药剂学（physical pharmacy）

物理药剂学是药物剂型和制剂设计的理论基础，其主要内容是应用物理化学的原理研究和解释药物制造和贮存过程中存在的现象和规律，用以指导剂型和制剂设计，推动具有普遍意义的新剂型和新技术及其应用。包括化学动力学、界面化学、胶体化学、流变学、结晶化学等。

2. 工业药剂学（industrial pharmaceutics）

工业药剂学是研究制剂工业化生产的基本理论、工艺技术、生产设备和质量管理。工业药剂学是药剂学的核心，它吸收了材料科学、机械科学、粉体工程学、化学工程学等学科的理论和实践，在新剂型的研究、制剂的研究和开发、处方优化、生产工艺和生产技术的研究和改进以及提高产品质量方面发挥关键作用。

3. 药用高分子材料学（polymers in pharamceutics）

药用高分子材料学阐述工业药剂学中剂型和制剂处方中涉及的聚合物原理、物理化学特征以及各种合成的和天然的功能性聚合物及其应用，对创造新剂型、新制剂和提高制剂的质量起着重要的支撑作用和推动作用。高分子物理、高分子化学和高分子材料工艺学是该学科的基础。

4. 生物药剂学（biopharmaceutics）

生物药剂学研究的是药物及其剂型在体内的吸收、分布、代谢与排泄过程。生物药剂学的研究对象是人，以人为本，阐明剂型因素、用药对象与药效三者的关系。因此，该学科联系药剂学、药理学、生理学以及解剖学等学科的知识和理论，对药物新剂型、新制剂的设立，用药的安全性和有效性具有普遍指导意义。

5. 药物动力学（pharmacokinetics）

药物动力学简称药动学，是研究药物及其代谢物在人体或动物体内的含量随时间变化的过程，并用数学模型拟合，为指导合理安全用药、剂型和剂量设计等提供量化指标。

由此可见，药剂学科涉及到非常庞大和具体的知识基础，所以药剂研制工作者必须具有比较全面的科学知识底蕴，药物制剂工业的先进程度在某种程度上反映了一个现代工业国家的综合国力，在医药工业乃至整个国民经济中占有不可忽视的地位。

第三节　药物制剂的相关法规

一、药典与药品标准

药典（pharmacopoeia）是一个国家记载药品规格和标准的法典。大多数由国家组织药典委员会编印并由政府颁布发行，所以具有法律的约束力。药典中收载的是疗效确切、副作用小、质量较稳定的常用药物及其制剂，规定其质量标准、制备要求、鉴别、杂质检查与含量测定等，作为药品生产、检验、供应与使用的依据。一个国家的药典在一定程度上可以反映这个国家药品生产、医疗和科学技术水平。药典在保证人民用药安全有效、促进药品研究和生产等方面有重大作用。

二维码2　相关法规、标准（电子查询）

随着医药科学的发展，新的药物和试验方法不断出现，为使药典的内容能及时反映医药学方面的新成就，药典出版后，一般每隔几年须修订一次。各国药典的再版修订时间多在 5 年以上。我国药典自 1985 年后，每隔 5 年修订一次。有时为了使新的药物和制剂能及时地得到补充和修改，往往在下一版新药典出版前，还出现一些增补版。

1.《中华人民共和国药典》

新中国成立后的第一版中国药典于 1953 年 8 月出版，定名为《中华人民共和国药典》，简称《中国药典》1953 年版。1953 年版共收载药品 531 种，其中化学药 215 种，植物药与油脂类 65 种，动物药 13 种，抗生素 2 种，生物制品 25 种，各类制剂 211 种。

我国药典的特色之一在于继承和发扬了祖国医药学的宝贵成果，体现了中西医药的结合。1963 年版的药典是一个好的起点。从 1963 年版起，药典分一、二两部，各有凡例、正文和有关的附录。一部收载中药材 446 种和中药成方制剂 197 种，记载药品的"功能与主治"；二部收载化学药品 667 种，增加了药品的"作用与用途"。

1977 年版药典也分一、二两部，共收载药品 1925 种。一部收载中草药材（包括少数民族药材）、中草药提取物、植物油脂以及一些单味药材制剂等 882 种和成方制剂（包括少数民族成方）270 种，共 1152 种；二部收载化学药品、生物制品等 773 种。

1985 年版药典比 1977 年版的药典品种有较大删减，一部收载药材和成方制剂 713 种，二部收载化学药品、抗生素、生化药品、生物制品和放射性同位素药品及各类制剂 776 种；两部收载各类药品共 1489 种，比 1977 年版药典少收载 436 种。1987 年 11 月出版了 1985 年版《中国药典》第一增补本，新增品种 23 种，修订品种 172 种，附录 21 项。1988 年 10 月，第一部英文版《中国药典》（1985 年版）正式出版。

随后出版的 1990 年版、1995 年版、2000 年版、2005 年版、2010 年版和 2015 年版《中国药典》收载品种数见表 1-1。

表 1-1 我国 1990 年版、1995 年版、2000 年版、2005 年版、2010 年版和 2015 年版《中国药典》收载品种比较

单位：种

药典	1990 年	1995 年	2000 年	2005 年	2010 年	2015 年
一部	784	920	992	1146	2136	2598
二部	967	1455	1699	1967	2348	2603
三部				101	131	137
四部						
总计	1751	2375	2691	3214	4615	5608

2005 年版《中国药典》将生物制品单独列为第三部，这是为了适应生物技术药物在医疗中日益扩大的作用，同时也说明生物技术药物在医疗领域中的地位。

2015 年版《中国药典》是我国现行版药典，本版药典共分为四部，首次将 2010 年版药典附录整合为通则，并与药用辅料单独成卷作为新版药典第四部。同时进一步扩大药品品种的收载和修订，共收载品种 5608 种。一部收载品种 2598 种，其中新增品种 440 种。二部收载品种 2603 种，其中新增品种 492 种。三部收载品种 137 种，其中新增品种 13 种、修订品种 105 种。四部收载通则总数 317 个，其中制剂通则 38 个、检测方法 240 个、指导原则 30 个、标准物质和对照品相关通则 9 个；药用辅料收载 270 种，其中新增 137 种、修订 97 种。本版基本覆盖国家基本药物目录品种和国家医疗保险目录品种。

2015 年版《中国药典》在历版药典的基础上，坚持保障公众用药安全的原则，在品种收载、检验方法完善、检测限度设定以及质量控制水平上都有了较大提升，重点加强药品安全性和有效性的控制要求，充分借鉴国际先进质量控制技术和经验，整体提升药典标准水平，全面反映我国当前医药发展和检测技术的水平，集中体现了当前我国药典标准的最新科研成果，将在推动我国药品质量提高、加快企业技术进步和产品升级换代、促进我国医药产业结构调整、提升《中国药典》权威性和国际影响力等方面发挥重要作用。

2. 国外药典

据不完全统计，世界上已有近 40 个国家编制了国家药典，另外还有 3 种区域性药典和世界卫生组织（WHO）组织编制的《国际药典》等，这些药典无疑对世界医药科技交流和国际医药贸易具有极大的促进作用。

美国药典《The United States Pharmacopoeia》简称 USP，最早于 1820 年出版，到现在基本一年一版，现行版为《美国药典 40/国家处方集 35》简称 USP40-NF35，于 2016 年 12 月出版，2017 年 5 月 1 日生效。英国药典《British Pharmacopoeia》简称 BP，于 1864 年颁布第一版，约 2～3 年更新一次，最新版本是 2017 年版。日本药局方《Pharmacopoeia of Japan》简称 JP，于 1886 年颁布第一版，基本每 5 年更新一个版本，现行版为第 17 版。

国际药典《Pharmacopoeia Internationals》简称 Ph. Int.，是世界卫生组织（WHO）为了统一世界各国药品的质量标准和质量控制的方法而编纂的，1951 年出版了第一版《国际药典》，最新《国际药典》为第五版，于 2015 年出版。《国际药典》对各国无法律约束力，仅作为各国编纂药典时的参考标准。

3. 其他药品标准

国家药典是法定药典，它不可能包罗所有已生产与使用的全部药品品种。前面已述药典收载药物的一般要求，而对于不符合其要求的其他药品，一般都作为药典外标准加以编订，作为国家药典的补充。

我国的国家药品标准是《中华人民共和国药品标准》，由国家药品监督管理局编纂并颁布实施，过去称为《部颁药品标准》。主要包括以下几个方面的药物。

① 国家药品监督管理局审批的国内未生产的新药，包括放射性药品、麻醉性药品、中药人工合成品、避孕药品等。

②《中国药典》收载过而现行版未列入的疗效肯定、国内几省仍在生产、使用并需修订标准的药品。

③ 疗效肯定，但质量标准仍需进一步改进的新药。

其他国家除药典外，尚有国家处方集出版。如美国的处方集（National Formulary，NF），英国的处方集（British National Formulary）和英国准药典（British Pharmacopoeia Codex，简称BPC），日本的《日本药局方外医药品成分规格》《日本抗生物质医药品基准》《放射性医用品基准》等。

除药典以外的标准，还有药典出版注释物，这类出版物的主旨是对药典的内容进行注释或引申性补充，是对相关内容理论性的注明与解释，是对比较成熟的实践经验的总结与介绍，对正确理解药典标准相关内容起到帮助和引导作用。

二、 处方药与非处方药

1. 处方

处方系指医疗和生产部门用于药剂调制的一种重要书面文件，有以下几种。

（1）法定处方　是国家药品标准收载的处方。它具有法律的约束力，在制备或医师开写法定处方时，均需遵照其规定。

（2）医师处方　医师对患者进行诊断后，对特定患者的特定疾病而开写给药局的有关药品、给药量、给药方式、给药天数以及制备等的书面凭证。该处方具有法律、技术和经济的意义。

药剂学中，在生产、制备某一制剂时，需要明确各成分的比例量，这种处方称之为制剂处方，或生产处方。

2. 处方药与非处方药

《中华人民共和国药品管理法》规定"国家对药品实行处方药与非处方药的分类管理制度"，这也是国际上通用的药品管理模式。

（1）处方药（prescription drug 或 ethical drug）　必须凭执业医师或执业助理医师的处方才可调配、购买，并在医生指导下使用的药品。处方药可以在国务院卫生行政部门和药品监督管理部门共同指定的医学、药学专业刊物上介绍，但不得在大众传播媒介发布广告宣传。

（2）非处方药（nonprescription drug）　不需凭执业医师或执业助理医师的处方，消费者可以自行判断购买和使用的药品。经专家遴选，由国家药品监督管理局批准并公布。在非处方药的包装上，必须印有国家指定的非处方药专有标识。非处方药在国外又称之为"可在柜台上买到的药物"（over the counter，简称OTC）。目前，OTC已成为全球通用的非处方药的简称。

处方药和非处方药不是药品本质的属性，而是管理上的界定。无论是处方药，还是非处方药，均是经过国家药品监督管理部门批准，其安全性和有效性是有保障的。其中非处方药主要用于治疗各种消费者容易自我诊断、自我治疗的常见轻微疾病。

三、 药品管理有关规范

药品从研发、生产到流通销售，各个环节都需要相关的管理规范来确保药品质量。

1.《药物非临床研究质量管理规范》（GLP）

《药物非临床研究质量管理规范》（good laboratory practice）适用于为申请药品注册而进行的药物非临床安全性评价研究。药物非临床安全性评价研究是药物研发的基础性工作，指为评价药物安全性，在实验室条件下用实验系统进行的试验，包括安全药理学试验、单次给药毒性试验、重复给药毒性试验、生殖毒性试验、遗传毒性试验、致癌性试验、局部毒性试验、免疫原性试验、依赖性试验、毒代动力学试验以及与评价药物安全性有关的其他试验。我国现行的 GLP 于 2017 年 6 月 20 日审议通过，自 2017 年 9 月 1 日起施行。

2.《药物临床试验质量管理规范》（GCP）

GCP（good clinical practice）是临床试验全过程的标准规定。制定 GCP 的目的在于保证临床试验过程的规范，结果科学可靠，保护受试者的权益并保障其安全。我国 GCP 于 2003 年颁布实施。

3.《药品生产质量管理规范》（GMP）

GMP（good manufacturing practice）是药品生产和质量管理的基本准则，适用于药品制剂生产的全过程、原料药生产中影响成品质量的关键工序。我国于 1988 年发布了第一版GMP，并于 1992 年作了第一次修订。十几年来，中国推行药品 GMP 取得了一定的成绩，一批制药企业（车间）相继通过了药品 GMP 认证和达标，促进了医药行业生产和质量水平的提高。

随后，历经 5 年修订、两次公开征求意见的《药品生产质量管理规范》（2010 年修订版）于 2011 年 3 月 1 日起施行。2010 年版 GMP 要求企业建立药品质量管理体系。该体系应当涵盖影响药品质量的所有因素，包括确保药品质量符合预定用途的有组织、有计划的全部活动。GMP 作为质量管理体系的一部分，是药品生产管理和质量控制的基本要求，旨在最大限度地降低药品生产过程中污染、交叉污染以及混淆、差错等风险，确保持续稳定地生产出符合预定用途和注册要求的药品。

大力推行药品 GMP，是为了最大限度地避免药品生产过程中的污染和交叉污染，降低各种差错的发生，是提高药品质量的重要措施。随着 GMP 的发展，国际实施了药品 GMP认证。药品 GMP 认证（certification）是国家依法对药品生产企业（车间）和药品品种实施药品 GMP 监督检查并取得认可的一种制度，是国际药品贸易和药品监督管理的重要内容，也是确保药品质量稳定性、安全性和有效性的一种科学的、先进的管理手段。

4.《药品经营质量管理规范》（GSP）

GSP（good supply practice）是药品经营管理和质量控制的基本准则，其目的是为加强药品经营质量管理，规范药品经营行为，保障人体用药安全、有效。我国 GSP 在 2000 年公布，并于 2012 年、2015 年历经两次修订，现行版为 2016 年公布。

GSP 意即良好供应规范，规定企业应当在药品采购、贮存、销售、运输等环节采取有效的质量控制措施，确保药品质量，并按照国家有关要求建立药品追溯系统，实现药品可追溯。药品生产企业销售药品、药品流通过程中其他涉及贮存与运输药品的，也应当符合本规范相关要求。

由此可以看出，国家制定一系列法规，其根本目的是保证药品质量：在实验室阶段实行GLP，在新药临床阶段实行GCP，在药品生产过程中实施GMP，在医药商品使用过程中实施GSP。

第二章　表面活性剂

第一节　表面活性剂的概念

一、表面现象

1. 界面、表面和界面现象、表面现象的含义

界面是指物质的相与相之间的交界面。相（phase）是指体系中物理和化学性质均匀的部分。相与相之间有明显的界面。物质有气、液、固三态，所以能够形成气-液、气-固、液-液、液-固等界面。通常将有气相组成的气-固、气-液等界面称为表面。

二维码3　表面活性剂（微课）

界面现象（表面现象）是指物质在相与相之间的界面（表面）所产生的物理化学现象。

药物制剂的研究和生产实践中广泛存在着界面或表面现象。例如乳剂、混悬剂、气雾剂制备过程中发生的粒子大小、表面能大小、吸附性能、带电情况、稳定时间等均为界面或表面现象问题。在药物合成、多相催化、药物的提取和精制、发酵等过程中也经常出现过冷、过热、吸附、解吸附、发泡、消泡、胶体形成与破坏等各种界面或表面现象。薄膜制剂、微孔骨架缓释制剂、静脉注射混悬剂、固体分散制剂等剂型制备过程中也会出现界面或表面现象。

二维码4　自然界的表面现象（图片）

皮肤用药的透皮吸收、难溶性药物的胃肠道释放和吸收等也与界面或表面现象有着密切的关系。

2. 表面张力和界面张力

表面张力是指一种使表面分子具有向内运动的趋势，并使表面自动收缩至最小面积的力。这就是在外力影响不大或没有时，液体趋于球形的原因。表面张力的产生，从简单分子引力观点来看，是由于液体内部分子与液体表面层分子（厚度约 10^{-7} cm）的处境不同。液体内部分子所受到的周围相邻分子的作用力是对称的，互相抵消；而液体表面层分子所受到的周围相邻分子的作用力是不对称的，其受到垂直于表面向内的吸引力更大，这个力即为表面张力。可以用一个三边金属丝框套着一根活动金属杆的装置（如图2-1所示）来观察表面张力现象。

二维码5　表面张力（示意）（图片）

当金属丝框 $ABCD$ 上加1滴肥皂液后，在框 $ABCD$ 面上就形成一层皂膜。在活动的长度为 L 的 AD 边上加一拉力 f（砝码），皂膜表面拉长 ΔS 距离；去掉砝码后皂膜收缩回到原位，这说明皂膜存在一个可使表面缩小的张力。外加拉力 f 大到刚好使皂膜破裂时的力

（f_b），即单位长度上对抗增大表面所需要的力，则是该液体的表面张力（σ）。由于皂膜有上下两个表面，故其总长度为 $2L$，表面张力即可表示为：

$$\sigma = f_b / (2L) \qquad (2\text{-}1)$$

液体的表面张力是在空气中测得的，而界面张力则是两种不相混溶的液体（如水和油）之间的张力。两种互溶的液体之间没有界面张力，液体之间相互作用的倾向越大则界面张力越小。

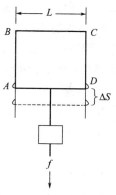

图 2-1　表面张力演示装置

3. 表面自由能

增大液体的表面积实际上是将液体内部分子拉到表面的过程。出于表面分子有向内运动的趋势，因此必须克服分子间的吸引力，把分子拉开，才能将内部分子转移到表面而增大表面积，这个过程中外界所消耗的功则转化为表面层分子的位能，这种能量称为表面能或表面自由能。

当活动杆在 BC 位置时，加一力 f 使表面增大 ΔS 距离，则所做的功 W 为：

$$W = f\Delta S = 2L\sigma \Delta S \qquad (2\text{-}2)$$

因为 $2L\Delta S$ 等于皂膜拉长而增加的表面积 ΔA，所以：

$$W = \sigma \Delta A \qquad (2\text{-}3)$$

式中　W——所做的功，或称增加的表面自由能；

　　　σ——表面张力；

　　　ΔA——增加的表面积。

表面积越大，表面张力越大，表面自由能也越大，分散体系则越不稳定。可通过降低表面张力、减少表面积的方法，达到减少表面自由能，提高分散体系稳定性的目的。

4. 液体的铺展

铺展是指一滴液体能在另一种不相溶的液体表面上自动形成一层薄膜的现象。如一滴油落在水面上究竟是形成球状还是薄膜状就属于铺展问题，这由该液体铺展系数的大小决定。

铺展系数与界面张力有如下的关系：

$$S = \sigma_{底} - (\sigma_{铺} + \sigma_{底 \cdot 铺}) \qquad (2\text{-}4)$$

式中　S——铺展系数；

　　　$\sigma_{底}$——底层液体的表面张力；

　　　$\sigma_{铺}$——铺展液体的表面张力；

　　　$\sigma_{底 \cdot 铺}$——两液间的界面张力。

若 $\sigma_{底} > (\sigma_{铺} + \sigma_{底 \cdot 铺})$，$S$ 为正值，则发生铺展现象；若 $\sigma_{底} < (\sigma_{铺} + \sigma_{底 \cdot 铺})$，$S$ 为负值，则不发生铺展现象。

式中表示的只是两种液体刚开始接触时的情况，S 称为"初铺展系数"。当它们接触后，则逐渐相互溶解直至饱和，此时的铺展系数可能变成负值，原已铺展的液体可能会凝结成小球或呈凸透镜状。此时求得的铺展系数则称为"终铺展系数"。例如将苯滴到水面上时，会立即铺展，但随后因相互溶解至饱和而又很快缩成圆球状。

通常表面张力小的液体可以在表面张力大的液体表面上铺展，反之则不能铺展。可以通过加入表面活性剂等方法降低 $\sigma_{底 \cdot 铺}$ 以改善液体的铺展性能。

铺展系数在药物制剂中有重要的意义，例如以矿物油为基质的制剂一般难以在皮肤、黏膜上均匀铺展；如果用纯凡士林作为眼膏剂的基质，则在眼结膜上难以均匀涂布，不易发挥药效，但当加入适量表面活性剂后即可改善其铺展性，使之能均匀涂布，提高疗效。

5. 固体的润湿

润湿（wetting）是指液体在固体表面上的黏附现象。润湿过程和界面张力有关。一滴液体落在固体表面上，达到平衡时，可能出现以下几种现象，如图 2-2 所示。

以 O 表示固、液、气三相的会合点，从 O 点出发沿着三个不同界面（表面）的切线方向存在着三个互相平衡的界面（表面）张力，即 $\sigma_{固·气}$、$\sigma_{固·液}$、$\sigma_{液·气}$，它们三者之间的平衡关系可用 Young 公式表示：

$$\cos\theta = (\sigma_{固·气} - \sigma_{固·液}) / \sigma_{液·气} \tag{2-5}$$

式中，θ 为接触角，是指 O 点液面的切线与固液界面之间的夹角。

通过接触角的大小可以预测固体的润湿情况。

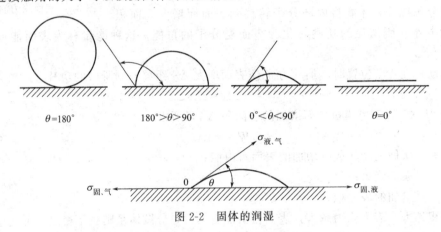

$\theta=180°$ $180°>\theta>90°$ $0°<\theta<90°$ $\theta=0°$

图 2-2　固体的润湿

当 $\theta=180°$ 时，液体在固体表面呈球体，完全不润湿。

当 $90°<\theta<180°$ 时，液滴在固体表面上呈滚珠状，不能润湿。

当 $0°<\theta<90°$ 时，液滴在固体表面呈凸透镜状，能润湿。

当 $\theta=0°$ 时，液滴在固体表面上铺展成薄膜，称为完全润湿。

固体表面能否被润湿与其结构性质有关。一般亲水性药物容易被水润湿，疏水性药物不能被水润湿。加入表面活性剂可降低固液的界面张力，改善疏水性药物的润湿性。

润湿在药剂中有着较广泛的应用。片剂的崩解剂与水要有良好的润湿性，以利于体液渗入药片内，使药片口服后能迅速崩解；安瓿内壁涂上一层不具有润湿性的高聚物，以利于注射液能完全抽出；丸剂的黏合剂应能润湿药物，以利于团块的制备；渗漉法提取前，应将药材充分润湿。

二维码6　固体的润湿（图片）

二、表面活性剂

1. 表面活性剂的含义

溶液的表面张力与溶质的性质和浓度有关。例如水溶液的表面张力因溶质的不同而发生变化。糖类、非挥发性的酸和碱、无机盐可略微升高水的表面张力；一些有机酸和低级醇等可略微降低水的表面张力；肥皂和洗衣粉可显著降低水的表面张力。

表面活性剂（surfactant，surface active agent）是指能使液体表面张力显著降低的物质。表面活性剂应有增溶、乳化、润湿、去污、杀菌、消泡和起泡等应用性质。

表面活性剂之所以能降低表面（界面）张力，是由于这些物质分子结构上的特点：①它们大都是长链的有机化合物，烃链长度一般不少于 8 个碳原子；②分子中同时具有亲水基团和亲油基团。亲油基团一般是非极性烃链，亲水基团为一个以上的极性基团。极性基团可以是解离的，也可以是不解离的。羧酸、磺酸、硫酸酯和它们的可溶性盐，以及磷酸基与磷酸酯基、氨基或胺及其盐酸盐、羟基、巯基、酰氨基、醚键、羧酸酯基等均可成为亲水基团。如肥皂是脂肪酸类（R—COO—）表面活性剂，其结构中亲水基团是羧基（COO—），亲油基团是脂肪酸碳链（R—）。在同系列表面活性剂中，烃链的长度往往与降低表面张力的效率成正比。

2. 表面活性剂分子在溶液中的正吸附

表面活性剂溶于水时，由于其两亲性，即同时具有亲水性和亲油性，而在水-空气界面产生定向排列，亲水基团朝向水，而亲油基团朝向空气。在浓度较低时，表面活性剂基本集中在表面形成单分子层，其在表面层的浓度大大高于溶液内的浓度，并使溶液的表面张力降低到水的表面张力以下。这种表面活性剂在溶液表面层聚集的现象称为正吸附。正吸附使溶液的表面性质发生了改变，最外层表现出非极性烃链性质，呈现出较低的表面张力，体现出较好的润湿性、乳化性和起泡性等。

3. 表面活性剂在固体表面的吸附

表面活性剂溶液与固体接触时，其分子很容易在固体表面产生吸附，使固体表面状态和性质发生改变。

极性固体物质对离子型表面活性剂的吸附在低浓度下形成单分子层，表面活性剂分子的疏水链朝向空气；当表面活性剂溶液浓度达到临界胶束浓度时，吸附至饱和，此时为双层吸附，表面活性剂分子排列与第一层方向相反，亲水基团朝向空气。吸附量可随溶液温度的升高而减少。

非极性固体物质一般只产生单分子层吸附，表面活性剂分子的亲水基团朝向空气。吸附量在表面活性剂浓度增加时并不相应增加，甚至可能减少。

非离子型表面活性剂与离子型表面活性剂在固体表面的吸附相似，但非离子型表面活性剂的吸附量随温度升高而增加，并能从单分子层吸附转变为多分子层吸附。

第二节　表面活性剂的分类

表面活性剂根据其分子能否解离成离子，分为离子型表面活性剂和非离子型表面活性剂两大类。离子型表面活性剂根据所带电荷的不同，又可分为阴离子型表面活性剂、阳离子型表面活性剂和两性离子型表面活性剂三类。

一、离子型表面活性剂

1. 阴离子型表面活性剂

带负电荷的表面活性剂称为阴离子型表面活性剂。起表面活性作用的是阴离子。

（1）肥皂类　系高级脂肪酸盐，通式为（RCOO—）$_n$M^{n+}。脂肪酸烃 R 一般为 11～17 个碳的长链，主要有月桂酸、油酸、硬脂酸等。因 M 不同，又分为碱金属皂（一价皂，如钠皂）、碱土金属皂（二价皂，如钙皂）、有机胺皂（如三乙醇胺）等。本类表面活性剂有良好的乳化能力，但易被酸破坏。碱金属皂还可被钙、镁盐破坏。一般用在外用制剂中。

（2）硫酸化物　系硫酸化油和高级脂肪醇硫酸酯类，通式为 R·O·SO$_3^-$M$^+$。脂肪烃链 R 在 12～18 个碳之间，主要有硫酸化蓖麻油（俗称土耳其红油）、十二烷基硫酸钠（SDS，又称月桂醇硫酸钠）、十六烷基硫酸钠（鲸蜡醇硫酸钠）、十八烷基硫酸钠（硬脂醇硫酸钠）等。本类表面活性剂有较强的乳化能力，较耐酸和钙、镁盐，主要作为外用软膏的乳化剂，有时也作为片剂等固体制剂的润湿剂或增溶剂。

（3）磺酸化物　系脂肪族磺酸化物、烷基芳基磺酸化物、烷基萘磺酸化物等，通式为 $R \cdot SO_3^- M^+$。本类表面活性剂在酸性水溶液中稳定，但水溶性及耐酸和钙、镁盐性比硫酸化物稍差，渗透力强，易起泡和消泡。如十二烷基苯磺酸钠为目前广泛应用的洗涤剂；二辛基琥珀酸磺酸钠（阿洛索-OT）、二己基琥珀酸磺酸钠等可用于非口服途径的药物吸收促进剂；胆石酸盐类如甘胆酸钠、牛磺胆酸钠等，常作为单脂肪酸甘油酯的增溶剂和胃肠道中脂肪的乳化剂使用。

2. 阳离子型表面活性剂

带正电荷的表面活性剂称为阳离子型表面活性剂。起表面活性作用的是阳离子，又称阳性皂。其分子结构的主要部分是一个五价的氮原子，为季铵类化合物。主要有苯扎氯铵（洁尔灭）、苯扎溴铵（新洁尔灭）、氯化苯甲烃铵等。本类表面活性剂水溶性好，在酸性和碱性溶液中均较稳定，具有良好的杀菌作用和一定的乳化、润湿性能。主要用于皮肤、黏膜、手术器械等的消毒。某些品种如苯扎氯铵，可作为抑菌剂用于眼用溶液。

3. 两性离子型表面活性剂

两性离子型表面活性剂分子结构中同时具有正电荷和负电荷基团，因介质的 pH 值不同而呈现阴离子型或阳离子型表面活性剂的性质。

卵磷脂、豆磷脂是天然的两性离子型表面活性剂。卵磷脂主要来源于蛋黄、大豆，其组成非常复杂，是多种化合物的混合物。根据来源和制备过程的不同，各组分的比例也会不同，因而使用性能也会有所不同。卵磷脂对热非常敏感，在酸性、碱性和酯酶作用下易水解，不溶于水，溶于氯仿、乙醚、石油醚等有机溶剂，是制备注射用乳剂和脂质微粒的主要辅料。

氨基酸型和甜菜碱型两性离子型表面活性剂为合成化合物。其阴离子部分主要是羧酸盐，其阳离子部分为胺盐的即为氨基酸型，为季铵盐的即为甜菜碱型。常用的氨基酸型两性离子型表面活性剂 Tego MHG［十二烷基双（氨乙基）-甘氨酸盐酸盐］，杀菌作用强且毒性比阳离子型表面活性剂小。

二、 非离子型表面活性剂

非离子型表面活性剂在水中不解离。它的稳定性高，不易受强电解质存在的影响，也不易受酸、碱的影响，在各种溶剂中均有良好的溶解性，相容性好，毒性和溶血性小，因此广泛用于外用制剂、口服制剂和注射剂。

1. 脂肪酸甘油酯

主要是脂肪酸单甘油酯和脂肪酸二甘油酯，如单硬脂酸甘油酯等。不溶于水，易水解成甘油和脂肪酸，表面活性不强，亲水亲油平衡值（HLB 值）为 3～4，常作 W/O 型辅助乳化剂。

2. 蔗糖脂肪酸酯

简称蔗糖酯，属多元醇型非离子型表面活性剂，是蔗糖与脂肪酸反应生成的一类化合物，包括单酯、二酯、三酯、多酯。在体内可分解为蔗糖和脂肪酸而被利用。HLB 值为 5～13，常作 O/W 型乳化剂和分散剂。本品也是常用的食品添加剂。

3. 脂肪酸山梨坦

系脱水山梨醇脂肪酸酯类，由脱水山梨醇及其酐与脂肪酸反应而得的酯类化合物的混合物，商品名为司盘（Span）。本类由于其亲油性较强，常作 W/O 型乳化剂，HLB 值为 1.8～8.6，多用于搽剂和软膏中。但司盘 20 和司盘 40 与吐温配伍常作 O/W 型的混合乳化剂。

4. 聚山梨酯

系聚氧乙烯脱水山梨醇脂肪酸酯，其是在司盘类剩余的—OH 上，再结合上聚氧乙烯基而得的醚类化合物，商品名为吐温（Tween）。本类由于增加了亲水性的聚氧乙烯基，大大增加了亲水性，成为水溶性的表面活性剂。HLB 值为 9.6～16.7，常作增溶剂、O/W 型乳化剂。

5. 聚氧乙烯脂肪酸酯

系聚乙烯二醇和长链脂肪酸缩合生成的酯，商品卖泽（Myrij）为其中的一类。本类为水溶性的，乳化性能强，常作 O/W 型乳化剂和增溶剂。

6. 聚氧乙烯脂肪醇醚

系聚乙烯二醇和脂肪酸缩合生成的醚类，商品苄泽（Brij）是其中的一类。常作 O/W 型乳化剂和增溶剂。

7. 聚氧乙烯-聚氧丙烯聚合物

系聚氧乙烯与聚氧丙烯聚合而成，又称泊洛沙姆（Poloxamer），商品名为普朗尼克（Pluronic）。本类对皮肤、黏膜几乎无刺激和过敏性，毒性小，有优良的乳化、润湿、分散、起泡、消泡性能。泊洛沙姆 188（商品名 Pluronic F68）可用作静脉乳剂的 O/W 型乳化剂。

第三节　表面活性剂的性质

一、胶束

1. 临界胶束浓度

表面活性剂溶于水后，首先在溶液表面层聚集形成正吸附，达到饱和后，溶液表面不能再吸附，表面活性剂分子即转入溶液内部，在溶液内部自聚。因其分子结构具备两亲性，致使表面活性剂分子亲油基团之间相互吸引，即亲油基团朝内，亲水基团朝外，缔合形成大小不超过胶体粒子范围（1～100nm）且在水中稳定分散的胶束。表面活性剂分子缔合形成胶束的最低浓度称为临界胶束浓度（critical micell concentration，CMC）。到达临界胶束浓度时，分散系统由真溶液变成胶体溶液，同时会发生表面张力降低，增溶作用增强，起泡性能和去污力加大，渗透压、导电度、密度和黏度等突变。形成胶束的临界浓度通常在 0.02％～0.5％左右。单位体积内胶束数量几乎与表面活性剂的总浓度成正比。

2. 胶束的结构

当表面活性剂在一定浓度范围内时，胶束呈球状结构，其表面为亲水基团，与亲水基团相邻的一些次甲基排列整齐形成栅状层，而亲油基团则紊乱缠绕形成内核。随着表面活性剂浓度的增大，胶束结构可以从球状到棒状，再到六角束状，直至板状或层状。与此同时，溶液由液态转变为液晶态，亲油基团也由分布紊乱转变为排列规整。

在非极性溶剂中油溶性表面活性剂亦可形成相似的反向胶束。胶束的结构见图 2-3。

二维码 7　表面活性剂在液体中分布（图片）

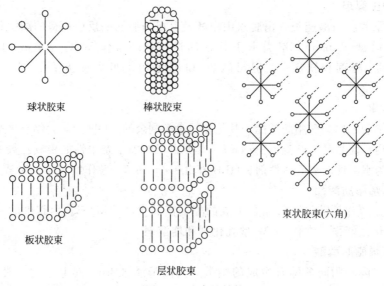

球状胶束　　棒状胶束　　束状胶束(六角)

板状胶束

层状胶束

图 2-3　胶束的结构

二、 亲水亲油平衡值

　　亲水亲油平衡值（HLB 值）是用来表示表面活性剂亲水或亲油能力大小的值。1949 年 Griffin 提出了 HLB 值的概念。将非离子型表面活性剂的 HLB 值的范围定为 0～20，将疏水性最大的完全由饱和烷烃基组成的石蜡的 HLB 值定为 0，将亲水性最大的完全由亲水性的氧乙烯基组成的聚氧乙烯的 HLB 值定为 20，其他的表面活性剂的 HLB 值则介于 0～20 之间。HLB 值越大，其亲水性越强；HLB 值越小，其亲油性越强。随着新型表面活性剂的不断问世，已有亲水性更强的品种应用于实际，如月桂醇硫酸钠的 HLB 值为 40。

　　表面活性剂由于在油-水界面上的定向排列而具有降低界面张力的作用，所以其亲水与亲油能力应适当平衡。如果亲水或亲油能力过大，则表面活性剂就会完全溶于水相或油相中，很少存在于界面上，难以达到降低界面张力的作用。常用表面活性剂的 HLB 值见表 2-1。

表 2-1　常用表面活性剂的 HLB 值

表面活性剂	HLB 值	表面活性剂	HLB 值
阿拉伯胶	8.0	吐温 20	16.7
西黄蓍胶	13.0	吐温 21	13.3
明胶	9.8	吐温 40	15.6
单硬脂酸丙二酯	3.4	吐温 60	14.9
单硬脂酸甘油酯	3.8	吐温 61	9.6
二硬脂酸乙二酯	1.5	吐温 65	10.5
单油酸二甘酯	6.1	吐温 80	15.0
十二烷基硫酸钠	40.0	吐温 81	10.0
司盘 20	8.6	吐温 85	11.0
司盘 40	6.7	卖泽 45	11.1
司盘 60	4.7	卖泽 49	15.0
司盘 65	2.1	卖泽 51	16.0
司盘 80	4.3	卖泽 52	16.9
司盘 83	3.7	聚氧乙烯 400 单月桂酸酯	13.1

表面活性剂	HLB 值	表面活性剂	HLB 值
司盘 85	1.8	聚氧乙烯 400 单硬脂酸酯	11.6
油酸钾	20.0	聚氧乙烯 400 单油酸酯	11.4
油酸钠	18.0	苄泽 35	16.9
油酸三乙醇胺	12.0	苄泽 30	9.5
卵磷脂	3.0	西土马哥	16.4
蔗糖酯	5.0~13.0	聚氧乙烯氢化蓖麻油	12.0~18.0
泊洛沙姆 188	16.0	聚氧乙烯烷基酚	12.8
阿特拉斯 G-263	25~30	聚氧乙烯壬烷基酚醚	15.0

表面活性剂的 HLB 值不同，其用途也不同，见图 2-4。

非离子型表面活性剂的 HLB 值还可利用一些经验公式计算得出，例如：

$$HLB = 7 + 11.7 \lg M_W / M_0 \qquad (2\text{-}6)$$

式中 M_W，M_0——分别为表面活性剂分子中亲水基团和亲油基团的分子量。

非离子型表面活性剂的 HLB 值具有加和性，因而可利用以下公式来计算两种和两种以上表面活性剂混合后的 HLB 值：

$$HLB_{AB} = \frac{HLB_A W_A + HLB_B W_B}{W_A + W_B} \qquad (2\text{-}7)$$

式中 W_A，W_B——分别表示表面活性剂 A 和 B 的量；
HLB_A，HLB_B——分别是 A 和 B 的 HLB 值；
HLB_{AB}——混合后的表面活性剂 HLB 值。

【例】 将吐温 80（HLB=15）和司盘 80（HLB=4.3）以 2∶1 的比例混合，混合后的 HLB 值为多少？

答：$HLB_{混} = \dfrac{HLB_A W_A + HLB_B W_B}{W_A + W_B} = \dfrac{15 \times 2 + 4.3 \times 1}{2 + 1}$
$= 11.4$

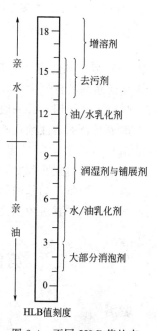

图 2-4 不同 HLB 值的表面活性剂的用途

三、 克氏点与昙点

一般温度升高，离子型表面活性剂的溶解度增大，当上升到某温度后，溶解度会急剧上升，此温度称为克氏点（Krafft point）。离子型表面活性剂在克氏点的溶解度即为该表面活性剂的临界胶束浓度。

有些非离子型表面活性剂在温度上升到达某温度点后，溶解度会急剧下降，使溶液变浑浊，甚至产生分层，但冷却后又可恢复澄明，这种由澄明变浑浊的现象称为起昙，此时的温度为昙点（cloud point）。

由于这些表面活性剂的亲水基是聚氧乙烯基，位于外侧的氧原子与水形成氢键，由于分子的热运动，开始时溶解度随温度的升高而增大，当温度达到昙点后，氢键受到破坏，溶解度急剧下降，出现浑浊或沉淀。有的含有聚氧乙烯基的表面活性剂没有昙点，如 Pluronic F68 极易溶于水，甚至达到沸点时也不产生浑浊，没有起昙现象。

如果制剂中含有能起昙的表面活性剂，当温度达昙点后，会析出表面活性剂，其增溶作用及乳化性能均下降，还可能使被增溶物析出，或使乳剂破坏，这类制剂在加热或灭菌时应特别注意。

四、 生物学性质

1. 表面活性剂对药物吸收的影响

通常低浓度的表面活性剂，可由于增加固体药物在胃肠道体液中的润湿性，而加速药物的溶解和吸收。但当表面活性剂的浓度增加到临界胶束浓度以上时，药物被包裹在胶束内而不易释放，或因胶束太大，不能透过生物膜，则会降低药物的吸收。

表面活性剂有溶解生物膜脂质的作用，增加上皮细胞的通透性，从而改善吸收。

2. 表面活性剂与蛋白质的相互作用

蛋白质在碱性介质中羧基解离使其带负电荷，会与阳离子型表面活性剂结合；在酸性介质中，其碱性基团则带正电荷，会与阴离子型表面活性剂结合。另外表面活性剂还可使蛋白质产生变性。

3. 表面活性剂的毒性和溶血性

表面活性剂的毒性大小，一般是阳离子型＞阴离子型＞非离子型。离子型表面活性剂还具有较强的溶血作用，故一般仅限于外用。

非离子型表面活性剂也有轻微的溶血作用，常见吐温类的溶血作用由强到弱为：吐温20＞吐温60＞吐温40＞吐温80。

表面活性剂对皮肤和黏膜的刺激性，也是非离子型最小；表面活性剂的使用浓度越大，刺激性越大；聚氧乙烯基的聚合度越大，亲水性越强，刺激性则越低。表面活性剂均可用于外用制剂，但应注意避免因高浓度或长期作用可能带来的皮肤或黏膜损伤。

第四节　表面活性剂的应用

一、 增溶

1. 胶束增溶

增溶是指一些水不溶或微溶性的物质，由于表面活性剂胶束的作用，溶解度显著增加的过程。起增溶作用的表面活性剂称为增溶剂，被增溶的物质称为增溶质。如甲酚在水中的溶解度为2％，在肥皂溶液中则可达到50％。在临界胶束浓度以上时，胶束数量和增溶量都随增溶剂用量的增加而增加。在增溶剂的用量一定，增溶达到平衡时，此时增溶质的饱和浓度称为最大增溶浓度（maximum additive concentration，MAC）。此时若继续加入增溶质，则溶液将析出沉淀或转变为乳浊液。临界胶束浓度愈低，缔合数就愈多，最大增溶浓度则愈大。如1g吐温20和吐温80能分别增溶0.25g和0.19g的丁香油，1g十二烷基硫酸钠能增溶0.262g的黄体酮。

增溶的形式可用图2-5形象地说明。

2. 影响增溶的因素

（1）增溶剂的性质　增溶作用的大小与表面活性剂的临界胶束浓度和胶束体积有关。在表面活性剂的同系物中，形成的胶束体积随碳原子数增加而增大，增溶作用随之增强。一般来说，具有相同亲油基团的表面活性剂对烃类及极性有机物的增溶大小顺序是：非离子型＞阳离子型＞阴离子型。其原因是：非离子型表面活性剂有较小的临界胶束浓度，而阳离子型表面活性剂则可能比阴离子型表面活性剂有较疏松的胶束。

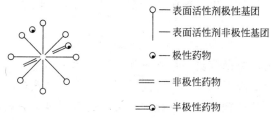

图 2-5　表面活性剂的增溶形式示意图

（2）药物的性质　一般而言，药物的极性愈小，碳氢链愈长，则增溶程度愈低。

（3）加入顺序　用聚山梨酯类或聚氧乙烯脂肪酸酯类作为棕榈酸维生素 A 的增溶剂，如将增溶剂先溶于水，再加入药物，则几乎不溶；如先将药物与增溶剂混合，使之完全溶解，然后再加水稀释，则能很好溶解。

（4）增溶剂的用量　在一个增溶体系中，增溶剂、增溶质和水应该有一个适宜的配比，才能得到澄明溶液。其配比可以通过实验来确定。

（5）溶液的 pH 值　解离药物和非离子型表面活性剂混合一般不产生不溶性复合物，但其增溶量受 pH 值影响较大。弱酸性和弱碱性药物分别在偏酸性和偏碱性条件下有较多的增溶，两性离子的增溶量在等电点时最大。

（6）其他　增溶剂的 HLB 值、温度、有机物添加剂、电解质等也能影响药物被增溶的效果。

3. 解离药物的增溶

极性或非极性的不解离药物一般有较好的增溶效果，可是解离药物却因其水溶性而往往不被增溶甚至溶解度降低，但当它与带相反电荷的表面活性剂按一定比例混合时，则可能产生增溶、形成可溶性复合物或不溶性复合物等现象。通常表面活性剂烃链愈长，即疏水性愈强，产生不溶性复合物的可能性愈大。

4. 多组分增溶质的增溶

多组分制剂中，主药的增溶量会受到其他组分与表面活性剂的作用的影响。某些组分可以扩大胶束体积而使主药的增溶量增大；如果某一组分吸附或结合增溶剂分子，或者多种组分与主药争夺同一增溶位置则会使增溶量减少。例如在聚氧乙烯脂肪醇醚为增溶剂的溶液中，苯甲酸能增加羟苯甲酯的溶解，而二氯酚会减少羟苯甲酯的溶解。

5. 抑菌剂的增溶

抑菌剂、抗菌药物常因增溶剂的增溶而致活性降低。它们在增溶剂溶液中的溶解度愈大，要求的抑菌浓度就愈高。如对羟基苯甲酸酯类抑菌剂，在水溶液中时，丙酯和丁酯的抑菌浓度比甲酯和乙酯低很多，但在增溶剂溶液中，要达到同样的抑菌效果却需要高很多的浓度，这是由于丙酯和丁酯的疏水性更强，使其更容易被胶束增溶。

6. 表面活性剂对药物稳定性的影响

表面活性剂对药物氧化和水解的影响，可因表面活性剂类型的不同，胶束表面性质和结构的不同，环境的 pH 值和离子强度的不同而有明显的差异。

例如维生素 A 极易氧化，用非离子型表面活性剂增溶后，被包裹在增溶剂胶束中，得到了保护，氧化失效速率变得很慢。但苯佐卡因则由于使用聚氧乙烯脂肪醇醚作为增溶剂，非常容易氧化变黄，这是因为聚氧乙烯基自身发生部分水解和氧化，其过氧化物产物会促进增溶质的氧化降解。

又例如酯类药物的碱性水解反应，其水解产物是阴离子，则阳离子和阴离子型表面活性剂分别产生加速和抑制反应进行的作用。又如，青霉素等 β-内酰胺类药物，其酸水解反应可被阴离子型表面活性剂催化，也可被阳离子型和非离子型表面活性剂所抑制。

二、 乳化

乳化作用是将一种液体分散到另一种互不相溶的液体中的过程。有些表面活性剂具有较强的亲水性亲油性，能显著降低油水两相之间的界面张力，并能在液滴周围形成牢固的乳化膜。起到乳化作用的表面活性剂可作为乳化剂，常用的有阴离子型表面活性剂和非离子型表面活性剂，一般认为 HLB 值在 3～8 之间的表面活性剂为 W/O 型乳化剂，HLB 值在 8～16 之间的为 O/W 型乳化剂。

三、 其他应用

表面活性剂除可起到增溶、乳化作用外，还可以作润湿剂、去污剂、起泡剂、消泡剂、消毒剂和杀菌剂等。

1. 润湿剂

润湿是液体在固体表面上的黏附现象。表面活性剂分子在固-液界面上的定向吸附，排除了固体表面上所吸附的空气，降低了接触角，从而起到润湿作用。一般起润湿作用的表面活性剂 HLB 值为 7～11，且需要适宜的溶解度。在药剂学中，润湿剂能增加疏水性药物混悬剂的物理稳定性，帮助药材粉末作渗漉前的润湿，使软膏中药物与皮肤更加紧密接触等。

2. 起泡剂和消泡剂

泡沫为很薄的液膜包裹着气体，属气体分散在液体中的分散系统。起泡剂（foaming agent)是指可使溶液产生泡沫的表面活性剂。其一般具有较强的亲水性和较高的 HLB 值，能降低液体的表面张力使产生稳定的泡沫。起泡剂一般用于皮肤、腔道黏膜给药的剂型中。泡沫的形成易使药物在用药部位分散均匀而不易流失。

消泡剂（antifoaming agent）是指用来破坏消除泡沫的表面活性剂。其通常具有较强的亲油性，HLB 值多为 1～3，能争夺并吸附在泡沫液膜表面上，取代原有的起泡剂，而因其本身并不形成稳定的液膜而致泡沫消除。在药剂生产中，常常由于某些中药材浸出液或高分子化合物溶液本身含有表面活性剂或表面活性物质，在剧烈搅拌或蒸发浓缩时，会产生大量而稳定的泡沫，阻碍操作的进行，这时可以加入消泡剂加以克服。

3. 去污剂

去污剂是指可以除去污垢的表面活性剂，又称洗涤剂（detergent）。HLB 值一般为 13～16。常用的有油酸钠及其他脂肪酸钠皂和钾皂、十二烷基硫酸钠、烷基磺酸钠等。去污是润湿、增溶、乳化、分散、起泡等综合作用的结果。

4. 消毒剂和杀菌剂

表面活性剂可与细菌生物膜蛋白质发生强烈作用而使之变性和破坏。甲酚皂、苯扎溴铵、甲酚磺酸钠等大部分阳离子型表面活性剂和少部分阴离子型表面活性剂可作消毒剂使用。使用不同的浓度，可用于伤口、皮肤、黏膜、器械、环境等的消毒。

第三章　药物制剂的稳定性及实验方法

第一节　概述

一、研究药物制剂稳定性的意义与范围

（一）研究意义

药物制剂稳定性是指药物制剂从制备到使用期间保持稳定的程度，通常指药物制剂的体外稳定性。药物制剂的基本要求是安全、有效、稳定，稳定性是用药安全有效的保证。而药物制剂在生产、贮存、使用过程中，会因各种因素的影响发生分解变质，从而导致药物疗效降低或副作用增加，有些药物甚至产生有毒物质，同时也造成经济损失。通过对药物制剂稳定性的研究，考察影响药物制剂稳定性的因素及增加稳定性的各种措施、预测药物制剂的有效期，从而既能保证制剂产品的质量，又可减少由于制剂不稳定而导致的经济损失。此外，为了科学地进行处方设计，提高制剂质量，保证用药的安全、有效，我国在《药品注册管理办法》中明确规定，在新药研究和申报过程中必须呈报稳定性研究的相关资料。

（二）研究范围

药物制剂稳定性主要包括化学稳定性、物理稳定性和生物稳定性三个方面。

1. 化学方面

化学稳定性是指药物由于水解、氧化等化学降解反应，使药物含量（或效价）、色泽产生变化。包括药物与药物之间，药物与溶剂、附加剂、杂质、容器、外界物质（空气、光线、水分等）之间，产生化学反应而导致制剂中药物的分解变质。

2. 物理方面

物理稳定性是指药物制剂因物理性状的变化，导致原有质量下降，甚至不合格，如乳剂的分层、破裂；混悬剂中颗粒的结块或粗化；片剂的松散、崩解性能的改变等。一般物理变化引起的不稳定，主要是制剂的外观质量受到影响而主药的化学结构不变，但通常会影响制剂的使用。

3. 生物学方面

制剂由于微生物的污染、滋长、繁殖引起药物制剂发霉、腐败变质等。

（三）药物制剂不稳定的后果

药物制剂不稳定不仅是稳定性的问题，而且影响到制剂的有效与安全，常引起下列不能再供药用的后果。

① 产生有毒物质，如四环素遇热产生差向异构，生成差向四环素，毒性大大增加。

② 使药物制剂的疗效降低或副作用增加，如乙酰水杨酸水解生成水杨酸，解热镇痛作用下降，但对胃的刺激性增加。

③ 患者使用不便，如混悬粒子的凝固、沉降、结块，影响到分剂量的准确性，也增加了分剂量的难度。

④ 变色或产生不应有的沉淀等，如维生素 C 氧化变黄，磺胺嘧啶钠析出沉淀，均造成澄明度检查不合格。

二、 药物稳定性的化学动力学基础

化学动力学是研究化学反应速率及反应机理的科学。利用化学动力学原理可以：①研究药物降解的机理；②研究影响药物降解的因素及稳定化措施；③预测药物制剂的有效期。

（一）反应速率、 反应速率常数、 反应级数

1. 反应速率

反应速率常用单位时间内、单位体积中反应物浓度的减少或生成物浓度的增加来表示：$-dc/dt$，式中 c 为 t 时间反应物的浓度，负号表示反应物的浓度逐渐减少。

2. 反应速率常数

根据质量作用定律，反应速率与反应物浓度之间有下列关系：

$$-dc/dt = Kc^n \tag{3-1}$$

式中　K——反应速率常数，是指各反应物为单位浓度时的反应速率，单位为 ［时间］$^{-1}$，其大小与反应温度有关。

K 值越大，表示反应物的活泼程度越大，药物制剂越不稳定。

3. 反应级数

式（3-1）中的 n 为反应级数，是各反应物所有浓度项的幂次之和，表示反应速率随反应物浓度的变化而改变的方式。大多数药物的降解过程可以用零级和假零级反应、一级和假一级反应来处理。

（1）零级和假零级反应　若反应速率与反应物的浓度无关，这种反应称为零级反应。如光化反应中反应物对光的吸收，其反应速率与反应物的浓度无关。

混悬液中药物的降解仅与溶液相中的药物量即药物的溶解度有关，而与混悬的固体药量无关；当药物降解后，固体相中的药物就溶解补充到溶液相中，保持溶液中的药量不变；而药物的溶解度为常数，故这类降解反应也为零级反应，但与真正的零级反应有所不同，故为假零级反应。

根据式（3-1）可知，零级反应的 $n=0$，则零级反应速率方程式为：

$$-dc/dt = K \tag{3-2}$$

其积分式为：

$$c = -Kt + c_0 \tag{3-3}$$

（2）一级反应和假一级反应　若反应速率与反应物浓度的一次方成正比，则称为一级反应。大多数药物以一级反应降解。

根据式（3-1）可知，一级反应的 $n=1$，则一级反应速率方程式为：

$$-dc/dt = Kc \tag{3-4}$$

其积分式为：

$$\lg c = -Kt/2.303 + \lg c_0 \tag{3-5}$$

两种或两种以上反应物参加反应，当一种反应物浓度远超过另一种反应物浓度，或在反应中浓度基本不变时，该反应物的浓度可近似地看为常数，故从形式上看为一级反应，但实际上有两种反应物参加反应，称为假一级反应。如用缓冲溶液调节 pH 值时，缓冲溶液中离子浓度（如 H^+）远高于药物浓度，其降解反应为假一级反应。

（二）有效期、半衰期

1. 有效期

药剂学中的有效期是指制剂中的药物降解10%所需的时间，即主药含量不低于90%的标示量。常用 $t_{0.9}$ 表示。

根据式（3-5）可得，一级反应的有效期为：
$$t_{0.9} = 0.1054/K \tag{3-6}$$

2. 半衰期

药剂学中的半衰期是指制剂中的药物降解 50% 所需的时间，常用 $t_{1/2}$ 表示。

根据式（3-5）可得，一级反应的半衰期为：
$$t_{1/2} = 0.693/K \tag{3-7}$$

恒温条件下，反应速率常数不变，有效期和半衰期都是固定值。

需要注意的是，实际工作中并不能简单根据主药的标示限量来确定制剂的有效期，还应结合考虑其他影响质量的相关因素，如贮存过程中制剂的吸潮、结块、溶解度下降、霉变、产生降解物质等都应是确定有效期的重要参考因素。

第二节　制剂中药物的化学降解途径

药物化学结构不同，其降解反应也不同。药物的化学降解反应包括药物的水解、氧化、异构化、脱羧、聚合等，但以水解和氧化反应为最主要的降解反应。

一、水解反应

酯类、内酯类、酰胺类、内酰胺类药物最易引起水解反应。这时的水解主要是指分子型水解，水解后使分子结构发生变化，反应速率一般比较缓慢，但在 H^+ 或 OH^- 催化下反应速率加快，并趋于完全。

1. 酯类药物的水解

酯类药物在水溶液中易水解，在 H^+、OH^- 或广义酸碱的催化下，水解反应会加快。

阿司匹林不仅在水溶液中水解，就是在固体状态下由于吸收空气中的水分也能发生水解。

盐酸普鲁卡因水解速率较为缓慢，在偏酸性条件下较为稳定，在 pH 3.4～3.6 时最稳定；在碱性条件下水解，生成对氨基苯甲酸和二乙氨基乙醇失去药效；水解后的对氨基苯甲酸又可氧化，生成有色物质，同时在一定条件下又能脱羧，生成有毒的苯胺。

这类药物还有盐酸丁卡因、盐酸可卡因、普鲁苯辛、阿托品、氢溴酸后马托品、硝酸毛果芸香碱、华法林钠等。

2. 酰胺类药物的水解

酰胺类药物的水解一般比酯类药物水解难，但在一定条件下，也可水解生成相应的酸和氨基化合物。这类药物有青霉素、氯霉素、头孢菌素类、巴比妥类、利多卡因、对乙酰氨基酚等。酰脲和内酰脲、酰肼类药物、肟类药物也能被水解。

青霉素水溶液室温贮存 7 天，效价失去约 80%，青霉素 G 钾在 pH6.5 时最稳定。

氨苄青霉素水溶液最稳定的 pH 值为 5.8，pH 值为 6.6 时，半衰期为 39 天，所以，宜制成粉针，临用前用 0.9% 氯化钠溶液溶解后输液。

氯霉素的干燥粉末很稳定，可密闭保持二年而不失效；但其水溶液易水解，在 pH7 以下，主要为酰胺水解；在 pH6 时最稳定，pH 值小于 2 或大于 8 皆能加速水解反应；磷酸盐、枸橼酸盐、醋酸盐等缓冲液能促进其水解，故配制滴眼剂时，选用硼酸缓冲液为宜。

巴比妥类本身较稳定，不易水解；但其钠盐的水溶液可与空气中二氧化碳作用生成巴比妥酸的沉淀，生成无效的烃乙酰脲沉淀。10% 苯巴比妥钠水溶液用安瓿灌装，在室温下贮存有效期为 47 天；用 80% 丙二醇为溶剂制成的水溶液有效期可达 3 年，但刺激性增加。

3. 苷类药物的水解

苷类药物一般较易水解，水解后生成糖和苷元或次生苷。

阿糖胞苷、B 族维生素、安定、碘苷等均易水解。

二、 氧化反应

药物制剂暴露在空气中，常温下受空气中氧气的氧化而发生降解反应，为自氧化反应。氧化降解的结果，不仅降低药效，而且可能发生颜色变化或析出沉淀，使澄明度不合格，甚至产生有毒物质。药物的氧化过程比水解过程更复杂，反应的难易与结构有密切关系，如酚类、烯醇类、芳胺类、吡唑酮类、噻嗪类等药物易氧化。

1. 酚类药物的氧化

如肾上腺素、多巴胺、吗啡、水杨酸钠等，在氧气、金属离子、光线、温度等的影响下，均易氧化变质，有些氧化后形成有色的醌类化合物，如苯酚变成玫瑰红色。

2. 烯醇类药物的氧化

维生素 C 是烯醇类药物的代表，分子中含有烯醇基，极易氧化，氧化过程较为复杂。在有氧条件下，先氧化成去氧抗坏血酸，然后水解，水解产物进一步氧化为草酸与 L-丁糖酸。维生素 C 水溶液在氧化过程中逐渐变成微黄色、黄色及至褐色。

3. 芳胺类药物的氧化

如磺胺类钠盐、对氨基水杨酸钠等均易氧化变色。

4. 其他类型药物的氧化

吡唑酮类药物如氨基比林、安乃近等，由于吡唑酮环上的不饱和键而易被氧化；噻嗪类药物如盐酸异丙嗪、盐酸氯丙嗪等，在水分、光线、金属离子、氧等的影响下，极易氧化变色；含不饱和键的药物如油脂、维生素 A 等也极易氧化，并常伴有特殊臭味。此外，如奎宁、氯喹、氯仿、乙醚等都易氧化降解。

三、 异构化反应

有些药物因分子中原子或原子团在空间排列不同，产生立体化学构型不同的异构现象，生成生理活性较小甚至无生理活性的异构体。

（一） 光学异构

分为外消旋化和差向异构化。

1. 外消旋化

外消旋化主要是分子旋光性发生变化。一些具有光学活性的药物在某些因素影响下，转变为它们的对映体，最后得到左旋体和右旋体各一半的混合物。大多数药物的左旋体生理活性大于右旋体，如肾上腺素的左旋体，其生理活性比右旋体大 15 倍，外消旋化后只有一半的活性，当 pH 值为 3.8～5.0 时，外消旋作用很慢，pH 值在 1～3 或大于 6 时反应很快，并生成右旋体。莨菪碱的左旋体外消旋化后生成阿托品，其药效是莨菪碱的一半，但左旋莨菪碱难以制备，临床上常用硫酸阿托品。

2. 差向异构

差向异构是具有多个不对称碳原子的药物，其中某个不对称碳原子上的基团发生的异构化现象。如四环素在酸性条件下，4 位碳原子上出现差向异构，生成 4-差向四环素，其生理活性比四环素低，且毒性增加。

（二）几何异构

有些含有双键的药物，其反式和顺式几何异构体的生理活性有差别。如维生素 A 的生理活性以全反式最高，若发生几何异构，转化为 2，6-顺式异构体，则生理活性降低。

四、聚合反应

某些药物由于发生聚合而产生沉淀或变色。如甲醛溶液在长期贮存时会产生聚甲醛沉淀；葡萄糖溶液受热分解后，分解产物 5-羟甲基糠醛发生聚合，使溶液颜色变深；氨苄青霉素水溶液中一分子的 β-内酰胺环裂开与另一分子氨苄基上氨基发生聚合反应后，生成双聚合物，有报道这种聚合物能诱发过敏反应。

五、脱羧反应

如对氨基水杨酸钠在外界因素影响下，很容易脱羧，生成有毒的间氨基酚，并且可继续氧化变色；普鲁卡因水解产物对氨基苯甲酸也可慢慢脱羧生成苯胺。

第三节　影响药物制剂稳定性的因素及稳定化方法

一、处方因素对稳定性的影响及稳定化方法

药物制剂的处方组成比较复杂，除主药外，还加入各种辅料；辅料应用的合适与否，对制剂的稳定性影响较大，尤其是对注射剂等液体制剂，溶液的 pH 值、缓冲溶液、溶剂、离子强度、表面活性剂及处方中的其他辅料均可能影响主药的稳定性。

1. pH 值的影响

被 H^+ 和 OH^- 催化的反应，其速率在很大程度上随 pH 值而改变，在 pH 值较低时，主要是 H^+ 的催化作用；在 pH 值较高时，主要是 OH^- 的催化作用；pH 值在中间时，降解反应速率可以与 pH 值无关或由 H^+ 和 OH^- 共同催化。许多药物的水解反应或氧化反应均受 pH 值的影响。

酯类药物在碱性条件下水解比较完全，其水解速率主要由 pH 值决定，在酸性条件下影响较小，如盐酸普鲁卡因溶液，pH 值在 3.4～4 时最稳定，pH 值升高水解迅速加快。所

以，酯类药物通常在中性或弱酸性时比较稳定。

酰胺类药物的水解主要受 OH^- 的催化，OH^- 浓度越大，pH 值越高，水解越快。苷类药物易受 H^+ 催化水解，在偏酸性的溶液中加热易发生水解。

除水解外，药物的氧化反应与溶液的 pH 值也有密切关系，当 pH 值增大时，氧化反应易于进行，pH 值较低时比较稳定。

很多药物的降解反应都可为 H^+ 或 OH^- 催化，其溶液的稳定只是在一定的 pH 值范围内，所以，在配制药物溶液，特别是配制注射液时，就要慎重考虑 pH 值的调节问题，以延缓药物水解、氧化等，增加药物的稳定性。一般是通过查找资料或通过实验弄清药物最稳定的 pH 值，以 pH_m 表示，再用适当的试剂和方法将溶液调节到 pH_m。

pH 值的调节常用盐酸和氢氧化钠；也有为了不增加药液中其他离子，而用药物本身所含相同的酸或碱来调节，如硫酸卡那霉素用硫酸来调节 pH 值；也有为了保持药液中 pH 值的相对恒定，采用各种缓冲液，如磷酸盐缓冲液、枸橼酸盐缓冲液等，但要注意缓冲溶液对药物的催化作用，应通过实验选择合适的缓冲溶液浓度，以减少催化作用。

一般缓冲盐的浓度越大，催化速率也越快，故应使缓冲盐保持在尽可能低的浓度。

2. 溶剂的影响

溶剂的极性和介电常数均能影响药物的降解反应，尤其对药物的水解反应影响很大。溶剂的介电常数 ε 与反应速率常数 K 的关系如下：

$$\lg K = \lg K_\infty - K' Z_A Z_B / \varepsilon \tag{3-8}$$

式中　K——反应速率常数；

　　　　ε——溶剂介电常数；

　　K_∞——ε 趋向 ∞ 时的反应速率常数；

　$Z_A Z_B$——溶液中离子或药物所带电荷。

式（3-8）适用于离子与带电荷药物之间的反应，从式（3-8）可知：在极性较高的溶剂中，如果水解产物的极性较原药物大，则溶剂能促进药物的水解，反之，能延缓水解；在极性较低的溶剂中，如果水解产物的极性较原药物大，则可降低水解，反之，促进水解。当药物离子与催化水解的离子电荷相同时，采用介电常数低的溶剂如甘油、乙醇、丙二醇等，可降低水解速率；反之，当药物离子与催化水解的离子电荷相反时，则采用介电常数高的溶剂较好。如用介电常数较低的 60% 丙二醇制成的苯巴比妥钠注射液，稳定性提高，有效期可达一年；氯霉素的水解产物极性较小，其水溶液的稳定性比丙二醇溶液好。

3. 离子强度的影响

在制剂处方中，为了调节等渗、加入抗氧剂、调节 pH 值等，常加入电解质，从而改变药液中的离子强度，离子强度对药物降解速率的影响可用下式表示：

$$\lg K = \lg K_0 + 1.02 Z_A Z_B \mu^{1/2} \tag{3-9}$$

式中　K——降解反应速率常数；

　　K_0——溶液无限稀释（$\mu=0$）时的速率常数；

　　　μ——离子强度；

　$Z_A Z_B$——溶液中离子或药物所带电荷。

从式（3-9）可知：当药物带正电荷并受 H^+ 催化或药物带负电荷并受 OH^- 催化时，可因盐的加入，引起离子强度的增加，造成降解反应速率的加快；如果药物是中性分子，则改变离子强度对降解反应速率没有太大影响。

4. 表面活性剂的影响

某些易水解的药物，加入表面活性剂后，水解速率降低，稳定性增加，如苯佐卡因易受 OH^- 催化水解，当加入 5％月桂醇硫酸钠后，其半衰期增加 18 倍。这是因为胶团起了"屏障"作用，阻止了催化离子的接近和进入；但也有一些表面活性剂会使某些药物的分解加快，如吐温 80 使维生素 D3 稳定性下降，故应通过实验来正确选择表面活性剂。

5. 处方中其他辅料的影响

栓剂、软膏剂中药物稳定性与基质有关，如 PEG 能促进氢化可的松、乙酰水杨酸的分解。某些赋形剂对药物也产生影响，如润滑剂硬脂酸镁可促进乙酰水杨酸的水解。赋形剂中的水分、微量金属离子有时也能对药物的稳定性产生间接的影响。

二、 外界因素对药物制剂稳定性的影响及稳定化方法

外界因素即环境因素，包括温度、光线、空气、金属离子、湿度与水分、包装材料等，其中温度对各种降解途径均有影响，光线、空气、金属离子主要影响氧化反应，湿度、水分主要影响固体制剂，包装材料是各种产品均应考虑的问题。

1. 温度的影响

根据 Vant' Hoff 规则，温度每升高 10℃，反应速率约增加 2～4 倍。对不同反应，速率增大的倍数不同，这是一个经验规律，可以粗略估计温度对反应速率的影响。而 Arrhenius 定律则描述了温度与反应速率之间的关系：

$$K = Ae^{-E/(RT)} \tag{3-10}$$

式中　K——反应速率常数；

A——频率因子；

E——活化能；

R——气体常数；

T——绝对温度。

此式是药物制剂有效期预测的主要理论依据。

温度越高，药物的降解反应越快，如青霉素水溶液的水解，在 4℃时贮存，7 天后损失效价 16％；而在 24℃贮存，7 天后损失效价高达 78％。因此，对易水解或易氧化的药物要注意控制温度，尤其是对注射液，在保证完全灭菌的前提下，适当减低灭菌的温度或缩短时间，避免不必要的长时间高温，以防止药物过快的水解或氧化；对热敏感的药物如某些生物制品、抗生素等，要根据药物性质，合理地设计处方，生产中可采取特殊工艺，如无菌操作、冷冻干燥、低温贮存等，以确保制剂质量。

2. 光线的影响

光是一种辐射能，波长越短，能量越大，该能量能激发许多药物的氧化反应，并使反应加快。药物的光解主要与药物的化学结构有关，酚类药物如苯酚、吗啡、肾上腺素、可待因、水杨酸等，还有分子中含双键的药物如维生素 A、维生素 D、维生素 B_{12} 等都能在光线的作用下发生氧化反应。光敏感药物还有氯丙嗪、异丙嗪、核黄素、氢化可的松、泼尼松、叶酸、辅酶 Q、硝苯吡啶等。

光解反应较热反应复杂，光的强度、波长，灌装容器的组成、种类、形状、与光线的距离等均对光解反应速率有影响，对于因光线而易氧化变质的药物在生产过程和贮存过程中，都应尽量避免光线的照射，有些应使用有色遮光容器保存。

3. 空气（氧）的影响

大多数药物的氧化是自动氧化反应，有些仅需痕量的氧就能引起反应。氧在水中有一定的溶解度，0℃为 10.19mL/L，25℃为 5.75mL/L，50℃为 3.85mL/L，在药物制剂的溶液内部和容器空间都存在着一定量的氧，这足以使药物发生氧化。因此，为了减小药物的氧化降解，目前生产上常采用惰性气体（如 N_2 或 CO_2）驱除氧，以及加抗氧剂来消耗氧的方法。

向水中通氮气至饱和时，水中残氧量为 0.36mL/L；通入二氧化碳至饱和时，残氧量为 0.05mL/L。通惰性气体能除去容器空间和药液中的绝大部分氧，选择气体应视药物的性质而定，二氧化碳溶于水中呈酸性，使 pH 值改变，并使某些药物如钙盐，产生 $CaCO_3$ 沉淀，这时以选用氮气为好。

酒石酸、枸橼酸、磷酸等能增强抗氧剂的效果；近年来，氨基酸类抗氧剂也在使用，如半胱氨酸、蛋氨酸等。

4. 金属离子的影响

微量的金属离子尤其是二价以上的金属离子，如铜、铁、铂、锰等，对制剂中药物的自氧化反应有显著的催化作用，如 0.0002mol/L 的铜能使维生素 C 氧化速率增大 10000 倍。制剂中金属离子的来源主要是原辅料、溶剂、容器及生产操作中使用的工具、机械。

为了避免金属离子的影响，除应选择纯度较高的原辅料，尽量不使用金属器具外，常在药液中加入金属离子络合剂，如依地酸盐、枸橼酸、酒石酸等，金属络合剂可与溶液中的金属离子生成稳定的水溶性络合物，避免金属离子的催化作用。

5. 湿度与水分的影响

许多反应没有水分存在就不会进行，对于化学稳定性差的固体制剂，由于湿度和水分影响，在固体表面吸附了一层液膜，药物在液膜中发生了降解反应，如维生素 C 片、乙酰水杨酸片、维生素 B_{12}、青霉素盐类粉针、硫酸亚铁等。

一般固体药物受水分影响的降解速率与相对湿度成正比，相对湿度越大，反应越快。所以在药物制剂的生产过程和贮存过程中应多考虑湿度和水分的影响，采用密封性好的包装方式和材料，如铝塑包装、瓶中加入干燥剂等。

6. 包装材料的影响

不完善的包装可使稳定性好的制剂失效，包装材料恰当与否、质量好坏对药品受外界环境的影响及药物自身的稳定都有直接关系。故在给产品选择包装材料时，必须以实验结果和实践经验为依据，经过"包材相容性试验"，确定合适的包装材料。药物制剂最常用的容器材料是玻璃、金属、塑料、橡胶等。

玻璃性质较稳定，不与药物及空气中氧、二氧化碳等作用，但会放出碱性物质和不溶性脱片于溶液中。

塑料容器质轻、价格低廉，但有两向穿透性，有些药物能与塑料中的附加剂发生理化作用，或药液黏附在容器中。不同的塑料其穿透性、附加剂成分不同，选用时应经过必要的试验，确认该塑料对药物制剂无影响才能使用。

金属容器牢固、密封性能好，药物不易受污染。但易被氧化剂、酸性物质所腐蚀，选用时注意表面要涂环氧树脂层，以耐腐蚀。

橡胶被用来作塞子、垫圈、滴头等，使用时应注意橡皮塞与瓶中溶液接触可能吸收主药和防腐剂，需用该防腐剂浸泡后使用。橡皮塞用环氧树脂涂覆，可有效地阻止橡胶塞中成分溶入溶液中而产生白点，干扰药物分析。还应注意橡胶塞是否有与主药、抗氧剂相互作用，以保证药物制剂的质量。

三、 药物制剂稳定化的其他方法

1. 改进剂型或生产工艺

（1）制成固体剂型　对遇水不稳定的药物可考虑制成固体剂型，供口服的有片剂、胶囊剂、颗粒剂等，供注射的有粉针等。

（2）制成膜剂　易挥发的硝酸甘油制成片剂时，发生内迁移，影响药物的含量均匀度；制成膜剂后，成膜材料对药物有物理包裹作用，避免内迁移。

（3）制成微囊或包合物　维生素 C、维生素 A、硫酸亚铁等药物制成微囊后，都可避免氧化；苯佐卡因制成 β-环糊精包合物后，减小了水解速率，提高了稳定性。

（4）采用直接压片或包衣工艺　盐酸氯丙嗪、对氨基水杨酸钠制成包衣片，可避免氧化；乙酰水杨酸直接压片可避免水解。

2. 制成难溶性盐或酯

药物的水溶性越小，稳定性越好。如苄星青霉素 G 混悬液（水中溶解度为 1∶6000）的稳定性比普鲁卡因青霉素 G 混悬液（水中溶解度为 1∶250）更好。

第四节　稳定性试验方法

药物稳定性试验的目的是考察原料药和药物制剂在温度、湿度、光线的影响下，稳定性随时间的变化规律，为药品的生产、包装、贮存、运输条件提供科学依据，同时通过试验建立药品的有效期。

稳定性试验的基本要求有如下几个方面：①稳定性试验包括影响因素试验、加速试验与长期试验。影响因素试验用一批原料药进行或一批制剂进行。加速试验与长期试验要求用三批供试品进行。②原料药供试品应是一定规模生产的，供试品量相当于制剂稳定性实验所要求的批量，其合成工艺路线、方法、步骤应与大生产一致。药物制剂的供试品应是放大试验的产品（特殊剂型、特殊品种的需要量，根据具体情况灵活掌握），其处方与生产工艺应与大生产一致。③供试品的质量标准应与临床前研究及临床试验和规模生产所使用的供试品质量标准一致。④加速试验与长期试验所用供试品的容器和包装材料及包装方式应与上市产品一致。⑤研究药物稳定性，要采用专属性强、准确、精密、灵敏的药物分析方法与有关物质（含降解产物及其他变化所生成的产物）的检查方法，并对方法进行验证，以保证药物稳定性试验结果的可靠性。在稳定性试验中，应重视有关物质的检查。⑥由于放大试验比规模生产的数量要小，故申报者应承诺在获得批准后，从放大试验转入规模生产时，对最初通过生产验证的三批规模生产的产品仍需进行加速试验与长期稳定性试验。

二维码 8　原料药物与制剂稳定性试验指导原则（网站）

一、 药物稳定性试验方法

（一）影响因素试验

影响因素试验是在激烈的条件下进行的试验。原料药要求进行此项试验的目的是探讨药物的固有稳定性，了解影响其稳定性的因素及可能的降解途径与分解产物，为制剂生产工艺、包装、贮存条件提供科学依据。供试品可以用一批进行，将供试品置适宜的开口容器中，摊成≤5mm厚的薄层，疏松原料药厚度可略高些。

1. 高温试验

供试品开口置适宜的洁净容器中，60℃温度下放置10天，于第5、第10天取样，按稳定性重点考察项目进行检测，同时准确称量试验前后供试品的重量，以考察供试品风化失重的情况。若供试品有明显变化（如含量下降5％），则在40℃条件下同法进行试验。若60℃无明显变化，不再进行40℃试验。

2. 高湿度试验

供试品开口置恒湿密闭容器中，在25℃、相对湿度90％±5％条件下放置10天，于第5、第10天取样，按稳定性重点考察项目要求检测，同时准确称量试验前后供试品的重量，以考察供试品的吸湿潮解性能。若吸湿增重5％以上，则在相对湿度75％±5％条件下，同法进行试验；若吸湿增重5％以下，且其他考察项目符合规定要求，则不再进行此项试验。恒湿条件可通过在密闭容器，如干燥器下部放置饱和盐溶液实现，根据不同相对湿度的要求，可以选择 NaCl 饱和溶液（15.5～60℃，相对湿度75％±1％）或 KNO$_3$ 饱和溶液（25℃，相对湿度92.5％）。

3. 强光照射试验

供试品开口放置在装有日光灯的光照箱或其他适宜的光照装置内，于照度为4500lx±500lx 的条件下放置10天（总照度不低于 $1.2×10^6$ lx·h），于第5、第10天取样，按稳定性重点考察项目进行检测，特别要注意供试品的外观变化。

药物制剂进行此项试验的目的是考察制剂处方的合理性与生产工艺及包装条件。供试品用一批进行，将供试品如片剂、胶囊剂、注射剂（注射用无菌粉末如为西林瓶装，不能打开瓶盖，以保持严封的完整性）除去外包装，置适宜的开口容器中，进行高温试验、高湿度试验与强光照射试验，试验条件、方法、取样时间与原料药相同，按稳定性重点考察项目检测。

（二）加速试验

加速试验是在超常的条件下进行。其目的是通过加速药物的化学或物理变化，探讨药物的稳定性，为药品评审、包装、运输及贮存提供必要的资料。原料药物与药物制剂均需进行此项试验。

试验方法为：取供试品3批，按市售包装，在温度40℃±2℃、相对湿度75％±5％的条件下放置6个月。所有设备应能控制温度±2℃、相对湿度±5％，并能对真实温度与湿度进行监测。在试验期间第1、第2、第3、第6个月末分别取样一次，按稳定性重点考察项目检测。在上述条件下，如6个月内供试品经检测不符合制定的质量标准，则应在中间条件（温度30℃±2℃，相对湿度65％±5％的情况）下进行加速试验，原料药建议的考察时间为12个月，制剂考察6个月，应包括所有的考察项目。

对温度特别敏感的药物制剂，预计只能在冰箱（4～8℃）内保存使用，此类药物的加速试验可在温度25℃±2℃、相对湿度60％±10％的条件下进行，时间为6个月。

乳剂、混悬剂、软膏剂、乳膏剂、糊剂、凝胶剂、眼膏剂、栓剂、气雾剂、泡腾片及泡腾颗粒宜直接采用温度30℃±2℃、相对湿度65％±5％的条件进行试验。其他要求与上述相同。

包装在半透性容器的药物制剂，如塑料袋装溶液、塑料瓶装滴眼剂、滴鼻剂等，则应在温度 40℃±2℃、相对湿度不超过 25%±5% 的条件进行试验,以评估其潜在的失水性。

(三) 长期试验

长期试验是在接近药品的实际贮存条件下进行,其目的是为制定药品的有效期提供依据。

试验方法为:供试品要求三批,市售包装,在温度 25℃±2℃、相对湿度 60%±10% 条件下或温度 30℃±2℃、相对湿度 65%±5% 条件下放置 12 个月(基于我国南北方气候差异考虑,由研究者确定选择哪一条件)。分别于 0 个月、3 个月、6 个月、9 个月、12 个月取样,按稳定性重点考察项目进行检测。12 个月以后,仍需继续考察,分别于 18 个月、24 个月、36 个月取样进行检测。将结果与 0 个月比较以确定药品的有效期。由于实测数据的分散性,一般应按 95% 可信限进行统计分析,得出合理的有效期。如三批统计分析结果差别较小,则取其平均值为有效期限。若差别较大,则取其最短的为有效期。数据表明很稳定的药品,不作统计分析。

对温度特别敏感的药品,长期试验可在温度 6℃±2℃ 的条件下放置 12 个月,按上述时间要求进行检测,12 个月以后,仍需按规定继续考察,制定在低温贮存条件下的有效期。

对于包装在半透性容器中的药物制剂,则应在温度 25℃±2℃、相对湿度 40%±5%,或 30℃±2℃、相对湿度 35%±5% 的条件下进行试验。

此外,有些药物制剂还应考察临用时配制和使用过程中的稳定性。

原料药物及主要剂型的重点考察项目依据《中国药典》(2015 年版)四部通则 9001 原料药物与制剂稳定性试验指导原则。

此法简单易行,能反映贮存期中的真实情况;不足的是费时,对出现的问题不易及时找出原因和规律性。

(四) 经典恒温法

在实际研究工作中,可考虑采用经典恒温法预测药物制剂稳定性,特别是药物的水溶液制剂,其预测结果有一定的参考价值。

经典恒温法的理论依据是 Arrhenius 公式:$K = Ae^{-\frac{E}{RT}}$,其对数形式为:

$$\lg K = -\frac{E}{2.303RT} + \lg A \qquad (3-11)$$

此法操作过程如下。

① 选择高于室温 4~5℃(如 60℃、70℃、80℃、90℃),所用实验设备应能保持恒温。

② 将样品分别放置于不同温度的恒温箱中,每间隔一定时间取样进行含量测定。一般一个温度下取样 4~7 次。

③ 根据含量测定结果与时间的关系,确定反应级数和反应速率常数。若以含量 c 对 t 作图得直线,则为零级反应,直线的斜率为反应速率常数;若以 $\lg c_t$ 对 t 作图得直线,则为一级反应,斜率为 $-2.303K$。各温度下的反应速率常数 K 可以用作图法或一元线性回归法求得。

④ 根据所得的各温度下的反应速率常数 K 值,以 $\lg K$ 对 $1/T$ 作图得一直线,直线斜率为 $-E/(2.303R)$,由此可以计算出活化能 E;将直线外推至室温或用一元线性回归法求出回归方程,求出室温时的反应速率常数(K_{25});由 K_{25} 可计算得 $t_{0.9}$。

本法使用说明：①本法适用于热分解反应，且活化能在 41.8～125.4kJ/mol 之间，活化能过高或过低皆不宜使用；②本法选择的各温度下，其降解反应的机理应不变，机理改变时不宜用；③体系的物理状态不变，一般使用于均相体系（如溶液），得到的结果较为满意；④必须有比较灵敏、选择性好的分析方法；⑤试验温度不得少于 4 个。

此法测定的有效期为暂时有效期，应与长期试验的结果对照，才能确定产品实际的有效期。

【例】 预测 10% 的维生素 C 水溶液在室温（25℃）的有效期 $t_{0.9}$。

解：将溶液灌封于 2mL 安瓿中，分别放在 60℃、65℃、70℃、75℃、80℃ 的恒温水浴中加速分解，分别按一定的时间间隔取样，用碘量法分析含量，结果见表 3-1。

表 3-1 维生素 C 加速试验结果

$T/℃$	t/h	I_2 消耗量/mL	$\lg[I_2]$	$T/℃$	t/h	I_2 消耗量/mL	$\lg[I_2]$
60	0	23.14	1.3644	75	0	23.16	1.3647
	12	22.73	1.3566		6.2	22.47	1.3516
	24	22.38	1.3499		12.2	21.80	1.3385
	36	21.84	1.3393		18.2	21.07	1.3237
	48	21.63	1.3351		24.2	30.30	1.3075
65	0	23.17	1.3649	80	0	23.09	1.3634
	10.3	22.69	1.3558		4	22.47	1.3516
	20.3	22.17	1.3458		8	21.90	1.3404
	30.3	21.56	1.3336		12	21.16	1.3255
	40.3	21.15	1.3253		16	20.57	1.3132
70	0	23.17	1.3649				
	7.1	22.61	1.3543				
	14.1	22.02	1.3428				
	21.1	21.22	1.3267				
	28.1	20.69	1.3158				

因为碘液的浓度一定，所以可用实际消耗的 I_2 量的对数代替 $\lg c$ 对 t 作图，得到 5 条直线，见图 3-1。

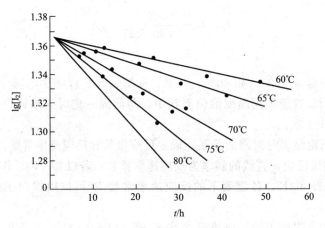

图 3-1 不同温度下维生素 C 浓度随时间的变化

由各直线的斜率，计算不同温度下的 K 值，见表 3-2。

表 3-2　不同温度下维生素 C 氧化分解的速率常数

T/K	$1/T/K^{-1}$	K/h^{-1}	$\lg K$
60+273	3.001×10^{-3}	1.382×10^{-3}	-2.8595
65+273	2.957×10^{-3}	2.303×10^{-3}	-2.6377
70+273	2.914×10^{-3}	3.910×10^{-3}	-2.4078
75+273	2.872×10^{-3}	5.454×10^{-3}	-2.2633
80+273	2.831×10^{-3}	7.370×10^{-3}	-2.1325

以 $\lg K$ 对 $1/T$ 作图，见图 3-2，将直线推至 $1/T = 3.36 \times 10^{-3}$（即 25℃）得：

$$\lg K_{25} = -4.26$$

$$K_{25} = 5.5 \times 10^{-5} \ (h^{-1})$$

则 $t_{0.9} = 0.1054/(5.5 \times 10^{-5}) = 1981h \approx 80$ 天

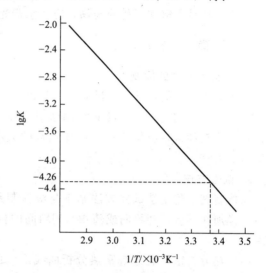

图 3-2　维生素 C 分解速率
常数随温度的变化

二、固体制剂稳定性

（一）固体制剂稳定性特点

1. 复杂性

固体制剂为一多相系统，有固相、液相（吸附的水和溶剂）、气相（空气与水气），三相的组成与状态常发生变化，影响实验结果。其中水分的影响最大，有时温度升高，反应速率下降，原因是水分减少；各组分之间的相互作用可导致成分分解，如对乙酰氨基酚与乙酰水杨酸之间的乙酰基转移反应，使乙酰水杨酸分解。

2. 系统不均匀性

每片主药含量与水分含量不相同，分析结果重现性差；氧化作用局限于固体表面，而将内部分子保护起来，使表里不一。

3. 反应速率缓慢

固体药物降解速率较慢，需要较长时间和精确的分析方法；温度对反应速率的影响，一般仍可用阿仑尼乌斯定律描述，但当反应达到平衡后，则不宜再使用。

4. 反应类型的多样化

既有氧化、水解等化学变化，也有晶型转换等物理变化。

（二）影响固体制剂稳定性的因素

1. 药物的晶型

同一药物，不同晶型，其溶解度、稳定性、熔点、密度、蒸气压等也不同。如醋酸可的松使用不合要求的晶型制成的混悬液可导致结块；利福平的无定形在 70℃、15 天，含量下降 15%，而晶型 A、B 只下降 1%～4%。

2. 含水量

对于在水中发生水解而水量又不足以溶解所有的药物时，每单位时间药物降解的量与含水量成正比。如氨苄青霉素钠的水分应控制在 1% 以下，否则水分增加则稳定性显著下降。

3. 温度

温度升高，一般反应速率增加；但由于含水量下降，有时反而有利于稳定。故实验过程应控制含水量不变。

4. 湿度

当大气中的水蒸气压（p_A）大于药物表面的饱和溶液蒸气压（p）时，固体开始吸湿。吸湿速度与（$p_A - p$）、表面积成正比。故应控制湿度在药物的临界相对湿度以下。

5. 光线

光线影响易光解和氧化的药物，应注意避光操作、避光贮存。

（三）稳定性试验方法

1. 试验应注意的问题

由于固体制剂的特殊性，试验时应特别注意以下事项：①每个样品必须测定水分，加速试验过程中也要测定；②样品必须用密封容器；③测定含量和水分的样品，要分别单次包装；④固体制剂含量应均匀；⑤药物颗粒的大小及分布应一致；⑥实验温度不宜过高，以60℃以下为宜。

2. 试验方法

固体制剂的稳定性试验方法基本与液体制剂相同，常用的也是长期试验法和加速实验法，而经加速试验后药物间或药物与辅料间的相互作用及稳定性可用热分析法和漫反射法来判断。

（1）热分析法　通过观察热分析曲线形状的改变，判断药物间的相互作用、稳定性情况，包括差示热分析法（DTA）、差示扫描量热法（DSC）。

（2）漫反射光谱法　药物间反应后，有时会变色；当光线照射在样品表面时，部分光线被样品吸收，部分光线从样品表面向各个方向反射（漫反射），测定反射率，判断药物与辅料或药物与药物有无相互反应、有否化学吸着作用。本法常用于片剂赋形剂筛选的常规试验。

第二部分
制剂各论

第四章 液体药剂

第一节 溶解理论

一、药物的溶解

1. 溶解的定义

溶解是指一种或一种以上的物质（固体、液体或气体）以分子或离子状态分散在液体分散介质中的过程。其中，被分散的物质称为溶质，分散介质称为溶剂。

2. 溶解作用原理

溶解的一般规律为：相似者相溶，指溶质与溶剂极性程度相似的可以相溶。按照极性（介电常数 ε）大小，溶剂可分为极性（$\varepsilon = 30 \sim 80$）、半极性（$\varepsilon = 5 \sim 30$）、非极性（$\varepsilon = 0 \sim 5$）三种。溶质分为极性物质和非极性物质。

溶质能否在溶剂中溶解，除了考虑两者的极性外，对于极性溶剂来说，溶质和溶剂之间形成氢键的能力对溶解的影响比极性更大。

（1）极性溶剂 常用的极性溶剂有水、甘油、二甲基亚砜等。最常用的溶剂是水，为强极性溶剂，可溶解电解质和极性化合物。极性溶剂的介电常数比较大，能减弱电解质中带相反电荷的离子间的吸引力，产生"离子-偶极子结合"，使离子溶剂化（或水化）而分散进入溶剂中。而水对有机酸、糖类、低级醇类、醛类、低级酮、酰胺等的溶解，是通过这些物质分子的极性基团与水形成氢键缔合，即水合作用，形成水合离子而溶于水中。

（2）非极性溶剂 常用的非极性溶剂有氯仿、苯、液状石蜡、植物油、乙醚等。非极性溶剂的介电常数很低，不能减弱电解质离子的引力，也不能与其他极性分子形成氢键。而非极性溶剂对非极性物质的溶解是由于溶质和溶剂分子间的范德华力作用的结果，溶剂分子内部产生的瞬时偶极克服了非极性溶质分子间内聚力而致溶解，而离子型或极性物质不溶于或仅微溶于非极性溶剂中。

（3）半极性溶剂　一些有一定极性的溶剂，如乙醇、丙二醇、聚乙二醇和丙酮等，能诱导某些非极性分子产生一定程度的极性而溶解，这类溶剂称为半极性溶剂。半极性溶剂可作为中间溶剂，使极性溶剂和非极性溶剂混溶或增加非极性药物在极性溶剂（水）中的溶解度。如丙酮能增加乙醚在水中的溶解度，乙醇能增大氢化可的松在水中的溶解度等。

3. 溶解度

溶解度是指在一定温度下（气体在一定压力下），一定量溶剂的饱和溶液中能溶解溶质的量。溶解度一般以一份溶质（1g 或 1mL）溶于若干毫升溶剂中表示。《中国药典》（2015年版）对药品的近似溶解度用下列名词术语表示。

极易溶解：系指 1g（mL）溶质能在不到 1mL 溶剂中溶解。

易溶：系指 1g（mL）溶质能在 1～10mL 溶剂中溶解。

溶解：系指 1g（mL）溶质能在 10～30mL 溶剂中溶解。

略溶：系指 1g（mL）溶质能在 30～100mL 溶剂中溶解。

微溶：系指 1g（mL）溶质能在 100～1000mL 溶剂中溶解。

极微溶解：系指 1g（mL）溶质能在 1000～10000mL 溶剂中溶解。

几乎不溶或不溶：系指 1g（mL）溶质在 10000mL 溶剂中不能完全溶解。

药物的溶解过程，实为溶解扩散过程；一旦扩散达平衡，溶解就无法进行。

4. 溶解速率

溶解速率是指在某一溶剂中单位时间内溶解溶质的量。溶解速率的快慢，取决于溶剂与溶质之间的吸引力胜过固体溶质中结合力的程度及溶质的扩散速率。固体药物的溶出（溶解）过程包括两个连续的阶段：先是溶质分子从固体表面释放进入溶液中，再是在扩散或对流的作用下将溶解的分子从固液界面转送到溶液中。有些药物虽然有较大的溶解度，但要达到溶解平衡却需要较长时间，即溶解速率较小，直接影响到药物的吸收与疗效，这就需要设法增加其溶解速率。

二、 影响药物溶解度与溶解速率的因素

1. 影响溶解度的因素

（1）药物的分子结构　药物在溶剂中的溶解度是药物分子与溶剂分子间相互作用的结果。根据"相似相溶"原理，药物的极性大小对溶解度有很大的影响，而药物的结构则决定着药物极性的大小。

（2）溶剂　溶剂通过降低药物分子或离子间的引力，使药物分子或离子溶剂化而溶解，是影响药物溶解度的重要因素。极性溶剂可使盐类药物及极性药物产生溶剂化而溶解；极性较弱的药物分子中的极性基团与水形成氢键而溶解；非极性溶剂分子与非极性药物分子形成诱导偶极-诱导偶极结合；非极性溶剂分子与半极性药物分子形成诱导偶极-永久偶极结合。通常，药物的溶剂化会影响药物在溶剂中的溶解度。

（3）温度　温度对溶解度的影响取决于溶解过程是吸热还是放热。如果固体药物溶解时，需要吸收热量，则其溶解度通常随着温度的升高而增加。绝大多数药物的溶解是吸热过程，故其溶解度随温度的升高而增大。但氢氧化钙、甲基纤维素（MC）等物质的溶解正相反。

（4）粒子大小　一般情况下，药物的溶解度与药物粒子的大小无关。但是，对于难溶性药物来说，一定温度下，其溶解度和溶解速率与其表面积成正比。即小粒子有较大的溶解度，而大粒子有较小的溶解度。但这个小粒子必须小于 $1\mu m$，其溶解度才有明显变化。但

当粒子小于 $0.01\mu m$ 时，如再进一步减小，不仅不能提高溶解度，反而导致溶解度减小，这是因为粒子电荷的变化比减小粒子大小对溶解度的影响更大。

（5）晶型　同一化学结构的药物，因为结晶条件如溶剂、温度、冷却速率等的不同，而得到不同晶格排列的结晶，称为多晶型。多晶型现象在有机药物中广泛存在。药物的晶型不同，导致晶格能不同，其熔点、溶解速率、溶解度等也不同。具有最小晶格能的晶型最稳定，称为稳定型，其有着较小的溶解度和溶解速率；其他晶型的晶格能较稳定型大，称为亚稳定型，它们的熔点及密度较低，溶解度和溶解速率较稳定型的大；无结晶结构的药物通称无定形，与结晶型相比，由于无晶格束缚，自由能大，因此溶解率和溶解速率均较结晶型大。如无味氯霉素 B 型和无定形是有效的，而 A、C 两种晶型是无效的；维生素 B_2 三种晶型在水中的溶解度为：Ⅰ型 60mg/L，Ⅱ型 80mg/L，Ⅲ型 120mg/L；新生霉素在酸性水溶液中生成的无定形，其溶解度比结晶型大 10 倍。

（6）溶剂化物　药物在结晶过程中，因溶剂分子加入而使结晶的晶格发生改变，得到的结晶称为溶剂化物。如溶剂是水，则称为水化物。溶剂化物和非溶剂化物的熔点、溶解度和溶解速率等不同，多数情况下，溶解度和溶解速率按水化物<无水物<有机溶剂化物排列。如导眠能无水物溶解度为 0.04%（g/mL），而水化物则为 0.026%（g/mL）；醋酸氟氢可的松的正戊醇化合物溶解度比非溶剂化合物提高 5 倍。

（7）pH 值　大多数药物为有机弱酸、弱碱及其盐类。这些药物在水中的溶解度受 pH 值影响很大。弱酸性药物随着溶液 pH 值升高，其溶解度增大；弱碱性药物的溶解度随着溶液 pH 值下降而升高。而两性化合物在等电点等于 pH 值时，溶解度最小。

（8）同离子效应　若药物的解离型或盐型是限制溶解的组分，则其在溶液中的相关离子浓度是影响该药物溶解度大小的决定因素。一般在难溶性盐类的饱和溶液中，加入含有相同离子的化合物时，其溶解度降低，这就是同离子效应。如许多盐酸盐类药物在生理盐水或稀盐酸中的溶解度比在水中低。

（9）其他　如在电解质溶液中加入非电解质（如乙醇等），由于溶液的极性降低，电解质的溶解度下降；非电解质中加入电解质（如硫酸铵），由于电解质的强亲水性，破坏了非电解质与水的弱的结合键，使溶解度下降。另外，当溶液中除药物和溶剂外还有其他物质时，常使难溶性药物的溶解度受到影响。故在溶解过程中，宜把处方中难溶的药物先溶于溶剂中。

2. 影响溶解速率的因素

固体溶解是一个溶解扩散的过程，一般用单位时间内溶液浓度增加量表示，其符合 Noyes-Whitney 方程：

$$\frac{dc}{dt}=\frac{DS}{Vh}(c_s-c)=KS(c_s-c) \tag{4-1}$$

式中　$\dfrac{dc}{dt}$——溶出速率；

S——药物粒子的表面积；

c_s——溶质在溶出介质中的溶解度；

c——t 时间溶液中溶质的浓度；

D——扩散系数；

V——溶出介质体积；

h——扩散层厚度；

K——溶出速率常数。

由式（4-1）可知，影响溶解速率的因素主要有以下几点。

（1）药物的粒径　同一重量的固体药物，其粒径小，表面积大，溶出速率快；对同样大小表面积的固体药物，孔隙率高，溶出速率大；对于颗粒状或粉末状的固体药物，如在溶出介质中结块，可加入润湿剂改善。

（2）药物的溶解度 c_S　药物在溶出介质中的溶解度增大，能增加溶出速率。凡影响药物溶解度的因素，均能影响药物的溶出速率，如温度、溶出介质的性质、晶型等。

（3）溶出介质的体积 V　溶出介质的体积小，溶液中药物的浓度（c）高，溶出速率慢；体积大，则 c 小，溶出快。

（4）扩散系数 D　溶质在溶出介质中的扩散系数越大，溶出速率越快。在温度一定的条件下，D 的大小受溶出介质的黏度和扩散分子大小的影响。

（5）扩散层的厚度 h　扩散层的厚度越大，溶出速率越慢。扩散层的厚度与搅拌程度有关。搅拌程度取决于搅拌或振摇的速度，搅拌器的形状、大小、位置，溶出介质的体积，容器的形状、大小及溶出介质的黏度。

三、 增加药物溶解度的方法

有些药物由于溶解度较小，即使制成饱和溶液也达不到治疗的有效浓度。例如碘在水中的溶解度为 1∶2950，而复方碘溶液中碘的含量需达到 5%。因此，将难溶性药物制成符合治疗浓度的液体制剂，就必须增加其溶解度。增加难溶性药物的溶解度是药剂工作的一个重要问题，常用的方法主要有以下几种。

1. 制成盐类

一些难溶性的弱酸或弱碱药物，其极性小，在水中溶解度很小或不溶。若加入适当的碱或酸，将它们制成盐类，使之成为离子型极性化合物，可增加其溶解度。

含羧基、磺酰氨基、亚氨基等酸性基团的药物，常可用氢氧化钠、碳酸氢钠、氢氧化钾、氢氧化铵、乙二胺、三乙醇胺等碱作用生成溶解度较大的盐。

天然及合成的有机碱，一般用盐酸、醋酸、硫酸、硝酸、磷酸、氢溴酸、枸橼酸、水杨酸、马来酸、酒石酸等制成盐类。

通过制成盐类来增加溶解度，还要考虑成盐后溶液的 pH、溶解性、毒性、刺激性、稳定性、吸潮性等因素。如新生霉素单钠盐的溶解度是新生霉素的 300 倍，但其溶液不稳定而不能用。

2. 加入增溶剂

增溶是指某些难溶性药物在表面活性剂的作用下，在溶剂中溶解度增大并形成澄清溶液的过程。具有增溶能力的表面活性剂称为增溶剂。被增溶的物质称为增溶质。每 1g 增溶剂能增溶药物的质量（g）数称增溶量。对于水为溶剂的药物，增溶剂的最适 HLB 值为 15～18（见表面活性剂的应用）。

3. 加入助溶剂

助溶系指难溶性药物与加入的第三种物质在溶剂中形成可溶性的络合物、复盐、缔合物等，而增加药物溶解度的现象。加入的第三种物质称为助溶剂。助溶剂可溶于水，多为低分子化合物（不是表面活性剂）。

常用的助溶剂有以下几种。

（1）有机酸及其钠盐　如苯甲酸、苯甲酸钠、水杨酸、水杨酸钠、对氨基苯甲酸等。咖啡因与助溶剂苯甲酸钠形成苯甲酸钠咖啡因，溶解度由 1∶50 增大到 1∶1.2。

（2）酰胺类　如乌拉坦、尿素、烟酰胺、乙酰胺等。茶碱与助溶剂形成氨茶碱，溶解度由 1：120 增大到 1：5。

（3）无机盐类　如硼砂、碘化钾等。以碘化钾为助溶剂，能与碘形成络合物 KI_3，增加碘的溶解度，配成含碘 5% 的水溶液。

常见难溶性药物及其应用的助溶剂见表 4-1。

表 4-1　常见的难溶性药物及其应用的助溶剂

药物	助溶剂
碘	碘化钾,聚乙烯吡咯烷酮
咖啡因	苯甲酸钠,水杨酸钠,对氨基苯甲酸钠,枸橼酸钠,烟酰胺
可可豆碱	水杨酸钠,苯甲酸钠,烟酰胺
茶碱	二乙胺,其他脂肪族胺,烟酰胺,苯甲酸钠
盐酸奎宁	乌拉坦,尿素
核黄素	苯甲酸钠,水杨酸钠,烟酰胺,尿素,乙酰胺,乌拉坦
安络血	水杨酸钠,烟酰胺,乙酰胺
氢化可的松	苯甲酸钠,邻、对、间羟苯甲酸钠,二乙胺,烟酰胺
链霉素	蛋氨酸,甘草酸
红霉素	乙酰琥珀酸酯,维生素 C
新霉素	精氨酸

4. 改变溶剂或选用混合溶剂

某些分子量较大、极性较小而在水中溶解度较小的药物，如果更换半极性或非极性溶剂，可使其溶解度增大。例如，樟脑不溶于水，而能溶于醇、脂肪油等，故不宜制成樟脑水溶液，而可制成樟脑醑或樟脑搽剂。

在液体制剂中，经常采用混合溶剂，以改变溶剂的极性，使难溶性的药物或制成盐类在水中不稳定的药物得以溶解。混合溶剂是指能与水任意比例混合，与水分子能以氢键结合，能增加难溶性药物溶解度的那些溶剂。如乙醇、甘油、丙二醇、聚乙二醇等。通常，药物在混合溶剂中的溶解度，与在各单纯溶剂中溶解度相比，出现极大值，这种现象称为潜溶。这种混合溶剂称为潜溶剂。如甲硝达唑在水中溶解度为 10%，但在水-乙醇中，溶解度提高 5 倍。

潜溶剂提高药物溶解度的原因，一般认为是两种溶剂间发生氢键缔合，有利于药物溶解。另外，潜溶剂改变了原来溶剂的介电常数。

5. 药物分子结构修饰

将亲水基团引入难溶性药物分子中，可增加其在水中的溶解度。引入的亲水基团有：磺酸钠基（—SO_3Na）、羧酸钠基（—$COONa$）、醇基（—OH）、氨基（—NH_2）及多元醇或糖基等。例如，樟脑在水中微溶（1：800），但制成樟脑磺酸钠后，则易溶于水，且毒性低。维生素 K_3（甲萘醌）在水中不溶，引入亚硫酸氢钠（—SO_3HNa），制成亚硫酸氢钠甲萘醌后，溶解度增大为 1：2。

但应注意，有些药物被引入某些亲水基团后，除了溶解度有所增加，其药理作用也可能有所改变。

第二节　液体药剂概述

二维码9　液体药剂概述（微课）

液体药剂系指药物分散在适宜的分散介质中制成的液体形态的药剂，可供内服或外用。液体药剂中的药物可以以离子状态、分子状态或微粒状态分散在介质中，从而形成均相的液体药剂或非均相的液体药剂。液体药剂中药物粒子分散的程度与药剂的药效、稳定性和毒副作用密切相关。不同分散状态的液体药剂，要用不同的制备方法。

一、 液体药剂的特点

（1）液体药剂的优点

① 药物在介质中的分散度大，与人体的接触面积大，故吸收快，起效迅速，生物利用度较高。

② 可避免局部药物浓度过高，从而减少某些药物对人体的刺激性。

③ 给药途径多，既可用于内服，亦可外用于皮肤、黏膜和人体腔道。

④ 便于分取剂量。

⑤ 用药方便，特别适用于婴幼儿和老年患者。

（2）液体药剂的缺点

① 药物分散度大，同时受分散介质的影响，化学稳定性较差，易引起药物的分解失效。

② 水性液体药剂易霉败，需加入防腐剂。

③ 非均相液体药剂存在不稳定的倾向。

④ 体积较大，携带、运输、贮存不方便。

（3）液体药剂的质量要求

① 均相液体药剂应是澄明溶液，非均相液体药剂应使分散相粒子细小而均匀，混悬剂振摇后可均匀分散。

② 药物稳定，药剂无刺激性。

③ 剂量准确。

④ 贮存与使用期间不得发生霉变。

⑤ 口服液体药剂应外观良好，口感适宜。

⑥ 药剂包装应方便患者携带和应用，包装材料应符合有关规定。

二、 液体药剂的分类

液体药剂常按以下两种方法分类。

二维码 10
溶液剂（图片）

（一）按分散系统分类

1. 均相液体药剂

药物以离子或分子形式分散的澄明液体药剂。根据药物离子或分子大小不同，又可分为以下几类。

（1）低分子溶液剂　是由离子或小分子药物分散在分散介质中形成的液体药剂。药物粒子<1nm，为均相澄明溶液。物理稳定性好。多以溶解法制备。

（2）高分子溶液剂　是由高分子化合物分散在分散介质中形成的液体药剂。药物粒子大小 1～100nm，为均相溶液。用溶解法制备。

2. 非均相液体药剂

药剂中的固体或液体药物以微粒形式分散于分散介质中，为多相分散系统。根据其分散相粒子的不同，又可分为以下几类。

（1）溶胶剂　是由多分子聚合形成的胶体微粒分散于介质中形成的液体药剂。药物粒子大小 1～100nm，为多相分散系统。可聚结而具有不稳定性。用胶溶法制备。

（2）混悬剂　是由难溶性固体药物以微粒的形式分散于液体介质中形成的液体药剂。药物粒子＞500nm，为多相分散系统。由于聚结或沉降而具有不稳定性。用分散法和凝聚法制备。

（3）乳剂　是由不溶性液体药物以液滴的形式分散于液体介质中形成的液体药剂。药物粒子＞100nm，为多相分散系统。由于聚结或沉降而具有不稳定性。用分散法制备。

（二）按给药途径与应用方法分类

（1）内服液体药剂　如合剂、糖浆剂、混悬剂、乳剂、滴剂等。

（2）外用液体药剂

① 皮肤用液体药剂　如洗剂、搽剂。

② 腔道用液体药剂　包括耳道、鼻腔、口腔、直肠、阴道、尿道用液体药剂。如洗耳剂、滴耳剂、洗鼻剂、滴鼻剂、含漱剂、涂剂、滴牙剂、灌肠剂、灌洗剂等。

三、液体药剂的包装与贮藏

液体药剂的包装关系到成品的质量、运输和贮藏。包装容器的材料选择、容器的种类、形状以及封闭的严密性等都极为重要。液体药剂的包装材料应符合下列要求：应符合药用要求，对人体安全、无害、无毒；不与药物发生作用，不改变药物的理化性质和疗效；能防止和杜绝外界不利因素的影响；坚固耐用、体轻、形状适宜、美观，便于运输、携带和使用；不吸收、不沾留药物。

液体药剂的包装材料包括：容器（玻璃瓶、塑料瓶等）、瓶塞（橡胶塞、塑料塞、软木塞等）、瓶盖（塑料盖、金属盖等）、标签、说明书、塑料盒、纸盒、纸箱、木箱等。

液体药剂瓶上必须按照规定印有或者贴有标签并附说明书。标签或者说明书上必须注明药品的通用名称、成分、规格、生产企业、批准文号、生产批号、生产日期、有效期、适应证或者功能主治、用法、用量、禁忌、不良反应和注意事项。特殊管理的药品、外用药品和非处方药的标签，必须印有规定的标志。

一般应密闭，贮藏于阴凉、干燥处。贮藏期不宜过长。

第三节　液体药剂的溶剂和附加剂

液体药剂的溶剂，对于低分子溶液剂和高分子溶液剂而言可称为溶剂，对于溶胶、混悬剂、乳剂而言则药物不是溶解而是分散，故可称为分散介质或分散剂。溶剂对药物的溶解和分散起重要作用，对液体制剂的性质和质量影响很大。此外制备液体制剂，根据需要还需加入某些附加剂。

一、液体药剂常用溶剂

液体药剂的溶剂对药物作用的发挥，药剂的稳定性，以及制备方法起重要作用。故制备液体药剂时应选择优良的溶剂。优良溶剂的条件是：①对药物具有良好的溶解性和分散性；②无毒性、无刺激性，无不适的臭味；③化学性质稳定，不与药物和附加剂发生反应；④不影响药物的疗效和含量测定；⑤具有防腐性；⑥便于安全生产，且成本低。选择溶剂时应综合考虑以上因素，尤其应注意混合溶剂的应用。

常用的溶剂按其极性大小分为极性溶剂、半极性溶剂和非极性溶剂。

1. 极性溶剂

（1）水　水是最常用的溶剂。能与其他极性和半极性溶剂混溶。能溶解绝大多数的无机盐类和极性大的有机药物，能溶解生物碱盐、苷类、糖类、树胶、鞣质、黏液质、蛋白质、酸类及色素等化学成分。但许多药物在水中不稳定，尤其是易水解的药物；水性药剂有霉变的问题。药物制剂应使用药典规定的纯化水。

（2）甘油　甘油为无色黏稠性澄明液体，有甜味，毒性小，能与水、乙醇、丙二醇等任意比例混溶。可用于内服药剂，更多的则是应用于外用药剂。可单独作溶剂，也可与水、乙醇等溶剂以一定的比例混合应用。甘油对苯酚、鞣酸、硼酸的溶解比水大，常作为这些药物的溶剂。在水溶剂中加入一定比例的甘油，可起到保湿、增稠和润滑的作用。

（3）二甲基亚砜　二甲基亚砜为无色澄明液体，具有大蒜臭味，能与水、乙醇、丙二醇、甘油等溶剂任意比例混溶，且溶解范围广。本品能促进药物在皮肤和黏膜上的渗透，但有轻度刺激性。产品对孕妇禁用。

2. 半极性溶剂

（1）乙醇　乙醇为常用溶剂，可与水、甘油、丙二醇等溶剂任意比例混溶，能溶解多种有机药物和药材中的有效成分，如生物碱及其盐类、苷类、挥发油、树脂、鞣质、有机酸和色素等。含乙醇20%以上具有防腐作用。但有易挥发、易燃烧等缺点。

（2）丙二醇　药用丙二醇一般为1，2-丙二醇，毒性小，无刺激性。性质与甘油相似，但黏度较甘油小，可作为内服及肌内注射用药的溶剂。可与水、乙醇、甘油等溶剂任意比例混溶，能溶解多种药物，如磺胺类药物、局麻药、维生素A、维生素D及性激素等。丙二醇的水溶液能促进药物在皮肤和黏膜上的渗透。但丙二醇有辛辣味，口服应用受到限制。

（3）聚乙二醇（PEG）　液体药剂中常用的聚乙二醇分子量为300～600，为无色澄明黏性液体。有轻微的特殊臭味。能与水、乙醇、丙二醇、甘油等溶剂混溶。聚乙二醇的不同浓度水溶液是一种良好的溶剂，能溶解许多水溶性无机盐和水不溶性的有机药物。对易水解的药物有一定的稳定作用。在外用液体药剂中对皮肤无刺激性而具柔润性。

3. 非极性溶剂

（1）脂肪油　为多种精制植物油。能溶解油溶性药物如激素、挥发油、游离生物碱和许多芳香族药物。脂肪油可用作内服药剂的溶剂，如维生素A和维生素D溶液剂；也作外用药剂的溶剂，如洗剂、搽剂、滴鼻剂等。脂肪油易酸败，也易受碱性药物的影响而发生皂化反应。

（2）液状石蜡　为饱和烃类化合物的混合物，是无色透明的油状液体，有轻质和重质两种，轻质密度为0.828～0.860g/mL，重质密度为0.860～0.890g/mL。能与非极性溶剂混合。能溶解生物碱、挥发油及一些非极性药物等。液状石蜡在肠道中不分解也不吸收，有润肠通便作用，但多作外用药剂，如搽剂的溶剂。

（3）乙酸乙酯　无色液体，有气味。可溶解甾体药物、挥发油及其他油溶性药物。可作外用液体药剂的溶剂。具有挥发性和可燃性，在空气中易被氧化，需加入抗氧剂。

（4）肉豆蔻酸异丙酯　本品为透明、无色、几乎无味的流动性油状液体，不易氧化和水解，不易酸败，不溶于水、甘油、丙二醇，但溶于乙醇、丙酮、乙酸乙酯和矿物油中。能溶解甾体药物和挥发油。本品无刺激性和过敏性。可透过皮肤吸收，并能促进药物经皮吸收。常用作外用药剂的溶剂。

二、 液体药剂的防腐剂

(一) 防腐的重要性

液体药剂尤其是以水为溶剂的液体药剂，容易被微生物污染而变质。特别是含有营养成分如糖类、蛋白质等的液体药剂，更易引起微生物的滋长与繁殖。微生物的污染会导致药物理化性质发生变化而严重影响药剂的质量。《中国药典》（2015 年版）规定了微生物限度标准：口服溶液剂、糖浆剂、混悬剂、乳剂、滴鼻剂、滴耳剂均为每 1mL 含细菌数不得超过100 个，而洗剂、搽剂则不得超过 10 个；口服溶液剂、糖浆剂、混悬剂、乳剂、洗剂、搽剂等霉菌、酵母菌数不得超过 100 个，而滴鼻剂、滴耳剂则不得超过 10 个；口服溶液剂、糖浆剂、混悬剂、乳剂、滴鼻剂等不得检出大肠杆菌；滴鼻剂、滴耳剂、洗剂、搽剂不得检出金黄色葡萄球菌、铜绿假单胞菌。药剂制备时必须严格控制微生物的污染和增长，并严格执行微生物限度标准，以确保药物的安全性。

(二) 防腐措施

1. 防止污染

防止微生物污染是药剂防腐的首要措施。防腐的措施包括加强生产环境的管理，清除周围环境的污染源，保持优良生产环境，以利于防止污染；加强操作室的卫生管理，保持操作室空气净化的效果，注意经常检查净化设备，使洁净度符合要求；用具和设备必须按规定要求进行卫生管理和清洁处理；加强生产过程的规范化管理，尽量缩短生产周期；使操作人员树立牢固的卫生防腐意识，并定期检查操作人员的健康和个人卫生状况，工作服应标准化，操作人员要严格执行操作室的规章制度等。

2. 添加防腐剂

（1）优良防腐剂的条件

① 在抑菌浓度范围内无毒性和刺激性，用于内服的防腐剂应无异味；

② 抑菌范围广，抑菌力强；

③ 在水中的溶解度可达到所需的抑菌浓度；

④ 不影响药剂中药物的理化性质和药效的发挥；

⑤ 防腐剂也不受药剂中药物及其他附加剂的影响；

⑥ 性质稳定，不易受热和药剂 pH 值的变化而影响其防腐效果，长期贮存不分解失效。

（2）防腐剂的作用　能抑制微生物生长繁殖的物质称为防腐剂。而杀菌剂则是能破坏和杀灭微生物的物质。防腐剂对微生物繁殖体有杀灭作用，对芽孢则使其不能发育为繁殖体而逐渐死亡。不同的防腐剂其作用机理不完全相同。如醇类能使病原微生物蛋白质变性；苯甲酸、尼泊金类能与病原微生物酶系统结合，影响和阻断其新陈代谢过程；阳离子型表面活性剂类有降低表面张力作用，增加菌体细胞膜的通透性，使细胞膜破裂、溶解。

（3）防腐剂的分类　防腐剂通常可分为四类。

① 有机酸及其盐类　苯酚、甲酚、氯甲酚、麝香草酚、羟苯酯类、苯甲酸及其盐类、山梨酸及其盐、硼酸及其盐类、丙酸、脱氢醋酸、甲醛、戊二醛等；

② 中性化合物类　苯甲醇、苯乙醇、三氯叔丁醇、氯仿、氯己定、氯己定碘、聚维酮碘、挥发油等；

③ 有机汞类　硫柳汞、醋酸苯汞、硝酸苯汞、硝甲酚汞等；

④ 季铵化合物类　氯化苯甲烃铵、氯化十六烷基吡啶、溴化十六烷铵、度米芬等。

（4）常用的防腐剂（preservative）　防腐剂品种较多，以下主要介绍药剂中常用的防腐剂。

① 羟苯酯类　也称尼泊金类，是用对羟基苯甲酸与醇经酯化而得。此类系一类优良的防腐剂，无毒、无味、无臭，化学性质稳定，在 pH3～8 范围内能耐 100℃ 2h 灭菌。常用的有尼泊金甲酯、尼泊金乙酯、尼泊金丙酯、尼泊金丁酯等。在酸性溶液中作用较强。本类防腐剂配伍使用有协同作用。表面活性剂对本类防腐剂有增溶作用，能增大其在水中的溶解度，但不增加其抑菌效能，甚至会减弱其抗微生物活性。本类防腐剂用量一般不超过 0.05%。

② 苯甲酸及其盐　为白色结晶或粉末，无气味或微有气味。苯甲酸未解离的分子抑菌作用强，故在酸性溶液中抑菌效果较好，最适 pH 值为 4，用量一般为 0.1%～0.25%。苯甲酸钠和苯甲酸钾必须转变成苯甲酸后才有抑菌作用，用量按酸计。苯甲酸和苯甲酸盐适用于微酸性和中性的内服和外用药剂。苯甲酸防霉作用较尼泊金类弱，而防发酵能力则较尼泊金类强，可与尼泊金类联合应用。

③ 山梨酸及其盐　为白色至黄白色结晶性粉末，无味，有微弱特殊气味。山梨酸的防腐作用是未解离的分子，故在 pH 值为 4 的水溶液中抑菌效果较好。常用浓度为 0.05%～0.2%。山梨酸与其他防腐剂合用产生协同作用。本品稳定性差，易被氧化，在水溶液中尤其敏感，遇光时更甚，可加入适宜稳定剂。可被塑料吸附使抑菌活性降低。山梨酸钾、山梨酸钙作用与山梨酸相同，水中溶解度较大，需在酸性溶液中使用，用量按酸计。

④ 苯扎溴铵　又称新洁尔灭，系阳离子型表面活性剂。为淡黄色黏稠液体，低温时成蜡状固体。味极苦，有特臭，无刺激性，溶于水和乙醇，水溶液呈碱性。本品在酸性、碱性溶液中稳定，耐热压。对金属、橡胶、塑料无腐蚀作用。只用于外用药剂中，使用浓度为 0.02%～0.2%。

⑤ 其他防腐剂　醋酸氯己定又称醋酸洗必泰，为广谱杀菌剂，用量为 0.02%～0.05%。邻苯基苯酚微溶于水，具杀菌和杀霉菌作用，用量为 0.005%～0.2%。桉叶油使用浓度为 0.01%～0.05%，桂皮油为 0.01%，薄荷油为 0.05%。

三、 液体药剂的矫味剂与着色剂

（一）矫味剂

为掩盖和矫正药剂的不良臭味而加入药剂中的物质称为矫味、矫臭剂。味觉器官是舌上的味蕾，嗅觉器官是鼻腔中的嗅觉细胞，矫味、矫臭与人的味觉和嗅觉有密切关系，从生理学角度看，矫味也应能矫臭。

1. 甜味剂（sweeting agents）

甜味剂能掩盖药物的咸、涩和苦味。甜味剂包括天然和合成两大类。

（1）天然甜味剂中以蔗糖、单糖浆及芳香糖浆应用较广泛。芳香糖浆如橙皮糖浆、枸橼酸类糖浆、樱桃糖浆、甘草糖浆及桂皮糖浆等不但能矫味，也具有矫臭的作用。

天然甜味剂甜菊苷，为微黄白色粉末，无臭、具有清凉甜味。其甜度约为蔗糖的 300 倍，甜味持久且不被吸收，为无热量甜味剂。pH4～10 时加热稳定。稍带苦味，故常与蔗糖或糖精钠合用。常用量为 0.025%～0.05%。

甘油、山梨醇、甘露醇亦可作甜味剂。

（2）合成甜味剂糖精钠，甜度为蔗糖的 200～700 倍，易溶于水中，常用量为 0.03%，常与其他甜味剂合用。

阿司帕坦亦称蛋白糖，化学名为天冬氨酰苯丙氨酸甲酯，系二肽类甜味剂，甜度为蔗糖的 150～200 倍，并具有清凉感。可用于低糖量、低热量的保健食品和药品中。

2. 芳香剂（spices flavers）

在药剂中用以改善药剂气味的香料和香精称为芳香剂。香料由于来源不同，分为天然香料和人造香料两类。天然香料有从植物中提取的芳香挥发性物质，如柠檬、茴香、薄荷油等，以及此类挥发性物质制成的芳香水剂、酊剂、醑剂等。人造香料亦称香精，是在人工香料中添加适量溶剂调配而成，如苹果香精、橘子香精、香蕉香精等。

3. 胶浆剂

胶浆剂具有黏稠缓和的性质，可干扰味蕾的味觉而具有矫味的作用。常用的有海藻酸钠、阿拉伯胶、明胶、甲基纤维素、羧甲基纤维素钠等的胶浆。常于胶浆中加入甜味剂，增加其矫味作用。

4. 泡腾剂

系利用有机酸（如枸橼酸、酒石酸）与碳酸氢钠混合，遇水后产生大量二氧化碳，由于二氧化碳溶于水呈酸性，能麻痹味蕾而矫味。

（二）着色剂

着色剂又称色素，可分为天然色素和人工合成色素两大类。应用着色剂可以改变药剂的外观颜色，用以识别药剂的浓度或区分应用方法，同时可改善药剂的外观。特别是选用的颜色与所加的矫味剂配合协调，更容易被患者所接受，如薄荷味用绿色，橙皮味用橙黄色。可供食用的色素称为食用色素，只有食用色素才可用作内服药剂的着色剂。

（1）天然色素 天然色素有植物性的与矿物性的。常用的无毒天然植物性色素有焦糖、叶绿素、胡萝卜素和甜菜红等；矿物性的有氧化铁（外用使药剂呈肤色）。

（2）合成色素 人工合成色素的特点是色泽鲜艳、价格低廉，但大多数毒性较大，用量不宜过多。我国准予使用的食用色素主要有以下几种：苋菜红、柠檬黄、胭脂红、胭脂蓝和日落黄，其用量不得超过万分之一。外用色素有伊红、品红、美蓝等。

使用着色剂时应注意溶剂和溶液的 pH 值对色调产生的影响。大多数色素会受到光照、氧化剂和还原剂的影响而褪色。

四、 增加药物溶解度的附加剂

1. 增溶剂（solubilizer）

增溶剂是指能增加难溶性药物在溶剂中的溶解度的表面活性剂。对于以水为溶剂的药物，增溶剂的最适 HLB 值为 15～18。常用的增溶剂为聚山梨酯类和聚氧乙烯脂肪酸酯类等（见第二章表面活性剂）。

2. 助溶剂（hydrotropy agent）

某些难溶性药物可在药剂中加入第三种物质，形成分子间的络合物、复盐或缔合物，增加药物的溶解度。此第三种物质称为助溶剂。助溶剂多为低分子化合物，不是表面活性剂。

（1）形成分子间的络合物 如碘在水中的溶解度为 1:2950，加适量的碘化钾后，碘与碘化钾形成分子间的络合物 KI_3，明显增加碘在水中的溶解度，能配成含碘 5% 的水溶液。

$$I_2 + KI \rightarrow KI_3 \Longrightarrow K^+ + I_3^-$$

（2）形成复盐　如茶碱在水中溶解度为 1∶120，用乙二胺为助溶剂形成氨茶碱，其溶解度为 1∶5。

（3）形成分子缔合物　如咖啡因的溶解度为 1∶50，用苯甲酸钠作助溶剂，形成苯甲酸钠咖啡因，溶解度为 1∶1.2。

常用的助溶剂可分为两大类：一类是一些有机酸及其钠盐，如苯甲酸钠、水杨酸钠、对氨基苯甲酸等；另一类为酰胺类化合物，如乌拉坦、尿素、烟酰胺、乙酰胺等。

3. 潜溶剂（cosolvent）

使用两种和多种混合溶剂，可以提高某些难溶药物的溶解度。在混合溶剂中各溶剂达到某一比例时，药物的溶解度出现极大值，这种现象称为潜溶（cosolvency），这种溶剂称为潜溶剂。与水形成潜溶剂的有乙醇、丙二醇、甘油、聚乙二醇等。例如，甲硝唑在水中的溶解度为 10g/100mL，如果使用水-乙醇混合溶剂，则溶解度提高 5 倍。

五、 其他附加剂

在液体制剂中为了增加药物的稳定性，有时需要加入抗氧剂如焦亚硫酸钠、亚硫酸氢钠等，pH 调节剂如枸橼酸、氢氧化钠等，金属离子络合剂如依地酸二钠等。

第四节　低分子溶液剂

溶液型液体药剂系指药物以离子或小分子状态分散在溶剂中形成的均匀分散的液体药剂。可供口服，也可外用。

一、 芳香水剂

（一）概述

芳香水剂（aromatic water）系指芳香挥发性药物（多为挥发油）的饱和或近饱和澄明水溶液。

二维码 11　溶液型液体药剂（上）（微课）

芳香水剂应澄明，具有与原药物相同的气味，不得有异臭、沉淀或杂质。芳香水剂一般作矫味、矫臭和分散剂使用，有的也有治疗作用。因挥发油或挥发性物质在水中的溶解度很小（约为 0.05%），故芳香水剂浓度低，服用量较大。芳香水剂不稳定，易发生氧化、分解、挥发、霉变，故不宜久贮。

（二）制法

1. 溶解法

纯挥发油和化学药物采用此法。采用溶解法制备芳香水剂时，应使挥发性药物与水的接触面积增大，以促进其溶解。

2. 稀释法

浓芳香水剂加溶剂稀释成规定浓度的芳香水剂。

3. 水蒸气蒸馏法

含挥发性成分的药材常用水蒸气蒸馏法。植物药材置蒸馏器中，通入蒸汽蒸馏，至蒸馏液达到规定量。一般约为药材重的6～10倍。

（三）举例

【例】 薄荷水

处方：

薄荷油	0.5mL
聚山梨酯80	2mL
纯化水	加至1000mL

制法：取薄荷油与聚山梨酯80混匀后，加纯化水适量使成1000mL，搅匀，即得。

注：① 薄荷油为无色或淡黄色澄明的液体，味辛凉，有薄荷香气，极微溶于水，本处方中加入聚山梨酯以增加薄荷油在水中的溶解度，相对密度为0.890～0.908，久贮易氧化变质，色泽加深，产生异臭则不能供药用。

② 本品亦可采用稀释法，用浓薄荷水1份，加纯化水39份稀释制得。

③ 本品为芳香矫味药与祛风药，用于胃肠胀气，或作溶剂。常用量口服一次10～15mL。

二、 溶液剂

（一）概述

溶液剂（solutions）系指药物溶解于适宜溶剂中制成的澄清液体制剂。溶液剂的溶质一般为非挥发性的低分子化学药物。溶剂多为水，也可为乙醇或油。供内服或外用。如果是用滴管以小体积计量或以滴计量的口服溶液剂、混悬剂、乳剂则称为滴剂。溶液剂应澄清，不得有沉淀、浑浊、异物等。根据需要溶液剂中可加入助溶剂、抗氧剂、矫味剂、着色剂等附加剂。药物制成溶液剂后，以量取替代了称取，使取量更方便、更准确，特别是对小剂量药物或毒性较大的药物更适宜；服用方便；某些药物只能以溶液形式发出，如过氧化氢溶液、氨溶液等。

（二）制法

溶液剂的制备方法主要有溶解法和稀释法。溶液剂多采用溶解法制备。必要时可将固体药物先行粉碎或加热促进溶解，溶解度小的药物及附加剂应先溶，不耐热的药物宜待溶液冷却后加入。高浓度溶液或易溶性药物浓贮备液用稀释法制备成溶液剂。

（三）举例

【例】 复方碘口服溶液

处方：

碘	50g
碘化钾	100g
纯化水	q.s.
共制	1000mL

制法：取碘和碘化钾置同一容器中，滴加少量纯化水搅拌至碘全部溶解，再加适量纯化

水使成 1000mL，搅匀，即得。

注：① 本品具有调节甲状腺功能，主要用于甲状腺功能亢进的辅助治疗。外用作黏膜消毒。

② 碘在水中溶解度为 1:2950，加碘化钾作助溶剂，生成的络合物易溶于水中，并能使溶液稳定。其

反应式为：
$$KI + I_2 \Longrightarrow KI \cdot I_2$$

滴加少量纯化水使碘化钾成饱和溶液，有助于加快碘的溶解速率。

③ 本品具有刺激性，口服时宜用冷开水稀释后服用。

二维码12 溶液型液体药剂（下）（微课）

三、糖浆剂

（一）概述

糖浆剂（syrups）系指含有药物、药材提取物和芳香物质的浓蔗糖水溶液，供口服应用。化学药物糖浆剂含蔗糖量应不低于 45%（g/mL）。药材提取物和芳香物质的糖浆剂，含蔗糖量应不低于 60%（g/mL）。单糖浆浓度为 85%（g/mL）或 64.7%（g/g），用作矫味剂和助悬剂。

1. 糖浆剂的特点

蔗糖和芳香剂能掩盖某些药物的不良味道，易于服用，尤其受儿童欢迎；糖浆剂中少部分蔗糖转化为葡萄糖和果糖，具有还原性，能防止糖浆剂中药物的氧化变质；如单糖浆等含蔗糖浓度高的糖浆剂，由于渗透压大，微生物的生长繁殖受到抑制；低浓度的糖浆剂易因真菌、酵母菌和其他微生物的污染而变质，故应添加防腐剂。

2. 糖浆剂的质量要求

糖浆剂的含糖量应符合规定，药剂应澄清，含药材提取物的糖浆剂，允许有少量轻摇即易散的沉淀；如有必要时加入适量的乙醇、甘油或其他多元醇作稳定剂，以防止沉淀的产生。如需添加其他附加剂，其品种和用量应符合国家有关部门的相关规定，且不得影响产品的稳定性，并注意避免对检验产生干扰。糖浆剂在贮存期间不得有酸败、异臭、产生气体或其他变质现象。

3. 糖浆剂的分类

按用途不同糖浆剂可分为：

① 单糖浆　不含药物，可供制备含药糖浆及作为矫味剂、助悬剂应用。

② 芳香糖浆剂　含芳香挥发性物质，如橙皮糖浆、姜糖浆等，主要用作矫味剂。

③ 含药糖浆剂　含有药物，用于疾病的预防和治疗。

（二）制法

1. 热溶法

蔗糖在水中的溶解度随温度的升高而增加。将蔗糖加入沸纯化水中，加热溶解后，再加可溶性药物，混合、溶解、滤过，从滤器上加适量纯化水至规定容量，即得。此法适用于制备对热稳定的药物的糖浆剂。对热不稳定的药物，则在加热后，适当降温方可加入药物。此法的优点是蔗糖容易溶解，趁热容易滤过，所含高分子杂质如蛋白质加热凝固被滤除，制得

的糖浆剂易于滤清，同时在加热过程中杀灭微生物，使糖浆易于保存。但加热过久或超过100℃时，使转化糖含量增加，糖浆剂颜色容易变深。

2. 冷溶法

冷溶法系在室温下将蔗糖溶于纯化水中制成糖浆剂。冷溶法的优点是制成的糖浆剂颜色较浅，较适宜用于对热不稳定的药物和挥发性药物。但制备过程易被微生物污染。

3. 混合法

混合法系将药物与单糖浆均匀混合而制成。

糖浆剂中药物的加入方法如下：①水溶性固体药物或药材提取物，可先用少量纯化水溶解，再加入到糖浆中混合；水中溶解度较小的药物可先用少量其他适宜的溶剂使之溶解。②可溶性液体药物和药物的液体药剂可直接加入糖浆中搅匀，必要时滤过。③药物如为含醇制剂，当与单糖浆混合时易发生浑浊，可加入适量甘油助溶或加滑石粉助滤，滤至澄清。④药物如为药材的水性浸出药剂，应将其纯化除去杂质后再加入单糖浆中，以免糖浆剂产生浑浊或沉淀。

制备糖浆剂的注意事项：①制备应在清洁避菌环境中进行，及时灌装于灭菌的洁净干燥容器中。②应选择质优的白糖。③严格控制加热的温度、时间，并注意调节 pH 值，以防止蔗糖水解后生成转化糖。④糖浆剂应在 30℃ 以下密闭贮存。

（三）糖浆剂易出现的问题

糖浆剂在制备与贮藏过程中，容易出现下述质量问题。

1. 霉败问题

糖浆剂容易被微生物污染，使糖浆长霉和发酵导致酸败、药物变质，特别是低浓度的糖浆剂更易发生霉败。其原因往往是由于所用的蔗糖和药物纯度不够，或用具、容器处理不当，生产环境不符合要求。解决办法为严格控制原料的质量，在规定的洁净环境中制备，采用适当方法对用具、容器进行处理，并及时灌装。对于低浓度的糖浆剂应添加适宜防腐剂。常用的防腐剂为：羟苯酯类，其用量不应超过 0.05%；苯甲酸和苯甲酸钠，其用量不应超过 0.3%，应用这些防腐剂时，应将糖浆剂 pH 值调至酸性（pH≤4）。此外，八羟基喹啉硫酸盐 0.001%、桂皮醛 0.01%～0.1%、挥发油及焦糖等也用于糖浆的防腐。防腐剂联合使用能增强防腐效果。

2. 沉淀问题

糖浆剂在贮藏期间产生沉淀，多是因蔗糖质量差，含有大量高分子杂质，由于这些杂质的逐渐聚集而出现浑浊或沉淀。可在单糖浆滤过前加入蛋清、滑石粉等，吸附高分子和其他杂质。含有浸出药剂的糖浆剂，亦可因浸出药剂中含有不同程度高分子杂质而产生沉淀，制备时可将其滤除。另外，高浓度的糖浆剂在贮藏中可因温度下降而析出蔗糖的结晶，加入适量甘油、山梨醇等多元醇可改善。

3. 变色问题

糖浆剂制备时加热温度高、时间长，特别是在酸性条件下加热，可促使生成转化糖而使颜色变深。含着色剂的糖浆剂，在还原性物质和光线的作用下可逐渐褪色。

（四）举例

【例】 磷酸可待因糖浆

处方：

磷酸可待因	5g
纯化水	15mL
单糖浆	q. s.
共制	1000mL

制法：取磷酸可待因溶于热纯化水中，加单糖浆至全量，即得。

注：① 本品为镇咳药，用于激烈咳嗽。口服，一次 2～10mL，1 日 10～15mL。极量一次 20mL，一日 50mL。

② 本品系麻醉药，应按麻醉药品规定供应使用。

③ 本品可致依赖性，不宜持续服用。小儿和老年人对磷酸可待因异常敏感，可产生呼吸抑制，应减量慎用。

④ 本品在水中溶解度为 1：3，在热水中为 1：0.5，故用热水溶解。

四、 甘油剂

甘油剂（glycerite）系指药物溶于甘油中制成的专供外用的溶液剂。甘油具有黏稠性、吸湿性和防腐性，对皮肤、黏膜有滋润和保护作用，黏附于皮肤、黏膜能使药物滞留患处而延长药物局部疗效。因而甘油剂常用于口腔、耳鼻、喉科用药。对刺激性药物有一定的缓和作用，制成的甘油剂也较稳定。甘油吸湿性大，应密闭保存。常用的有硼酸甘油、苯酚甘油、碘甘油等。

甘油剂的制备可用溶解法，如苯酚甘油的制备；化学反应法，如硼酸甘油的制备。

五、 醑剂

醑剂（spirit）系指挥发性药物制成的乙醇溶液。可供内服或外用。醑剂浓度一般为 5%～10%，亦有 20%者。乙醇的浓度一般为 60%～90%。醑剂可用于治疗，也可用作芳香矫味剂。醑剂中的药物容易挥发和氧化，应贮于密闭容器中，置冷暗处保存，但贮存时间不宜过长。醑剂可用溶解法和蒸馏法制备。

第五节　高分子溶液剂

二维码 13　胶体溶液（微课）

高分子溶液剂系指高分子化合物溶解于溶剂中形成的均匀分散的液体药剂。以水为溶剂时，称为亲水性高分子溶液，又称为亲水胶体溶液或胶浆剂。以非水溶剂制成的称为非水性高分子溶液剂。亲水性分子溶液在药剂中应用较多，如混悬剂中的助悬剂、乳剂中的乳化剂、片剂的包衣材料、血浆代用品、微囊、缓释制剂等都涉及高分子溶液。故这里主要介绍亲水性高分子溶液的性质与制备。

一、 高分子溶液的性质

1. 高分子化合物的带电性

很多高分子化合物在溶液中带有电荷，其原因主要是由于高分子化合物结构中的某些基团电离所致。带正电的高分子水溶液有：琼脂、血红蛋白、碱性染料（亚甲蓝、甲基紫）、明胶、血浆蛋白等。带负电的有：淀粉、阿拉伯胶、西黄蓍胶、鞣酸、树脂、磷脂、酸性染料（伊红、靛蓝）、海藻酸钠、纤维素及其衍生物等。一些高分子化合物如蛋白质分子含有羧基和氨基，在水溶液中随 pH 值不同而带正电或负电。当溶液的 pH 值等于等电点时，高分子化合物不带电，此时溶液的黏度、渗透压、电导性、溶解度都变得最小。当溶液的 pH 值小于等电点时，则—NH_3^+ 的数目多于—COO^- 的数目，蛋白质带正电荷；pH 值大于等电点，则—COO^- 的数目多于—NH_3^+ 的数目，蛋白质带负电荷。由于高分子化合物在溶液中带有电荷，所以具有电泳现象。通过电泳法可测定高分子溶液所带电荷的种类。

2. 高分子化合物的水化作用

亲水性高分子化合物结构中有大量的亲水基团，能与水形成牢固的水化膜，水化膜能阻止高分子化合物分子之间的相互凝聚，从而使之稳定。水化膜愈厚，稳定性愈大。凡能破坏高分子化合物水化作用的因素，均能使高分子溶液不稳定。当向溶液中加入大量电解质时，由于电解质具有比高分子化合物更强的水化作用，结合了大量的水分子而使高分子化合物的水化膜被破坏，使高分子化合物凝结而沉淀，此过程称为盐析。起盐析作用的主要是电解质的阴离子。盐析法可用于制备生化制剂和中药制剂。

破坏水化膜的另一种方法是加入大量脱水剂（如乙醇、丙酮）。通过控制所加入脱水剂的浓度，可分离出不同分子量的高分子化合物，如羧甲基淀粉钠、右旋糖酐代血浆等的制备。

带相反电荷的两种高分子溶液混合时，由于相反电荷中和作用会产生凝结沉淀。高分子溶液久置也会自发地凝结而沉淀，称为陈化现象。在其他如光、热、pH 值、射线、絮凝剂等因素的影响下，高分子化合物可凝结沉淀，称为絮凝现象。

3. 高分子溶液的其他性质

亲水性高分子溶液具有较高的渗透压，渗透压的大小与高分子溶液的浓度有关。高分子溶液是黏稠性流动液体，常用作助悬剂。一些亲水性高分子溶液如明胶水溶液、琼脂水溶液，在温热条件下为黏稠性流动液体，当温度降低至一定时，形成不流动的半固体的凝胶，其过程称为胶凝。

二、 高分子溶液的制备

高分子溶液的制备要经过一个溶胀过程。首先水分子渗入到高分子化合物的分子间的空隙中，与高分子中的亲水基团发生水化作用而使其体积膨胀，这一过程称为有限溶胀。由于高分子空隙间存在水分子，降低了高分子分子间的作用力（范德华力），溶胀过程继续进行，最后高分子化合物完全分散在水中形成高分子溶液，这一过程称为无限溶胀。无限溶胀的过程也就是高分子化合物逐渐溶解的过程。无限溶胀常需加以搅拌或加热才能完成。形成高分子溶液的这一过程称为胶溶。

二维码 14
CMC-Na 胶浆
的制备（微课）

高分子化合物的种类甚多，有的溶于水而有的则溶于有机溶剂，且其溶解的速率快慢不同。根据实验和经验，总结出了一些高分子化合物的制备方法。

如明胶、琼脂溶液的制备，是先将明胶或琼脂碎成小块或粉末，加水放置。使其充分吸水膨胀，然后加足量的水并加热使其溶解。

胃蛋白酶、汞红溴、蛋白银等溶液的制备，需将高分子药物撒于水面，待其自然溶胀后再搅拌形成溶液。如果撒于水面后立即搅拌则形成团块，这时在团块周围形成了水化层，使溶胀过程变得相当缓慢。

淀粉遇水立即膨胀，但无限溶胀过程必须加热至 60～70℃ 才能完成。

甲基纤维素的有限溶胀和无限溶胀过程需在冷水中完成。

第六节　溶胶剂

溶胶剂（sols）系指固体药物以胶粒状态分散于分散介质中形成的非均匀分散的液体药剂，又称为疏水胶体溶液。溶胶剂中的胶粒为多分子聚集体，胶粒大小一般在 1～100nm 之间。其分散度极大，但水化作用弱，属于热力学不稳定系统。外观与溶液剂相似，透明无沉淀。

将药物制成溶胶分散体系，可改善药物的吸收，使药效增大或异常，对药物的刺激性也会产生影响。如粉末状的硫不被肠道吸收，但制成胶体则极易吸收，可产生毒性反应甚至中毒死亡。具有特殊刺激性的银盐制成具有杀菌作用的胶体蛋白银、氧化银、碘化银则刺激性降低。目前溶胶剂应用很少，但其性质对药剂学却有着重要意义。

二维码 15
胶体（图片）

一、溶胶的性质

1. 可滤过性

溶胶剂的胶粒（分散相）大小在 1～100nm 之间，能透过滤纸、棉花，而不能透过半透膜。这一特性与溶液不同，与粗分散相也不同。因此，可用透析法或电渗析法除去胶体溶液中的盐类杂质。

2. 粒子布朗运动

溶胶的质点小，分散度大，在分散介质中存在不规则的运动，这种运动称为布朗运动。布朗运动是由于胶粒受分散介质水分子的不规则撞击而产生。胶粒越小，布朗运动越强烈，其动力学稳定性就越大。

3. 光学效应

由于胶粒对光线的散射作用，当一束强光通过溶胶剂时，从侧面可见到圆锥形光束，称为丁达尔效应。这种光学性质在高分子溶液中表现不明显，因而可用于与溶胶剂的鉴别。

溶胶剂的颜色与胶粒对光线的吸收和散射有关，不同溶胶剂对不同波长的光线有特定的吸收作用，使溶胶剂产生不同的颜色。如碘化银溶胶呈黄色，蛋白银溶胶呈棕色，氧化金溶胶则呈深红色。

4. 胶粒带电

溶胶剂中的固体微粒可由于自身解离或吸附溶液中的某种离子而有电荷。带电的固体微粒由于电性的作用，必然吸引带相反电荷的离子，称为反离子，部分反离子密布于固体粒子的表面，并随之运动，形成所谓胶粒。胶粒上的吸附离子与反离子构成吸附层。另一部分反离子散布于胶粒的周围，离胶粒越近，反离子越密集，形成了与吸附层电荷相反的扩散层，带相反电荷的吸附层与扩散层构成了胶粒的双电层结构。双电层之间的电位差称为 ζ-电位。由于胶粒可带正电或带负电，在电场作用下产生电泳现象。ζ-电位越高，电泳速率就越快。

5. 稳定性

由于胶粒表面所带相反电荷的排斥作用，胶粒双电层中离子的水化作用，以及胶粒具有的布朗运动，增加了溶胶剂的稳定性。

溶胶剂的稳定性受很多因素的影响，主要有：

（1）电解质的作用　加入电解质中和胶粒的电荷，使 ζ-电位降低，同时也因电荷的减弱而使水化层变薄，使溶胶剂产生凝聚而沉淀。

（2）溶胶的相互作用　将带相反电荷的溶胶剂混合，也会产生沉淀。但只有当两种溶胶的用量刚好使电荷相反的胶粒所带的电荷量相等时，才会完全沉淀，否则可能部分沉淀，甚至不会沉淀。

（3）保护胶的作用　向溶胶剂加入亲水性高分子溶液，使溶胶剂具有亲水胶体的性质而增加稳定性。如制备氧化银胶体时，加入血浆蛋白作为保护胶而制成稳定的蛋白银溶液。

二、 溶胶剂的制备

1. 分散法

分散法系将药物的粗粒子分散达到溶胶粒子大小范围的制备过程。

（1）机械分散法　多采用胶体磨制备。

（2）胶溶法　将新生的粗粒子重新分散成溶胶粒子的方法。

（3）超声波分散法　采用 20000Hz 以上超声波所产生的能量，使粗粒分散成溶胶剂的方法。

2. 凝聚法

（1）物理凝聚法　通过改变分散介质，使溶解的药物凝聚成溶胶剂的方法。如将硫黄溶于乙醇中制成饱和溶液，滤过，滤液细流在搅拌下流入水中。由于硫黄在水中的溶解度小，迅速析出形成胶粒而分散于水中。

（2）化学凝聚法　借助氧化、还原、水解及复分解等化学反应制备溶胶剂的方法。如硫代硫酸钠溶液与稀盐酸作用，生成新生态硫分散于水中，形成溶胶。

第七节　混悬剂

二维码 16
混悬剂（微课）

一、 概　述

1. 混悬剂的定义

混悬剂（suspensions）系指难溶性固体药物以微粒状态分散于分散介质中形成的非均匀分散的液体药剂。分散相微粒的大小一般在 $0.5\sim10\mu m$ 之间，小的微粒可为 $0.1\mu m$，大的微粒可达 $50\mu m$ 或更大。混悬剂的分散介质多为水，也可用植物油。混悬剂属于热力学不稳定的粗分散体系。

2. 可考虑制成混悬剂的药物

① 不溶性药物需制成液体药剂应用；

② 药物的剂量超过了溶解度而不能制成溶液剂；

③ 两种溶液混合由于药物的溶解度降低而析出固体药物或产生难溶性化合物；

④ 与溶液剂比较，为了使药物缓释长效；

⑤ 与固体剂型比较，为了加快药物的吸收速率，提高药物的生物利用度；

⑥ 固体剂型胃局部刺激性大的情况，可考虑制成混悬剂。但对于毒剧药物或剂量太小的药物，为了保证用药的安全性，则不宜制成混悬剂。

3. 混悬剂的质量要求

药物本身化学性质应稳定，有效期内药物含量符合要求；混悬微粒细微均匀，微粒大小应符合该剂型的要求；微粒沉降缓慢，口服混悬剂沉降体积比应不低于 0.90，沉降后不结块，轻摇后应能迅速分散；混悬剂的黏度应适宜，倾倒时不沾瓶壁；外用混悬剂应易于涂布，不易流散；不得有发霉、酸败、变色、异臭、异物、产生气体或其他变质现象；标签上应注明"用前摇匀"。

混悬剂一般为液体药剂，也包括干混悬剂。它是将难溶性药物与适宜辅料制成粉末状或颗粒状药剂，临用前加水振摇即可分散成混悬液。其主要目的是有利于解决混悬剂在保存过程中的稳定性问题，并可简化包装，便于贮藏和携带。

混悬剂是临床上常用剂型之一，如合剂、搽剂、洗剂、注射剂、滴眼剂、软膏剂、栓剂和气雾剂等都有以混悬剂形式存在的。

二维码 17
混悬剂（图片）

二、 混悬液的稳定性

混悬剂中药物微粒与分散介质之间存在着固液界面，微粒的分散度较大，使混悬微粒具有较高的表面自由能，故处于不稳定状态。尤其是疏水性药物的混悬剂，存在更大的稳定性问题。这里主要讨论混悬剂的物理稳定性问题，以及提高稳定性的措施。

1. 混悬微粒的沉降

混悬剂中的微粒由于受重力作用，静置后会自然沉降，其沉降速率服从 Stokes 定律：

$$V=\frac{2r^2\ (\rho_1-\rho_2)\ g}{9\eta} \tag{4-2}$$

式中　　V——沉降速率，cm/s；

　　　　r——微粒半径，cm；

　　ρ_1，ρ_2——分别为微粒和介质的密度，g/mL；

　　　　g——重力加速度，cm/s^2；

　　　　η——分散介质的黏度，Pa·s。

按 Stokes 定律要求，混悬剂中微粒浓度应在 2% 以下。但实际上常用的混悬剂浓度均在 2% 以上。此外，在沉降过程中微粒电荷的相互排斥作用，阻碍了微粒沉降，故实际沉降速率要比计算得出的速率小得多。由 Stokes 定律可见，混悬微粒沉降速率与微粒半径平方、微粒与分散介质密度差成正比，与分散介质的黏度成反比。混悬微粒沉降速率愈大，混悬剂的动力学稳定性就愈小。

为了使微粒沉降速率减小，增加混悬剂的稳定性，可采用以下措施：

① 尽可能减小微粒半径，采用适当方法将药物粉碎得愈细愈好。这是最有效的一种方法。

② 加入高分子助悬剂，既增加了分散介质的黏度，又减少微粒与分散介质之间的密度差，同时助悬剂被吸附于微粒的表面，形成保护膜，增加微粒的亲水性。

③ 混悬剂中加入低分子助悬剂如糖浆、甘油等，减少微粒与分散介质之间的密度差，同时也增加混悬剂的黏度。这些措施可使混悬微粒沉降速率大为降低，有效地增加了混悬剂的稳定性。但混悬剂中的微粒最终是沉降的，只是大的微粒沉降稍快，细小微粒沉降速率较慢，更细小的微粒由于布朗运动，可长时间混悬在介质中。

2. 混悬微粒的荷电与水化

混悬微粒也可因某些基团的解离或吸附分散介质中的离子而荷电，具有双电层结构，产

生 ζ-电位。又因微粒表面荷电，水分子在微粒周围定向排列形成水化膜，这种水化作用随着双电层的厚薄而改变。由于微粒带相同电荷的排斥作用和水化膜的存在，阻碍了微粒的合并，增加了混悬剂的稳定性。当向混悬剂中加入少量电解质，则可改变双电层的结构和厚度，使混悬粒子聚结而产生絮凝。亲水性药物微粒除带电外，本身具有较强的水化作用，受电解质的影响较小，而疏水性药物混悬剂则不同，微粒的水化作用很弱，对电解质更为敏感。

3. 混悬微粒的润湿

固体药物的亲水性强弱，能否被水润湿，与混悬剂制备的易难、质量高低及稳定性大小关系很大。若为亲水性药物，制备时则易被水润湿，易于分散，并且制成的混悬剂较稳定。若为疏水性药物，不能为水润湿，较难分散，可加入润湿剂改善疏水性药物的润湿性，从而使混悬剂易于制备并增加其稳定性。如加入甘油研磨制得微粒，不仅能使微粒充分润湿，而且还易于均匀混悬于分散剂中。

4. 絮凝与反絮凝

由于混悬剂中的微粒分散度较大，具有较大的界面自由能，因而微粒易于聚集。为了使混悬剂处于稳定状态，可以使混悬微粒在介质中形成疏松的絮状聚集体，方法是加入适量的电解质，使 ζ-电位降低至一定数值（一般应控制 ζ-电位在 20～25mV 范围内），混悬微粒形成絮状聚集体。此过程称为絮凝，为此目的而加入的电解质称为絮凝剂。絮凝状态下的混悬微粒沉降虽快，但沉降体积大，沉降物不易结块，振摇后又能迅速恢复均匀的混悬状态。

向絮凝状态的混悬剂中加入电解质，使絮凝状态变为非絮凝状态的过程称为反絮凝。为此目的而加入的电解质称为反絮凝剂，反絮凝剂可增加混悬剂流动性，使之易于倾倒，方便应用。

5. 结晶增大与转型

混悬剂中存在溶质不断溶解与结晶的动态过程。混悬剂中固体药物微粒大小不可能完全一致，小微粒由于表面积大，在溶液中的溶解速率快而不断溶解，而大微粒则不断结晶而增大，结果是小微粒数目不断减少，大微粒不断增多，使混悬微粒沉降速率加快，从而影响混悬剂的稳定性。此时必须加入抑制剂，以阻止结晶的溶解与增大，以保持混悬剂的稳定性。

具有同质多晶性质的药物，若制备时使用了亚稳定型结晶药物，在制备和贮存过程中亚稳定型可转化为稳定型，可能改变药物微粒沉降速率或结块。

6. 分散相的浓度和温度

在相同的分散介质中分散相浓度增大，微粒碰撞聚集机会增加，混悬剂的稳定性降低。温度变化不仅能改变药物的溶解度和化学稳定性，还能改变微粒的沉降速率、絮凝速率、沉降容积，从而改变混悬剂的稳定性。冷冻会破坏混悬剂的网状结构，使稳定性降低。

三、 混悬剂中的稳定剂

为了增加混悬剂的稳定性，可加入适当的稳定剂。常用的稳定剂有助悬剂、润湿剂、絮凝剂与反絮凝剂。

（一）助悬剂

助悬剂（suspending agents）能增加分散介质的黏度以降低微粒的沉降速率；能被吸附在微粒表面，增加微粒的亲水性，形成保护膜，阻碍微粒合并和絮凝，并能防止结晶转型，使混悬剂稳定。助悬剂的种类有：

1. 低分子助悬剂

常用的低分子助悬剂有甘油、糖浆等。

2. 高分子助悬剂

高分子助悬剂包括：

（1）天然的高分子助悬剂　主要有阿拉伯胶、西黄蓍胶、桃胶、海藻酸钠、琼脂、脱乙酰甲壳素、预胶化淀粉、β-环糊精等。阿拉伯胶可用其粉末或胶浆，用量为 5%～15%。西黄蓍胶用其粉末或胶浆，用量可为 0.5%～1%。

（2）合成或半合成高分子助悬剂　主要有甲基纤维素、羧甲基纤维素钠、羟丙基纤维素、羟丙基甲基纤维素、羟乙基纤维素、卡波普、聚维酮、葡聚糖、丙烯酸钠等。

（3）触变胶　某些胶体溶液在一定温度下静置时，逐渐变为凝胶，当搅拌或振摇时，又复变为溶胶。胶体溶液的这种可逆的变化性质称为触变性。具有触变性的胶体称为触变胶。如黄原胶、海藻酸钠等。利用触变胶作助悬剂，使静置时形成凝胶，防止微粒沉降。

（二）润湿剂

常用的润湿剂是 HLB 值在 7～11 之间的表面活性剂，如聚山梨酯类、聚氧乙烯脂肪醇醚类、聚氧乙烯蓖麻油类、磷脂类、泊洛沙姆等。此外，乙醇、甘油等也可作润湿剂。

（三）絮凝剂与反絮凝剂

絮凝剂与反絮凝剂可以是不同的电解质，也可以是同一电解质，由于用量不同而起絮凝或反絮凝作用。常用的絮凝剂和反絮凝剂有：枸橼酸盐（酸式盐或正盐）、酒石酸盐（酸式盐或正盐）、磷酸盐及一些氯化物等。

四、 混悬剂的制备

（一）混悬剂的制备

混悬剂的制备应使固体药物有适当的分散度，微粒分散均匀，混悬剂稳定，再悬性好。混悬剂的制备方法有分散法和凝聚法。

1. 分散法

将固体药物粉碎、研磨成符合混悬剂要求的微粒，再分散于分散介质中制成混悬剂。小量制备可用研钵，大量生产时可用乳匀机、胶体磨等机械。

分散法制备混悬剂要考虑药物的亲水性。对于亲水性药物如氧化锌、炉甘石、碱式碳酸铋、碳酸钙、碳酸镁、磺胺类等，一般可先将药物粉碎至一定细度，再采用加液研磨法制备，即 1 份药物加入 0.4～0.6 份的溶液，研磨至适宜的分散度，最后加入处方中的剩余液体使成全量。加液研磨可用处方中的液体，如水、芳香水、糖浆、甘油等。此法可使药物更容易粉碎，得到的混悬微粒可达到 0.1～0.5μm。对于质重、硬度大的药物，可采用"水飞法"制备。"水飞法"可使药物粉碎成极细的程度而有助于混悬剂的稳定。

疏水性药物制备混悬剂时，若药物与水的接触角>90°，不易被水润湿，很难制成混悬剂。可加入润湿剂与药物共研，改善疏水性药物的润湿性。

助悬剂、防腐剂、矫味剂等附加剂可先用溶剂制成溶液，制备混悬剂时作液体使用。

现代固体分散技术，如药物微粉化技术，应用于混悬剂的制备，可使混悬微粒更细小、更均匀，混悬剂的稳定性更好，生物利用度更高。如应用气流粉碎机，粉碎的药物可同时进行分级，可得到 $5\mu m$ 以下均匀的微粉；胶体磨能将药物粉碎至小于 $1\mu m$ 的微粉。

2. 凝聚法

凝聚法是借助物理方法或化学方法将离子或分子状态的药物在分散介质中聚集制成混悬剂。

（1）物理凝聚法　此法一般是选择适当溶剂将药物制成过饱和溶液，在急速搅拌下加至另一种不同性质的液体中，使药物快速结晶，可得到 $10\mu m$ 以下（占 $80\% \sim 90\%$）微粒，再将微粒分散于适宜介质中制成混悬剂。如醋酸可的松滴眼剂就是采用凝聚法制成的。

酊剂、流浸膏剂、醑剂等醇性制剂与水混合时，由于乙醇浓度降低，使原来醇溶性成分析出而形成混悬剂。配制时必须将醇性制剂缓缓注入或滴加至水中，边加边搅拌，不可将水加至醇性药液中。

（2）化学凝聚法　将两种药物的稀溶液，在低温下相互混合，使之发生化学反应生成不溶性药物微粒混悬于分散介质中制成混悬剂。用于胃肠道透视的 $BaSO_4$ 就是用此法制成。化学凝聚法现已少用。

（二）举例

【例1】　炉甘石洗剂

处方：

炉甘石	150g
氧化锌	50g
甘油	50mL
羧甲基纤维素钠	2.5g
纯化水	适量
共制	1000mL

制法：取炉甘石、氧化锌研细过筛后，加甘油及适量纯化水研磨成糊状，另取羧甲基纤维素钠加纯化水溶解后，分次加入上述糊状液中，随加随研磨，再加纯化水使成 1000mL，搅匀，即得。

注：①具有保护皮肤、收敛、消炎作用。可用于皮肤炎症、湿疹、荨麻疹等。用前摇匀，涂抹于皮肤患处。

②氧化锌有重质和轻质两种，以选用轻质为好。

③炉甘石与氧化锌均为不溶于水的亲水性药物，能被水润湿，故先加入甘油和少量水研磨成糊状，再与羧甲基纤维素钠水溶液混合，使粉末周围形成水化膜，以阻碍微粒的聚合，振摇时易再分散。

【例2】　复方硫洗剂

处方：

硫酸锌	30g
沉降硫	30g
樟脑醑	250mL
甘油	100mL
羧甲基纤维素钠	5g
纯化水	适量

共制　　　　　　　　　　　　　　　　1000mL

制法：取羧甲基纤维素钠，加适量的纯化水，根据高分子化合物的特性，使溶解；另取沉降硫分次加甘油研至细腻后，与前者混合。另取硫酸锌溶于 200mL 纯化水中，滤过，将滤液缓缓加入上述混合液中，然后再缓缓加入樟脑醑，随加随研磨，最后加纯化水至1000mL，搅匀，即得。

注：① 具有保护皮肤，抑制皮脂分泌，轻度杀菌与收敛的作用。用于干性皮肤溢出症、痤疮等。用前摇匀，涂抹于患处。

② 药用硫由于生产方法不同，分为精制硫、沉降硫、升华硫。沉降硫的颗粒最细，易制得细腻混悬液，故本品采用沉降硫。

③ 硫为强疏水性药物，颗粒表面易吸附空气而形成气膜，故易聚集浮于液面，所以先以甘油润湿研磨。

④ 樟脑醑应以细流加入混合液中，并急速搅拌使樟脑不致析出较大颗粒。

⑤ 羧甲基纤维素钠作助悬剂，可增加分散介质的黏度，并能吸附在微粒周围。

五、 混悬剂的质量评定

混悬剂的质量优劣，应按质量要求进行评定。评定的方法有：

1. 微粒大小的测定

混悬剂中微粒大小与混悬剂的稳定性、生物利用度和药效有密切关系。因此测定混悬剂中微粒的大小、均匀状况，是对混悬剂进行质量评定的重要指标。可采用显微镜法、库尔特计数法进行测定。

（1）显微镜法　系用光学显微镜观测混悬剂中微粒大小及其粒度分布。如用显微镜照相法拍摄微粒照片，方法更简单、更可靠且具有保存性。通过不同时间所拍摄照片的观察对比，可考察混悬剂贮存过程中的微粒变化情况。

（2）库尔特计数法　本法可测定混悬剂微粒的大小及其粒度分布。此法方便快速。

2. 沉降体积比的测定

沉降体积比是指沉降物的体积与沉降前混悬剂的体积之比。检查方法是：用具塞量筒盛供试品 50mL，密塞，用力振摇 1min，记下混悬物开始高度 H_0，静置 3h，记下混悬的最终高度 H，沉降体积比按下式计算：

$$F = \frac{H}{H_0} \tag{4-3}$$

F 值在 0～1 之间，F 值愈大混悬剂愈稳定。《中国药典》（2015 年版）规定，口服混悬剂（包括干混悬剂）的沉降体积比应不低于 0.90。

沉降体积比的测定，可考察混悬剂的稳定性，也可用于比较两种混悬液的质量优劣，评价稳定剂的效果，设计优良处方。

3. 絮凝度的测定

絮凝度是考察混悬剂絮凝程度的重要参数，用以评价絮凝剂的效果，预测混悬剂的稳定性。絮凝度用下式表示：

$$\beta = \frac{F}{F_\infty} = \frac{H/H_0}{H_\infty/H_0} = \frac{H}{H_\infty} \tag{4-4}$$

式中　F——絮凝混悬剂的沉降体积比；

　　　F_∞——去絮凝混悬剂的沉降体积比；

　　　β——由絮凝作用所引起的沉降容积增加的倍数，β 值愈大，絮凝效果愈好，则混悬剂稳定性好。

4. 重新分散试验

优良的混悬剂贮存后再经振摇，沉降微粒能很快重新分散，如此才能保证服用时混悬剂的均匀性和药物剂量的准确性。重新分散试验方法是：将混悬剂置于带塞的 100mL 量筒中，密塞，放置沉降，然后以 360°、20r/min 的转速转动，经一定时间旋转，量筒底部的沉降物应重新均匀分散。重新分散所需旋转次数愈少，表明混悬剂再分散性能愈好。

5. 流变学测定

采用旋转黏度计测定混悬液的流动曲线，根据流动曲线的形态确定混悬液的流动类型，用以评价混悬液的流变学性质。如测定结果为触变流动、塑性触变流动和假塑性触变流动，就能有效地减慢混悬剂微粒的沉降速率。

第八节　乳剂

二维码 18
乳剂（微课）

一、概述

1. 乳剂的定义

乳剂（emulsions）系指互不相溶的两相液体混合，其中一相液体以液滴状态分散于另一相液体中形成的非均匀分散的液体药剂。分散成液滴的一相液体称为分散相、内相或不连续相。包在液滴外面的一相液体则称为分散介质、外相或连续相。乳剂中水或水性溶液称为水相，用 W 表示；另一与水不混溶的相则称为油相，用 O 表示。普通乳剂为乳白色不透明的液体，其液滴大小在 $0.1\sim10\mu m$ 之间。当液滴在 $0.1\sim1.5\mu m$ 范围称为亚微乳，液滴小于 $0.1\mu m$ 的乳剂称为微乳（或称胶团乳剂、纳米乳），微乳为透明液体。静脉注射用的乳剂应为亚微乳，液滴应控制在 $0.25\sim0.4\mu m$ 范围内。普通乳剂和亚微乳属于热力学不稳定体系，而微乳属于热力学稳定体系。

2. 乳剂的特点

① 药物制成乳剂后分散度大，吸收快，显效迅速，有利于提高生物利用度；

② 水与油可以各种比例混合，分剂量准确；

③ 脂溶性药物可溶于油相中，可减少药物的水解，增加稳定性；

④ 水包油型乳剂可掩盖油类药物的不良臭味，并可加入矫味剂，使其易于服用；

二维码 19
乳剂（图片）

⑤ 可改善药物对皮肤、黏膜的渗透性，并能减少对组织的刺激性；

⑥ 静脉注射乳剂注射后分布快、药效高，有靶向性。

3. 乳剂的类型与鉴别

根据分散相不同，乳剂分为水包油型（O/W 型）和油包水型（W/O 型），此外还有复合乳剂或称多重乳剂，可用 W/O/W 型或 O/W/O 型表示。乳剂类型的鉴别方法见表 4-2。

表 4-2　乳剂类型的鉴别方法

鉴别方法	O/W 型	W/O 型
外观	乳白色	与油颜色近似
CoCl 试纸	粉红色	不变色
稀释法	被水稀释	被油稀释
导电法	导电	几乎不导电
加入水性染料	外相染色	内相染色
加入油性染料	内相染色	外相染色

乳剂应用广泛，不仅液体药剂中有乳剂类型，注射剂、滴眼剂、软膏剂、栓剂、气雾剂等都有乳剂型药剂的存在。故乳剂的理论和制备方法对其他剂型具有指导意义。

二、 乳剂稳定的学说

乳剂是由水相、油相、乳化剂组成的液体药剂，要制成质量符合要求的乳剂必须提供乳剂形成和保持稳定的主要条件。

（一）提供乳化所需的能量

乳化包括两个过程，即分散过程和稳定过程。分散过程即液体分散相形成液滴均匀分散于分散介质中。此过程是借助乳化机械所做的功，使液体被切分成小液滴而增大表面积和界面自由能，其实质是将机械能部分地转化成液滴的界面自由能，故必须提供足够的能量，使分散相能够分散成微细的乳滴。乳滴愈细需要的能量愈多。

（二）加入适宜的乳化剂

乳化剂是乳剂的重要组成部分，是乳剂形成与稳定的必要条件，其作用为：

1. 降低两相的界面张力

油水两相形成乳剂的过程，也是不相溶的两液界面增大的过程。乳滴愈细，新增加的表面积就愈大，界面自由能也愈大。加入适宜的乳化剂，使其吸附在乳滴的周围，使乳滴在形成过程中有效地降低界面张力，使界面自由能降低，有利于形成和扩大新的界面，使乳剂保持一定分散度和稳定性。同时在乳剂的制备过程中也不必消耗较大的能量，以至用简单的振摇或搅拌的方法就能制成稳定的乳剂。

2. 形成牢固的乳化膜

乳化剂被吸附在油、水界面上，能在液滴的周围有规律地定向排列，乳化剂的亲水基团转向水，亲油基团转向油，形成乳化膜。乳化剂在液滴表面上排列越整齐，乳化膜就越牢固，乳剂也越稳定。乳化膜有四种类型。

（1）单层膜　表面活性剂类乳化剂被吸附在液滴表面，有规律地定向排列成单分子乳化剂层，形成阻碍液滴合并的屏障。如果乳化剂为离子型表面活性剂，则形成的单分子乳化膜由于离子化而带电，电荷的互相排斥作用，阻止液滴的合并，使乳剂更稳定。

（2）高分子膜　亲水性高分子化合物类乳化剂被吸附在液滴的表面，形成高分子乳化剂层。高分子乳化膜不但能阻止液滴合并，而且能增加分散介质的黏度，使乳剂更稳定。如阿拉伯胶作乳化剂时，就是形成高分子膜。

（3）固体微粒乳化膜　固体微粒乳化剂被吸附在液滴表面排列成固体微粒乳化膜，起阻止液滴合并而增加乳剂稳定性的作用。

（4）复合凝聚膜　由两种或两种以上的乳化剂组成的密集的界面膜，这两种乳化剂可以分别处于界面的两边，也可混合排列组成界面膜。

3. 确定形成乳剂的类型

决定乳剂类型的因素有多种，最主要的是乳化剂的性质和乳化剂的 HLB 值。乳化剂分子结构中有亲水基团和亲油基团，形成乳剂时，亲水基团伸向水相，亲油基团则伸向油相，如亲水基团大于亲油基团，乳化剂伸向水相的部分较大而使水的界面张力降低很大，可形成 O/W 型乳剂。如亲油基团大于亲水基团则恰好相反，形成 W/O 型乳剂。高分子乳化剂亲水基团特别大，降低水的界面张力故形成 O/W 型乳剂。固体微粒乳化剂若亲水性大，形成 O/W 型乳剂；若亲油性大，则形成 W/O 型乳剂。

（三）具有适当的相比

乳剂中油、水两相的容积比简称为相比。制备乳剂时分散相浓度一般在 10%～50% 之间，如分散相浓度超过 50%，由于乳滴之间的距离很近，乳滴易发生碰撞而合并或引起转相，使乳剂不稳定。故制备乳剂时，应考虑油、水两相的相比，以利于乳剂的形成和稳定。

三、 乳化剂

乳化剂是为了使乳剂易于形成和稳定而加入的物质。乳化剂是乳剂的重要组成部分。

（一）乳化剂的基本要求

优良的乳化剂应具备以下基本条件。

① 乳化能力强。乳化能力是指能显著降低油水两相之间的界面张力，并能在液滴周围形成牢固的乳化膜。

② 乳化剂本身应稳定，对不同的 pH 值、电解质、温度的变化等应具有一定的耐受性。对微生物的稳定性也是考虑的因素。

③ 对人体无害，不应对机体产生近期和远期的毒副作用，无刺激性。

④ 来源广、价廉。

（二）乳化剂的种类

1. 天然乳化剂

天然乳化剂多为高分子化合物，它们来源于植物和动物。具有较强亲水性，能形成 O/W 型乳剂，由于黏性较大，能增加乳剂的稳定性。天然乳化剂容易被微生物污染，故宜新鲜配制或加入适宜防腐剂。

（1）阿拉伯胶 主要含阿拉伯胶酸的钾、钙、镁盐，可形成 O/W 型乳剂。适用于乳化植物油、挥发油，多用于制备内服乳剂。阿拉伯胶的常用浓度为 10%～15%。阿拉伯胶乳剂在 pH 值为 2～10 都是稳定的，而且不易被电解质破坏。因内含氧化酶，使用前应在 80℃ 加热 30min 使之破坏。阿拉伯胶乳化能力较弱且黏度较低，常与其他乳化剂合用。

（2）西黄蓍胶 为 O/W 型乳化剂，其水溶液黏度大，pH 值 5 时黏度最大。由于西黄蓍胶乳化能力较差，一般不单独作乳化剂，而是与阿拉伯胶合并使用。

（3）明胶 为两性蛋白质，作 O/W 型乳化剂，用量为油量的 1%～2%，常与阿拉伯胶合并使用。

（4）杏树胶 乳化能力和黏度都超过阿拉伯胶，可作为阿拉伯胶的代用品，其用量为 2%～4%。

（5）磷脂　由卵黄提取的卵磷脂或由大豆提取的大豆磷脂，能显著降低油水界面张力，乳化能力强，为 O/W 型乳化剂。可供内服或外用，精制品可供静脉注射用。常用量为 1%～3%。

其他天然乳化剂还有：白及胶、果胶、桃胶、海藻酸钠、琼脂、酪蛋白、胆酸钠等。

2. 表面活性剂

此类乳化剂具有较强的亲水亲油性，容易在乳滴周围形成单分子乳化膜，乳化能力强，性质较稳定。

常用表面活性剂类乳化剂见表 4-3。其中非离子型表面活性剂类乳化剂，如聚山梨酯和脂肪酸山梨坦类毒性、刺激性均较小，性质稳定，应用广泛。常用 HLB 值 3～8 者为 W/O 型乳化剂，而 HLB 值 8～16 者为 O/W 型乳化剂。表面活性剂类乳化剂混合使用效果更好。

表 4-3　常用表面活性剂类乳化剂的种类及应用

种类	乳剂类型	应用
一价肥皂	O/W 型	外用制剂
三乙醇胺皂	O/W 型	外用制剂
二价肥皂	W/O 型	外用制剂
十二烷基硫酸钠	O/W 型	外用制剂（常与鲸醋醇合用）
十六烷基硫酸钠	O/W 型	外用制剂（常与鲸醋醇合用）
溴化十六烷基三甲胺	O/W 型	外用、内服、肌内注射
聚山梨酯类	O/W 型	外用、内服
脂肪酸山梨坦类	W/O 型	外用制剂
泊洛沙姆（Poloxamer）	O/W 型	Poloxamer188 可用于静脉注射

3. 固体微粒乳化剂

这类乳化剂为不溶性固体微粉，可聚集于油水界面上形成固体微粒膜而起乳化作用。可分为两种类型：一类如氢氧化镁、氢氧化铝、二氧化硅、皂土等易被水润湿，可促进水滴的聚集成为连续相，故是 O/W 型的固体乳化剂；另一类为氢氧化钙、氢氧化锌、硬脂酸镁等易被油润湿，可促进油滴的聚集成为连续相，故是 W/O 型的固体乳化剂。固体微粒乳化剂不受电解质影响。与非离子型表面活性剂或与增加黏度的高分子化合物合用效果更好。

4. 辅助乳化剂

辅助乳化剂一般乳化能力很弱或无乳化能力，但能提高乳剂黏度，并能使乳化膜强度增大，防止乳剂合并，提高稳定性。

（1）增加水相黏度的辅助乳化剂有：甲基纤维素、羧甲基纤维素钠、羟丙基纤维素、海藻酸钠、琼脂、西黄蓍胶、阿拉伯胶、果胶、黄原胶等。

（2）增加油相黏度的辅助乳化剂有：鲸蜡醇、蜂蜡、单硬脂酸甘油酯、硬脂酸、硬脂醇等。

（三）乳化剂的选择

乳化剂的种类很多，制备乳剂时应综合考虑乳剂的给药途径、药物的性质、处方的组成、欲制备乳剂的类型、乳化方法等因素，并通过科学实验，作出最佳的选择。

1. 根据乳剂的类型选择

要制备 O/W 型乳剂应选择 O/W 型乳化剂，W/O 型乳剂则选择 W/O 型乳化剂。乳化剂的 HLB 值为选择乳化剂提供了依据。

2. 根据乳剂的给药途径选择

主要考虑乳化剂的毒性、刺激性，如为口服乳剂应选择无毒性的天然乳化剂或某些亲水性非离子型乳化剂。外用乳剂应选择无刺激性乳化剂，并要求长期应用无毒性。注射用乳剂则以选择磷脂、泊洛沙姆等乳化剂为宜。

3. 根据乳化剂性能选择

各种乳化剂的性能不同，应选择乳化能力强、性质稳定、受外界各种因素影响小、无毒、无刺激性的乳化剂。

4. 混合乳化剂的选择

将乳化剂混合使用可改变 HLB 值，使乳化剂的适应性增大，形成更为牢固的乳化膜，并增加乳剂的黏度，从而增加乳剂的稳定性。各种油的介电常数不同，形成稳定乳剂所需要的 HLB 值也不同。

四、 乳剂的稳定性

乳剂属于热力学不稳定的非均相分散体系，其不稳定现象主要表现在以下几方面。

1. 分层

乳剂分层又称乳析，系指乳剂放置过程中出现分散相液滴上浮或下沉的现象。分层的主要原因是由于分散相和分散介质之间的密度差造成的。尽量减小液滴半径，减少分散相与分散介质之间的密度差，增加分散介质的黏度，均是减少乳剂分层的有效途径。乳剂分层也与分散相的相容积大小有关，当分散相容积低于 25％时乳剂容易分层，达 50％时分层速率明显减慢。分层现象是可逆的，此时乳剂并未完全破坏，经振摇后仍能恢复成均匀的乳剂。但分层后的乳剂外观较粗糙，也容易引起絮凝甚至破坏。优良的乳剂分层过程应十分缓慢。口服乳剂，以 4000r/min 的转速离心 15min，不应观察到分层现象。

2. 絮凝

乳剂中分散相液滴集中在一起成疏松团块的现象称为絮凝。分散相液滴电荷减少，ζ-电位降低，液滴产生聚集而絮凝。乳剂中的电解质和离子型乳化剂的存在是产生絮凝的主要原因，同时絮凝与乳剂的黏度等因素有关。絮凝状态仍保持液滴及其乳化膜的完整性，与液滴的合并是不同的，是可逆的聚集。但絮凝的出现表明乳剂稳定性降低，通常是乳剂破坏的前奏。

3. 转相

乳剂由于某些条件的变化而引起乳剂类型的改变称为转相。如由 O/W 型转变为 W/O 型或由 W/O 型转变为 O/W 型。转相主要是由于乳化剂的性质改变而引起，如以 O/W 型乳化剂油酸钠制成的乳剂，遇到氯化钙后生成油酸钙，变为 W/O 型乳化剂，乳剂可由O/W 型变为 W/O 型。向乳剂中添加反类型的乳化剂也可引起乳剂转相。乳剂的转相还受相容积比的影响。

4. 合并与破坏

乳剂中液滴周围的乳化膜破坏导致液滴变大，称为合并。合并的液滴进一步分成油水两层称为乳剂破坏。破坏后液滴界面消失，虽经振摇也不可能恢复到原来的分散状态，故破坏是不可逆的变化。影响乳剂稳定性的因素中，最重要的是乳化剂的理化性质，乳化剂形成的乳化膜愈牢固，就愈能有效地防止液滴的合并和破坏。乳剂的稳定性也与液滴大小有较大关系，液滴愈小乳剂愈稳定。乳剂中液滴大小是不一致的，小液滴常填充于大液滴之间，使液滴合并可能性增大。故为了保证乳剂的稳定，制备时尽可能使液滴大小均匀一致。另外，增加分散介质的黏度，也可使液滴合并速率减慢。

乳剂的合并和破坏还受多种外界因素的影响，如温度的过高过低、加入相反类型乳化剂、添加电解质、离心力的作用、微生物的增殖、油的酸败等均可导致乳剂的合并和破坏。

五、乳剂的制备

1. 乳剂的制备方法

（1）干胶法　先将油与胶粉同置于干燥乳钵中研匀，然后一次加入比例量的水迅速沿同一方向旋转研磨，至稠厚的乳白色初乳形成为止，再逐渐加水稀释至全量，研匀，即得。

本法的特点是先制备初乳。在初乳中油、水、胶三者要有一定比例，若用植物油其比例为4:2:1；若用挥发油其比例为2:2:1；液状石蜡比例为3:2:1。所用胶粉通常为阿拉伯胶或阿拉伯胶与西黄蓍胶的混合胶。

（2）湿胶法　本法是将油相加到含乳化剂的水相中。制备时先将胶（乳化剂）溶于水中，制成胶浆作为水相，再将油相缓缓加于水相中，边加边研磨，直到初乳生成，再加水至全量研匀，即得。湿胶法制备初乳时油、水、胶的比例与干胶法相同。

（3）新生皂法　本法是利用植物油所含的硬脂酸、油酸等有机酸与加入的氢氧化钠、氢氧化钙、三乙醇胺等，在加热（70℃以上）条件下生成新生皂作为乳化剂，经搅拌或振摇即制成乳剂。若生成钠皂、有机胺皂则为O/W型乳化剂，生成钙皂则为W/O型乳化剂。本法多用于乳膏剂的制备。

（4）两相交替加入法　向乳化剂中每次少量交替地加入水或油，边加边搅拌或研磨，即可形成乳剂。天然胶类、固体微粒乳化剂等可用本法制备乳剂。当乳化剂用量较多时本法是一个很好的方法。

（5）机械法　本法是将油相、水相、乳化剂混合后用乳化机械制备乳剂。机械法制备乳剂可不考虑混合顺序而是借助机械提供的强大能量制成乳剂。乳化机械主要有电动搅拌器、乳匀机、胶体磨、超声波乳化器、高速搅拌机、高压乳匀机等。

（6）微乳的制备　微乳除含油、水两相和乳化剂外，还含有助乳化剂。乳化剂和助乳化剂应占乳剂的12%～25%。乳化剂主要是表面活性剂，不同的油对乳化剂的HLB值有不同的要求。制备W/O型微乳时，大体要求其HLB值应在3～6范围内；制备O/W型微乳时，则其HLB值应在15～18范围内。助乳化剂一般选择链长为乳化剂的1/2的烷烃或醇等，如正丁烷、正戊烷、正己烷、5～8个碳原子的直链醇。

（7）复合乳剂的制备　用二步乳化法制备。即先将油、水、乳化剂制成一级乳，再以一级乳为分散相与含有乳化剂的分散介质（水或油）再乳化制成二级乳剂。

2. 乳剂中药物的加入方法

乳剂是药物良好的载体，加入各种药物使其具有治疗作用。药物的加入方法为：

① 水溶性药物先制成水溶液，可在初乳制成后加入。

② 油溶性药物先溶于油，再制成乳剂。

③ 在油、水两相中均不溶的药物，可用亲和性大的液相研磨药物，再制成乳剂。或制成细粉后加入乳剂中。

④ 大量生产时，药物能溶于油的先溶于油，可溶于水的先溶于水，然后将乳化剂以及油水两相混合进行乳化。

3. 影响乳化的因素

（1）温度　温度与乳剂的形成、制备的难易有关，升高温度不仅降低黏度，而且能降低界面张力，有利于乳剂的形成。但温度升高同时也增加液滴的动能，可使液滴聚集甚至破裂，故乳化温度一般不宜超过 70℃。

（2）乳化时间　乳化时间对乳化过程的影响较为复杂。在乳化的开始阶段，外加的机械力作用可促使液滴的形成。但液滴形成后继续长时间地施加机械力，又会使液滴之间的碰撞机会增加，导致液滴合并增大，稳定性降低。因此，乳化时间长短应适当。

4. 举例

【例1】　鱼肝油乳

处方：

鱼肝油	368mL
吐温 80	12.5g
西黄蓍胶	9g
甘油	19g
苯甲酸	1.5g
糖精	0.3g
杏仁油香精	2.8g
香蕉油香精	0.9g
纯化水	适量
共制	1000mL

制法：本品采用机械法制备。将鱼肝油、吐温 80、西黄蓍胶、甘油、苯甲酸、糖精、杏仁油香精、香蕉油香精和足量水混合，搅拌乳化，使成均匀乳剂即得。

注：① 本品用作治疗维生素 A 与维生素 D 缺乏的辅助剂。口服，一次 3～8mL，一日 3 次。

② 本品采用吐温 80 为乳化剂，西黄蓍胶是辅助乳化剂，苯甲酸为防腐剂，糖精为甜味剂，杏仁油香精、香蕉油香精为矫臭剂。

③ 本品是 O/W 型乳剂，可用阿拉伯胶为乳化剂，采用干胶法或湿胶法制成。

④ 本品采用机械法制备。

【例2】　石灰搽剂

处方：

氢氧化钙溶液	50mL
植物油	50mL

制法：取氢氧化钙溶液与花生油混合，用力振摇，使成乳浊液，即得。

注：① 本品外用于烫伤。

② 本品为 W/O 型乳剂，乳化剂是氢氧化钙与油中游离脂肪酸反应生成的钙皂。

六、　乳剂的质量评定

乳剂属于热力学不稳定体系。由于乳剂种类不同，其作用与给药途径不同，因此难于制定统一的质量标准。目前主要针对影响乳剂稳定性的指标进行测试，以便对各种乳剂质量作定量地比较。

1. 乳滴大小的测定

乳剂中乳滴大小的测定可以用显微镜测微仪或库尔特粒度测定仪。由乳滴平均直径随时间的改变就可以表示或比较乳剂的稳定性。

2. 测定乳滴合并的速率

可以用升温或离心加速试验考查乳剂中乳滴合并速率。如乳剂用高速离心机离心 5min 或低速离心 20min 比较观察乳滴大小变化。

3. 分层的观察

比较乳剂的分层速率是测定乳剂稳定性的简略方法。采用离心法即以 4000r/min 速率离心 15min，如不分层则认为质量较好；或将乳剂染色，置于刻度管中在室温、低温、高温等条件下旋转一定时间后，由于乳析的作用使分散相上浮或下沉，因分散相浓度不均致使乳剂出现颜色深浅不一的色层变化，未出现该现象的为稳定性好。但应注意，乳剂的分层速率并不能完全反映乳剂稳定程度。因为有些乳剂虽可长时间出现分层，但经振摇仍可恢复原来的均匀状态。

七、复合型乳剂

（一）概述

复合型乳剂（简称复乳）系具有两种乳剂类型（O/W 及 W/O）的复合非均相液体制剂。复乳是以 O/W 或 W/O 的简单乳剂（亦称一级乳）为分散相，再进一步分散在油或水的连续相中而形成的乳剂（亦称二级乳），用 O/W/O 或 W/O/W 型表示。目前复乳研究较多的是 W/O/W 型二级乳。各相依次叫内水相、油相和外水相。当内、外水相成分相同时称二组分二级乳，不同时称三组分二级乳。

复乳乳滴直径通常在 $10\mu m$ 以下。由于具有液体乳膜的结构以及控制药物的渗透和扩散速率，因此，复乳可以作为药物的"控制释放体系"；在体内复乳具有对淋巴系统的定向性，可选择分布于肝、肾、脾等脏器组织中，因而可用于癌症化学治疗的良好载体；也可用作因药物超剂量服用或误服引起中毒时的解毒体系；还可避免在胃肠道中失活，增加药物稳定性、提高药效等作用。因此，复乳在药剂学上是有发展前途的新剂型。

（二）复乳的制备

通常采用二步乳化法：第一步先将水、油、乳化剂制成一级乳，然后，将一级乳作为分散相，加入乳化剂、水（或油）再经乳化制得二级乳。复乳的制备中应注意以下两点。

1. 乳化剂的选用

与乳剂相同，复乳中乳化剂的选择亦应由复乳的类型决定。对于 O/W/O 型复乳，由于一级乳的分散相为油，连续相为水，故应选择亲水性乳化剂形成 O/W 型一级乳。第二步分散相为 O/W 型一级乳、连续相为油，则应选择亲油性乳化剂形成复乳。反之，若需制成 W/O/W 型复乳，一级乳应选亲油性乳化剂，而二级乳应选亲水性乳化剂。

2. 药物的加入

一般将药物加入内水相。但根据释药要求也可在内、外水相加入同一药物或不同的药物，脂溶性药物加入到油相中。

（三）复乳的稳定性

复乳比一级乳更复杂、更不稳定。对于 W/O/W 型复乳，其主要不稳定表现在油膜破裂及内水相外溢。具体来讲，其稳定性受下列因素的影响。

1. 内水相液滴的大小

大的内水相液滴比小的内水相液滴更易穿透油膜而外溢。一般内水相液滴小，形成的一级乳的乳滴较小时，该复乳较稳定。如用同一种乳化剂 5％油酸山梨坦作一级乳，用三种不同的二级乳化剂，即：A. 聚氧乙烯十二烷基醚，B. 聚氧乙烯辛基酚，C. 油酸山梨坦：聚山梨酯 80（3：1），用相同方法制备，可以形成三种状态的复乳。用乳化剂 A 形成的复乳乳滴中大部分含有一个较大的内水相微滴；乳化剂 B 形成的复乳乳滴中含有若干个小的内水相微滴；乳化剂 C 形成的复乳乳滴中各有大小不等的内水相微滴。实验证明用乳化剂 B 形成的复乳比用乳化剂 A、C 形成的复乳稳定。

2. 内、外水相之间的渗透性

W/O/W 型复乳中存在着分隔内、外水相的半透性油膜。由于内、外水相溶质含量可能不同，其间存在着渗透压，使水分子可以透过油膜，造成复乳中一级乳滴的膨胀或皱缩。因此，渗透性对复乳的稳定性影响很大。如葡萄糖或氯化钠等溶质溶于内水相时，内水相渗透压可高于外水相，在 W/O/W 型复乳放置过程中，水分子从外水相穿过油膜渗入内水相，引起内水相的膨胀，W/O 型乳滴逐渐变大，同时，内水相的溶质也被稀释，其渗透压降低。若此时内、外水相成为等渗溶液，则 W/O 型乳滴会停止变化。但其外层的油膜已较前为薄，破裂的可能性增大；如内水相仍有较大的渗透压，则 W/O 型乳滴会进一步膨胀而引起油膜破裂，内水相外溢，乳剂即破坏。

3. 油膜的性质与厚度

油膜的性质是决定复乳稳定性的主要因素之一。而油膜黏度尤为重要。膜的黏度愈低，膜愈不稳定。在复乳中需要考虑水-油与油-水两种不同的界面膜的黏度。每种膜的黏度取决于制备一级乳和二级乳时所选用的乳化剂，以及内相和连续相中药物的性质。此外，膜的厚度也很重要。一般膜愈厚则愈稳定。内水相在 W/O 一级乳中体积比（中）的大小，直接影响二级乳中油膜的厚度，其 W/O 愈小则油膜愈厚。因此，油膜的厚度应在形成一级乳的乳化过程中加以控制。

4. 内、外水相中加入高分子稳定剂

一方面在复乳内水相中加入适量 0.5％明胶溶液，这种高分子可吸附在油水界面形成具有一定机械强度的连续性界面膜，避免乳滴破坏；另一方面，在复乳外水相中加入 1％的 PVP 溶液作增稠剂，由于外水相黏度增加，乳滴的流动性降低，从而使复乳的稳定性提高。

（四）举例

【例】 *丝裂霉素 C 复合乳剂*

处方：

丝裂霉素 C	50g
单硬脂酸铝	10g
精制麻油	80mL
司盘 80	10g

吐温 80　　　　　　　　　适量

　　制法：将单硬脂酸铝加热溶于精制麻油中，加司盘 80 混匀，然后加丝裂霉素 C 水溶液（丝裂霉素 C 溶于 100mL 纯化水制得），搅拌乳化，使成 W/O 型乳剂。另取 2% 吐温 80 水溶液加入上述 W/O 型乳剂中，边加边搅拌，最后通过乳匀机匀化得 W/O/W 型复合乳剂。

第五章 浸出药剂

第一节 概述

一、 浸出制剂的定义

浸出制剂系指用适当的浸出溶剂和方法,从动植物药材中浸出有效成分,经适当精制与浓缩得到的一类制剂。主要供内服或外用,也可供制备其他制剂。

浸出制剂在我国有着悠久的历史。最早的记载是在公元前1766年商汤的"伊尹创制汤液",继汤剂后又有酒剂、酊剂、流浸膏剂、浸膏剂及煎膏剂等。近年来,运用现代科学技术和设备进行浸出制剂实验研究,研制出许多浸出制剂新品种,应用新技术、新工艺提取药材中有效部位或多种有效成分,改革和发展了新剂型,如中药颗粒剂、片剂、注射剂、膜剂、气雾剂、滴丸剂等。另外在中西医理论指导下,将中医药联合组方,现已制成不少有效中西药组方的新剂型,提高了疗效,降低了毒副作用,为发展我国医药学开创了新的途径。

二、 浸出制剂的类型和特点

1. 浸出制剂的类型
常用的浸出制剂分为三类。

(1)水浸出制剂 指在一定条件下,用水为溶剂浸出有效成分而制得的浸出制剂。如汤剂、合剂、口服液、煎膏剂等。

(2)含醇浸出制剂 指在一定条件下,用适当浓度的乙醇或酒浸出有效成分而制得的浸出制剂。如酊剂、酒剂、流浸膏剂等。有些流浸膏剂虽然是用水浸出有效成分,但其成品中一般加有适量乙醇。

(3)其他浸出制剂 系指以上述浸出制剂为原料制备成的各种制剂。如颗粒剂、片剂、胶囊剂、软膏剂、栓剂等。

2. 浸出制剂的特点
(1)综合作用 浸出制剂具有原药材各浸出成分的综合疗效,与同一药材提取的单体化合物相比,有些浸出制剂不仅疗效较好,有时还能发挥单一成分起不到的作用。如阿片酊不仅具有镇痛作用,还有止泻功能,但从阿片粉中提取的纯吗啡只有镇痛作用。浸出制剂中的复方应用,适应了中医辨证论治的需要。在药物配伍使用时,有相须、相使、相杀、相畏、相恶、相反的配伍方式,各药之间相互配合,相得益彰。

(2)作用缓和、持久,毒性也较低 浸出制剂中共存的辅助成分,常能缓和有效成分的作用或抑制有效成分的分解。如鞣质可缓解生物碱的作用并使药效延长。

(3)便于服用 浸出制剂与原药材相比,去除了组织物质和无效成分,相应提高了有效成分含量，从而减少了用量，便于服用。同时在浸出过程中处理或去除了酶、脂肪等无效成分，不但增加了某些有效成分的稳定性，也提高了制剂有效性和安全性。

但浸出制剂中由于多种成分共存，有效成分会发生水解、氧化、沉淀、霉变等理化性质的变化，有时会严重影响制剂的质量和药效。因此制备浸出制剂时应尽量除去无效成分，最大限度地保留有效成分，并应制定质量标准，使浸出制剂尽量做到有效成分的量化控制，以保证其有效性。

三、 浸出溶剂及浸出辅助剂

最常用浸出溶剂为水、乙醇，其溶解性能和特点见第四章液体药剂。

通常选用乙醇与水不同比例的混合溶剂，有利于选择性浸出有效成分。90％以上乙醇用于浸出挥发油、有机酸、内酯、树脂等；50％～70％的乙醇适用于浸出生物碱、苷类等；50％以下的乙醇适用于浸出蒽醌类等化合物。

为了增加浸出效果，或提高浸出成分的溶解度及浸出制剂的稳定性，有时也应用一些浸出辅助剂。常用的有以下几种：

（1）酸或碱　有利于碱性成分或酸性成分的浸出。

（2）甘油　稳定鞣质的作用，常与水、醇混合使用。

（3）表面活性剂　有利于溶剂对药材的润湿，能提高浸出效率，但用量不宜过多。

第二节　浸出原理和浸出方法

一、 浸出原理

（一）浸出过程

浸出过程系指溶剂进入细胞组织，溶解其有效成分后变成浸出液的全部过程，该过程包括以下几个相互联系的阶段。

1. 浸润

浸润过程系指药材粉粒与浸出溶剂接触后，浸出溶剂首先附着于粉粒表面使之湿润，然后通过毛细管和细胞间隙进入细胞组织中的过程。不能附着于粉粒表面的溶剂无法浸出药材中有效成分。浸出溶剂能否润湿粉粒表面取决于二者的界面情况。所以，一般非水溶剂不易从含水量多的药材中浸出有效成分，必须先行干燥；而极性溶剂则不易从富含油脂的药材中浸出有效成分，对于这些药材应先用溶剂脱脂，或榨取油脂，再用水、醇浸出。

2. 溶解

溶剂进入细胞后溶解其可溶性成分，形成溶液。药材中各成分被溶出的程度决定于选择的溶剂和被溶出成分的性质。

溶剂进入细胞内溶解可溶性成分的速率取决于药材的特性和溶剂的特性。一般疏松药材溶解得快；用乙醇为溶剂比用水溶解的速率快，因前者穿透能力强。

3. 扩散

进入细胞的溶剂溶解了大量可溶性成分后，便造成了细胞内外的浓度差。此时，细胞内具有较高的渗透压，从而形成扩散点，不断向细胞外扩散其溶解的成分，以平衡其渗透压，而溶剂又不断地进入细胞内，如此反复，直至达到动态平衡。在此过程中的浓度差是浸出的动力。浸出成分的扩散速率可用 Ficks 第一扩散定律来说明：

$$ds/dt = -DF(dc/dx) \qquad (5-1)$$

式中　ds——dt 时间内物质的扩散量；

$\quad\quad dt$——扩散时间；

$\quad ds/dt$——扩散速率；

$\quad dc/dx$——浓度梯度；

$\quad\quad D$——扩散系数；

$\quad\quad F$——扩散面积。

因为扩散是逆着浓度增加方向发生，故 dc/dx 是负值。

扩散系数 D 与温度和浸出成分的关系：

$$D = \frac{RT}{N}\frac{1}{6\pi r\eta} \qquad (5-2)$$

式中　R——气体常数；

$\quad\quad T$——绝对温度；

$\quad\quad N$——Avogadro 常数；

$\quad\quad r$——扩散分子半径；

$\quad\quad \eta$——黏度。

由式（5-1）、式（5-2）可见，扩散速率与药材表面积、浓度梯度、浸出温度成正比，而与浸出物的分子半径、浸出液的黏度成反比。

4. 置换

浸出的关键在于保持最大的浓度差，否则 D、F 及 t 均失去作用。搅拌或不断更换新溶剂，以及利用浸出液的相对密度造成内部对流等都是置换作用，即将粉粒周围的溶液变稀，增加浓度梯度以利于浸出。

（二）影响浸出的因素

影响浸出的因素主要有：

1. 药材结构特性与粉碎度

药材结构疏松利于溶剂浸润，易于浸出，反之则难以浸出。从扩散公式可知，扩散面积大，扩散速率快。药材粉碎后，表面积增大，加快浸出。但是，粉碎过细并不适于浸出，因为：①过细粉末在浸出时虽然浸出效果提高，但吸附作用也增加，从而使扩散速率减小。因此，药材的粉碎度应视药材特性和溶剂而定。若用水作溶剂时，药材易膨胀，药材可粉碎得粗些，如切成薄片或小段；若用乙醇作溶剂时，因乙醇对药材膨胀作用小，可粉碎成粗粉（5~20 目）。药材结构特征不同，粉碎度要求也不同。通常叶、花、草等疏松药材，宜用最粗粉甚至不粉碎；坚硬的根、茎、皮宜粉碎成较细粉。②粉碎过细，药材组织中大量细胞破裂，致使大量不溶物及较多树脂、黏液质混入浸出液，体系黏度增大，扩散减慢，过滤也困难。③过细粉给操作带来困难，如渗漉时易造成堵塞；煎煮时易发生糊化。

2. 浸出溶剂

溶剂的质量、溶解性能以及理化性质对浸出的影响较大。水是最常用的浸出溶剂之一。一般应用纯化水，避免用硬水。它对极性物质如生物碱盐、苷类、水溶性有机酸、鞣质、糖类、氨基酸等有较好的溶解性能。

乙醇也是常用溶剂，溶解性能介于极性与非极性之间，不同浓度的乙醇可以溶解不同性质的成分；乙醇浓度在 40％ 以上，能延缓药物的水解，增加制剂的稳定性；乙醇浓度在 20％ 以上时，具有防腐作用。

另外，溶剂的 pH 值和溶剂的黏度也影响药材成分的浸出。

3. 温度

温度升高，扩散加快，同时温度升高，使蛋白质凝固，酶破坏，利于浸出和制剂的稳定性。

但浸出温度高能使某些药材中不耐热以及挥发性的成分分解或挥散。因此，在浸出过程中应控制浸出温度。

4. 浓度梯度

浓度梯度是细胞内外的浓度差，是浸出的动力，浓度梯度大，浸出快，效率高。浓度梯度大小主要取决于选择的浸出工艺和设备。如渗漉法较浸渍法浓度梯度大，在浸渍法中采用不断搅拌、强制浸出液循环或分次加入溶剂均可提高浓度梯度，达到提高浸出效果的目的。

5. 压力

提高浸出压力有利于增加浸润过程的速率。同时，有压力下的渗透尚可能将药材组织内某些细胞壁破裂，也有利于浸出成分的扩散过程。当然，在药材组织内充满溶剂后，加大压力对扩散速率并没有什么影响，另外，对组织疏松、易浸润的药材浸出影响也不显著。

6. 浸出时间

一般时间越长，浸出量越大。但当浸出过程中扩散达到平衡后，浸出时间即不起作用。此外，长时间的浸出往往会增加大量杂质的溶出，苷类水解。以水为溶剂时还会发霉，影响浸出液质量。

7. 新技术的应用

新技术的应用有利于改善浸出效率。如超声波浸提颠茄叶中生物碱，使原来由渗漉法48h 缩短到 3h；利用胶体磨浸提曼陀罗以制备酊剂，可使浸出在几分钟内完全。其他强化浸出方法如流化提取、在磁场下浸取、脉冲浸取、超临界流体萃取等均有较好的效果。

二、 浸出方法

1. 浸渍法

浸渍法是简便而常用的一种浸出方法。用一定量的溶剂，在一定温度下，将药材浸泡一定时间，提取有效成分。本法操作如下：

取药材粗粉或碎块，置有盖容器中，加入定量的溶剂、密盖，间歇振摇，在常温暗处浸渍 3～5 日或规定时间，使有效成分充分浸出；也可在适当温度下浸渍以缩短时间。倾取上清液，滤过，压榨残渣，收集压榨液和滤液合并，静置 24h，滤过，即得。

浸渍法的特点是浸出溶剂用量多，方法简便。适用于黏性无组织的药材，如安息香、没药等；新鲜易膨胀的药材，如大蒜、鲜橙皮等，以及价格便宜药材的浸出。本法缺点是浸出效率低，不适用于贵重或有效成分含量低的药材的浸出。

另外，药渣对浸出液的吸附引起的成分损失也是本法的一个缺点，但压榨药渣又容易使药材组织细胞破裂，大量不溶性成分进入浸出液中，给后续工序带来不便，因此，在实际生产中常采用多次浸渍法，也称重浸渍法，即将定量的浸出溶剂分次加入，既有利于提高浸出时浓度梯度，也可减少药渣对浸出液的吸附，而且不压榨，可避免大量杂质混入浸出液使浸出液不易澄清。

现代浸渍容器多选用不锈钢缸、搪瓷缸等，在浸渍器上装搅拌器以加速浸出；为防止药渣堵塞，浸渍器下端出口的假底（多孔的滤板）上放滤布。

2. 煎煮法

煎煮法是古老的浸出方法，至今仍是制备浸出制剂有效的方法之一。浸出溶剂多为水，也有用乙醇。其一般操作过程如下：

取药材，切碎或粉碎成粗粉，置适宜容器中，加水浸没药材，浸泡适宜时间后加热至沸，保持微沸一定时间，分离浸出液，药渣依法浸出1～2次至煎出液味淡薄为止，合并浸出液，分离异物或沉淀物即得。以乙醇为溶剂时，应采用回流法，以免挥发损失，同时也有利于安全生产。

煎煮法适用于有效成分溶于水，且对热稳定的药材。本法的特点是方法简便易行，能煎出大部分有效成分，但是，煎出液中杂质较多，易霉变，某些不耐热或易挥发成分易被破坏，挥发损失。

传统的煎煮器有砂锅、陶瓷罐等。目前生产中通常采用敞口倾斜式夹层锅，较新式的设备是多功能提取罐，如图5-1所示。

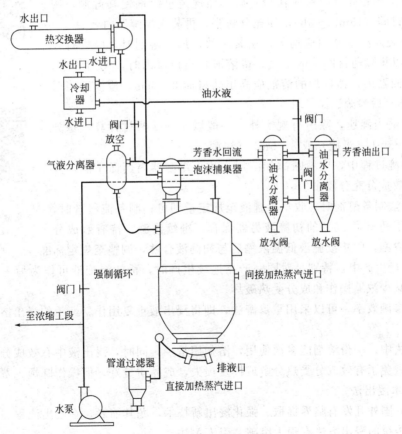

图 5-1　多功能提取罐示意图

多功能提取罐是一种可调节温度、压力的密闭间歇式提取器，可以进行常温常压提取，也可以在高温高压或低温减压条件下提取，如常压、微压水煎，温浸，加热回流，强制循环渗漉，挥发油提取及有机溶剂回收等多种操作。

多功能提取罐是由主体罐、热交换器、冷凝器、油水分离器、过滤器、除沫器六个部件组成。提取时一般可用蒸汽直接加热，也可间接（夹层）加热。在进行水提或醇提时，通向油水分离器的阀门是关闭的。当进行提取挥发油时，才打开油水分离器阀门。

3. 渗滤法

渗滤法是在药粉上不断添加浸出溶剂使其渗过药粉，从下端出口流出浸出液的一种浸出方法。渗滤时，溶剂渗入药材细胞中溶解其可溶性成分扩散至渗滤液中，使渗滤液浓度增高，密度增大而向下移动，上层溶剂或稀浸出液置换其位置，产生浓度差，利于扩散进行。故浸出效果优于浸渍法，提取比较完全，且省去了浸出液与药渣分离的操作。特别适用于剧毒药材、有效成分含量低的药材及贵重药材的浸出。但对新鲜易膨胀的药材，无组织结构的药材不宜应用渗滤法。

二维码20 多功能提取罐（图片）

渗滤器有圆柱形或圆锥形。以水为溶剂，药材吸水膨胀性大，宜用圆锥形渗滤器，而膨胀性不大的药材可用圆柱形。

渗滤法的操作要点如下：

① 根据药材性质，选用适宜形状的渗滤器。

② 药材适当粉碎（中粉或粗粉）后，加规定量溶剂使其湿润，密闭放置一定时间（15min～6h），使充分膨胀，再装入渗滤器内。

二维码21 渗滤装置（图片）

③ 药材装入渗滤器内应均匀，松紧一致，加入溶剂时，应先打开出口活塞，以排除药材间隙的空气，待溶液自出口流出时，关闭活塞，将流出液倒回器内，器内加的溶剂应高出药材面2～3cm，浸渍适当时间（24～48h）后渗滤。

④ 控制适当滤速，除另有规定外，一般以1000g药材计算，每分钟流出量1～3mL（慢滤）或3～5mL（快滤）。

⑤ 在渗滤过程中，应不断添加溶剂，防止渗滤器内药面干涸，并使药材中有效成分充分浸出。

二维码22 渗滤罐（图片）

⑥ 渗滤法制备酊剂时，收集渗滤液至规定量即可；制备流浸膏时，先收集相当于药材量85％的初滤液另器保存，继续渗滤，待有效成分浸尽后停止渗滤，收集续滤液低温浓缩后与初滤液合并，调整至规定标准。

⑦ 在大量生产中，特别是对同一产品连续生产时，稀的渗滤液可作为另一批药材的浸出溶剂，以减少浓缩操作和成分受热破坏。

为提高渗滤效率，可以采用重渗滤法，即将浸出液重复用作新药粉的浸出溶剂，具体方法见图5-2。

重渗滤法中，一份溶剂能多次使用，溶剂用量少，同时，浸出液中有效成分浓度高，可不必浓缩，避免了有效成分受热分解或挥发损失，成品质量好，但操作麻烦、费时。

4. 新技术浸出法

近年来，国外开发有临界提取、强化浸出新技术，尤其前者，在浸出流程、装置、载体等方面都对传统的浸出方法有很大突破，引人关注。

（1）超临界提取法 可用于超临界提取的流体种类很多，最常用的是CO_2，在一定温度下，高压的超临界CO_2气体密度大致和液体相等，溶解能力显著增加，能将各种天然物质的某些组分溶解浸出，溶解可溶性成分后，通过膨胀阀导入分离器，减压后超临界CO_2气体溶解能力又极大地降低，使超临界CO_2气体与提取物分离，利用超临界CO_2气体这种特性，开辟了浸出新工艺。

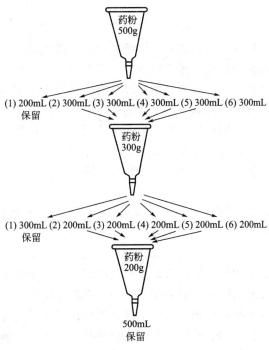

图 5-2　重渗漉法示意图

本法设备和动力费用高，适用于低含量、高价值成分的提取。

（2）强化浸出法　强化浸出法系指附加外力以加速浸出过程的方法。主要有强化渗漉浸出、流化强化浸出、电磁场强化浸出、电磁振动强化浸出、超声波浸出法等。这些方法可缩短浸出时间，提高浸出效率。但都要附加设备和增加动力消耗，实际应用价值有待全面评价。

第三节　常用浸出制剂

一、汤剂、合剂与口服液

1. 概述

汤剂是指中药材加水煎煮，去渣取汁得到的液体剂型，亦称为"煎剂"。汤剂的主要优点是适应中医辨证论治的需要；其处方组成及用量可以根据病情变化适当加减，灵活运用；汤剂多为复方，药物之间相互促进、相互抑制，达到增强药效、缓和药性、有利于发挥药物成分的综合疗效；汤剂易于吸收、发挥药效迅速；制备简单易行。但汤剂需临用另煎，不利于抢救危重病人；以水为溶剂使成分的煎出有限制，有效物质利用率低；服用量大，味苦；易霉变。

合剂系指药材用水或其他溶剂，采用适宜的方法提取制成的口服液体制剂。它是在汤剂基础上改进发展的，是汤剂的浓缩品，因此，浓度较高，服用量小，便于大量制备及贮存，省去临时煎服的麻烦，服用方便。

合剂的单剂量灌装者称"口服液"。它是在汤剂、合剂的基础上发展起来的一种新型液体制剂，口服液用量小，吸收快；质量稳定，携带、贮存、服用方便安全；适合于大规模生产。

2. 制备方法

汤剂按煎煮法制备。包括药材的加工、煎器的选择、浸泡时间、煎煮次数和时间、入药次序等几个方面。为提高汤剂的煎出量，减少挥发性物质损失和有效成分的破坏，应视各种药物不同性质，入药时分别对待。如对质地坚硬、有效成分不易煎出的矿石类、贝壳类、角甲类药材以及天竺黄、藏青果、火麻仁等有毒的药物（乌头、附子）应先煎；含挥发油的药材如薄荷、砂仁等以及不易久煎的如杏仁、大黄等应后下；药粉类药材如松花粉、蒲黄，含淀粉较多的浮小麦、车前子，细小种子类如紫苏子、菟丝子等以及附有绒毛药材如旋复花均应采取包煎；对于胶类或糖类，宜加适量水溶化后，冲入汤液中服用，即烊化。

合剂与汤剂制法相似，一般将药材加溶剂煎煮 2 次，每次 1～2h，过滤合并煎液，加热浓缩至每剂 20～50mL，必要时加矫味剂与防腐剂，分装于灭菌的容器内，加盖、贴签即得。

口服液的制备一般经过以下步骤：①原料药材预处理，如净制、切制、炮制或粉碎、烘干灭菌，以保证药效。②提取与精制，常采用水提醇沉法或醇提水沉法，也可采用石硫法或萃取法等。③浓缩与回收溶剂，在提取浓缩时，一般不制成浸膏或流浸膏，也不必提出单体再进行配制。常常是浓缩至所需体积，或低于规定体积再加入其他有效成分（或蒸馏所得挥发油及挥发性成分）。④配液，精制浓缩液加溶剂稀释，调整 pH 值，若有效成分已知者，用溶剂调整至规定浓度；未知者用药材比重法调整至规定要求，必要时加入防腐剂、矫味剂、抗氧剂等附加剂。⑤过滤，大量生产采用加压滤过或加压滤过与减压滤过相结合的方式。⑥灌装，口服液多以 10mL 单剂量分装。灌装瓶多为棕色管制口服液瓶，主要为避免光线对药物稳定性的影响。玻璃瓶先用常水清洗，再用纯化水清洗，干燥灭菌后备用。口服液灌装应在 C 级环境下操作，注意控制装量准确性与瓶外壁的清洁度，并迅速封口。⑦灭菌与检漏，口服液多采用流通蒸汽灭菌法灭菌，负压检漏。⑧检查、贴签、包装，经过灭菌后的口服液成品，应进行装量、澄明度检查，检查方法与注射剂基本相同，只是澄明度要求略宽些，不得有明显的杂质。玻璃瓶应贴标签，注明产品名称、内装支数、规格、批号、有效期、适用范围、用法与用量等内容。

3. 举例

【例1】 麻黄汤

处方：

麻黄	3～9g
桂枝	3～9g
炙甘草	3g
杏仁	9g

制法：将麻黄先煎约 15min，再加入甘草、杏仁合煎，桂枝最后于煎毕前 15min 加入，第二煎 25min，滤取煎液，将两次煎液合并即得。

功能与主治：本品用于辛温发表，治风寒感冒、恶寒发热、无汗、咳嗽、气喘等症。

用法与用量：口服，分两次温服。

【例2】 小青龙合剂

处方：

麻黄	125g
桂枝	125g

白芍	125g
干姜	125g
细辛	62g
甘草（蜜炙）	125g
法半夏	188g
五味子	125g

制法：以上八味，细辛、桂枝提取挥发油，蒸馏后的水溶液另器收集，药渣与白芍、麻黄、五味子、甘草加水煎煮至味尽，合并煎液，滤过，滤液和蒸馏后的水溶液合并，浓缩至约1000mL。法半夏、干姜按渗漉法用70％乙醇作溶剂，浸渍24h进行渗漉，渗漉液浓缩，与上述药液合并、静置，滤过，滤液浓缩至1000mL，加入苯甲酸钠3g与细辛、桂枝挥发油搅匀，即得。

功能与主治：解表化饮，止咳平喘。用于风寒水饮、恶寒发热、无汗、喘咳痰稀。

用法与用量：口服，一次10～20mL，一日3次，用时摇匀。

【例3】 藿香正气口服液

处方：

苍术	160g
陈皮	160g
厚朴（姜制）	160g
白芷	240g
茯苓	240g
大腹皮	240g
生半夏	160g
甘草浸膏	20g
广藿香油	1.6mL
紫苏叶油	0.8mL

制法：以上十味药，厚朴加60％乙醇加热回流1h，取乙醇液备用；苍术、陈皮（姜制）、白芷加水蒸馏，收集蒸馏液，蒸馏后的水溶液滤过，备用；大腹皮加水煎煮两次，滤过。合并上述各滤液，浓缩至适量，加入甘草浸膏，混匀，加乙醇使沉淀，滤过，滤液与厚朴乙醇提取液合并，回收乙醇，加入广藿香油、紫苏叶油及上述蒸馏液，混匀，加水使全量成2050mL，用氢氧化钠溶液调节pH值至5.8～6.2，静置，滤过，灌装，灭菌，即得。

功能与主治：本品用于外感风寒，内伤湿滞，头痛昏重，脘腹胀痛，呕吐泄泻；胃肠型感冒。

用法与用量：口服一次5～10mL，一日2次，用时摇匀。

二、 酒剂与酊剂

1. 概述

酒剂又名药酒，系指药材用蒸馏酒提取制成的澄清液体制剂。药酒多供内服，少数作外用，也有兼供内服和外用者。酒有行血活络的功效，易于吸收和发散，因此，酒剂通常用于风寒湿痹，具有祛风活血、止痛散瘀的功能。但小儿、孕妇、心脏病及高血压病人不宜用。酒剂有时为了矫味或着色，可酌情加入适量糖或蜂蜜。

酊剂系指将原料药物用规定浓度的乙醇提取或溶解而制成的澄清液体制剂，也可用流浸膏稀释制成。供口服或外用。

酊剂的浓度一般随药材性质而异。除另有规定外，含毒剧药的酊剂，每100mL应相当于原药材10g，其他药物酊剂每100mL相当于原药材20g，但也有依习惯或医疗需要按成方配制者，如碘酊等。多数酊剂供内服，少数供外用。

2. 制法

酒剂常用浸渍法制备，按浸渍条件不同有冷浸和温浸两种。冷浸法用于定量溶剂的浸出。浸渍时间长。温浸法则将药材装于布袋中，悬于酒上部，密闭，置于水浴上低温浸取一定时间，或者用回流法浸取。酒剂也可用渗漉法制备。至于白酒浓度、用量、浸润温度和时间，均按各酒剂项下规定为准。

酊剂制备方法可按原料不同用溶解法、稀释法、浸渍法或渗漉法。溶解法系指将药物直接溶解于乙醇中即得，适用于化学药物或提纯品酊剂，如复方樟脑酊。稀释法系指原料加规定浓度的乙醇稀释至需要量，适用于以流浸膏或浸膏为原料的酊剂制备。浸渍法与渗漉法适用于用药材为原料的酊剂制备。对于无组织的药材，或含淀粉、胶质较多的药材，或不含毒剧成分的药材，可用浸渍法；对于毒剧药材或贵重药材宜用渗漉法。

3. 举例

【例1】 复方土槿皮酊

处方：

土槿皮酊	50mL
水杨酸	3g
苯甲酸	6g
乙醇	加至100mL

制法：将水杨酸、苯甲酸溶解在土槿皮酊中，加适量乙醇使成100mL，搅拌均匀，过滤即得。

功能与主治：具软化角质，抗表皮霉菌作用。用于汗疱型、糜烂型手足癣等。

用法与用量：本品外用，涂于患处，一日1～2次。

禁忌：湿疹起泡或糜烂的急性炎症。

【例2】 颠茄酊

处方：

颠茄草（粗粉）	1000g
乙醇85％	适量

制法：取颠茄草（粗粉）1000g，按渗漉法制备，用85％乙醇作溶剂浸渍48h，以1～3mL/min速率渗漉，收集渗漉液3000mL，另器保存。继续渗漉，待生物碱完全渗漉出，漉液作下一次渗漉用的溶剂，将初漉液在60℃减压蒸馏，回收乙醇 ，放冷至室温，分离叶绿素等杂质，过滤，滤液在60～70℃蒸发至稠膏状备用。稠膏经测定生物碱含量后，按稀释法制备酊剂。

颠茄酊含生物碱以莨菪碱计算应为0.028％～0.032％（g/mL）。含醇量为60％～70％。

功能与主治：本品为抗胆碱药。解除平滑肌痉挛，抑制腺体分泌。用于十二指肠溃疡及胃、胆道、胆、肾绞痛等。

用法与用量：常用量，口服一次 0.3～1.0mL；极量，口服一次 1.5mL，一日 4.5mL。青光眼患者忌用。

三、流浸膏剂与浸膏剂

1. 概述

流浸膏剂系指药材用适宜的溶剂提取，蒸去部分溶剂，调整浓度至规定标准而制成的液体制剂。

浸膏剂系指药材用适宜的溶剂提取，蒸去全部溶剂，调整至规定标准的膏状或粉状的制剂。

除另有规定外，流浸膏剂每 1mL 相当于原药材 1g；流浸膏剂很少作为制剂服用，一般常用于配制合剂、酊剂、糖浆剂、丸剂等。可也作其他制剂的原料。

浸膏剂每 1g 相当于原药材 2～5g。含有生物碱或其他有效成分的浸膏剂，需经过含量测定后用稀释剂调整至规定的规格标准。按干燥程度，浸膏剂可分为稠浸膏和干浸膏。稠浸膏含水量约为 15％～20％，干浸膏含量约为 5％。浸膏剂不含或含少量溶剂，有效成分含量高，体积小，疗效确切，有效成分较稳定；缺点是易吸湿或失水硬化。

浸膏剂除少数直接用于临床外，多用于制备酊剂、流浸膏剂、丸剂、片剂、软膏剂、栓剂等。

2. 制法

流浸膏剂用渗漉法制备，也可用浸膏剂稀释而成。采用渗漉法制备流浸膏时，按渗漉法操作，收集渗漉液时应先收集药材量 85％的初漉液，另器保存，继续渗漉，收集约药材量 3～4 倍的续漉液。续漉液回收乙醇，低温浓缩至稠膏状，与初漉液合并，搅匀，调整至规定的标准，静置 24h 以上，滤过，即得。常用不同浓度的乙醇为溶剂，少数以水为溶剂。若以水为溶剂，成品应酌加 20％～25％的乙醇作防腐剂。乙醇能除去部分杂质并有防腐作用。若原料含有油脂应先脱脂，再进行浸提。流浸膏剂久置后易产生沉淀，可滤过除去，测定有效成分含量，调整至规定标准，仍可使用。流浸膏剂应置避光容器内密封，置阴凉处保存。

浸膏剂可用煎煮法、回流法或渗漉法制备。全部提取液应低温浓缩至稠膏状，加稀释剂或继续浓缩至规定的量。浸膏剂应置密闭容器内于阴凉处保存。

浸膏剂中加入稀释剂如淀粉、乳糖、蔗糖、磷酸钙、药渣等。由于浸膏剂的吸湿性，使用稀释剂时应注意水分。干浸膏剂往往因稀释剂选用不当造成回潮、结块，而使浸膏不易粉碎和混合。

3. 举例

【例1】 桔梗流浸膏

处方：

桔梗（5 号粉）	1000g
55％乙醇	适量

制法：按渗漉法制备。先收集 850mL 初漉液，继续渗漉至完全，收集续漉液，在 60℃以下浓缩至稠膏状，加入初漉液，混合，再加入适量乙醇（70％）稀释至每 1mL 流浸膏相当于 1g 桔梗，静置 12h，过滤即得。

功能与主治：本品为祛痰镇咳剂，常用于咳嗽糖浆等制剂原料。

用法与用量：口服，常用量一次 1～2mL，一日 3～6mL。

【例2】 甘草浸膏

处方：

甘草	1000g
纯化水	适量

制法：取甘草，用60℃以下的温水泡至易切为度，切成厚度为0.5cm以下的薄片，加8倍量的水，逆流循环煮沸提取8次后，将浸液自然沉降3h，取上清液浓缩至稠膏状，测定并调节使符合标准，即得。

本品含甘草酸不少于21.0%，干燥失重不超过13.5%，水中不溶物含量不得超过5%，灰分不得超过12%。

功能与主治：缓和药，常与化痰止咳药配伍应用，能减轻对咽喉部黏膜的刺激，并有缓解胃肠平滑肌痉挛与去氧皮质酮样的作用。用于支气管炎、咽喉炎、支气管哮喘、慢性肾上腺皮质功能减退症。

用法与用量：口服，一次1g，一日3次。

四、煎膏剂

1. 概述

煎膏剂系指药材用水煎煮，取煎煮液浓缩，加炼蜜或糖（或转化糖）制成的半流体制剂。煎膏剂的效用以滋补为主，兼有缓和的治疗作用，习称"膏滋"。

由于药材煎煮时间长，有效成分浸出量多，其利用率一般比汤剂高；且因含大量蜂蜜、蔗糖，因而味美可口，便于患者应用。

2. 制法

煎膏剂的制法一般按煎煮法进行。即将药材加工成片或段，加水煎煮，浓缩成清膏后，另取与清膏等重量或倍量（一般不超过3倍量）的炼糖或炼蜜，加入清膏中，搅匀，微炼，除沫，装于无菌大口瓶中，密封即得。

3. 举例

【例】 益母草膏

处方：

益母草2500g

红糖150g

制法：取益母草，切碎，加水煎煮两次，每次2h，合并煎液，滤过，滤液浓缩至相对密度为1.21～1.25g/mL（80～85℃）的清膏。每100g清膏加红糖200g，加热熔化，混匀，即得。

功能与主治：活血调经。用于经闭、痛经及产后瘀血腹痛。孕妇忌用。

用法与用量：口服，一次10g，一日1～2次。

第四节　浸出制剂的质量控制

浸出制剂的质量如何，不仅关系到浸出制剂本身的质量，同时，还影响到以浸出制剂为原料制备的片剂、胶囊剂等剂型的质量。但由于中药含有的成分复杂，故控制浸出制剂的质量也是一个复杂问题，主要从以下几个方面进行控制。

一、 控制药材质量

药材的来源、品种与规格是浸出制剂质量的基础，中国地域辽阔，药材品种繁多，药典中记载的药材加上各地民间药、地方习惯用药，供药用的品种达 5000 多种。由于地区和习惯的不同，存在药材品种混乱的问题，而品种又直接影响到有效成分的含量。加之产地、土壤与生态环境、采集季节的不同亦造成有效成分含量不同。如大黄虽有很多品种，但只有掌叶大黄、唐古特大黄及药用大黄三种为药典所规定的品种。因此，制备浸出制剂必须控制药材质量，按药典及地方标准收载的品种及规格要求选用药材。对药材的来源、产地、采收、炮制、所含成分及药材的外形、质地、色、味等特征要加以鉴别。鉴别时，常把传统的经验鉴别与显微、理化鉴别相结合。

二、 控制制备工艺

在药材品种确定后，制备方法对成品的质量起着至关重要的作用，如解表药方剂采用传统的煎煮法提取有效成分时，则易造成有效成分挥发损失，若先用蒸馏法提取挥发性成分，再采用煎煮法则能提高疗效；又如人参用相同原料，分别用浸渍、渗漉、煎煮、回流等方法制得的制剂，其色泽、有效成分和总皂苷含量均有差别。总之，制备方法和工艺上的改革必然给制剂带来影响。因此，浸出制剂的制备方法须规范化。必须严格控制提取工艺条件的一致性，如溶剂的种类和用量、提取的时间、蒸发浓缩的温度、精制方法与条件等。

三、 控制浸出制剂的质量指标

（一）理化标准

1. 含量测定

（1）药材比重法　指浸出制剂若干容量或重量相当于药材多少重量的测定方法。在药材成分还不明确，且无其他适宜方法测定时，可以作为参考指标。酊剂、流浸膏剂、酒剂等现仍用此法控制质量。

（2）化学测定法　本法用于有效成分明确且能通过化学方法加以定量测定的药材。如含生物碱的颠茄、阿片等浸出制剂都用此法。

（3）生物测定法　本法是利用药材成分对动物机体或离体组织所产生的生理反应，来确定其含量的方法。此法适用于尚无适当化学测定法的毒剧药材的制剂。如洋地黄生物检定法系比较洋地黄标准品与供试品对鸽的最小致死量，以测定供试品的效价。生物测定法复杂且结果差异大，常需多次试验才能得到结果。

2. 含醇量测定

用乙醇为溶剂制备的浸出制剂，乙醇含量的高低影响有效成分的溶解度，而溶剂中的甲醇含量会影响制剂的安全性，因此，药典对这类浸出制剂规定了含醇量的检查。除另有规定外，含乙醇的浸出制剂照《中国药典》（2015 年版）通则 0711 乙醇量测定法测定，应符合规定。甲醇量检查法按《中国药典》（2015 年版）通则 0871 检查，应符合各品种项下的规定。

3. 鉴别

有些浸出制剂无含量测定方法，可用无干扰、专属性强、灵敏、快速、简捷的特殊反应进行鉴别，以控制浸出制剂的质量。目前多采用 TLC 法鉴别。

（二）微生物限度检查

按照非无菌产品微生物限度检查：微生物计数法按《中国药典》（2015 年版）通则 1105、控制菌检查法按《中国药典》（2015 年版）通则 1106、非无菌药品微生物限度标准按《中国药典》（2015 年版）通则 1107 检查，应符合规定。

第六章　注射剂与滴眼剂

第一节　过滤

在制剂生产中，常需将液体与存在于其中的不溶性颗粒分离，以获得澄清或澄明的液体，如溶液型的口服制剂或外用制剂、注射剂及滴眼剂等；但也有些情况是为了获得液体中的固体，如原料的结晶等。固液分离操作通常有澄清法、沉降法、离心分离法、滤过法等，其中以滤过法最为常用。

过滤是利用液体重力作用或过滤介质两侧的压力差，使待过滤的液体通过多孔介质（过滤介质），使其中固体颗粒被截留在过滤介质上而达到固液分离的一种操作。待过滤的液体称为滤浆，通过过滤介质的液体称为滤液，被截留在过滤介质上的固体称为滤饼或滤渣。

一、过滤原理

过滤操作基于过筛作用和深层过滤两种机理。过筛作用是指滤浆中大于滤器孔隙的微粒全部被截留在过滤介质表面的作用；深层过滤是将颗粒截留在滤器（如砂滤棒）的深层，所截留的颗粒往往小于介质孔隙的平均大小。深层过滤除具有过筛作用外，在过滤介质固体表面存在范德华力，还有静电吸引的吸附作用。另外，由于这些滤器具有不规则的多孔结构，孔隙错综迂回，数量多；再则，在操作过程中，滤渣可在过滤介质的孔隙上形成"架桥现象"而集成具有间隙的致密滤层，滤液通过流下，而大于间隙的微粒被截留，达到过滤作用，见图 6-1。

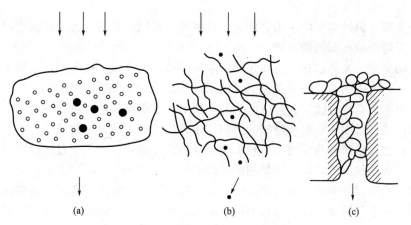

图 6-1　筛过滤、深层过滤和架桥现象示意图
（a）筛过滤；（b）深层过滤；（c）架桥现象

二、 过滤速率及其影响因素

过滤效果主要取决于过滤速率，把待过滤、含有固体颗粒的悬浮液，倒进滤器的滤材上进行过滤，不久在滤材上形成固体厚层即滤渣层。液体过滤速率的阻力随着滤渣层的加厚而缓慢增加。影响过滤速率的主要因素有：滤器面积、滤渣层和滤材的阻力、滤液的黏度、滤器两侧的压力差等。

此外，过滤的速率与滤渣的性质、结构、厚度有关，通常滤渣可分为不可压缩和可压缩两种，前者为不变形的颗粒所组成，后者为无定形的颗粒所组成。当不压缩的滤渣沉积于滤材上时，各个颗粒相互间排列的位置及粒子间孔道的直径大小等均不因压力的增加而改变。反之，对于可压缩性滤渣，粒子间的孔道随着压力增加而变小，因而对滤液流动的阻碍作用增加。

在实际生产中，改变滤饼两侧的压力差，即采用加压或减压的过滤方法；升高滤浆温度，以降低其黏度；采用预滤的方法，以减少滤饼的厚度；加助滤剂，以改变滤饼的性能，增加孔隙率，减少滤饼的阻力均可提高过滤效率。

三、 过滤介质及助滤剂

（一）过滤介质

1. 过滤介质的质量要求

过滤介质又称滤材，是用于支撑滤饼、阻留颗粒的一些材料的总称。理论上对滤材的要求：①应是一种惰性物质，即不易与滤液发生化学反应和产生物理变化；②最大限度的滤过液体和阻留颗粒；③有一定的机械强度，能耐受过滤时的压力；④不吸附或很少吸附溶质。不同滤材，其性质不同，用途及效率也不同，应根据过滤的目的和滤浆的性质，加以正确地选用。

2. 常用过滤介质

（1）滤纸　可分为普通滤纸和分析滤纸，其致密性和孔径大小相差较大。普通滤纸孔径为 $1\sim7\mu m$，常用于小量液体药剂的过滤。经环氧树脂和石棉处理的 α-纤维素滤纸，提高了滤纸的强度和过滤性能。

（2）脱脂棉　供过滤用的脱脂棉应为长纤维的，否则纤维易脱落到滤液中，影响滤液的澄清，适合于口服液体药剂的过滤。

（3）织物介质　又称滤布，主要包括：①棉织品，如纱布、帆布等，常用于精滤前的预滤。②丝织品，常用绢布，因其质地比棉布细，既可用于一般液体滤过，也可用于包裹滤棒，用于注射剂的脱炭过滤。③合成纤维类，如尼龙、聚酯等，特点是耐酸、耐碱性强，不易被微生物污染，常用作框板压滤机的滤布。④其他有麻织品、毛制品等。

（4）烧结金属过滤介质　将金属粉末烧结成多孔过滤介质，用于过滤较细的微粒。如用钛粉烧结成的各种钛滤器，用于注射剂的过滤。

（5）多孔塑料过滤介质　系用聚乙烯、聚丙烯或聚乙烯醇缩甲醛等用烧结法制备的管状滤材。可用于注射剂过滤。此类滤材的优点是化学性质稳定，耐酸、耐碱、耐腐蚀，缺点是不耐热。

（6）垂熔玻璃过滤介质　系中性硬质玻璃细粉烧结在一起制成的孔隙错综交叉的多孔性滤板，再固定在玻璃器皿上制成的漏斗状、球状或棒状滤器，广泛用于药液，特别是注射液的过滤。

（7）多孔性陶瓷过滤介质　系用硅藻土或白陶土等烧结成的筒式滤材。根据孔径大小有慢速、中速和快速三种规格。

（8）微孔滤膜　系一种高分子薄膜过滤材料，其厚度为 $0.12\sim0.15mm$，在薄膜上分布许多穿透性小孔，孔径从 $0.25\sim14\mu m$，分成多种规格。按薄膜材料不同分为醋酸纤维素酯膜、硝酸纤维素酯膜及二者的混合纤维素膜、聚氯乙烯膜、聚酰胺膜、聚四氟乙烯膜等。纤维素酯膜是目前最常用的一类滤膜，孔径规格多，生产成本低，亲水性强，耐热压消毒。醋酸纤维素耐 $180℃$ 干热，还适用于甲醇、乙醇等低级醇过滤。硝酸纤维素可用于烃类、高级醇的过滤。混合纤维素集两者长处，可用于稀酸、稀碱、烃、醇等液体过滤，可耐高温（干热 $125℃$），并可过滤 $-200℃$ 的低温液体。聚氯乙烯类适用于强酸、强碱液，但不耐热（使用温度不超过 $40℃$）；聚酰胺类耐碱不耐酸；聚四氟乙烯类为强疏水性膜，耐高温，化学性质极稳定，可耐酸碱和各种有机溶剂，用于过滤各种有机溶剂、强酸、强碱等腐蚀性液体。

（9）超滤膜　系高分子材料制成的具有不对称结构的微孔膜，分为指状孔结构和海绵状孔结构的不对称膜。超滤膜的孔径为 $1\sim20nm$，厚度约为 $0.1\mu m$，为了提高膜的强度，常在膜上附聚乙烯网衬。超滤膜根据制备材料，可分为醋酸纤维素酯膜、聚砜膜、聚酰胺膜等。

超滤的工作原理与反渗透相近，是一种选择性的分子分离过程。依靠压力为推动力，使溶剂或小分子溶质通过超滤膜，滤膜起着分子筛的作用，允许低于某种分子量大小的物质通过。但超滤与反渗透有差别：一是被分离的溶质分子量较大，故膜孔较大；二是压力较小，为 $0.2\sim1MPa$。

超滤膜的主要性能指标为截留分子量和透水率。几种商业用超滤膜性能见表 6-1。

表 6-1　一些商业用超滤膜性能

厂家	商品名	标准截留分子量	实测截留分子量	实测透水率/[$\times10^2$mL/(cm·min)]			A/B	A/C
				A	B	C		
Abcor	HFM-100	10000	70000	51	5.4	1 3	9.4	3.9
Amicon	PM10	10000	16000	58	6.0	23	9.7	2.5
DDS	GR8P	10000	12000	8.7	2.0	2.2	4.4	4.0
Dorr Oliver	S-20	20000	70000	154	7.8	49	1 9.7	3.1
Gelman	EXP	10000	20000	10	3.5	7.7	2.9	1.3
Millipore	PTGC	10000	16000	17	3.1	3.8	5.5	4.5
Osmonics	SEPA-20K	20000	(20000)	49	7.6	26	6.4	1.9
Nucle-Pure	F50	50000	76000	20	3.1	9.9	6.5	2.0

超滤膜广泛应用于生物工程后的处理过程中，如微生物的分离与收集，酶、蛋白质、抗体、多糖和一些基因工程产品的分离和浓缩等。在药剂上应用于浸出液的浓缩（不能用加热法时），从注射用水中除去热原等。

（二）助滤剂

当滤浆中含有极细的颗粒时，在滤过介质上形成了致密的细孔道的滤饼，或堵塞过滤介质的孔道，使滤过无法进行。另外当滤浆中含有黏性或胶凝性或高度可压缩性颗粒时，形成的滤饼对滤液的阻力很大。这时可将某种质地坚硬的能形成疏松滤渣的另一种固体颗粒加入滤浆中，或用滤浆将其制成糊状物铺在过滤介质上，以形成较疏松的滤饼，使滤液得以畅流，这种固体颗粒称为助滤剂。

助滤剂的作用是减少过滤阻力，提高过滤速率和滤液澄明度。助滤剂应是化学稳定的、不溶性的、坚硬的、形状不规则的细颗粒，可形成结构疏松而且几乎不可压缩的滤饼。

1. 常用助滤剂

（1）硅藻土 系由硅藻化石加工制成的一种形状不规则的多孔颗粒，主要成分为 SiO_2，有较高的惰性和不溶性，能形成坚硬的不可压缩的滤饼，是最常用的助滤剂。

（2）滑石粉 吸附性小，对胶质分散作用好，能吸附水溶液中过量挥发油和一些色素，适用于含黏液、树胶较多的液体过滤。另外，用挥发油制备芳香水剂时，常用滑石粉作助滤剂。需注意的是，滑石粉很细，不易滤清。

（3）活性炭 常用于注射剂的滤过，具有很强的吸附性，能吸附热原、微生物并具有脱色作用。但本品能吸附药物，特别是生物碱类，应用时要注意用量。

（4）纸浆 有助滤和脱水作用，在中药注射剂生产中使用较广，特别适用于处理某些难以滤清的药液。

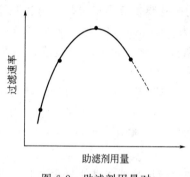

图 6-2 助滤剂用量对过滤速率的影响

2. 助滤剂的使用方法

① 将助滤剂加至滤浆中，搅拌均匀后过滤，使助滤剂在过滤介质上形成多孔、疏松的滤饼，反复过滤以得到澄明溶液。这种方法适合滤浆中固体含量少，特别是含有黏性或胶凝性物质，助滤剂用量为 0.1%～0.5%。

② 将助滤剂用适量的滤浆制成糊状物，加至过滤介质上，抽滤使成 1～5mm 厚的助滤剂沉积层，然后过滤药液。这种过滤方法可防止过滤介质孔道被细颗粒或黏着物堵塞，过滤初期就可得到澄明溶液。也可将①②方法联用。

助滤剂用量对过滤速率的影响见图 6-2。随着助滤剂用量增加，过滤速率增加，但超过最适用量，常导致滤速减慢，而且澄明度也未改善。因此，使用助滤剂时最好经过验证，以确定其合适用量。

四、 滤器和过滤装置

（一）滤器的种类与选择

制剂生产常用的滤器主要包括粗滤滤器，如砂滤棒、钛滤器、框板式压滤机等；精滤滤器，如垂熔玻璃滤器、微孔滤膜滤器和超滤器等。

1. 砂滤棒

国内生产的砂滤棒主要有两种。一种是硅藻土滤棒（苏州滤棒），系由硅藻土、石棉及有机黏合剂，在 1200℃高温烧制而成的棒状滤器。按滤速分为三种规格：粗号（孔径 8～12μm）滤速为 500mL/min 以上；中号（5～7μm）滤速为 300～500mL/min；细号（3～4μm）滤速为 300mL/min 以下。此种滤棒质地松散，用于黏度高、浓度大的药液过滤。注射剂生产中常用中号作预滤器。

另一种是多孔素瓷滤棒（唐山滤棒），系由白陶土等烧结而成的棒状滤器。此种滤器质地致密，滤速较苏州滤棒慢，特别适用于低黏度液体过滤，孔径在 1.5μm 以下者，可用于除菌过滤。

砂滤棒特点是过滤面积大，滤速快，耐压性强，价格便宜，适用于注射剂的预滤或脱炭过滤。缺点是易脱砂，对药液吸附性强，可能改变药液的 pH 值，滤器滞留药液量较多，清洗困难。近年来生产中常用钛滤器。钛滤器由工业纯钛粉高温烧结而成，具有耐酸碱、耐高温、化学稳定性好；机械强度大、精度高；分离效率高；无微粒脱落，不污染药液等特点。常用于注射剂配制中的脱炭过滤。

2. 垂熔玻璃滤器

垂熔玻璃滤器系硬质玻璃粉烧结而成，根据形状分为垂熔玻璃漏斗、滤球及滤棒三种，按孔径分为 1～6 号。生产厂家不同，代号也有差异。国内几个厂家生产的垂熔玻璃滤器的规格见表 6-2。

表 6-2　国产垂熔玻璃滤器规格

上海玻璃厂		长春玻璃总厂		天津滤器厂	
滤板号	滤板孔径/μm	滤板号	滤板孔径/μm	滤板号	滤棒孔径/μm
1	80～120	G1	20～30	1G1	80～120
2	40～80	G2	10～15	1G2	40～80
3	15～40	G3	4.5～9	1G3	15～40
4	5～15	G4	3～4	1G4	5～15
5	2～5	G5	1.5～2.5	1G5	2～5
6	<2	G6	<1.5	1G6	2

垂熔玻璃滤器主要用于注射剂的精滤或膜滤前的预滤。一般 3 号多用于常压过滤，4 号用于加压或减压过滤，6 号作除菌过滤。

该滤器特点是性质稳定，除强碱与氢氟酸外，一般不受药液影响，不改变药液的 pH 值；过滤时不掉渣，吸附性低；滤器可热压灭菌和用于加压过滤；但价格贵，质脆易破碎，滤后处理也较麻烦。垂熔玻璃滤器用后要用水抽洗，并用 1%～2%硝酸钠-硫酸溶液浸泡处理。

3. 微孔滤膜滤器

微孔滤膜滤器是以具有均匀微孔的高分子滤膜材料作过滤介质的过滤装置。

（1）微孔滤膜的特点

① 滤膜孔径均匀，截留能力强，能截留垂熔玻璃滤器、砂滤棒等不能截留的微粒，即使加大压力差，也不像深层滤器那样出现微粒的"泄漏"现象，有利于提高注射剂的澄明度。

② 滤膜上微孔的总面积占薄膜总面积的 80%，有效过滤面积大，滤速快，在过滤面积、截留颗粒大小相同的情况下，膜滤器的过滤速率比垂熔玻璃滤器或砂滤棒快 40 倍。

③ 膜滤器过滤没有过滤介质的迁移，不影响药液的 pH 值。

④ 滤膜吸附性小，不滞留药液。

⑤ 用后弃去，产品不易发生交叉污染。但滤膜的缺点是易堵塞，需结合预滤。

（2）微孔滤膜滤器的类型

① 针头过滤器　外壳由不锈钢或有机玻璃或塑料等制成，必须符合医疗器械管理规定，确保无毒无害。该类过滤器主要用于临床，净化静脉注射液、滴眼液。

② 板式过滤器　在注射剂生产中常用，可用于液体与空气过滤。平板由带圆孔的不锈钢制成，过滤器中滤膜可按孔径从大到小重叠放置，最多可放三层。滤板可并联或串联使用。

③ 圆筒过滤器　将平面滤膜折叠在聚丙烯塑料心上,增加滤过量。它适合于每次大于400L的生产批量,滤筒同样也可并联或串联用。

(3)微孔滤膜滤器的应用　在生产中,微孔滤膜滤器应用于注射剂的精滤,0.65~0.8μm者适用于注射液澄清过滤;0.3~0.45μm者适用于不耐热大分子药物、疫苗、血清的除菌过滤以及无菌室空气的过滤等;0.22μm者适用于注射剂一般药液生产的除菌过滤。微孔滤膜易被微粒阻塞,故在用微孔滤膜过滤前必须先用砂滤棒、垂熔玻璃滤器进行预滤。

(4)微孔滤膜过滤操作应注意问题

① 滤器的密封性　微孔滤膜必须在加压或减压下工作,故必须密封,否则将不能过滤或者污染药液。

② 滤膜的湿润　当用于过滤药液时,滤膜使用前应用纯水洗净并充分润湿,未完全润湿的滤膜将影响有效过滤面积;当用于空气过滤时,滤膜应当是干燥的。

③ 过滤系统的清洁消毒　使用后的滤器,应拆开仔细清洗,清洗后须经消毒备用。

④ 滤膜的完整性　生产前后均需测定膜的完整性。

4. 其他滤器

生产中常用的滤器还有板框式压滤机、超滤器等。

板框式压滤机是一种在加压下间歇操作的过滤设备。它是由多个中空的滤框和实心滤板交替排列在支架上组成的,见图6-3。滤框可积聚滤渣和承挂滤布;滤板上具有凹凸纹路,可支撑滤布和排出滤液。此种滤器过滤面积大,截留固体量多,可在各种压力下过滤(有时可达1.2MPa)。可用于黏性大、滤饼可压缩的各种物料的过滤,特别适用于含有少量微粒的滤浆。因滤材可根据需要选择,故适于工业生产过滤各种液体。在注射剂生产中,一般作中药注射剂的预滤。缺点是装配和清洗麻烦,装配不好时容易滴漏。

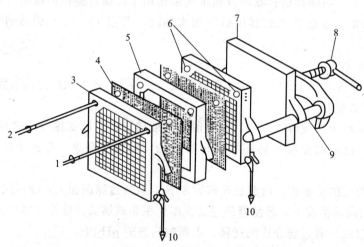

图6-3　板框式压滤机装置图

1—滤浆进口;2—洗水入口;3—滤板;4—滤布;5—滤框;
6—通道孔;7—终板;8—螺旋杆;9—支持棒;10—滤液

超滤器是以超滤膜为过滤介质的过滤器,超滤器对去除溶液中的微粒、胶体、细菌、热原和各种有机物有较好的效果,常用于蛋白质、酶等的分离和浓缩,在生物制剂生产中应用广泛。

(二)过滤装置

滤过装置由多种滤器组合而成,分为高位静压过滤、减压过滤和加压过滤等。

1. 高位静压过滤装置

此种装置是利用液位差进行过滤，适用于生产量不大、缺乏一定设备的情况。一般配液罐置于楼上，通过管道在楼下灌封。此法压力稳定，质量好，但滤速慢。

2. 减压过滤装置

减压过滤系采用真空泵等，将过滤系统抽成真空形成负压，而将滤液抽过过滤介质的方法。该装置见图6-4，适用于各种滤器，对设备要求简单，但压力不够稳定，操作不当易致滤层松动，影响滤液质量。另外，整个系统处于负压状态，一些微生物或杂质能从密封不严处吸入系统污染产品，故不适于除菌过滤。

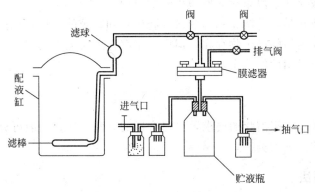

图 6-4　减压过滤装置

3. 加压过滤装置

加压过滤系利用离心泵对过滤系统加压而达到过滤目的的方法，广泛应用于药厂大量生产。其装置见图6-5，加压过滤的特点是压力稳定，滤速快，质量好，产量高。由于整个装置处于正压下，即使过滤停顿对滤层影响也较小，同时外界空气不易漏入过滤系统，适用于无菌过滤。但此法需要离心泵和压滤器等耐压设备；适用于配液、过滤及灌封工艺在同一平面的情况；另外，要注意该装置在用前应检查过滤系统的严密性。

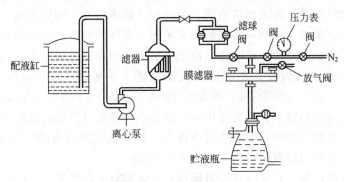

图 6-5　加压过滤装置

第二节　灭菌法与空气净化技术

一、 基本概念

灭菌法是灭菌制剂生产过程中最主要的单元操作之一，是指利用物理、化学或其他适宜方法杀灭或除去物料中一切活的微生物的方法。微生物包括细菌、真菌、病毒等，不同微生物对灭菌的抵抗力不同，灭菌效果也不同；细菌的芽孢具有较强的抗热能力，不易杀死，因此灭菌效果常以杀灭芽孢为标准。

由于灭菌的对象是药物制剂，许多药物不耐高温，因此药剂学中选择灭菌方法与微生物学上的要求不尽相同，不但要求达到灭菌完全，而且要保证药物的稳定性，在灭菌过程中药剂的理化性质和治疗作用不受影响。

灭菌：是用物理或化学方法杀灭或除去一切微生物（包括致病和非致病的微生物）繁殖体及其芽孢，以获得无菌状态的过程。

消毒：用物理或化学手段杀灭病原微生物的过程。

防腐：用低温或化学药品防止和抑制微生物生长和繁殖的过程，也称"抑菌"。

无菌：指没有任何活的微生物存在。但由于不存在绝对无菌的环境，故无菌状态仅指用现行的方法检查结果呈阴性的状态。

二、灭菌方法

根据药物的性质及临床治疗的要求，选择合适的灭菌方法。一般可分为物理灭菌法、化学灭菌法、无菌操作法三大类。

（一）物理灭菌法

物理灭菌法是利用高温或其他方法，如滤过除菌、紫外线等杀死微生物的方法。加热可使微生物的蛋白质凝固、变性，导致微生物死亡。

1. 干热灭菌法及设备

干热灭菌法是利用干热空气或火焰使微生物的原生质凝固，并使微生物的酶系统破坏而杀死微生物的方法。多用于容器及用具的灭菌。

（1）火焰灭菌法 即以火焰的高温使微生物及其芽孢在短时间内死亡。一般是将需灭菌的物品加热 10s 以上。如白金等金属制的刀子、镊子、玻棒等在火焰中反复灼烧即达灭菌目的。搪瓷桶、盆和乳钵等可放入少量乙醇，振动使之沾满内壁，燃烧灭菌。

（2）干热空气灭菌法 系利用热辐射和灭菌器内空气的对流来传递热量而使微生物的繁殖体因体内脱水而停止活动的一种方法。由于干热空气的穿透力弱且不均匀、比热容小、导热性差，故需长时间、高温度，才能达到灭菌目的。一般需 135～145℃/3～5h、160～170℃/2～4h、180～200℃/0.5～1h；热原经 250℃/30min 或 200℃/45min，可被破坏。

本法适用于耐高温的玻璃、金属等用具，以及不允许湿气穿透的油脂类和耐高温的粉末化学药品如油、蜡及滑石粉等，但不适用于橡胶、塑料及大部分药品。如注射剂容器安瓿、输液瓶、西林瓶及注射用油宜用干热空气灭菌法灭菌。

常用设备有电热箱等，有空气自然对流和空气强制对流两种类型，后者装有鼓风机使热空气在灭菌物品周围循环，可缩短灭菌物品全部达到所需温度的时间，并减少烘箱内各部温度差。

2. 湿热灭菌法及设备

湿热灭菌法系利用饱和水蒸气或沸水来杀灭微生物的一种方法，是注射剂生产应用最广泛的灭菌方法。包括热压灭菌法、流通蒸汽灭菌法、煮沸灭菌法。具有穿透力强，传导快，能使微生物的蛋白质较快变性或凝固，作用可靠，操作简便，水蒸气含有潜热、比热容较热空气大等优点，但对湿热敏感的药物不宜应用。

(1) 热压灭菌法　热压灭菌法系指在密闭的高压蒸汽灭菌器内,利用压力大于常压的饱和水蒸气来杀灭微生物的方法。具有灭菌完全可靠、效果好、时间短、易于控制等优点,能杀灭所有繁殖体和芽孢。适用于输液灭菌。

热压灭菌温度与时间的关系如下:

$$115℃ （68kPa）/30min$$

$$121℃ （98kPa）/20min$$

$$126℃ （137kPa）/15min$$

① 热压灭菌器　热压灭菌器的种类很多,最常用的是卧式热压灭菌器,见图 6-6。

其结构主要有箱门或箱盖密封构成一个耐压的空室、排气口、安全阀、压力表和温度计等部件。用蒸汽、电热等加热。卧式热压灭菌器系全部用坚固的合金制成,有的带有夹层,顶部装有压力表两支,分别指示蒸汽夹层的压力和柜室内的压力。两压力表中间为温度表,底部装有排气口,在排管上装有温度表头以导线与温度表相连,柜内备有带轨道的灭菌车,车上有活动的铁丝网格架。另有可推动的搬运车,可将灭菌车推至搬运车上送至装卸灭菌物品的地点。

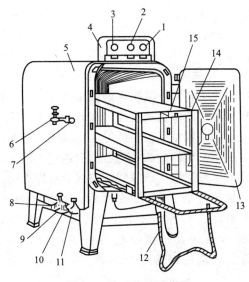

图 6-6　卧式热压灭菌器

1—消毒室压力表;2—温度表;3—套层压力表;4—仪表盒;5—锅身;6—总蒸汽阀;7—里锅放汽阀;8—里锅放水阀;
9—里锅进汽阀;10—外锅放水阀;11—外锅放汽阀;12—车架;13—锅门;14—药物车;15—拉手

② 使用方法　用前先做好柜内清理工作,然后开夹层蒸汽阀及回汽阀,使蒸汽通入夹套中加热,同时将待灭菌物品放置于柜内,关闭柜门,此后应注意温度表,当温度上升至所需温度,即为灭菌开始时间,柜室压力表应固定在相应的压力,待灭菌时间到达后,先关闭总蒸汽和夹层进汽阀,再开始排气,待柜室压力降至零后 10～15min,再打开柜门。有时为了缩短时间,也有对灭菌柜内的盛有溶液的容器喷冷却水,使其迅速冷却。对于灭菌后要求干燥且又不易破损的物料,灭菌后立即放出灭菌柜内的蒸汽,以利干燥。

③ 热压灭菌柜使用注意事项

a. 必须使用饱和水蒸气。

b. 必须将柜内的空气排净，否则压力表上所表示的压力是柜内蒸汽与空气二者的总压，而非单纯的蒸汽压力，温度不符。

c. 灭菌时间必须从全部药液真正达到所要求的温度时算起。在开始升温时，要求一定的预热时间，遇到不易传热的包装、体积较大的物品或灭菌装量较多时，可适当延长灭菌时间，并应注意被灭菌物品在灭菌柜内的存放位置。

d. 灭菌完毕后，必须等压力降到零后 10～15min，再打开柜门。

为了确保灭菌效果，防止漏灭，在生产上常用适当灭菌温度指示剂，如利用某些熔点正好是灭菌所需温度的化学品作指标，灭菌时将它熔封于安瓿中，分别放在灭菌柜前、中、后或上、中、下三层位置上，出现结晶熔化则表示温度已达到。常用的有安替比林（110～112℃）、升华硫（117℃）、苯甲酸（121～133℃）、碘仿（115℃），并可加着色剂如亚甲蓝、甲紫等以便观察。也可用留点温度计及碘淀粉温度指示剂。但上述指示剂并不能表明保持该温度的确切时间，目前生产上已采用灭菌温度和时间自动控制系统来监视和调节灭菌过程中的温度。

（2）流通蒸汽灭菌法　流通蒸汽灭菌系指在常压下，于不密闭的灭菌箱内，用 100℃流通蒸汽 30～60min 来杀灭微生物的方法。本法适用于 1～2mL 注射剂及不耐高温的品种，但不能保证杀灭所有的芽孢，故制品要加抑菌剂。

（3）煮沸灭菌法　煮沸灭菌法系把待灭菌物品放入水中煮沸 30～60min 进行灭菌。本法不能保证杀灭所有的芽孢，故制品要加抑菌剂。

（4）影响湿热灭菌的因素

① 微生物的性质和数量　各种微生物对热的抵抗力相差较大，处于不同生长阶段的微生物，所需灭菌的温度与时间也不相同，繁殖期的微生物对高温的抵抗力要比衰老时期抵抗力小得多，芽孢的耐热性比繁殖期的微生物更强。在同一温度下，微生物的数量越多，则所需的灭菌时间越长，因为微生物在数量比较多的时候，其中耐热个体出现的机会也越多，它们对热具有更大的耐热力，故每个容器的微生物数越少越好。因此，在整个生产过程中应尽一切可能减少微生物的污染，尽量缩短生产时间，灌封后立即灭菌。

② 注射液的性质　注射液中含有营养性物质如糖类、蛋白质等，对微生物有一定保护作用，能增强其抗热性。另外，注射液的 pH 值对微生物的活性也有影响，一般微生物在中性溶液中耐热性最大，在碱性溶液中次之，酸性不利于细菌的发育，如一般生物碱盐注射剂用流通蒸汽灭菌 15min 即可。因此，注射液的 pH 值最好调节至偏酸性或酸性。

③ 灭菌温度与时间　根据药物的性质确定灭菌温度与时间，一般情况下，灭菌所需时间与温度成反比，即温度越高，时间越短。但温度增高，化学反应速率也增快，时间越长，起反应的物质越多。为此，在保证药物达到完全灭菌的前提下，应尽可能地降低灭菌温度或缩短灭菌时间，如维生素 C 注射剂用流通蒸汽 100℃/15min 灭菌。另外，一般高温短时间比低温长时间更能保证药品的稳定性。

④ 蒸汽的性质　饱和水蒸气热含量高，穿透力大，灭菌效力高。湿饱和水蒸气热含量较低，过热蒸汽与干热空气，它们的穿透力均较差，灭菌效果不好。

3. 射线灭菌法

（1）紫外线灭菌法　本法是指用紫外线照射杀灭微生物的方法。一般波长 200～300nm 的紫外线可用于灭菌，灭菌力最强的是波长 254nm。

紫外线是直线传播，其强度与距离平方成比例地减弱，并可被不同的表面反射，普通玻璃及空气中的灰尘、烟雾均易吸收紫外线；其穿透力较弱，作用仅限于被照射物的表面，不能透入溶液或固体深部，故只适宜于无菌室空气、表面灭菌，装在玻璃瓶中的药液不能用本法灭菌。

紫外灯的灭菌作用与照射强度、时间和距离有关。一般在 6～15m³ 的房间安装一只 30W 紫外灯，其高度离操作台面不超过 1.5m，相对湿度以 45%～60% 为宜，温度宜在 10～55℃ 范围，并必须保持紫外灯灯管无尘、无油垢。

紫外线对人体有一定的影响，照射时间过久，能产生结膜炎、红斑及皮肤烧灼等现象。为此，在操作前开灯 1～2h 后再进行操作。由于不同规格紫外灯均有一定使用期限规定，一般为 3000h，故使用时应记录开启时间，并定期检查灭菌效果。

(2) 辐射灭菌法　是以放射性同位素（^{60}Co 或 ^{137}Cs）放射的 γ 射线杀菌的方法。其特点是可不升高产品的温度，穿透力强，所以适用于不耐热药物的灭菌，如维生素、抗生素、激素、肝素、羊肠线、重要制剂、医疗器械、高分子材料等。

但辐射灭菌设备费用高，某些药品经辐射后，有可能效力降低或产生毒性物质且溶液不如固体稳定，操作时还须有安全防护措施。

(3) 微波灭菌法　是指用微波照射产生热而杀灭微生物的方法。频率在 300～300000MHz 之间的微波可被水吸收，进而水分子转动、摩擦而生热。其特点是低温、省时 (2～3min)、常压、均匀、高效、保质期长、节约能源、不污染环境、操作简单、易维护。能用于水性注射液的灭菌。但存在灭菌不完全及劳动保护等问题。

4. 滤过除菌法

滤过除菌法系利用滤过方法除去活的或死的微生物的方法。本法适用于不耐热药液的灭菌。常用的滤器有 G6 号垂熔玻璃漏斗、0.22μm 的微孔滤膜等。为保证无菌，采用本法时，必须配合无菌操作法，并加抑菌剂；所用滤器及接受滤液的容器均必须经 121℃ 热压灭菌。

（二）化学灭菌法

化学灭菌法是指用某些化学药品直接作用于微生物而将其杀灭，同时不损害制剂质量的灭菌方法。用于杀灭微生物的化学药品称为杀菌剂。有液体和气体（或蒸气）两类，后者一般用于无菌操作室或固体原料药物的灭菌。

1. 固体原料药物的气体灭菌剂

(1) 环氧乙烷　作用快，对大多数固体呈惰性，有较强的扩散与穿透力，对芽孢、真菌等均有杀灭作用。适用于对热敏感的固体药物、塑料容器、纸板、塑料包装的药物、橡胶制品、器械及既不能加热又不能滤过的混悬液型注射剂和粉针剂的灭菌。塑料、橡胶及皮革与环氧乙烷有强亲和力，故灭菌后需经一定时间通空气驱除。环氧乙烷具可燃性，其蒸气在空气中含量达 3%（体积分数）时可爆炸，故使用时必须用惰性气体二氧化碳稀释。

(2) β-丙内酯　主要用于房间内大空间的表面灭菌。

2. 室内空气灭菌剂

(1) 甲醛蒸气　与环氧乙烷相比，甲醛蒸气的杀菌力更大，但本品穿透力差，只能用作无菌室内空气的杀菌。小型无菌室可用福尔马林溶液加热熏蒸，大型无菌室采用甲醛蒸气发生装置。一般每 1m³ 空间用 40% 甲醛溶液 30mL。室内相对湿度宜高（75%），以增强灭菌效果。

由于甲醛很难从灭菌物品中完全移除，剩余的甲醛气体对黏膜又有强刺激性，因此需通入氨气吸收排除，最后通入经处理的无菌空气，直至室内无甲醛味为止。

（2）丙二醇蒸气　使用时将丙二醇置蒸发器中加热，使其蒸气弥漫全室，待丙二醇气体下沉即可。用量为每 $1m^3$ 空间 1mL。本品灭菌效果比甲醛好，且对眼部、黏膜无刺激性。

3. 外用杀菌剂

（1）苯酚　常用浓度为 1.5%～3%，用于揩擦门窗、墙壁、操作台及空气灭菌等。

（2）新洁尔灭溶液　常用浓度为 0.1%～0.2%，用于消毒手、皮肤及手术器械等。本品不宜与肥皂等阴离子型去污剂同时使用，否则能使杀菌力降低。

此外，还有 75% 乙醇、3% 双氧水溶液等。

（三）无菌操作法

无菌操作法系指整个生产过程控制在无菌条件下进行的一种技术操作。它不是一个灭菌的过程，只能保持原有的无菌度。本法适用于某些药品加热灭菌后，发生变质、变色或降低含量，如注射用粉针、生物制剂、抗生素等。无菌操作所用的一切器具、材料以及环境，均须用前述适宜的灭菌方法灭菌。无菌操作可在无菌操作室或层流净化工作台中进行。

1. 无菌操作室的灭菌

无菌操作室应定期进行灭菌，对于流动空气采用过滤介质除菌，对于静止环境的空气可采用灭菌方法。常用的室内空气灭菌方法有甲醛溶液加热熏蒸、过氧乙酸熏蒸、紫外线照射灭菌等。如用甲醛溶液加热熏蒸法，即每 $1m^3$ 的空间用甲醛溶液 30mL，用特制的气体发生器输入。室温应保持在 24～40℃以上，以免室温过低甲醛蒸气聚合而附着于表面，湿度保持在 60%以上，密闭熏蒸不少于 8h，然后开启总出风口排风并通入无菌空气约 2h，直至室内无臭气为止。

也可用甲醛-高锰酸钾法，即每 $1m^3$ 的空间用甲醛溶液约 20mL 与高锰酸钾 10g 及温水 20mL 进行熏蒸灭菌。

现多采用臭氧进行灭菌，臭氧由专门的臭氧发生器产生。臭氧发生器由主机和控制柜两部分组成，安装在清洁、干燥、通风良好的环境内，周围环境湿度最好控制在 85%以下。主机一般安装于空气净化空调机组中的过滤后端或风道中，以净化空调管道中的循环风作为载体，发生的臭氧利用空气净化通风系统送风或回风管道的循环风带出，从而达到消毒、灭菌效果。

除上述方法定期对生产环境进行灭菌外，还需对室内的地面、墙壁、用具（桌椅等）、设备等用外用灭菌剂（如 3% 酚溶液、75% 乙醇等）喷洒或擦拭。其他用具尽量用热压灭菌法或干热灭菌法灭菌。每天工作前开启紫外灯 1h，中途休息时也要开 0.5～1h。

2. 无菌操作

操作人员进入操作室之前应按规定方法洗净双手并消毒，换上已灭菌的工作服和专用鞋、帽、口罩等，头发不得外露并尽可能减少皮肤的外露。所用容器、器具应用热压灭菌法或干热空气灭菌法灭菌，如安瓿等玻璃制品应在 250℃/30min 或 150～180℃/2～3h 干热灭菌，橡皮塞用 121℃/1h 热压灭菌。室内操作人员不宜过多，尽量减少人员流动，严格遵守无菌操作室的工作规程。

制备少量无菌制剂时，可用无菌操作柜。无菌操作柜分小型（又称单人）与联合柜两种，式样有单面式与双面式两种，可用木制，四周配以玻璃制成。前面操作处装木板，板上挖两圆孔，孔内密接乳胶手套或袖套，供伸入双手在柜内操作。药品及用具等由侧门送入柜后关闭，柜的中央上方装紫外灯一只，并用外用灭菌剂喷雾灭菌。联合无菌操作柜是由几个小型操作柜联合制成，以使原料的精制、传递、分装及成品暂时存放等工作全部在柜内进行。操作时可完全与外界空气隔绝。

3. 无菌检查

无菌检查法系用于检查药典要求无菌的药品、生物制品、医疗器具、原料、辅料及其他品种是否无菌的一种方法。无菌检查法有薄膜滤过法和直接接种法，具体操作方法和判断标准详见《中国药典》（2015年版）通则1101。

薄膜过滤法用于无菌检查的突出优点在于，可滤过较大量的检品和可滤除抑菌性物质，滤过后的薄膜，即可直接接种于培养基中，或直接用显微镜观察，本法具有灵敏度高、不易产生假阴性结果、减少检测次数、节省培养基及操作简便等优点。只要供试品性质允许，应采用薄膜过滤法，直接接种法仅适用于无法用薄膜过滤法进行无菌检查的供试品。

无菌检查的全部过程应严格遵守无菌操作，防止微生物的污染，因此无菌检查多在层流洁净工作台中进行。

三、 空气净化技术

空气净化是以创造洁净空气为主要目的的空气调节措施。根据生产工艺要求不同，空气净化可分为工业洁净和生物洁净两类。工业洁净系指除去空气中悬浮的尘埃，生物洁净系指不仅除去空气中的尘埃，而且除去细菌等以创造空气洁净的环境。

空气净化技术是创造空气洁净环境，保证和提高产品质量的一项综合性技术。实验室的任务是研究并采取有效措施，控制生产场所的空气尘粒浓度和细菌污染水平，并保持适当的温度、湿度，保证制剂的质量。注射剂的生产，要求洁净的环境，否则注射剂会受到污染，注射剂不仅有无肉眼可见异物的要求，也有不溶性微粒的限制。大气中悬浮不少微粒，细菌不能活动，大都附着于大于 $5\mu m$ 的尘埃粒子上。因此，注射剂生产中广泛采用空气净化技术，并有各种洁净室的设计与应用。

（一）空气净化标准与测定方法

1. 空气净化标准

洁净室系指应用空气净化技术，使室内达到不同的洁净度级别，成为供不同制剂生产要求使用的操作室。洁净室的净化标准主要涉及尘埃和微生物两方面。按现行的 GMP 规定，洁净室的洁净度划分为 A、B、C、D 四个级别，对应于无菌药品生产所需的洁净区分别为：

A 级：高风险操作区，如灌装区、放置胶塞桶和与无菌制剂直接接触的敞口包装容器的区域及无菌装配或连接操作的区域。通常用层流操作台（罩）来维持该区的环境状态，且层流操作台（罩）维持一定的均匀风速。

B 级：指无菌配制和灌装等高风险操作 A 级洁净区所处的背景区域。

C 级和 D 级：指无菌药品生产过程中重要程度较低操作步骤的洁净区。

各级别空气悬浮粒子的标准和洁净区微生物监测的动态标准分别见表 6-3 和表 6-4。

表 6-3 各级别空气悬浮粒子的标准

洁净度级别	悬浮粒子最大允许数/m³			
	静态[2]		动态[3]	
	$\geqslant 0.5\mu m$	$\geqslant 5.0\mu m$	$\geqslant 0.5\mu m$	$\geqslant 5.0\mu m$
A 级[1]	3520	20	3520	20
B 级	3520	29	352000	2900
C 级	352000	2900	3520000	29000

洁净度级别	悬浮粒子最大允许数/m³			
	静态②		动态③	
	≥0.5μm	≥5.0μm	≥0.5μm	≥5.0μm
D 级	3520000	29000	不作规定	不作规定

① 为确认 A 级洁净区的级别，每个采样点的采样量不得少于 1m³。

② 生产操作全部结束、操作人员撤出生产现场并经 15～20min（指导值）自净后，洁净区的悬浮粒子应当达到表中的"静态"标准。

③ 动态测试可在常规操作、培养基模拟灌装过程中进行，证明达到动态的洁净度级别。

表 6-4　洁净区微生物监测的动态标准①

洁净度级别	浮游菌 /(cfu/m³)	沉降菌(φ90mm) /(cfu/4h②)	表面微生物	
			接触(φ55mm) /(cfu/碟)	5 指手套 /(cfu/手套)
A 级	L1	L1	L1	L1
B 级	10	5	5	5
C 级	100	50	25	—
D 级	200	100	50	—

① 表中各数值均为平均值。

② 单个沉降碟的暴露时间可以少于 4h，同一位置可使用多个沉降碟连续进行监测并累积计数。

2. 测定方法

目前常用的洁净室内含尘浓度测定方法有光散射法、滤膜显微镜法、光电比色法等。

（1）光散射法　利用散射法的强度正比于尘粒的表面积，脉冲信号的次数与尘粒数目对应的原理，由数码管显示粒径与粒子数目。

（2）滤膜显微镜法　利用微孔滤膜真空滤过含尘空气，将尘粒捕集在滤膜表面，再用丙酮蒸气熏蒸，使滤膜形成透明体，最后用显微镜计数，并可直接观察尘粒的形状、大小、色泽等物理性质。

（3）光电比色法　利用光密度与积尘量成正比的原理，用光电比色计测出滤过前后滤纸的透光度的不同，直接测出空气中的含尘量。

（二）洁净室的设计

1. 建筑要求

洁净室周围环境应安静，空气洁净干燥，室外场地宽敞，并与行政、生活和辅助区有一定距离，不得相互妨碍，不得对药品生产造成污染。洁净室应根据生产的不同要求采取不同的空气净化措施，以达到生产所需的洁净度要求，包括"静态"和"动态"的标准。所有电气设备、通风、工艺管道、照明灯等均应全部嵌入夹墙内，以免积尘和黏附细菌。墙壁与房顶及地面连接处均应砌成弧形，避免积尘。地面用环氧树脂覆盖，便于清洁，墙壁应平直、光滑、无缝隙、不易剥落、耐湿。

2. 室内布局要求

洁净室应按工艺流程顺序布局，并规定人流和物流两条路线。室外必须设有走廊和足够的缓冲间和传送橱，避免重复往返，以免原材料、半成品交叉污染与混杂。布局基本原则如下：

① 洁净室内的设备布置尽量紧凑，以减少洁净室的占地面积；

② 洁净级别高的洁净室宜布置在人员较少到达的地方，相同级别的洁净室宜相对集中；

③ 不同级别的洁净室应按洁净级别由高到低、由里向外布置，级别不同的洁净室间有压差，不低于 10Pa；

④ 洁净区与非洁净区之间通过缓冲室、传递窗连接，缓冲设施的门不能同时打开（可采用连锁系统防止两侧门同时打开）；

⑤ 洁净室的照度按 GMP 要求不低于 300lx；

⑥ 除工艺对温、湿度有特殊要求外，一般洁净室温度控制在 18～26℃，相对湿度 45%～65%。

3. 对人、物的要求

任何进入洁净区的人员均应按规定更衣和洗手，不得化妆和佩戴饰物，尽可能减少对洁净区的污染或将污染物带入洁净区。穿着专用工作服，并尽量盖罩全身。工作服的材质、式样及穿着方式应当满足保护产品和人员的要求。不同洁净级别的着装要求不同，如 A、B 级洁净区工作服就为不脱落纤维或微粒的灭菌连体工作服，C、D 级洁净区的工作服为衣裤分开的工作服。

凡在洁净区使用的原料、仪器、设备等在进入洁净区前均需清洁、灭菌处理，通过传递窗或灭菌柜将物料送入洁净区内。

4. 洁净室分类与空气净化技术

洁净室分两大类：常规洁净室与层流洁净室。

常规洁净室，又称紊流洁净室，它采用的是一般净化空调系统。净化空调系统对进入室内的空气经过严密滤过、去湿、加热等处理，成为无尘、无菌、洁净、新鲜的空气，并能调节室内的温度与湿度。污染空气中所含尘粒的粒度非常广，只用一个过滤器同时除掉所有粒度范围的尘粒较困难，因此，通常使用三级过滤，即初效过滤、中效过滤、高效过滤，用以除掉不同粒度的尘粒。过滤器的组合方式使空气由初效到高效而逐步净化。组合的过滤级别不同，得到的净化效果也不同。净化空调系统的基本流程见图 6-7。

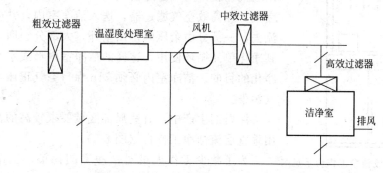

图 6-7　净化空调系统基本流程示意图

但一般净化空调系统的空气运动形式属于紊流或乱流，既可使空气中夹带的混悬粒子迅速混合，也可使室内静止的微粒重新飞扬，部分空气还可出现停滞状态。它只能用较多新鲜空气稀释以减少浮游尘粒浓度，而不易将微粒除净。

层流洁净室采用的是层流洁净空气技术。即空气应用粗效、中效和高效滤过器三次滤过，将空气中的微粒滤除，得到洁净空气，再以均匀速率平行或垂直地沿着同一个方向流动，并将其周围带有微粒的空气冲走，从而达到空气洁净的目的。

层流洁净室有以下特点：①进入室内的层流空气已经过高效过滤器滤过，达到无菌要求；②空气呈层流形式运动，使得室内所有悬浮粒子均在层流层中运动，可避免悬浮粒子聚结成大粒子；③室内新产生的污染物能很快被层流空气带走，排到室外；④空气流速相对提高，使粒子在空气中浮动，而不会积聚沉降下来，同时室内空气也不会出现停滞状态，可避免药物粉末交叉污染；⑤洁净空气没有涡流，灰尘或附着在灰尘上的细菌都不易向别处扩散转移，而只能就地被排除掉。层流可达到 B 级，甚至 A 级。

二维码 23
紊流（动画）

层流洁净室和层流洁净工作台的层流空气都有两种形式：水平层流和垂直层流。

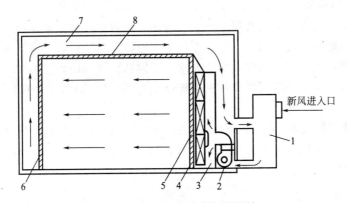

图 6-8　水平层流洁净室原理图

1—空调机；2—离心风机；3—净化单元静压箱体；4—高效空气滤过器；5—出风孔板；
6—排风墙；7—回风夹层风道；8—夹层顶板

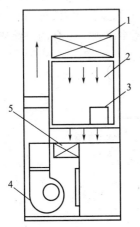

图 6-9　垂直层流洁净工作台示意图

1—高效空气滤过器；2—洁净区；
3—传递窗；4—送风机；5—预滤过器

由图 6-8 所示，水平层流洁净室由若干台净化单元组成的一面墙体来实现室内的空气净化。每台净化单元由送风机、静压箱体、高效空气滤过器组成。净化单元机组将套间内空气经新鲜空气滤过器吸入一部分，再吸入洁净室内循环空气，经高效空气滤过器，送入洁净室内，并向对面排风墙流去，一部分由余压阀排出室外，大部分经回风夹层风道吸到净化单元循环使用，这样的洁净室内形成水平层流，达到净化的目的。洁净室内必须 24h 保持空气正压，防止外界空气污染。

注射剂生产中，有些局部区域要求较高的洁净度，可使用垂直层流洁净工作台（图 6-9）。

为了减少工作人员对洁净室的污染，工作人员在洗净手、脸、腕后穿好无菌工作服，进入洁净室前第一步先经过空气净化，即高效过滤后的洁净空气经喷口以高速率气流吹去工作人员身上附着在工作服上的灰尘，人员经风淋后，方可进入洁净室。风淋室放在洁净室入口处。风淋室由高效空气滤过器、密封室、增压室、风机组、电加热器及喷嘴等组成。

二维码 24　垂直
层流（动画）

第三节 注射剂概述

二维码25 注射剂概述（微课）

一、定义与特点

注射剂系指原料药物或与适宜的辅料制成的供注入体内的无菌制剂。注射剂可分为注射液、注射用无菌粉末与注射用浓溶液等。注射液包括溶液型、乳状液型或混悬型等。可用于皮下注射、皮内注射、肌内注射、静脉注射、静脉滴注、鞘内注射、椎管内注射等。注射用无菌粉末指原料药物或与适宜辅料制成的供临用前用无菌溶液配制成注射液的无菌粉末或无菌块状物。注射用浓溶液系指原料药物与适宜辅料制成的供临用前稀释后静脉滴注用的无菌浓溶液。

注射剂具有如下特点：

① 药效迅速，剂量准确，作用可靠。因为药物不经过消化系统和肝脏直接吸收入血，不受消化液的破坏和肝脏的代谢，尤其是静脉注射，无吸收过程，故适于抢救危重病人。

② 适用于不宜口服的药物。如青霉素、胰岛素口服易被消化液破坏，链霉素、庆大霉素口服不易吸收等均可制成注射剂而发挥作用。

③ 适用于不宜口服给药的患者。如不能吞咽、昏迷或严重呕吐不能进食患者均可注射给药和补充营养。

④ 产生局部的定位作用。如局麻药产生局部定位作用，用于牙科和麻醉科；某些药物通过注射给药延长作用时间，如激素类注射剂关节内注射等。

⑤ 定向作用。注射脂质体或乳剂，药物大多定向分布在肝、脾等器官，临床用于治疗癌症。

⑥ 使用不便，注射疼痛。注射剂一般不便于患者自己使用；注射时常有疼痛感，某些药物本身也可引起刺激。

⑦ 生产过程复杂，需要较高的硬件要求，所以生产费用大，价格贵；另外特殊注射剂常产生水解、氧化、固体粒子聚结变大或油滴合并破裂等稳定性问题。

二、分类

1. 按分散系统分类

（1）溶液型注射剂 对易溶于水且在水溶液中比较稳定的药物可制成水溶液型注射剂，如维生素C注射液、葡萄糖注射液。不溶于水而溶于油的药物可制成油溶液型注射剂，如黄体酮注射液。

（2）混悬液型注射剂 水难溶性药物或需要延长药效或在水溶液中不稳定的药物可制成混悬液型注射剂，如醋酸可的松注射液。

（3）乳状液型注射剂 对水不溶性或油性液体药物，根据临床需要可制成乳状液型注射剂，如静脉脂肪乳剂、维丁胶性钙乳剂。

（4）注射用灭菌粉末（即粉针） 系将供注射用的灭菌粉状药物装入安瓿或其他适宜容器（如模制瓶、管制瓶）中，临用前用适宜的溶剂（常为灭菌注射用水）溶解或混悬后使用的制剂，如青霉素G钠盐粉针。

2. 按给药途径分类

（1）肌内注射剂　注射于肌肉组织中。一次剂量一般在 5mL 以下，除水溶液外，还可注射油溶液、混悬液、乳状液。药物吸收比皮下注射更快。

（2）静脉注射剂　药液直接注入血管，起效最快。分静脉推注和静脉滴注，前者一次注射量在 50mL 以下，后者用量可达数千毫升。静脉注射剂主要是水溶液，少数乳状液也可以（宜为 O/W 型），油溶液、混悬液一般不能静脉注射。除另有规定外，静脉注射剂不得加抑菌剂。

（3）皮内注射剂　注射于表皮与真皮之间，一次注射量在 0.2mL 以下。用于过敏试验或疾病诊断，如青霉素皮试液、白喉诊断毒素等。

（4）皮下注射剂　注射于真皮与肌肉之间的松软组织内，药物吸收较慢，一般用量为 1～2mL。皮下注射剂主要是水溶液，刺激性药物不宜皮下注射。

（5）脊椎注射剂　药液注入脊椎四周蛛网膜下腔内。由于此处神经组织比较敏感，且脊髓液循环慢，所以脊椎注射剂的一次剂量不得超过 10mL，且 pH 值应呈中性，渗透压须与脊髓液相等，不得加抑菌剂。

此外，还有穴位注射、关节腔注射、腹腔注射等。某些抗肿瘤药物还可动脉内注射，产生靶向作用，如抗肿瘤药氨甲蝶呤采用动脉内给药。

三、 注射剂的质量要求

为确保注射剂用药安全有效，注射剂应符合下列要求：

（1）无菌　注射剂成品中不应有任何活的微生物，必须达到药典无菌检查的要求。

（2）无热原　无热原是注射剂的重要质量指标，特别是供静脉及脊椎注射的注射剂必须通过热原检查。

（3）可见异物（澄明度）　在规定条件下检查，不得有肉眼可见的浑浊或异物。

（4）pH 值　注射剂 pH 值要求与血液相等或接近，一般应控制在 pH4～9 范围内。

（5）渗透压　注射剂的渗透压要求与血液的渗透压相等或接近，一般不宜低渗，特别是输液剂；脊椎注射的药液必须等渗，大量输入体内的应等渗或稍偏高渗。

（6）安全性　注射剂不能对人体细胞、组织、器官等引起刺激或产生毒副反应，必须经过动物实验，确保使用安全。

（7）稳定性　注射剂多为水溶液，而且从制备到使用需经较长时间，所以必须具有必要的物理和化学的稳定性。

（8）降压物质　有些注射剂如复方氨基酸注射剂，其中的降压物质必须符合规定，以保证用药安全。

（9）不溶性微粒　澄明度检查只能检查大于 $50\mu m$ 的微粒和异物，不可见异物和微粒对某些注射剂应用也能造成严重后果。药典规定静脉注射用注射剂及供静脉注射用原料药必须进行不溶性微粒检查。

（10）其他　含量、有关物质、装量等均是衡量注射剂质量的重要指标，均应符合药典及有关质量标准的规定。另外，对于中药注射剂还应检查金属及有害元素残留量，应符合规定。

第四节　热原

一、 热原的组成与性质

1. 组成

热原是微生物产生的能引起恒温动物体温异常升高的物质。大多数微生物均能产生热原，但致热能力最强的是革兰阴性杆菌所产生的热原。

热原是微生物产生的一种内毒素，由磷脂、脂多糖和蛋白质等所组成，其中脂多糖具有特别强的致热性和耐热性。热原的分子量一般为 10×10^5 左右，分子量越大，致热作用越强。注入体内的输液中含热原量达 $1\mu g/kg$ 时就可引起热原反应。

含有热原的输液进入体内后，有约 30min 的潜伏期，就使人体体温迅速上升，伴有寒战、头痛、出汗、恶心呕吐，严重者体温达 40℃，出现昏迷、虚脱，甚至有生命危险。

2. 性质

热原除具有很强的致热性外，还具有下列性质：

（1）耐热性　热原在 100℃ 加热 1h 不被分解破坏，180℃/3～4h、200℃/60min、250℃/30～45min 或 650℃/1min 可使热原彻底破坏。因此，玻璃制品如生产过程中所用的容器和注射时使用的注射器等，均可用高温破坏热原。

（2）水溶性　热原能溶于水，似真溶液。但其浓缩液带有乳光，故带有乳光的水和药液，热原不合格。生产时所用的各种管道可用大量注射用水冲洗以除去热原。

（3）不挥发性　热原本身不挥发，但可随水蒸气雾滴带入蒸馏水中，故用蒸馏法制备注射用水时，蒸馏水器应有隔沫装置。

（4）滤过性　热原与细菌的毒素一样，能通过一般滤器进入滤液中，即使是微孔滤膜也不能截留。但活性炭能吸附热原，从而将热原滤过除去；超滤装置也可除去热原。

（5）不耐强酸、强碱、强氧化剂　热原能被盐酸、硫酸、氢氧化钠、高锰酸钾、重铬酸钾等破坏。

（6）其他　超声波或阴树脂也能在一定程度上破坏或吸附热原。

二、 热原污染的途径

1. 从溶剂中带入

这是注射剂出现热原的主要原因，冷凝的水蒸气中带有非常小的水滴（称飞沫）即可将热原带入。制备注射用水时不严格或贮存过久均会污染热原。因此，生产的注射用水应定时进行内毒素检查，药典规定供配制用的注射用水必须在制备后 12h 内使用。GMP 规定注射用水宜用优质低碳不锈钢罐贮存，并在 70℃ 以上保持循环，并至少每周全面检查一次。

2. 从原料中带入

原料质量及包装不好均会带入热原，尤其是营养性药物如葡萄糖、中药材提取物或存放过久的药材，污染后微生物增殖也会产生热原。另外，用生物方法生产的药品很易带入致热物质，如抗生素、水解蛋白、右旋糖酐等。

3. 从容器、用具和管道中带入

配制注射液用的器具等工作前没有洗净或没有灭菌，均易产生热原。所以操作前均应按规定严格处理、合格后方能使用。

4. 生产过程中污染

室内卫生条件不好、操作时间过长、装置不密闭、灭菌不完全或操作不符合要求、包装封口不严、输液瓶口不圆整或薄膜及胶塞质量不好等，均会在注射剂生产中带入细菌而产生热原。

5. 从输液器中带入

临床所用的器具如注射器、输液瓶、胶皮管及针头等均应达到无热原要求。

三、 热原去除方法

1. 除去药液中热原的方法

（1）活性炭吸附法　即在配液时加入 0.1%～0.5%（溶液体积）的针用一级活性炭，煮沸并搅拌 15min，即能除去大部分热原，而且活性炭还有脱色、助滤、除臭作用。但活性炭也会吸附部分药液，故使用时应过量投料，但小剂量药物不宜使用。

（2）离子交换法　热原在水溶液中带负电，可被阴树脂交换，但树脂易饱和，须经常再生。

（3）凝胶过滤法　凝胶为一分子筛，利用热原与药物分子量的差异，将两者分开。但当两者分子量相差不大时，不宜使用。

（4）超滤法　超滤膜的膜孔仅为 3～15nm，故可有效去除药液中的细菌与热原。

2. 除去器具上热原的方法

（1）酸碱法　因热原能被强酸、强碱或强氧化剂等破坏，所以玻璃容器、用具及输液瓶等均可使用重铬酸钾硫酸清洁液浸泡破坏热原。

（2）高温法　注射用针头、针筒及玻璃器皿等，先洗涤洁净烘干后，再在 180℃加热 2h 或 250℃加热 30min 以上破坏热原。

3. 除去溶剂中热原的方法

（1）蒸馏法　利用热原的不挥发性来制备注射用水，但热原又具有水溶性，所以蒸馏器要有隔沫装置，挡住雾滴的通过，避免热原进入蒸馏水中。

（2）反渗透法　用醋酸纤维素膜和聚酰胺膜制备注射用水可除去热原，与蒸馏法相比，具有节约热能和冷却水的优点。

四、 热原检查方法

1. 家兔发热试验法

热原检查目前各国药典法定的方法仍为家兔发热试验法，属限度试验。它是将一定量的供试品，由静脉注入家兔体内，在规定时间内观察体温的变化情况，如家兔体温升高的度数超过规定限度即认为有热原反应。具体试验方法和结果判断标准见《中国药典》（2015 年版）第四部。

本法结果准确，但费时较长、操作烦琐，不利于连续生产。

2. 鲎试验法

本法操作简单、结果迅速、灵敏度高。但本法对革兰阴性以外的内毒素不敏感，故还不能完全代替家兔发热试验法。常用于某些不能用家兔进行热原检测的品种，如放射性药剂等；也适用于生产注射药时，检测中间产品是否污染热原。原理是利用动物鲎的变形细胞溶解物与引起热原反应的细菌内毒素之间产生的凝胶反应，从而定性或定量地测定此内毒素。

测定方法：取 4 支无菌、无热原带塞玻璃试管放于 37℃ 水浴中，向每支试管中加入 0.2mL 鲎试剂。向第 1 支试管内加入 0.9% NaCl 液 0.2mL，作为阴性对照管，此管应无凝胶生成（因无热原不应有凝胶生成）；向第 2 支试管内加入 0.9% NaCl 与 0.05μg/mL 标准内毒素混合液 0.2mL，作为阳性对照管，30min 出现稳定的凝胶（试管倒转 180°，凝胶固定不变），说明鲎试剂有效；向第 3 支试管内加样品溶液与 0.05μg/mL 标准内毒素混合液 0.2mL 作为假阳性对照管，30min 应出现稳固的凝胶，说明供试品内不致有干扰物质存在；向第 4 支试管内加入检品溶液 0.2mL，30min 后若无凝胶生成，证明检品中无热原存在。操作时一般可将试管倾斜 45°观察，如含有热原，多在 20min 就出现阳性反应，同时还须注意如温度、pH 值及沉淀剂等对鲎试剂的干扰作用。

第五节　注射剂的溶剂

一、制药用水的种类

水是药物制剂生产中用量大、使用广的一种辅料。制药用水因其使用的范围不同而分为饮用水、纯化水、注射用水和灭菌注射用水。一般应根据各生产工序或使用目的与要求选用适宜的制药用水。

制药用水的原水通常为饮用水。饮用水为天然水经净化处理所得的水，其质量必须符合现行中华人民共和国国家标准《生活饮用水卫生标准》。饮用水可作为药材净制时的漂洗、制药用具的粗洗用水。除另有规定外，也可作为饮片的提取溶剂。

纯化水为饮用水经蒸馏法、离子交换法、反渗透法或其他适宜的方法制备的制药用水。不含任何附加剂，其质量应符合纯化水项下的规定。纯化水可作为配制普通药物制剂用的溶剂或试验用水；可作为中药注射剂、滴眼剂等灭菌制剂所用饮片的提取溶剂；口服、外用制剂配制用溶剂或稀释剂；非灭菌制剂用器具的精洗用水。也用作非灭菌制剂所用饮片的提取溶剂。纯化水不得用于注射剂的配制与稀释。

注射用水为纯化水经蒸馏所得的水，应符合细菌内毒素试验要求。注射用水必须在防止细菌内毒素产生的设计条件下生产、贮藏及分装。其质量应符合注射用水项下的规定。注射用水可作为配制注射剂、滴眼剂等的溶剂或稀释剂及容器的精洗。灭菌注射用水为注射用水按照注射剂生产工艺制备所得，不含任何添加剂。主要用于注射用灭菌粉末的溶剂或注射剂的稀释剂。其质量应符合灭菌注射用水项下的规定。

灭菌注射用水灌装规格应与临床需要相适应，避免大规格、多次使用造成的污染。

二、纯化水与注射用水的制备

（一）纯化水的制备

1. 离子交换法

（1）离子交换树脂的类型　我国医药生产中，常用的树脂有两种：一种是 732 型苯乙烯强酸性阳离子交换树脂；另一种是 717 型苯乙烯强碱性阴离子交换树脂。

（2）交换的基本原理　阳、阴树脂在水中是解离的，当原水通过阳树脂时，水中阳离子被树脂所吸附，树脂上的阳离子 H^+ 被置换到水中，并和水中的阴离子组成相应的无机酸；

含无机酸的水再通过阴树脂时，水中阴离子被树脂所吸附，树脂上的阴离子 OH^- 被置换到水中，并和水中的 H^+ 结合成水。如此原水不断地通过阳、阴树脂进行交换，得到去离子水。

（3）新树脂的处理和转型　新树脂往往混有可溶的低聚物及其他杂质，影响树脂的交换反应及出水质量，为此，新树脂在使用前必须进行处理和转型。市售的阳树脂多为钠型，阴树脂多为氯型，故须转换成有活性的氢型和氢氧型。

二维码 26　离子交换原理（动画）

新的阳树脂用常水浸泡 1～2 天使其充分吸水膨胀，反复用常水冲洗，去除水中可溶物至洗出水澄明为止，并将余水尽量除去。加入等量 7％（g/mL）盐酸溶液浸泡约 1h 并随时搅拌，去除酸液，再用常水洗至洗出水 pH3.0～4.0 为止，倾余水。接着加入等量 8％氢氧化钠溶液浸泡 1h，并随时搅拌，去除碱液，用通过阳树脂交换的水或去离子水洗至洗出液 pH9.0，倾去余水。最后加入 3 倍体积的 7％盐酸溶液浸泡 2h 并搅拌，使阳树脂转为氢型，倾去酸液，用去离子水洗至 pH3.0～4.0 即可装柱。

新的阴树脂用常水浸泡，再用水反复洗涤以除去浓厚的气味，如气味洗除不尽，可用 95％乙醇浸泡除去气味，倒去乙醇，再用常水洗至澄明无臭。加入等量 8％氢氧化钠溶液浸泡 1h 并搅拌，去除碱液，再用通过阳树脂的水或去离子水洗至洗出液 pH9.0（不宜用常水洗，因常水中的 Ca^{2+}、Mg^{2+} 遇碱液生成不溶性的氢氧化物沉淀），倾去余水。加入等量 7％盐酸溶液浸泡 1h，去除酸液，再用常水洗至洗出液 pH3.0，倾去余水。最后加入 3 倍量的 8％氢氧化钠溶液浸泡 2h 并搅拌，使阴树脂转为氢氧型，倾去碱液，用去离子水洗至 pH8.0～9.0 即可应用。

（4）树脂柱的组合　一般有四种形式：①单床；②复合床；③联合床；④混合床。在各种组合中（除混合床外）阳树脂床需排在首位，不可颠倒。因为水中含有碱土金属离子（Ca^{2+}、Mg^{2+}），如不首先经过阳树脂床而进入阴树脂，阴树脂与水中阴离子进行交换，交换下来的 OH^- 就与碱土金属离子生成沉淀包在阴树脂外面，而影响交换能力。

（5）树脂的再生　当离子交换树脂交换一定量的水后，树脂分子上可交换的 H^+、OH^- 逐渐减少，交换能力下降，出现交换水质量不合格，此时通称为树脂失效或老化，需要通过再生恢复交换能力。树脂的再生，即利用酸、碱溶液中的 H^+、OH^- 分别与失活了的树脂作用，将所吸附的阴、阳离子置换下来。具体操作如下：将树脂置于容器中，用水洗涤后，加入树脂体积 3～5 倍量的再生剂浸泡 2h，并随时搅拌，倾出再生剂，最后用水洗除再生剂即可（阳树脂常水洗至出水 pH3.0～4.0，阴树脂用经过阳树脂交换的水洗至 pH8.0～9.0）。混合床树脂的再生，先用水反冲，利用两种树脂的相对密度不同（阳树脂密度大下沉，阴树脂密度小而上浮）加以分离，再按阳、阴树脂再生法再生。

（6）纯化水的质量检查

① Ca^{2+}、Mg^{2+} 的检查　当交换水中出现 Ca^{2+}、Mg^{2+} 时，可能是阳树脂老化或操作不当等所引起。

检查方法：取交换水 10mL，加氨-氯化铵缓冲液 10 滴，铬黑 T 指示液 2～3 滴，应呈纯蓝色，不得呈紫红。

② Cl^- 的检查　当其在交换水出现，可能是阴树脂老化或操作不当。

检查方法：取交换水 10mL，加硝酸银试液 4 滴，不得发生浑浊。

③ pH 值检查　如果原水中阳离子不能完全吸附，而阴离子均完全吸附，这时出水的 pH 值将偏碱，反之，出水将偏酸。

检查方法：取交换水 10mL，加甲基红指示液 2 滴不得显红色；另取交换水 10mL，加溴麝香草酚蓝指示液 5 滴，不得显蓝色。

④ 比电阻的测定　水中各种离子总量的变化，可以通过水的比电阻的大小来反映。水中总离子量愈小，比电阻愈大。

2. 反渗透法

用一个半透膜将 U 形管内的纯水与盐水隔开，则纯水就透过半透膜扩散到盐溶液一侧，这就是渗透过程。两侧液柱产生的高度差，即表示此盐溶液所具有的渗透压。但若在渗透开始时就在盐溶液一侧施加一个大于此盐溶液渗透压的力，则盐溶液中的水将向纯水一侧渗透，结果水就从盐溶液中分离出来，这一过程就称作反渗透。

实践证明，一级反渗透装置除去氯离子的能力达不到药典的要求，只有二级反渗透装置才能较彻底地除去氯离子。分子量大于 300 的有机物几乎全部除去。热原的分子量在 1000 以上，故可除去。

反渗透法制备纯化水的流程：

进水→膜过滤（5μm）→一级泵→一级渗透器→二级泵→二级渗透器→纯化水。

进入渗透器的原水可用离子交换、过滤等方法预处理。只要原水质量较好，此种装置可较长期地使用，必要时可定期消毒。

二维码 27
反渗透（动画）

3. 电渗析法

当原水含盐量高达 3000mg/L 时，离子交换法不宜制纯化水，但可采用电渗析法处理。本法原理为：将阳离子交换膜装在阴极端，显示负电场；阴离子交换膜装在阳极端，显示正电场。在电场作用下，负离子向阳极迁移，正离子向阴极迁移，从而去除水中的电解质而得纯化水。

二维码 28　反渗透法制备纯化水流程（图片）

（二）注射用水的制备

1. 注射用水的质量要求

注射用水的质量要求较为严格，除一般纯化水的检查应符合药典规定外，还必须通过热原试验，尤其在制备静脉注射剂时注射用水的质量更应严格控制。《中国药典》（2015 年版）规定：每 1mL 注射用水中细菌内毒素含量不得超过 0.25EU，pH 值要求 5.0～7.0，氨含量不超过 0.00002%。

二维码 29
电渗析（动画）

2. 制备方法

（1）蒸馏法　本法是我国药典法定的制备注射用水的方法，供制备注射用水的原水必须是纯化水。

制备注射用水的蒸馏水器，其原理是利用热交换管中的高压蒸汽在热交换中，作为蒸发进料原水的能源，而本身同时冷凝成一次蒸馏水，将此一次蒸馏水导入蒸发锅中作为进料原水，然后又被热交换管中的高压蒸汽加热汽化再冷凝成二次蒸馏水。因此，看似蒸馏水器只有一次蒸馏，实际所出之水已是二次蒸馏水。

生产上制备注射用水的设备常用塔式蒸馏水器与多效蒸馏水器。

① 塔式蒸馏水器　小量生产一般用塔式蒸馏水器制备，基本结构见图 6-10，主要包括蒸发锅、隔沫装置和冷凝器三部分。

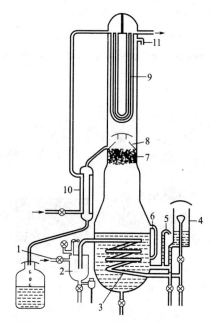

图 6-10　塔式蒸馏水器结构示意图

1—蒸汽进口；2—蒸汽选择器；3—加热蛇管；
4—废气排出；5—溢流管；6—水位玻璃管；
7—隔沫装置；8—挡水罩；9—第一冷凝器；
10—第二冷凝器；11—排气孔

使用时，蒸发锅内放入大半锅纯化水，开蒸汽阀输入蒸汽，蒸汽从进口处经蒸汽选择器，除去夹带的水珠后进入加热蛇管，放出热量后变成回汽水喷入废气排出器中（装有中性硬质短玻璃）用来增加回汽水与空气的接触面积，有利于挥发性气体如二氧化碳及氨气逸出，回汽水又流入蒸发锅蒸发，产生二次蒸汽。二次蒸汽经过隔沫装置上升到第一冷凝器，冷凝成蒸馏水滴于挡板上，然后流入第二冷凝器，进一步冷却后流出，即重蒸馏水。

该器利用回汽水作为水源，并有放废气隔沫装置，可保证氨含量、pH 值和热原的合格，所以重蒸馏水质量好、产量高。但拆洗和维修困难。

② 多效蒸馏水器　大量生产时，常用多效蒸馏水器（图 6-11），可视为将多个单效蒸馏水器（一组蒸发锅与冷凝器）相互串联，目的是提高生产能力，充分利用热能。通常前一蒸馏塔经热交换后所得的蒸汽，在本身冷凝成注射用水的同时，作为后一塔的进料原水的加热能量。另外，进入第一塔的进料原水作为冷却水，依次通过冷凝器及塔 5、4、3、2 的冷却水，最后进入塔 1，因此，进入塔 1 的原水温度可达 130℃以上。

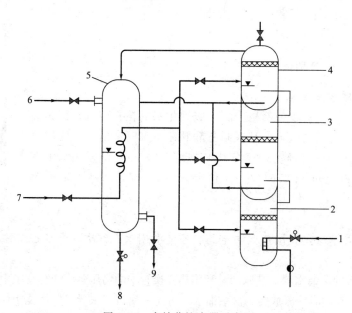

图 6-11　多效蒸馏水器示意图

1—蒸汽；2—第一节蒸发器；3—第二节蒸发器；4—第三节蒸发器；5—冷凝器；
6—冷却水进口；7—预滤无盐水；8—蒸馏水出口；9—冷却水出口

为保证注射用水的质量，应减少原水中的细菌内毒素，监控蒸馏法制备注射用水的各生产环节，并防止微生物的污染。应定期清洗与消毒注射用水系统。注射用水的贮存方式和贮存期限应经过验证确保水质符合质量要求，我国 GMP 规定，注射用水须在 70℃以上保温循环下贮存，注射用水的贮存时间不得超过 12h。

（2）反渗透法　《美国药典》已收载本法为制备注射用水的法定方法，但《中国药典》仍没收载。

三、 注射用油

注射用油系指精制的植物油。

注射用油应无异臭、无酸败味、色泽不得深于黄色 6 号标准比色液；在 10℃时应保持澄明，皂化值应为 188～195，碘值应为 126～140，酸值不大于 0.1，并不得检出矿物油，含水量及杂质均不得超过 0.2%。

皂化值表示油中游离脂肪酸和结合成酯的脂肪酸总量，过低表明油中脂肪酸分子量较大或含不皂化的杂质较多；过高表明脂肪酸分子量较小，亲水性较强。

碘值反映油中不饱和键的多少，过高表示含不饱和键多，油易氧化酸败；过低表示含有较多的蜡类杂质。

酸值表示游离脂肪酸的多少，过高表示油脂酸败严重，可影响某些药物的稳定性，且有刺激性。

一般的植物油含有少量游离脂肪酸，在贮存过程中受光线、空气和微生物影响，引起酸败变质，不能供注射用，必须经过下列精制过程：①中和皂化；②去皂；③脱色除臭；④脱水灭菌。

精制后的油用 150℃/1～2h 干热灭菌后冷至 60～80℃配料。

四、 注射用非水溶剂

常用的水溶性非水溶剂有乙醇、甘油、丙二醇、聚乙二醇等，使用浓度均在 50%以下，以免产生疼痛；油溶性非水溶剂有油酸乙酯、乳酸乙酯、二甲基乙酰胺和苯甲酸苄酯等。

以上各种非水溶剂均应符合注射用或药用规格，不能用化学试剂代替。

第六节　注射剂的附加剂

为使注射剂符合前述质量要求，注射剂中除主药外还必须加入各种附加剂。

一、 增加主药溶解度的附加剂

1. 增溶剂

常用的有吐温 80（常用于肌内注射剂中）、甘油（常用于以鞣质为主要成分的注射剂）等。如莪术油用吐温 80 增溶。

2. 助溶剂

助溶剂的用量一般都比较大，故须选用无生理作用的物质，并要求无毒、无刺激性，凡对人体有害的物质均不能应用。如苯甲酸钠增加咖啡因的溶解度。

此外，改变溶剂、制成盐类、改变药物部分分子结构等也可增加药物的溶解度。

二、 防止主药氧化的附加剂

1. 抗氧剂

抗氧剂是一些比药物更易氧化的还原性物质，当抗氧剂与易氧化药物共存时，空气中的氧气先与抗氧剂发生作用，消耗氧气，从而使主药保持稳定。常用的水溶性抗氧剂有亚硫酸氢钠、焦亚硫酸钠、亚硫酸钠、硫代硫酸钠等，其中前两种适用于偏酸性药液，后两种适用于偏碱性药液。油溶性抗氧剂常用的有二丁甲苯酚、丁羟大茴香醚等。

2. 惰性气体

通入惰性气体可驱除安瓿与药液中的氧气，生产上常用的高纯度的惰性气体有氮气和二氧化碳。

供通入注射剂所用的惰性气体，必须是高纯度和经严格处理的，否则会污染药液而影响注射剂的质量。如二氧化碳用前应先后通过浓硫酸、硫酸铜及高锰酸钾等洗气瓶处理，以除去含有的硫化物、水分、氧及细菌、热原等杂质；氮气用前应先后通过浓硫酸、碱式焦性没食子酸酯、高锰酸钾等以除去水分、氧气、有机物。

惰性气体可在配液时通入药液、灌封时通入安瓿。

从除氧的效果看，二氧化碳优于氮气；但二氧化碳在水中呈酸性，故不宜用于磺胺嘧啶钠等强碱弱酸盐或钙盐等注射剂，否则析出沉淀。

3. 金属离子络合剂

微量金属离子（主要是 Cu^{2+}、Fe^{2+}、Pb^{2+}、Mn^{2+}）可催化氧化反应的进行。这些金属离子可能来自原料、辅料、溶剂或制药器械等，因此除严格控制上述诸因素外，常用一些金属离子络合剂，来消除金属离子对药液的影响。常用的有 EDTA-Na$_2$、EDTA-CaNa 及有机酸。

三、 抑制微生物增殖的附加剂

大多数注射剂均经过灭菌，单剂量分装，无须使用抑菌剂。但某些采用低温间歇灭菌、滤过除菌、无菌操作法制备和多剂量装的注射剂均必须加入抑菌剂。

但供静脉注射、脊椎注射的注射剂则不许加抑菌剂，一次用量超过 5mL 的注射液应慎加。

常用的抑菌剂为苯甲醇、三氯叔丁醇。

加有抑菌剂的注射剂仍需灭菌。

四、 调整 pH 值的附加剂

调节注射剂的 pH 值，应兼顾药物的溶解性和药物的稳定性，同时要考虑机体的适应性。常用的 pH 值调整剂有盐酸、硫酸、枸橼酸及其盐类和氢氧化钠、氢氧化钾、碳酸氢钠等。缓冲剂有磷酸二氢钠和磷酸氢二钠等。在选择 pH 值调整剂时一般采用与主药同离子的酸或作用后能产生水的碱，避免反调。

五、 调节渗透压的附加剂

1. 等渗溶液

等渗溶液系指与血浆渗透压相等的溶液，属于物理化学概念。注射剂的渗透压一般均应调节成等渗或偏高渗。常用的等渗调整剂有氯化钠、葡萄糖、硼砂、甘油、三梨醇、氯化钙、氯化钾、碳酸钠等，其中氯化钠、葡萄糖最常用。

常用的渗透压调整方法有冰点降低数据法和氯化钠等渗当量法。

（1）冰点降低数据法　冰点相同的稀溶液都具有相等的渗透压。实验测定：血浆和泪液的冰点为 $-0.52℃$，所以任何溶液只要调节其冰点为 $-0.52℃$ 时，即与血浆等渗。低渗溶液可加附加剂调节为等渗，需要加入的量可按下式计算：

$$W = (0.52 - a)/b \qquad (6-1)$$

式中　W——每 100mL 低渗溶液中需添加等渗调节剂的质量，g；

a——未经调整的低渗溶液的冰点降低度数；

b——用以调整等渗的等渗调节剂 1% 水溶液的冰点降低度数。

可从表 6-5 查出 1% 药物的冰点降低数，然后再用比例法求出该药物 $x\%$ 浓度，才能使冰点降低数为 $-0.52℃$。

表 6-5　一些药物水溶液的冰点降低值与氯化钠等渗当量

药物名称	1%(g/mL)水溶液冰点降低值/℃	1g 药物的氯化钠等渗当量(E)	等渗溶液的溶血情况		
			浓度/%	溶血/%	pH 值
硼酸	0.28	0.47	1.9	100	4.6
盐酸乙基吗啡	0.19	0.16	6.18	38	4.7
硫酸阿托品	0.08	0.1	8.85	0	5
盐酸可卡因	0.09	0.14	6.33	47	4.4
氯霉素	0.06				
依地酸钙钠	0.12	0.21	4.5	0	6.1
盐酸麻黄碱	0.16	0.28	3.2	96	5.9
无水葡萄糖	0.1	0.18	5.05	0	6
葡萄糖(H_2O)	0.091	0.16	5.51	0	5.9
氢溴酸后马托品	0.097	0.17	5.67	92	5
盐酸吗啡	0.086	0.15			
碳酸氢钠	0.381	0.65	1.39	0	8.3
氯化钠	0.578		0.9	0	6.7
青霉素钾		0.16	5.48	0	6.2
硝酸毛果芸香碱	0.133	0.22			
聚山梨酯-80	0.01	0.02			
盐酸普鲁卡因	0.122	0.18	5.05	91	5.6
盐酸丁卡因	0.109	0.18			
尿素	0.341	0.55	1.63	100	6.6
维生素 C	0.105	0.18	5.05	100	2.2
枸橼酸钠	0.185	0.3	3.02	0	7.8
苯甲酸钠咖啡因	0.15	0.27	3.92		
甘露醇	0.1	0.18	5.07		
硫酸锌($7H_2O$)	0.085	0.12	7.65		

【例 1】　用氯化钠配成 100mL 等渗溶液，问需多少克氯化钠？

解：查得 1% 氯化钠溶液的冰点降低值为 0.58，设氯化钠在等渗溶液中的浓度为 $x\%$，则：

$$1\% : x\% = 0.58 : 0.52$$

$$x = 0.9g$$

答：100mL 的等渗氯化钠溶液需要氯化钠 0.9g。

【例 2】　配制 2% 盐酸普鲁卡因注射液 100mL，问需多少克氯化钠，使其成为等渗溶液？

解：查得 1% 盐酸普鲁卡因溶液的冰点降低值为 0.12℃，所以 2% 盐酸普鲁卡因溶液的冰点降低值应是 0.12℃×2＝0.24℃，又查得 1% 氯化钠的冰点降低值为 0.58℃。代入公式，则：

$$W＝（0.52－0.24）/0.58＝0.48g$$

答：加入 0.48g 的氯化钠，可使 2% 盐酸普鲁卡因溶液成为等渗溶液。

对于含有两种或两种以上药物的等渗溶液，或有其他附加剂时，可按以下公式计算：

$$W＝[0.52－(a_1＋a_2＋a_3＋\cdots)]/b \tag{6-2}$$

式中 a_i——未经调节的所含各该药物溶液的冰点降低度数。

（2）氯化钠等渗当量法 氯化钠等渗当量系指与 1g 药物在溶液中产生相等渗透压的氯化钠的量。其计算公式如下：

$$X＝0.9\%V－EW \tag{6-3}$$

式中 X——配制 V 毫升等渗溶液需加氯化钠的质量，g；

V——配制溶液的体积，mL；

E——药物的氯化钠等渗当量；

W——V 毫升内所含药物的质量，g。

【例 3】 配制 2% 盐酸麻黄碱溶液 200mL，问需加多少克氯化钠，使其成为等渗溶液？

解：查得 1g 盐酸麻黄碱的氯化钠等渗当量为 0.28，代入公式，则：

$$X＝0.9\%×200－0.28×2\%×200＝0.68g$$

答：加 0.68g 氯化钠，可使 2% 盐酸麻黄碱溶液成为等渗溶液。

2. 等张溶液

由于细胞膜不是典型的半透膜，有些药物的等渗溶液如盐酸普鲁卡因、烟酰胺等，使用时仍可发生不同程度的溶血，因而有人提出了等张的概念。

等张溶液系指渗透压与红细胞膜张力相等的溶液，属于生物学概念。

因此，由于等渗与等张溶液定义不同，等渗溶液不一定等张，等张溶液也不一定等渗。在新产品的试制中，即使所配制的溶液为等渗溶液，为安全用药，也应进行溶血试验，必要时加入葡萄糖、氯化钠等调节成等张溶液。

六、 减轻疼痛与刺激的附加剂

引起注射剂注射疼痛的原因很多，如渗透压、pH 值的过高或过低，附加剂的使用，杂质的存在（中药注射剂）及药物本身刺激性等，应针对性解决。当注射剂由于药物本身的刺激性，如 K^+、鞣质，对组织产生刺激或疼痛时，可加局部止痛剂。

常用的止痛剂有：苯甲醇、三氯叔丁醇、普鲁卡因、利多卡因等。

七、 帮助主药混悬与乳化的附加剂

供注射剂使用的助悬剂或乳化剂，除应具有注射剂所要求的高度分散性和稳定性外，还要求无热原、无毒、不溶血、无刺激、使用量小，且有一定耐热性能等特点。

帮助主药混悬的附加剂有：羧甲基纤维素钠（为助悬剂）、吐温 80（为润湿剂）等。

注射用乳化剂有：豆磷脂、卵磷脂、普朗尼克 F68 等。

以上所用附加剂均应符合药用规格，最好是注射用规格；用量较大，必须是注射用规格。

第七节　小容量注射剂

一、 小容量注射剂生产车间的控制

（一）注射剂车间的设计要求

注射剂车间的设计，目前已发展成为一种综合的建筑物设计，它涉及管道、下水道、通风、照明以及一些特殊设备的安装等各个方面。在设计时，要熟悉生产流程，对房间布局、上下工序衔接、结构材料性能等一系列问题要进行系统周密的考虑。特别是近年来由于层流技术的发展，使设计高度洁净的注射剂车间已成为可能。注射剂突出的问题是无菌、无热原、澄明度。为此必须考虑：①注射剂车间应设在空气洁净处；②车间内应划分不同洁净度要求的区域，并分别控制，如图 6-12 所示；③洁净室（区）与非洁净室（区）之间必须设置缓冲设施，人流、物流的走向应合理；④洁净区内的室内装修应易清洗、消毒。

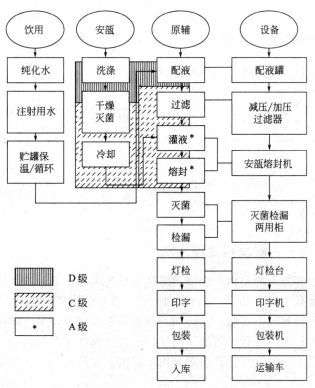

图 6-12　可灭菌小容量注射剂工艺流程示意图及环境区域划分

（二）小容量注射剂车间的生产管理

1. 洁净室的管理

进入洁净室的人员应经淋浴、更衣、风淋后才能入内。B 级与 A 级洁净室内人员所穿的服装及各种物料、用具均需通过缓冲间或传递窗经清洁、灭菌后才能进入。洁净室人员所穿的工作服在色泽或式样上应有特殊规定。无菌衣应上下连体式，宜连袜、帽，特别是头发要彻底洗净并不得外露。

洁净室每日要清洁消毒，以消毒清洁剂擦拭门窗、地面、墙面、室内用具及设备外壁，并每周进行室内消毒（如用甲醛蒸熏消毒）。

洁净室应按规定要求进行监测，主要监测项目有温度、湿度、风量、风速（用风速计）、空气压力（室内外压差）、尘埃粒子数、菌落数等。高效过滤器每年测试一次风量，当风量降至原风量的70％时，应及时更换。通过监测以保证各项指标符合要求，确保产品质量。

2. 工艺规程

每种产品必须制定工艺规程，工艺规程应全面规定该产品的处方、工艺操作、质量标准、注意事项等内容，随着生产技术的发展，要定期修订，以发挥其对生产的指导作用，严格遵守工艺操作规程，保证产品质量。

3. 生产记录

注射剂每个生产工序，必须有详细的生产记录，这项工作是技术分析的基础资料，应根据工艺程序、操作要点和技术参数等内容设计、编号。操作人员在填写生产记录时，要内容真实，及时完整，签名负责，并保存一定时间备查。生产记录具体形式参看《药品生产质量管理规范实施细则》。

二、 小容量注射剂的生产流程

注射剂处方拟定后，按下述工艺流程进行生产：

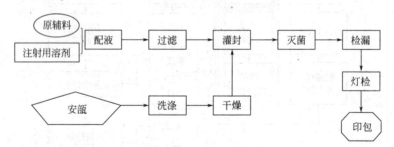

三、 小容量注射剂的容器及其处理方法

小容量注射剂的容器一般是由中性硬质玻璃制成的小瓶，俗称安瓿。安瓿的式样采用有颈安瓿，其容量通常有1mL、2mL、5mL、10mL、20mL等几种规格。2002年出现了新一代针剂和粉针剂的包装容器卡式瓶，其一端为胶塞加铝盖密封，另一端用活塞密封。一般与卡式注射笔配套使用，使用过程中药液不与注射器任何部件接触，避免安瓿使用过程中玻璃粉末混入药液或被微生物污染等。目前多应用于基因工程药物、生物酶制剂等技术含量较高的制剂领域。

以前使用的安瓿式样有直颈与曲颈两种，现国家药品监督管理局规定一律采用曲颈易折安瓿，可避免在折断安瓿瓶颈时，造成玻璃屑、微粒进入安瓿污染药液。曲颈易折安瓿有两种：色环易折安瓿和点刻痕易折安瓿。色环易折安瓿是将一种低熔点粉末熔固在安瓿颈部成环状，该粉末的膨胀系数高于安瓿玻璃两倍。待冷却后由于两种玻璃膨胀系数不同，在环状部位产生一圈永久应力，用力一折即平整断裂，不易产生玻璃屑。点刻痕易折安瓿是在曲颈部分刻有一微细的刻痕，在刻痕上方中心标有直径为2mm的色点，折断时施力于刻痕中间的背面，折断后，断面平整。

（一）安瓿的质量要求

安瓿用于灌装各种性质不同的药液，在制备过程中经受高温熔封、高压灭菌，且要在不同环境下长期贮藏，药液与玻璃表面在长期接触过程中能互相影响，往往使注射剂产生变质。如 pH 值改变、沉淀、变色、脱片等。故对安瓿有一定的质量要求。

① 应无色透明，便于澄明度及药液变质情况检查。

② 应具有优良的耐热性能和低膨胀系数。在洗涤、灭菌或冷藏中不易爆裂。

③ 要有一定的物理强度，避免操作过程中破损。

④ 化学稳定性好，不易被药液所浸蚀，不改变药液的 pH 值。

⑤ 熔点低，易于熔封。

⑥ 不得有气泡、麻点、砂粒、粗细不匀及条纹等。

要达到这些要求，关键取决于玻璃的理化性质。而玻璃的理化性质又取决于其化学组成及其熔合情况即玻璃的结构。玻璃主要以二氧化硅四面体为基本骨架，钠、钾、钙、镁、铝、硼和铁等元素的氧化物可改进其理化性能。一般说来，玻璃中碱金属氧化物含量愈低，则化学稳定性及耐热性愈好，由玻璃析出的游离碱也愈少。为了制得符合安瓿要求的玻璃，常采用特定的某些金属氧化物以改善玻璃的性能。目前安瓿根据它们的组成可分为：中性玻璃、含钡玻璃与含锆玻璃三种。中性玻璃是低硼硅酸盐玻璃，化学稳定性较好，作为 pH 值接近中性或弱酸性注射剂的容器，如各种输液、葡萄糖注射液、注射用水等可以用中性玻璃安瓿。含钡玻璃的耐碱性能好，可作碱性较强注射剂的容器，如磺胺嘧啶钠注射液（pH10 ～10.5）。含锆玻璃系含少量氧化锆的中性玻璃，具有更高的化学稳定性，耐酸、耐碱性均好，不易受药液侵蚀，此种玻璃安瓿可用于盛装如维生素 B_1（pH1～2）、乳酸钠、碘化钠、磺胺嘧啶钠、酒石酸锑钾等注射液。除玻璃组成外，安瓿的制法、贮藏、退火等技术条件，也在一定程度上影响安瓿的质量。

（二）安瓿的检查

为保证注射剂质量，安瓿经过一系列检查方可用于生产。首先进行检查的项目为安瓿外观、尺寸、应力、清洁度、热稳定性等，具体要求及检查方法可参照中华人民共和国国家标准（安瓿）；其次为玻璃容器的耐酸性、耐碱性检查和中性检查；最后要进行装药试验，必要时特别当安瓿材料变更时，理化性能检查虽合格，但尚需作装药试验，证明无影响后方可应用。

（三）安瓿的洗涤

质量好的安瓿可直接洗涤，质量差的安瓿需先蒸瓶再清洗。向安瓿内灌入纯化水，经 100℃/30min 蒸煮，甩水后进入控制区进行洗涤。先用纯化水粗洗，再用注射用水精洗。目前常用的洗涤方法有甩水洗涤法和加压气水喷射洗涤法，洗涤设备有喷淋式安瓿洗瓶机、气水喷射式洗瓶机、超声波安瓿洗瓶机三种。

1. 甩水洗涤法

将安瓿灌满经滤过澄明度符合要求的纯化水，再将水甩出，反复 3 次，最后一次用澄明度合格的注射用水。此法适用于 5mL 以下安瓿。

2. 加压气水喷射洗涤法

适用于 10mL 以上安瓿。所用洗涤用水和压缩空气均应事先精滤合格，由针头交替喷入倒置的安瓿内进行洗涤，反复4～8次，最后一次应是滤过空气。本法的关键是气，一是应有足够的压力，二是一定要将气滤纯净。洗涤用水应是新鲜注射用水，但比配制用水者要求可略低。

3. 超声波洗涤法

超声波在洗瓶机中的应用主要是利用液体传播超声波能有效去除物体表面的污物。具有清洗洁净度高、清洗速率快等特点。

目前常采用超声波洗涤与气水喷射洗涤相结合的方法。超声波粗洗，再经气→水→气→水→气精洗。该法应基本或全部满足下列要求：①外壁喷淋；②容器灌满水后经超声波前处理；③容器倒置，喷针插入，水、气多次交替冲洗，交替冲洗次数应满足工艺要求；④使用清洗介质为净化压缩空气和注射用水（40～60℃）。

在实际生产中安瓿的洗涤，也有只采用洁净空气吹洗的方法，但要求安瓿质量高，在玻璃厂生产后应严密包装，不被污染，此法既省去了水洗这一步，又能保证安瓿洁净的质量，这为针剂的高速率自动化生产创造了有利条件。另外，还有一种密封安瓿，使用时在净化空气下用火焰开口，直接灌封，可以免去洗瓶、干燥、灭菌等工作。

（四） 安瓿的干燥或灭菌

一般采用120～140℃烘箱干燥，目的是为了防止残留的水稀释注射液并杀死细菌及热原。用于盛装无菌操作的药液或低温灭菌制品的安瓿，须用180℃/1.5h 或160～170℃/2～4h 干热灭菌。目前大量生产多采用隧道式烘箱，可连续生产，有电热层流干热灭菌烘箱和红外线隧道式烘箱两种。隧道内为密封系统，附有局部层流装置。隧道内温度最高可达350℃。一般350℃5min 即可达到安瓿灭菌的目的，并可与灌封机组成洗灭灌封联合机组。它具有效率高、质量好、干燥速率快和节约能源等特点。

灭菌的安瓿应在24h 内使用，存放柜应有净化空气保护。

四、 注射液的配制

（一） 配液

1. 原辅料的质量要求与投料量计算

供注射用的原辅料，应符合"注射用"规格，并经化验合格方能投料；辅料应符合药用标准，若有注射用规格，应选用注射用规格。

配液时应按处方规定和原辅料化验测定的含量结果计算出每种原辅料的投料量，并应二人核对。药物含结晶水的应注意处方是否要求换算成无水药物的用量。生产中改换原辅料的生产厂家时，甚至对于同一厂的不同批号的产品，在生产前均应作小样试验。

在投料之前，应根据处方规定用量、原料实际含量、成品含量及损耗等计算所有成分的实际投料量。

$$原料实际用量＝原料理论用量×成品标示量/原料实际含量$$
$$原料理论用量＝实际配液数×成品含量（\%）$$
$$实际配液数＝实际灌装数＋实际灌装时损耗量$$

【例1】 今欲制备2mL 装的2%盐酸普鲁卡因注射液10000支，原料实际含量为99%，问需该原料多少？

解：（1）实际灌装数＝（2mL＋0.15mL）×10000＝21500mL

0.15mL 系应增加的装量。

（2）实际配液数＝21500mL＋（21500×5％）＝22575mL

其中5％为实际灌装时损耗量。

（3）原料理论用量＝22575×2％＝451g

（4）原料实际含量为99％，《中国药典》规定盐酸普鲁卡因注射液的含量应为标示量的95％～105％，故按平均值，即100％代入公式，即得原料实际用量：

原料实际用量＝451×100％/99％＝455g

答：该原料的实际投料量为455g。

2. 配制用具的选择与处理

配液用的器具均应用化学稳定性好的材料制成，常用的有玻璃、不锈钢、耐酸碱搪瓷或无毒聚氯乙烯桶等。铝制品不宜选用。大量生产可选用带夹层的不锈钢锅，并装有搅拌器。

供配制用的所有器具使用前须用新鲜注射用水烫洗或灭菌后备用，胶管、胶塞先用肥皂水浸泡并充分搓揉以除去管内的附着物，再用饮用水揉搓冲洗，洗去碱液，再用注射用水加热煮沸15min，然后冲洗干净备用。广口容器可用擦有肥皂并搓成泡沫的纱布擦洗，不要直接用肥皂擦器壁，以免肥皂进入孔隙，难以洗净，再依次用纯化水、注射用水洗净备用。

3. 药液配制方法

（1）稀配法　凡原料质量好，药液浓度不高或配液量不大时，常用稀配法，即一次配成所需的浓度。

（2）浓配法　当原料质量较差时，则常采用浓配法，即将全部原辅料加入部分溶剂中配成水溶液，经加热或冷藏、过滤等处理后，根据含量测定结果稀释至所需浓度。溶解度小的杂质在浓配时可以滤过除去；原料药质量差或药液不易滤清时，可加入配液量0.02％～1％的针用一级活性炭，煮沸片刻，放冷至50℃再脱炭过滤。另外，活性炭在微酸性条件下吸附作用强，在碱性溶液中有时出现脱吸附，反而使药液中杂质增加。

若为油溶液，注射用油应在用前经150～160℃/1～2h干热灭菌后冷却待用。

有时配出的含量超出半成品的控制范围，应按下式补水或补料。

① 药液实际含量高于标示量的百分含量时，应按下式计算补水量：

补水量＝（实测标示量的百分数－拟补到标示量的百分数）×配制药液的体积

【例2】　配制5％维生素 B_1 溶液500000mL，测得含量为标示量的102％，拟补水到标示量的100％，问需补水多少毫升？

解：补水量＝（102％－100％）×500000＝10000mL

答：需补水10000mL。

一般补水量超过3％时应相应补加其他辅料。

② 药液实际含量低于标示量的百分含量时，应按下式计算补料量：

补料量＝（拟补到标示量的百分数－实测标示量的百分数）×配制药液的体积×药液的百分含量

【例3】　配制5％维生素 C 溶液500000mL，测得含量为标示量的98％，拟补料到标示量的102％，问需补料多少克？

解：补料量＝（102％－98％）×500000×5％＝1000g

答：需补料1000g。

配制应在洁净的环境中进行，一般不要求无菌；配好后，应进行半成品质量检查，包括pH值、含量等，合格后才能过滤。

（二）药液的过滤

过滤是保证注射液澄明度的关键操作。药液的过滤宜先用砂滤棒粗滤，再用微孔滤膜精滤。

1. 滤器的种类及使用

（1）垂熔玻璃滤器　化学性质稳定，吸附性低，不影响药液的 pH 值，无微粒脱落，易于清洗。根据滤板孔径大小分为 $1^\#\sim 6^\#$ 六种规格，其号数越大，孔径越小。常用的是 $3^\#$ 和 $4^\#$，$3^\#$ 用于常压滤过，$4^\#$ 用于减压或加压滤过。厂家不同，代号也有差异。

使用前，应先用自来水冲去滤器中的灰尘和药液（忌用毛刷久洗，不然易导致滤板表面粗糙，影响滤过质量），再用新鲜的铬酸清洁液或硝酸钠清洁液浸泡，然后用自来水冲去酸液，再以热注射用水洗至中性，水液澄明。

垂熔玻璃滤器常用于膜滤器前的预滤。

（2）砂滤棒（滤柱）　多用于粗滤。常用的有硅藻土滤棒、多孔素磁滤棒和玻璃砂滤棒三种。硅藻土滤棒分粗、中、细三种规格，粗号用于溶液的滤过，中号用于注射液的滤过，细号用于滤过细菌。多孔素磁滤棒根据滤孔大小分成八级，号数越大，孔径越小。玻璃砂滤棒（也称垂熔玻璃砂芯）根据滤孔大小分为四级。

砂滤棒易脱砂、吸附，使用前要先用与药液 pH 值相同的酸或碱液冲洗，不然可能影响药液的 pH 值；使用后，应反复冲洗。另外，滤棒中常含有微量金属离子，对金属离子敏感的药液则不宜使用，否则会引起药液氧化变质。

（3）微孔滤膜滤器　是一种高分子的薄膜过滤材料，能截留一般常用滤器所不能截留的微粒。孔径 $0.65\sim 0.8\mu m$ 的滤膜，作一般注射液的精滤使用；平均孔径 $0.3\mu m$ 或 $0.22\mu m$ 的产品，可作除菌过滤用。

此薄膜滤速较快，吸附性小，但滤留粒子容易聚集在微孔滤膜表面，所以在用薄膜过滤前，最好先用其他滤材进行预过滤，使用前还应在滤膜的上下两侧，衬（盖）网状的保护材料（2～3 层滤纸），以防止过滤液冲压，滤膜破裂。

目前，美国 Pall 公司已用聚砜、聚丙烯腈为膜材，制成可截留分子量为 3000、5000、6000、10000 及 13000 物质的超滤装置，为已经认证的美国独家除热原超滤器。

（4）其他滤器　钛滤器是新发展的滤器，耐热耐腐蚀，滤速快，不易破碎，用来代替砂滤棒或垂熔玻璃滤器，可用于粗滤。板框式压滤机一般用于中药注射剂的预滤。

2. 过滤装置

（1）高位静压过滤装置　此种装置适宜在缺乏加压或减压设备的情况下采用。依靠药液本身的液位差来进行滤过，推动力的大小由药液的高度决定。适用于药液在楼上配制，通过管道过滤到楼下灌封。

（2）减压过滤装置　此装置可以连续进行过滤操作，药液处于密闭状况，不易污染。但压力不够稳定，如操作不当，易使滤层松动，影响滤过液质量，而且进入过滤系统中的空气也必须经过洗涤等处理。

（3）加压过滤装置　此装置采用离心泵泵送药液通过滤器进行过滤。适合于配液、滤过及灌封等工序在同一平面的情况下使用。具有压力稳定、滤速快、药液澄明度好、产量高等特点，而且全部装置保持正压，外界空气不易漏入造成污染，一旦中途停顿，对滤层影响也较小。

（4）微孔滤膜过滤装置　此装置必须先将药液进行预滤，预滤装置可采用上述任何一种常规过滤系统。开车前，应检查过滤系统的完整性。使用时首先让一定量药液通过膜滤器，使滤膜全部湿润，关闭进液阀，停止药液进入。打开阀门通入氮气或压缩空气，使其压力在该滤膜起泡点以下〔约 0.33kgf/cm^2（$1\text{kgf/cm}^2 = 98.0665\text{kPa}$）〕，关闭右侧的阀，保持15min，如压力表指示的压力不变时，则表示膜滤器不漏气或膜没有破裂；若压力下降，则表示膜滤器装置不严或膜破裂。

五、 注射液的灌封

灌封是将滤净的药液，定量地灌装到安瓿中并加以封闭的过程。包括灌注药液和封口两步，是注射剂生产中保证无菌的最关键操作。

灌封要求做到剂量准确，药液不沾瓶口，以防熔封时发生焦头或爆裂，灌装量要在标示量基础上增加一定的容量即附加容量，以抵偿在给药时由于瓶壁黏附和注射器及针头的吸留而造成的损失，附加容量大小取决于标示量和注射液的流动性。具体见表 6-6。

表 6-6　注射剂灌装增量表

标示装量/mL	附加容量		标示装量/mL	附加容量	
	易流动液/mL	黏稠液/mL		易流动液/mL	黏稠液/mL
0.5	0.10	0.12	10.0	0.50	0.70
1.0	0.10	0.15	20.0	0.60	0.90
2.0	0.15	0.25	50.0	1.00	1.50
5.0	0.30	0.50			

1. 灌装

灌装时要求容量准确，每次灌装前必须先试灌若干支，按照药典规定的注射液的装量测定进行检查，符合规定后再进行灌注。灌注时还应注意不使灌装针头与安瓿颈内壁碰撞，以防玻璃屑落入安瓿中，如灌装针头外面沾湿时，可用处理过的洁净绸布拭干后再用。

大量生产时可改装为双针或多针灌装器，也可采用安瓿自动灌封机。

易氧化药物溶液灌装后，需向安瓿中通入惰性气体，驱逐药液上面的空气以防药物氧化。安瓿通入惰性气体的方法有很多，一般认为两次通气较一次通气效果好。1～2mL 的安瓿常在灌装药液后通入惰性气体，而 5mL 以上的安瓿则在药液灌装前后各通一次，以尽可能驱尽安瓿内的残余空气。

二维码30　安瓿拉丝灌封机灌液原理（动画）

2. 熔封

已灌装好的安瓿应立即熔封。安瓿熔封应严密、不漏气，安瓿封口后长短整齐一致，颈端应圆整光滑、无尖头和小泡。封口方法有拉封和顶封两种，由于拉封封口严密，不会像顶封那样易出现毛细孔，故目前主要采用拉封，特别是装粉末或具有广口的其他类型安瓿，都必须拉封。目前国内药厂常用的是拉丝灌封机。

灌封时常发生的问题有剂量不准、焦头、鼓泡、封口不严等，但最易出现的问题是产生焦头。产生焦头的主要原因是灌液太猛，药液溅到安瓿内壁；针头回药慢，针尖挂有液滴且针头不正，针头碰安瓿内壁；安瓿口粗细不匀，碰到针头；灌注与针头行程未配合好；针头升降不灵等等。封口时火焰烧灼过度引起鼓泡，烧灼不足导致封口不严。

我国现已有洗、烘灌、封联动机和割、洗、灌、封联动机，见图 6-13，不仅提高生产效率，而且提高成品质量。

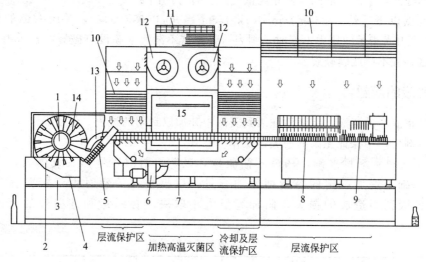

图 6-13　安瓿洗烘灌封机组示意图

1—转鼓；2—超声波清洗槽；3—电热；4—超声波发生器；5—进瓶斗；6—排风机；

7—输送网带；8—充气灌装；9—拉丝封口；10—高效过滤器；

11—中效过滤器；12—风机；13—出瓶口；14—水气喷头；15—加热元件

六、　注射剂的灭菌与检漏

1. 灭菌

除无菌操作生产的注射剂外，所有的注射剂灌封后都应及时灭菌。从配液到灭菌要求在 12h 内完成。灭菌方法有多种，主要根据药液中原辅料的性质，来选择不同的灭菌方法和时间。小容量注射剂最常用的灭菌方法是流通蒸汽灭菌法。必要时，采取几种灭菌方法联合使用。在避菌条件较好的环境中生产的注射剂，一般 1～5mL 安瓿注射液多用流通蒸汽 100℃/30min 灭菌；10～20mL 安瓿注射液采用 100℃/45min 灭菌；对热不稳定的产品，可适当缩短灭菌时间；对热稳定的品种、输液，均应采用热压灭菌。

以油为溶剂的注射剂，选用干热灭菌。

二维码 31　安瓿
拉丝封口（动画）

2. 检漏

检漏一般应用一种能灭菌检漏两用的灭菌器，一般于灭菌后待温度稍降，抽气至真空度为 85.3～90.6kPa，再放入有色溶液及空气，由于漏气安瓿中的空气被抽出，当空气放入时，有色溶液即借大气压力压入漏气安瓿内而被检出。

七、　小容量注射剂的质量检查

1. 可见异物检查

可见异物检查，不但可以保证用药安全，而且可以发现生产中的问题。如注射剂中的白点多来源于原料或安瓿；纤维多因环境污染所致；玻璃屑常是由于灌封不当所造成的。

二维码 32　高速
安瓿洗烘灌封联
动机组（图片）

注射剂在符合 GMP 的条件下生产，产品在出厂前应采用适宜的方法逐一检查同时剔除不合格产品。临用前，需在自然光下目视检查（避免阳光直射），如有可见异物，不得使用。可见异物检查有灯检法和光散射法两种，灯检法不适用的品种，如用深色透明容器包装或液体色泽较深（一般深于各标准比色液 7 号）的品种可选用光散射法；混悬型、乳状液型注射液和滴眼液不能使用光散射法。

除另有规定外，照《中国药典》（2015 年版）可见异物检查法（通则 0904）检查，应符合规定。

2. 热原检查

照《中国药典》（2015 年版）细菌内毒素检查法（通则 1143）或热原检查法（通则 1142）检查，应符合规定。

3. 无菌检查

一般检查的微生物为需氧细菌、厌氧细菌及霉菌三种，照《中国药典》（2015 年版）无菌检查法（通则 1101）检查，应符合规定。

4. 其他

包括注射剂的装量、装量差异、鉴别、含量测定、pH 值测定、毒性试验和刺激性试验、降压物质等。

八、 小容量注射剂的印包

印字内容包括品名、规格、批号、厂名及批准文号。经印字后的安瓿，即可装入纸盒内，盒外应贴标签，标明注射剂名称、内装支数、每支装量及主药含量、附加剂名称、批号、制造日期与失效期、商标、批准文号及应用范围、用量、禁忌、贮藏方法等。产品还应附有详细说明书。

二维码 33 维生素 C 注射剂的制备（微课）

九、 小容量注射剂的实例

【例 1】 维生素 C 注射剂

处方：

维生素 C	104g	EDTA-Na$_2$	0.05g
碳酸氢钠	49g	亚硫酸氢钠	2g
注射用水	加到 1000mL		

制法：在配制容器中，加配制量 80% 的注射用水，通二氧化碳饱和，加维生素 C 溶解，分次缓缓加入碳酸氢钠，搅拌使完全溶解，至无二氧化碳产生时，加入预先配好的 EDTA-Na$_2$ 溶液和亚硫酸氢钠溶液，搅拌均匀，调节药液 pH 值至 6.0~6.2，加二氧化碳饱和的注射用水至足量，用砂滤棒和微孔滤膜过滤至澄明，在二氧化碳气流下灌封，用流通蒸汽 100℃/15min 灭菌。

注：① 维生素 C 分子中有烯二醇式结构，显强酸性，注射时刺激性大，故加入碳酸氢钠部分中和维生素 C；同时碳酸氢钠调节药液 pH 值至 6.0~6.2，提高维生素 C 的稳定性。

② 维生素 C 的水溶液极易氧化，自动氧化成脱氢抗坏血酸，后者再经水解生成 2，3-二古罗糖即失去治疗作用；若维生素 C 氧化水解成 5-羟甲基糠醛（或原料中带入），则在空气中氧化聚合成黄色聚合物。

③ 本品的质量好坏与原辅料的质量密切相关，如碳酸氢钠；影响本品稳定性的因素还有空气中的氧、

溶液的 pH 值和金属离子，尤其是铜离子，故应避免接触金属容器。

④ 温度影响本品的稳定性，实验证明 100℃/30min 灭菌，含量减少 3％；100℃/15min 灭菌，含量减少 2％；同时灭菌结束，用冷却水冲淋以降低温度。

【例 2】 醋酸可的松混悬型注射剂

处方：

醋酸可的松微晶	25g	硫柳汞	0.01g
氯化钠	3g	吐温 80	1.5g
CMC-Na	5g	注射用水加到	1000mL

制法：（1）取总量 30％的注射用水，加硫柳汞、CMC-Na 溶液，用布氏漏斗垫 200 目尼龙布滤过，密闭备用。

（2）氯化钠溶于适量注射用水中，经 G₄ 号垂熔玻璃漏斗滤过。

（3）将（1）置水浴中加热，加（2）及吐温 80 搅匀，使水浴沸腾，加醋酸可的松，搅匀，继续加热 30min。

（4）取出冷至室温，加注射用水至足量，用 200 目尼龙布过滤两次，于搅拌下分装于瓶内，盖塞轧口密封。用 100℃/30min 振摇下灭菌。

注：①混悬液型注射剂除无菌、pH 值、安全性、稳定性等与溶液型注射剂相同外，还应有良好的"适针性"和"通针性"。"适针性"是指产品从容器抽入针筒时不易堵塞与发泡，保证剂量正确的特性；"通针性"是指注射时能顺利进入体内。此外，药物的细度应控制在 15μm 以下，含 15～20μm 者不超过 10％；混悬粒子在运输、贮存后不应增大，粒子沉降不能太快，沉降物易分散；在振摇和抽取时，药液无持久的泡沫。

② 将固体药物分散成粒度大小适宜、分散性良好的颗粒是制备混悬型注射剂的关键；为防止微粒沉降、凝固、结块，常加入助悬剂、润湿剂，如 CMC-Na、吐温 80 等。

③ 本处方中 CMC-Na 用作助悬剂，吐温 80 用作润湿剂。

第八节　输液剂

一、概述

输液剂是指由静脉滴注输入体内的大剂量注射液。由于其用量大且直接进入血液，故质量要求更高，生产工艺与小容量注射剂也有所不同。

1. 输液剂的种类

（1）电解质输液　用以补充体内水分和电解质，调节酸碱平衡等。常用的有等渗氯化钠、复方氯化钠注射液、碳酸氢钠注射液等。

（2）营养输液　有糖类及多元醇类输液（如葡萄糖注射液、甘露醇注射液等）、氨基酸类输液（如复方氨基酸注射液等）、脂肪类输液（如静脉脂肪乳注射液等）。

（3）胶体输液（俗称血浆代用液）　这类输液是一种与血浆等渗的胶体溶液，可较长时间地保持在循环系统中，增加血容量和维持血压，但不能代替全血应用。如右旋糖酐、聚乙烯吡咯烷酮等。

2. 输液剂的质量要求

输液剂的质量要求与注射剂基本上是一致的，但由于输液一次注射量较大，故对无菌、无热原及澄明度的要求更为严格，pH 值尽量与血浆接近，渗透压应等渗或稍偏高渗，含量、色泽也应合乎要求，不引起血象的异常变化，不得有产生过敏反应的异性蛋白及降压物质，不得添加任何抑菌剂，在贮存过程中质量稳定。

注射用乳状液还必须符合下列要求：液滴直径 90%≤1μm，不得有大于 5μm 的液滴，且大小均匀；成品耐受热压灭菌；无副作用，无抗原性，无降压作用与溶血作用。

血浆代用液还应符合下列要求：不妨碍血型试验，不妨碍红细胞的携氧功能，在血液中能保留较长时间，易被机体吸收，不在脏器组织中蓄积中毒。

二、 输液剂的生产工艺

（一） 输液剂的生产工艺流程及注意事项

1. 输液剂的生产工艺流程

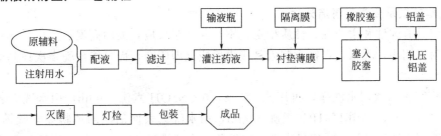

2. 注意事项

① 所用注射用水必须新鲜无热原。

② 容器可能带来热原与澄明度问题，应十分重视。

③ 配制时为除去热原和保证澄明度合格，采用浓配法，并加针用一级活性炭。

④ 配制用容器、滤过装置及输送管道，必须认真清洗：使用后立即清洗，滤器用自来水反冲，再用纯水冲洗，垂熔滤器洗净后置于 1%～2% 硝酸钠的硫酸液中浸泡，砂滤棒应洗净后灭菌存放。

（二） 容器及包装材料的质量要求和处理方法

输液容器有玻璃瓶、塑料瓶和塑料袋三种。

玻璃制输液瓶，材质以硬质中性玻璃为主，具有透明度好、耐压耐高温、瓶体不变形、气密性好等优点。但缺点是重量、体积大，运输不便；生产时能耗大，成本高；可反复利用，但增加了交叉污染机会，回收处理不便。玻璃制输液瓶尚需橡胶塞及铝盖等配件。

塑料瓶材料常为聚丙烯（PP）、聚乙烯（PE），具有耐水耐腐蚀，无毒、质轻、耐热性好、机械强度高、化学稳定性强的特点，利于长途运输；自动化程度高，一次成型，生产过程中制瓶与灌封可在同一生产区域，甚至在同台机器进行，瓶子只需无菌空气吹洗，无须洗涤直接灌装；一次性使用，避免旧瓶污染和交叉污染。但透明度不如玻璃瓶，不利于可见异物检查；热稳定性较玻璃瓶差；此外，与玻璃瓶一样使用过程中需建立空气通路，属于半开放式输液方式，增加了输液过程中的二次污染。

塑料袋作为输液容器，有聚氯乙烯（PVC）和非 PVC 材质两种类型。因前者含有增塑剂和未聚合的聚氯乙烯单体，会在长期贮存过程中迁移至药液，对人体产生毒害，目前已禁用。后者常用由三层共挤膜制成的软袋，具有低透水、透气及迁移性（不含增塑剂）；膜的清洗，软袋的成型均在 A 级洁净厂房中完成，无菌、无热原、无微粒，不需清洗；对热稳定，可在 121℃ 高温蒸汽灭菌，不影响透明度；柔韧性强，可自动收缩，药液在大气压下，通过封闭输液管路输液，消除空气污染及气泡造成栓塞的危险，是目前较为理想的输液容器。但由于制膜工艺与设备较复杂，膜材及制袋、灌封设备多为进口，价格昂贵，因此生产成本高于其他容器生产的输液。

1. 输液瓶的质量要求和清洁处理

输液瓶应无色透明，瓶口圆滑均匀，端正，无条纹、气泡，耐酸、耐碱、耐水，经灭菌及贮存期不会脱片。

输液瓶的清洗有酸洗法和碱洗法两种。前者是将输液瓶先用浓硫酸重铬酸钾清洁液荡涤整个瓶的内壁及瓶口，再用纯化水、注射用水冲洗。后者是用 2％氢氧化钠溶液冲洗，也可用 1％～3％碳酸氢钠溶液冲洗，由于碱性对玻璃有腐蚀作用，故接触时间不宜过长，再用纯化水、注射用水冲洗。

2. 胶塞的质量要求和清洁处理

胶塞应具有弹性和柔曲性、性质稳定，不与药液起反应，能耐高温、高压，具有一定耐溶性，吸附作用小，无毒，当针头刺入和拔出后应立即闭合，而且能耐受多次穿刺而无碎屑脱落。

新橡胶塞先用饮用水洗净，再用 0.5％～1.0％NaOH 煮沸 30min，用水洗去表面的硫黄、氧化锌等杂质；再用 1％HCl 煮沸 30min，用水洗去表面沾附的填料如碳酸钙等杂质，再反复用饮用水洗至洗液 pH 值呈中性，在纯化水中煮沸约 30min，最后用滤过的注射用水冲洗数次，合格后备用。

采用丁基橡胶时，用注射用水漂洗、硅化、灭菌即可。橡胶塞已停止使用。

3. 隔离膜的质量要求和清洁处理

常用的有聚酯薄膜。质量上要求无通透性、理化性质稳定、抗水、弹性好、无异臭、不皱折、不脆裂，并有一定的耐热性和机械强度。清洁处理时，将直径 38mm 的白色透明圆片薄膜，用手捻松，抖去碎屑，剔除皱折或残缺者，平摊在有盖不锈钢杯中，用热注射用水浸渍过夜（质量差时可用 70％乙醇浸渍过夜），次日用注射用水漂洗至薄膜逐张分离，并检查漂洗水的澄明度，合格后方可使用。使用时再用微孔滤膜滤过的注射用水动态漂洗，边灌药液边用镊子逐张取出，盖在瓶口上，立刻塞上胶塞。但涤纶薄膜具有静电引力，易吸附灰尘和纤维，所以漂洗操作应在清洁的环境中进行。

采用丁腈橡胶时，可不使用聚酯薄膜。

（三）输液剂的配制与灌封

1. 配制

输液剂配制的基本操作、环境要求及原辅料等质量要求与安瓿注射剂基本相同，配液必须用新鲜的注射用水，原料应是优质供注射用的。配制时，根据处方按品种进行，必须严格核对原辅料的名称、重量、规格。先加入 0.5％的针用一级活性炭浓配，然后稀释至适量混匀后，测中间体含量和 pH 值。

2. 过滤

输液剂的过滤与安瓿注射剂相同，先用砂滤棒过滤，后经微孔滤膜过滤至药液澄明。为提高产品质量，目前生产多采用加压三级（砂棒—垂熔玻璃滤球—微孔滤膜）过滤。

3. 灌封

输液剂的灌封分为灌注药液、衬垫薄膜、塞胶塞、轧铝盖四步。采用局部层流，严格控制洁净度（局部 A 级）。隔离膜的位置要放端正，再将洗净的胶塞甩去余水，对准瓶口塞下，不得扭转，翻下塞帽。大量生产多采用自动转盘式灌装机、自动翻塞机和自动落盖轧口机等完成整个灌封过程。

（四）输液剂的灭菌

灌封后的输液剂应及时灭菌，从配液到灭菌以不超过 4h 为宜。根据药液中原辅料的性质，选择不同的灭菌方法和时间，一般采用 115℃/30min 热压灭菌。塑料袋装的输液用 109℃/15min 灭菌，生产过程中更应注意防止污染。采用铝盖压封的输液瓶，未压紧的铝盖经灭菌可顶起或松动，应逐瓶检查。

（五）质量检查与包装

1. 质量检查

输液剂除可见异物的检查外，还必须进行不溶性微粒检查，具体按《中国药典》（2015年版）不溶性微粒检查法（通则 0903）检查。除另有规定外，100mL 以上的静脉滴注的注射液，每 1mL 中含 $10\mu m$ 及以上的微粒不得超过 25 粒，含 $25\mu m$ 及以上的微粒不得超过 3 粒。

其他，包括装量、热原、无菌、pH 值以及含量测定等，均应符合药典规定。

2. 包装

检查合格的产品，贴上印有品名、规格、批号的标签进行包装，装箱时应装严装紧，便于运输。

三、输液剂生产中常见的质量问题及解决方法

输液剂生产中存在的主要问题是澄明度问题、染菌和热原反应。

（一）澄明度问题

主要由微粒引起，微粒包括炭黑、碳酸钙、氧化锌、纤维素、纸屑、黏土、玻璃屑、细菌、真菌等。微粒产生的原因及解决方法如下。

1. 工艺操作中的问题

原因：车间空气洁净度差，输液瓶、胶塞、隔离膜洗涤不干净，滤器选择不当，滤过方法不好，灌封操作不合要求，工序安排不合理等。

解决方法：加强工艺过程管理；采用层流洁净技术来净化空气；微孔滤膜过滤。

2. 橡胶塞与输液瓶质量不好

钙、锌、硅酸盐及铁等物质可从橡胶塞和玻璃容器中析出，成为输液中的"小白点"，在贮存期间可污染药液，故对胶塞与容器的质量须进一步提高。国内现使用丁腈橡胶有利于提高输液的质量。

3. 原辅料质量

如注射用葡萄糖可能含有少量蛋白质及因水解不完全而产生的糊精、钙盐等杂质，这些杂质可使输液产生乳光、小白点、发浑。目前国内已制定"输液用"的原辅料质量标准。

4. 医院输液操作对输液的污染

静脉滴注装置不净、无菌操作不严、不适当的输液配伍加药等。可考虑安置终端过滤器（0.8μm 的微孔滤膜），使微粒大幅度减少。

（二）热原反应

来自于生产和使用过程的污染，而在使用过程中的污染约占 80% 以上。

（三）染菌

原因在于生产过程中环境的严重污染、灭菌不彻底、瓶塞不严、漏气等。为此生产时要尽量减少制备过程中的污染、严格灭菌、严格包装。

四、输液剂的实例

【例 1】 氯化钠注射液

处方：

氯化钠	8.5g	氯化钙（2份结晶水）	0.33g
氯化钾	0.3g	注射用水	加至 1000mL

制法：按处方量将氯化钠、氯化钾、氯化钙加入注射用水中，使成 20%～22% 浓溶液，加 0.1%（g/mL）活性炭，加热处理、粗滤除炭，滤液用注射用水稀释至全量，用 1% 盐酸调 pH 值至 4.5～7.5，经含量测定合格后，用 G_4 垂熔玻璃漏斗滤至澄明，再经微孔滤膜过滤，灌装并密塞，用 115℃ 热压灭菌 30min，即得。

注：本品中钠、钾、钙三种离子的比值接近体液，用于补充各种原因引起的脱水症，并促进肾脏排毒。

【例 2】 葡萄糖注射液

处方：

注射用葡萄糖	50g	1% 盐酸	适量
注射用水	加至 1000mL		

制法：取注射用水适量，加热煮沸，将葡萄糖加入，不断搅拌，配成约 50%～60% 的浓溶液，加 1% 盐酸调节 pH 值至 3.8～4.0，加活性炭，搅拌煮沸 15～20min，趁热过滤脱炭，滤液加注射用水稀释至所需浓度，测定 pH 值及含量合格后，滤至澄明即可灌封，用 115℃ 热压灭菌 30min 即得。

注：① 葡萄糖注射液有时产生云雾状沉淀，一般是由于原料不纯或滤过时漏炭造成的。故原料需使用注射用葡萄糖，采用浓配法配制，加活性炭用以吸附杂质与热原。若原料较纯，活性炭可少加，用量约 0.1%～0.8%；如原料杂质多，需提高用量至 1%～2%。

② 盐酸的加入除用以调节 pH 值外，同时可中和蛋白质等胶体杂质电荷使其凝聚，易被活性炭吸附而滤除。

③ 葡萄糖加热时间过长或加热温度过高均会脱水产生 5-羟甲基糠醛，该物质继续分解或聚合，会导致溶液变黄。因此应严格控制灭菌时间与温度，并调节溶液的 pH 值，降低葡萄糖的分解。pH 值为 4 时，反应速率最慢。药典规定葡萄糖注射液必须进行 5-羟甲基糠醛的检查，其含量不得超过限度。

【例 3】 静脉注射脂肪乳剂

处方：

| 精制大豆油 | 150g | 精制大豆磷脂 | 15g |
| 甘油 | 25g | 注射用水 | 加至 1000mL |

制法：称取精制大豆磷脂，置高速分散设备中，加甘油和水在氮气下搅拌成均匀的磷脂分散液，将其倒入二步乳匀机的贮液瓶内，不断通氮气。开动乳匀机，先将油和磷脂等溶液形成初乳，再使乳化液在氮气气流下的两个贮液瓶之间环流匀化，期间应补足注射用水，经多次循环后，至乳滴直径达 1μm 以下。调节 pH 值至 5.0～7.0，通过 G₄ 垂熔玻璃漏斗，减压滤过。在氮气气流下分装加盖密封。预热后，在 121℃ 热压灭菌 15min，或用旋转灭菌器灭菌。灭菌后，冲热水缓慢冷却，在 4～10℃ 贮存。

注：脂肪是热能值最高的营养要素，1L 20% 的脂肪乳相当于 10L 葡萄糖溶液的热量。当创伤和疾病导致不能口服进食而失去摄取脂肪的功能时，需经静脉输入此类营养。静脉营养乳状液以植物油脂为主要成分，加乳化剂与注射用水制成水包油乳状液。它具有体积小、能量高、对机体无刺激性等优点。

注意事项：①脂肪乳要选择优良的原辅料。所用油必须精制，其碘值、皂化值、酸价、过氧化值、折光率、黏度等均有严格规定。②所用乳化剂有大豆磷脂、蛋黄磷脂、普朗尼克 F68 等，需经生物学、化学测定符合要求方能使用。③静脉营养乳状液需用高效乳化机制备，油滴粒径均匀，直径小于 1μm，只允许少量微粒达 5μm。④乳滴必须稳定，能耐受高压灭菌，贮存期间仍保持稳定。乳剂不能在 0℃ 下存放，以免破乳或使油滴增大。⑤为防止脂肪油的酸败与乳化剂的氧化，制备过程应始终在氮气下进行。⑥为维持等渗，本类产品中常添加甘油、葡萄糖、山梨醇等作为等渗调节剂，但产品不可加氯化钠调节等渗，以防电解质作用使乳滴破坏。

第九节　粉针剂

一、概述

粉针系用无菌操作法将经过无菌精制的药物分（灌）装于无菌容器中，临用前再用灭菌的注射用溶剂溶解或混悬而制成的剂型。凡遇热或遇水不稳定的药物如青霉素 G、辅酶 A、胰蛋白酶等均需制成粉针。根据生产工艺条件和药物性质不同，粉针分为注射用无菌分装产品和注射用冻干制品两类。

粉针的质量要求与溶液型注射剂基本一致，质量检查应符合《中国药典》（2015 年版）的各项规定。此外，注射用无菌分装产品的细度或结晶应适宜，便于分装。注射用冻干制品应为完整的块状物或海绵状物，外形饱满不萎缩，色泽均一，干燥，多孔性好，加水能迅速恢复冻干前状态。

二、粉针剂的生产工艺及常见的质量问题

（一）注射用无菌分装产品

注射用无菌分装产品系将符合注射用要求的药物粉末在无菌操作条件下直接分装于洁净灭菌的小瓶或安瓿中，密封而成。工艺流程如下：

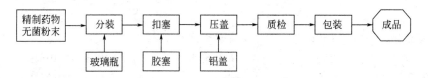

1. 原料无菌粉末的制备

（1）重结晶法　本法利用药物和杂质在不同溶剂中和不同温度下溶解度的差异，选用适当的溶剂、溶解条件和结晶条件进行重结晶精制。

（2）喷雾干燥法　本法系将被干燥的液体药物浓缩到一定浓度，经喷嘴喷成细小雾滴，当小雾滴与干燥热空气相遇时进行交换，在数秒钟内完成水分的蒸发，使液体药物被干燥成粉状或颗粒状。

（3）混合与过筛　某些原料药物，经重结晶精制后，还需进行混合与过筛，以使粒度均匀，便于分装。

2. 包装容器及材料的处理

无菌粉针剂的容器分两种：一种为上下粗细相等的大口直筒式粉针安瓿，安瓿的上部压有一道沟槽，以便使用时锯开；另一种为带有胶塞的玻璃小瓶，俗称西林瓶，我国主要采用后者。西林瓶通常采用立式转鼓式超声波洗瓶机将瓶内外冲刷洗涤干净后，经隧道式红外线烘箱（300～350℃/0.5～1h）干燥灭菌。

胶塞选用卤化丁基胶塞，胶塞洗净后要用硅油进行硅处理，再用125℃干热灭菌2.5h，灭菌好的空瓶和胶塞存放柜应有净化空气保护，存放时间一般不超过24h。胶塞硅化处理的目的是保证胶塞在灭菌干燥后具有较好的上机性能。

3. 分装

分装必须在高度洁净的无菌室中按照无菌操作法进行。用人工或机器分装，目前使用的分装机械有插管分装机、螺旋自动分装机、真空吸粉分装机等。分装机宜有局部层流（A级）装置。分装好后小瓶立即加塞并用铝塑组合盖密封。

4. 灭菌和异物检查

对于耐热品种如青霉素，可进行补充灭菌，以保证无菌水平，确保用药安全。对于不耐热品种必须严格无菌操作。异物检查一般在传送带上进行，逐瓶目视检查，剔除不合格品。

5. 注射用无菌分装产品常见质量问题

（1）装量差异　分装车间内的相对湿度、粉末性状、药物的吸湿性均会影响粉末流动性，从而造成装量差异。此外，分装设备的性能也会影响装量差异，应根据具体情况分析处理。

（2）澄明度问题　分装的无菌药物粉末经粉碎、过筛、混合等工序，致污染机会增多，使可见异物和不溶性微粒检查不合格。生产中应从原辅料的处理、环境的洁净度控制等方面入手防止发生污染。

（3）无菌问题　产品采用无菌操作工艺生产，生产环境的洁净度控制稍有不慎就有可能导致微生物污染。因此，除严格按工艺规程生产外，层流净化装置应定期进行验证。

（4）吸潮现象　无菌室的相对湿度较高、铝盖封口不严、胶塞的透气性可引起产品吸潮变质。

因此，应将无菌室的相对湿度控制在药物的临界相对湿度以下，选择性能优良的胶塞，采用铝盖轧紧后瓶口烫蜡处理等。

（二）注射用冻干制品

冷冻干燥法是将药液先在低温下冻结成固体，再在一定的真空与低温下将水分从冻结状态升华除去，达到低温脱水的干燥方法。按冷冻干燥法制得的注射用粉末，称为注射用冻干制品。凡是对热敏感在水溶液中不稳定的药物，可采用此法制备。其工艺流程如下：

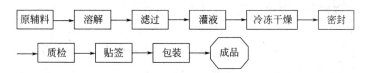

1. 冷冻干燥的特点

① 可避免药品氧化或高热分解，如蛋白质不致变性；

② 药物常呈海绵块状或疏松结晶，加水后能迅速溶解，恢复药液原有的特性；

③ 含水量在1%～3%内，同时干燥在真空中进行，不易氧化，有利于产品长期贮藏；

④ 产品中的微粒物质比用其他方法生产者少，因为污染机会相对减少；

⑤ 剂量准确，外观优良。

此法的不足之处是溶剂不能随意选择，需特殊设备，冻干过程时间长，成本较高。

2. 冷冻干燥机的结构及使用方法

LGJ-Ⅱ型医用冷冻干燥机（如图6-14）的主要部件如下。①干燥箱：放置需干燥的制品，共四层搁板，内装有冷冻管和油加温管，升华干燥在此箱内进行，箱内须无菌；②冷凝器：主要作用是收集干燥箱内升华过来的水蒸气，使之冷凝成霜；③冷冻机：用氟利昂-22冷冻剂；④真空泵：前级为旋转式真空泵，并配以罗茨泵，真空度空载可达0.01mmHg；⑤油加热系统：主要提供药品升华干燥时所需的升华热。

使用要点如下：

① 作好开机准备，检查各部件是否正常。

② 预冻与冻结　先调节各种仪表和开关，使干燥箱制冷，待搁板温度符合制品要求时，将制品迅速装入箱内进行冻结，根据制品的性质确定冻结时间和温度。一般搁板温度可维持在（-30±0.5）℃，时间2～3h或更长，即可由冻结转入干燥。

③ 干燥　先将冷凝器制冷，待温度达-45℃后，开启真空泵，待真空度至表压750mmHg后再打开罗

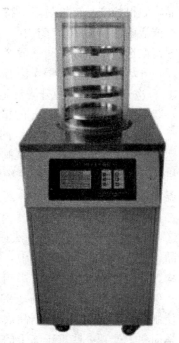

图6-14　LGJ-Ⅱ型医用冷冻干燥机

茨泵，然后缓缓打开冷凝器与干燥箱之间的大蝶阀，停止干燥箱制冷，待干燥箱真空泵在0.1mmHg以下可转入加温升华。待制品温度升至0℃以上时，再视药品耐温情况进行加温，直到各层温度趋于一致并继续保温干燥一定时间后即可结束。

④ 制品出箱、化霜与封口　制品出箱后，再用60～70℃水使霜溶化，然后将水放出，并用热空气吹干，立即封口。

3. 冻干前操作

冻干前操作包括西林瓶的处理、胶塞处理及药液配制、灌装等过程。药液配制时，若药物剂量较小，需加入适宜的填充剂以增加体积，常用的填充剂有甘露醇、乳糖、山梨醇、明胶、右旋糖酐等。冻干粉针剂灌装过程和小容量注射剂的要求一致，分装时溶液厚度要薄些，最多不超过容器的 1/2，以利于干燥过程中水分的逸出。灌装后进行半压塞，半压塞的产品在 A 级保护下或密封容器内转动至冻干机内。

4. 冷冻干燥工艺

（1）测定产品共熔点　新产品冻干时，应先测出其低共熔点（eutectic point），然后控制冷冻温度在低共熔点以下，以保证冷冻干燥的顺利进行。低共熔点是在水溶液冷却过程中，冰和溶质同时析出结晶混合物（低共熔混合物）时的温度。不同物质的共熔点是不同的，例如 0.85% 氯化钠溶液为 -21.2℃，而 10% 葡萄糖溶液为 -3℃。测定低共熔点的方法有热分析法和电阻法。

（2）预冻　制品在干燥之前必须进行预冻，如果不经过预冻而直接抽真空，当压力降低到一定程度时，溶于溶液中的气体迅速逸出而引起类似"沸腾"现象，部分药液可能溢出瓶外。预冻温度应低于产品共熔点 10～20℃。如果预冻温度不在低共熔点以下，抽真空时则有少量液体"沸腾"而使制品表面凹凸不平。预冻方法有速冻法和慢冻法，速冻法就是在产品进箱之前，先把冻干箱温度降到 -45℃ 以下，再将制品装入箱内，这样急速冷冻，形成细微冰晶，制得的产品疏松易溶。特别对于生物制品，此法引起蛋白质变性的概率很小，故对于酶类或活菌活病毒的保存有利。慢冻法形成结晶粗，但有利于提高冻干效率。实际工作中应根据情况选用。预冻时间一般 2～3h，有些品种需要更长时间。

（3）升华干燥　升华干燥法有两种：一种是一次升华法；另一种是反复预冻升华法。

① 一次升华法　此种升华法适用于共熔点 -20～-10℃ 的制品，而且溶液浓度、黏度不大，装量厚度在 10～15mm 的情况。具体方法如下：先将处理好的制品溶液在干燥箱内预冻至低共熔点以下 10～20℃，同时将冷凝器温度下降至 -45℃ 以下，启动真空泵，待真空度达一定数值后，缓缓打开蝶阀，当干燥箱内真空度达 13.33Pa（0.1mmHg）以下关闭冷冻机，通过搁置板下的加热系统缓缓加温，供给制品在升华过程中所需的热量，使冻结产品的温度逐渐升高至约 -20℃，药液中的水分就可升华，最后可基本除尽，然后转入再干燥阶段。

② 反复冷冻升华法　此方法适用于某些熔点较低，或结构比较复杂黏稠如蜂蜜、王浆等产品，这些产品在升华过程中，往往冻块软化，产生气泡，并在制品表面形成黏稠状的网状结构，从而影响升华干燥、影响产品外观。为了保证产品干燥顺利进行，可用反复预冻升华法。例如某制品低共熔点为 -25℃，可速冻到 -45℃ 左右，然后将制品升温如此反复处理，使制品晶体结构改变，制品表层外壳由致密变为疏松，有利于水分升华。此法可缩短冷冻干燥周期，处理一些难于冻干的产品。

（4）再干燥　当升华干燥阶段完成后，为尽可能除去残余的水，需要进一步干燥。再干燥温度，根据制品性质确定，制品在保温干燥一段时间后，整个冻干过程即告结束。

冷冻干燥完毕后，制品需在真空条件下进行箱内压塞，样品出箱后进行压盖。

5. 注射用冻干制品常见质量问题

（1）含水量偏高　一般要求在 1%～3%，但装液量过多、干燥时热量供应不足、真空度不够、冷凝器温度不够低等，可造成含水量偏高。可采用旋转冻干机提高冻干效率或用其他相应措施解决。

（2）喷瓶　预冻温度不够低，产品冻结不实；升华时供热过快，局部过热，造成少量液体存在，在高真空时少量液体喷出而形成"喷瓶"。因此，必须控制预冻温度在共熔点以下10～20℃，加热升华时温度不超过共熔点。

（3）产品外观不饱满或萎缩成团粒　药液浓度太高，内部升华的水蒸气不能及时抽去，与表面已干层接触时间较长使其逐渐潮解，体积萎缩，致外形不饱满。可在处方中加入填充剂如氯化钠、甘露醇或反复冷冻升华，改善结晶状态与制品的通气性，使水蒸气顺利逸出，改善产品外观。

（4）澄明度问题　由于无菌室洁净度不够造成。应加强人流、物流与工艺的管理，严格控制环境污染。

三、 粉针剂实例

【例】　注射用辅酶 A

处方：

辅酶 A	56.1 单位
水解明胶	5mg
甘露醇	10mg
葡萄糖酸钙	1mg
盐酸半胱氨酸	0.5mg

制法：将辅酶 A、水解明胶、甘露醇、葡萄糖酸钙、盐酸半胱氨酸用适量水溶解后，无菌滤过，分装于洁净灭菌完毕的西林瓶内，制成每瓶 50 单位。冻干机冻干后封口，漏气检查即得。

注：辅酶 A 易被空气、过氧化氢等氧化成无活性的二硫化物，故在制剂中加入半胱氨酸，用水解明胶、甘露醇作赋型剂。

第十节　滴眼剂

一、 概述

滴眼剂系指由原料药物与适宜的辅料制成的供滴入眼内的无菌液体制剂，是最常用的眼用液体制剂。眼用液体制剂还有洗眼剂和眼用注射剂。洗眼剂系指供临床眼部冲洗、清洁用的灭菌液体制剂。如生理氯化钠溶液，2％硼酸溶液等。眼用注射剂系指直接用于眼部注射的无菌液体制剂，供眼周围组织（包括球结膜下、筋膜下及球后）或眼内注射（包括前房注射、前房冲洗、玻璃体内注射、玻璃体内灌注等）。

滴眼剂也可将药物制成粉末、颗粒、片剂等，在临用前配成溶液或混悬液。滴眼剂主要用作消炎杀菌、散瞳缩瞳、降低眼压、麻醉或诊断等，也可用作润滑或代替泪液等。

滴眼剂虽是外用制剂，但质量要求类似注射剂。滴眼剂应符合下列要求。

（1）无菌　眼部有无外伤是滴眼剂无菌要求严格程度的界限。用于眼外伤的眼用制剂要求绝对无菌，包括手术后用药在内。正常人的泪液中可能因含有溶菌酶，故有杀菌作用，同时泪液不断地冲洗眼部，使眼部保持清洁无菌。角膜、巩膜等也能阻止细菌侵入眼球内。因此，对于眼部有外伤的患者，所用的滴眼剂要绝对无菌，不允许加入抑菌剂，需采用单剂量包装。一般滴眼剂（即用于无眼外伤的滴眼剂）要求无致病菌，不得有铜绿假单胞菌和金黄色葡萄球菌。一般滴眼剂是多剂量包装，病人在多次使用时，很易染菌，所以要加抑菌剂，使其在被污染后，于下次再用之前恢复无菌。因此滴眼剂的抑菌剂要作用迅速，要在 1～2h 内达到无菌。滴眼剂在启用后最多可使用 4 周。

（2）澄明度　应为澄明的溶液，要求比注射剂稍低；肉眼观察无玻璃屑、较大纤维和其他不溶性异物。混悬液型滴眼剂不得有超过 50μm 直径的粒子，15μm 以下的颗粒不得少于 90％。

（3）pH 值　pH 值对滴眼剂有重要的影响，由 pH 值不当而引起的刺激性，可增加泪液的分泌，导致药物迅速流失，甚至损伤角膜。正常眼可耐受的 pH 值为 5.0～9.0。pH6～8 时无不舒适感觉，小于 5.0 和大于 11.4 有明显的感觉。眼对碱性比较敏感，较强酸更能使眼损伤。滴眼剂的 pH 值应兼顾药物的溶解度和稳定性的要求，滴眼剂的用量不大，由于眼泪的稀释与缓冲作用，刺激时间一般较短。pH 值对药物吸收及药效也有影响，应兼顾考虑。

（4）渗透压　眼球能适应的渗透压范围相当于浓度为 0.6％～1.5％ 的氯化钠溶液，超过 2％ 就有明显的不适。低渗溶液应该用合适的药物调成等渗，例如氯化钠、硼酸、葡萄糖等。眼球对渗透压的感觉不如对 pH 值的敏感。

（5）稳定性　应具有一定的稳定性，可加入适宜的稳定剂以保证在使用期限内的稳定。

（6）黏度　滴眼剂的黏度适当增大可使药物在眼内停留时间延长，从而增强药物的作用，同时黏度增加后减少刺激作用，也能增加疗效。合适的黏度在 4.0～5.0cPa·s 之间。

二、滴眼剂的处方组成

1. pH 值调整剂

为避免药物刺激性和使药物稳定，常用缓冲溶液来稳定药液的 pH 值。常用的缓冲溶液有三种：

（1）硼酸缓冲液　以 1.9g 硼酸溶于 100mL 纯化水中制成，pH 值为 5，可直接用作眼用溶剂，适用于盐酸可卡因、盐酸普鲁卡因、硫酸锌等。

（2）磷酸盐缓冲液　以无水磷酸二氢钠 8g 配成 1000mL 溶液，无水磷酸氢二钠 9.437g 配成 1000mL 溶液，pH5.9～8.0，适用的药物有阿托品、毛果芸香碱等。

（3）硼酸盐缓冲液　pH6.7～9.1，可用于磺胺类药物。

2. 等渗调节剂

眼球对渗透压有一定的耐受范围，渗透压的调节不必很精密，但低渗溶液宜调至等渗。常用的调节剂有氯化钠、硼酸、硼砂等。临床上有些因治疗目的需要，必须使用高渗溶液，如 30％ 的磺胺醋酰钠滴眼剂可不进行调整。

3. 抑菌剂

滴眼剂是多剂量剂型，故必须加入抑菌剂。作为滴眼剂的抑菌剂，不仅要求有效，还要求迅速，在 2h 内发挥作用，即在病人两次用药的间隔时间内达到抑菌。能符合这些要求的抑菌剂不多，常用的有硝酸苯汞、醋酸苯汞、硫柳汞等，但要注意配伍禁忌。

单一抑菌剂常因处方的 pH 值不适合，或与其他成分有配伍禁忌，不能达到速效目的，故采用复合抑菌剂发挥协同作用，提高杀菌效能。

4. 黏度调节剂

常用 MC、CMC-Na、PEG、PVA、PVP 等，使用时还需注意其与药物或抑菌剂之间的配伍禁忌。如 CMC-Na 与生物碱盐及洗必泰有配伍禁忌。

三、 滴眼剂的生产工艺

1. 滴眼剂生产工艺分类

滴眼剂生产工艺与注射剂类同，按药物性质与应用要求分为三种。

（1）药物性质稳定者　按滴眼剂的一般生产工艺生产，在无菌环境中配制、分装，可加抑菌剂。

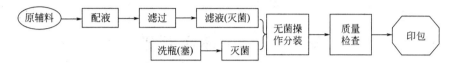

（2）主药不耐热的品种　全程无菌操作法制备。

（3）用于眼部手术或眼外伤的滴眼剂　按注射剂生产工艺进行，单剂量分装，保证完全无菌，不允许加抑菌剂。洗眼剂按输液剂生产工艺制备，用输液瓶包装。

2. 一般滴眼剂的生产工艺

（1）容器的处理　滴眼剂的包装有塑料瓶和玻璃瓶包装。玻璃瓶包装的滴眼剂主要用于眼部手术或眼外伤，与小容量注射剂容器的洗涤灭菌相同。大多数滴眼剂采用塑料瓶包装。塑料滴眼瓶采用聚烯烃塑料经吹塑制成，即时封口，不易污染。

塑料瓶的洗涤可按下法进行：切开封口，按安瓿洗涤法处理，最后用环氧乙烷灭菌，避菌保存备用。为减轻容器清洗、干燥、灭菌等处理工序的负担，有些药厂在同一洁净度环境中自己生产塑料瓶。

（2）药液的配滤　滴眼剂要求无菌，小量配制可在避菌柜中进行，工厂大量生产，要按注射剂生产工艺要求进行。所用器具于洗净后干热灭菌，或用杀菌剂（用 75％乙醇配制的 0.5％度米芬溶液）浸泡灭菌，用前再用新鲜蒸馏水洗净。操作者的手宜用 75％乙醇消毒，或戴灭菌手套，以避免细菌污染。

滴眼剂的配制与注射剂工艺过程几乎相同。对热稳定的药物，配滤后应装入适宜的容器中，灭菌后进行无菌分装。对热不稳定的药物可用已灭菌的溶剂和用具在无菌柜中配制，严格按照无菌操作法操作，避免细菌的污染。

眼用混悬剂的配制，可先将药物微粉化处理后灭菌，另取表面活性剂（如吐温 80）、助悬剂（如甲基纤维素）加适量注射用水配成黏稠液，再与主药用乳匀机搅匀，添加注射用水至全量。配制完成后，进行半成品检验，包括 pH 值、含量等，合格后才能过滤、灭菌、分装。

滴眼剂的过滤与注射剂的过滤操作相同，经滤棒、垂熔玻璃滤器、膜滤器三级过滤至澄明。如工艺要求仅除去异物时，可选用 0.8μm 孔径滤膜，如需除菌滤过，宜选用 0.22μm 孔径滤膜。

（3）无菌灌装　目前生产上均采用减压灌装设备。将已洗净灭菌的滴眼空瓶，瓶口向下，排列在一平底盘中，将盘放入真空箱内，由管道将药液从贮液瓶定量地放入盘中（稍多于实际灌装量），密闭箱门，抽气并调节真空度，即可调节灌装量，瓶中空气从液面下的小口逸出，然后通入洁净空气，恢复常压，药液即灌入滴眼瓶中，取出盘子，立刻封口即可。一般滴眼剂，每一容器的装量，除另有规定外应为 5～8mL，不应超过 10mL。

第七章 散剂、颗粒剂、胶囊剂

第一节 粉体学基础

一、概述

粉体是无数个固体粒子的集合体的总称，即由粒子组成的整体。这些固体粒子既可以是数毫米的颗粒，也可以是数纳米的粉末。通常所说的"粉""粒"都属于粉体的范畴，一般将小于 $100\mu m$ 的粒子称为"粉"，大于 $100\mu m$ 的粒子称为"粒"。在一般情况下，粒径小于 $100\mu m$ 时，容易产生粒子间的相互作用而使流动性较差；粒径大于 $100\mu m$ 时，粒子自重大于粒子间的相互作用而使流动性较好，并成为肉眼可见的"粒"。在制药行业中常用的粒子大小范围通常从药物原料粉的 $1\mu m$ 到片剂的 10mm。

众所周知，物态有三种，即固体、液体、气体。液体和气体具有流动性，而固体没有流动性。但将大块固体粉碎成粒子群之后，则具有与液体相类似的流动性，具有与气体相类似的压缩性，且具有固体的抗变形能力。因此，常把"粉体"视为第四种物态来处理。

粉体学是研究粉体的基本性质及其应用的科学。粉体学技术能为固体制剂的处方设计、生产过程以及质量控制等方面提供重要的理论依据和试验方法。如粉体粒子大小会影响溶出度和生物利用度，粉体的性质会影响片剂的成型及崩解，粉体的流动性、相对密度等性质会影响散剂、胶囊剂、片剂等按容积分剂量的准确性，粉体的密度、分散度及形态等性质会影响药物混合的均匀性等。因此，粉体学作为药剂学的基本理论之一，日益受到药学工作者的关注。

二、粉体粒子的基本性质

（一）粉体的密度和孔隙率

由于粉体粒子表面粗糙，形状不规则，在堆积时，粒子与粒子间必有空隙，而且有些粒子本身又有裂缝和孔隙，所以粉体的体积包括粉体自身的体积、粉体粒子间的空隙和粒子内的孔隙，故表示方式较多，相应的就有多种粉体密度及孔隙率的表示法。

1. 粉体的密度

粉体的密度系指单位体积粉体的质量。根据粉体所指的体积不同，分为真密度、粒密度、堆密度三种。各种密度定义如下。

（1）真密度 指粉体质量除以不包括颗粒内外空隙的体积（真实体积），求得的密度。即排除所有的空隙占有的体积后，求得的物质本身的密度。

（2）粒密度 指粉体质量除以包括开口细孔与封闭细孔在内的颗粒体积，求得的密度。

即排除粒子之间的空隙，但不排除粒子本身的细小孔隙，求得的粒子本身的密度。

（3）堆密度 又称松密度，指粉体质量除以该粉体所占容器的体积，求得的密度。其所用的体积包括粒子本身的孔隙以及粒子之间空隙在内的总体积。

对于同一种粉体，真密度＞粒密度＞堆密度。在药剂实践中，堆密度是最重要的。散剂的分剂量、胶囊剂的充填、片剂的压制等都与堆密度有关。有些药物还有"重质"和"轻质"之分，主要是其粒密度和堆密度不同，堆密度大的为重质，堆密度小的为轻质，但其真密度是常数，是相等的。

2. 粉体的孔隙率

粉体的孔隙率是粉体层中空隙所占的比率，即粉体粒子间空隙和粒子本身孔隙所占体积与粉体体积之比，常用百分率表示。

粉体的孔隙率是与粒子形态、表面状态、粒子大小及粒度分布等因素有关的一种综合性质，是对粉体加工性质及其制剂质量有较大影响的参数。散剂、颗粒剂、片剂都是由粉体加工制成，其孔隙率的大小直接影响着药物的崩解和溶出。一般来说，孔隙率越大，崩解、溶出较快，较易吸收，所以在药剂的科研和生产中，有时要测定孔隙率。其可通过真密度计算求得，也常用压汞法、气体吸附法等进行测定。

（二）粉体的流动性

有些粉体性质松散，能自由流动；有些粉体则有较强的黏着性，黏结在一起不易流动。粉体的流动性是粉体的重要性质之一，对于药剂工作意义重大。例如散剂分包、胶囊剂充填、片剂压片分剂量等均受粉体流动性的影响。

1. 粉体的流动性及表示方法

粉体的流动性与粒子的形状、大小、表面状态、密度、孔隙率等有关，加上颗粒之间的内摩擦力和黏附力等的复杂关系，其流动性不能用单一的值来表达。粉体的流动性，常用休止角和流速表示。

（1）休止角 系指在水平面堆积的一堆粉体的自由表面与水平面之间可能存在的最大角度，即将粉体堆积成尽可能陡的圆锥体形状的"堆"，堆的斜边与水平线的夹角即为休止角，常用 α 表示。其可以由以下公式求得。

$$\tan\alpha = \frac{\text{堆高 } H}{\text{堆底半径 } r}$$

休止角是检验粉体流动性好坏的最简便方法。粉体流动性越好，休止角越小；粉体粒子表面粗糙，黏着性越大，则休止角也越大。一般认为，休止角≤30°，流动性好；休止角≤40°，可以满足生产过程中流动性的需要；休止角＞40°，则流动性差，需采取措施保证分剂量的准确。休止角常用的测定方法有注入法、排出法、容器倾斜法等，见图7-1。

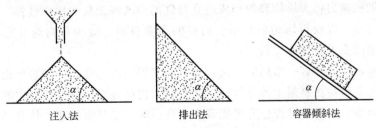

注入法　　　　排出法　　　　容器倾斜法

图 7-1　休止角的测定方法

（2）流速　系指单位时间内粉体由一定孔径的孔或管中流出的速率。其具体测定方法是在圆筒容器的底部中心开口，把粉体装入容器内，测定单位时间内流出的粉体量，即流速。一般粉体的流速快，流动性好，其流动的均匀性也较好。

2. 影响流动性的因素

药物或辅料的流动性好坏，首先与其本身的特性有关，除此之外，粉体的其他特性如粒子的大小及其分布、粒子的形态、粒子表面粗糙程度等对流动性也有显著的影响。

（1）粒子大小及其分布　一般认为，当粒子的粒径大于 $200\mu m$ 时，粉体的流动性良好，休止角较小；当粒径在 $100 \sim 200\mu m$ 范围时，为过渡阶段，随着粒径的减小，粉体比表面积增大，粒子间的摩擦力所起的作用增大，休止角增大，流动性变差；当粒径小于 $100\mu m$ 时，其黏着力大于重力，休止角大幅度增大，流动性差。

粉体的粒度分布对其流动性也有影响。粒径较大的粉体流动性较好，但在其中加入粒径较小的粉末，能使流动性变差，加入的细粉量越多，粒径越小，对休止角的影响越大。反之，在流动性不好的细粉末中加入较粗的粒子，可克服其黏着性，使其流动性得到改善。

（2）粒子形态及其表面粗糙性　粒子呈球形或近似球形的粉体，在流动时，粒子较多发生滚动，粒子间摩擦力小，所以流动性较好；而粒子形态明显偏离球形，例如呈针状或片状，粉体流动时，粒子间摩擦力较大，流动性一般不好。粒子表面粗糙，也会增加流动的困难。一般粒子形状越不规则，表面越粗糙，其休止角越大，流动性就越差。

（3）含湿量　粉体在干燥状态时，其流动性一般较好。由于粉体在相对湿度较高的环境中吸收一定量的水分后，粒子表面吸附了一层水膜，由于水的表面张力等的作用，使得粒子间的引力增大，流动性越差。一定范围内吸湿量变大，休止角越大，流动性越差；但当粉体吸湿超过一定量后，吸附的水分消除了粒子表面黏着力而起润滑作用，休止角减小，流动性增大。含湿量对流动性的影响因粉体品种的不同而异。

（4）加入其他成分的影响　在粉体中加入其他成分，对流动性有时也有影响。例如在粉体中加入滑石粉和微粉硅胶等，一般可改善其流动性。这种可改善粉体流动性的材料称为助流剂。

第二节　固体制剂单元操作

一、　粉碎

（一）　概述

粉碎是借助机械力将大块物料粉碎成适宜程度的碎块和细粉的操作过程。通常要对粉碎后的物料进行过筛，以获得均匀的粒子。粉碎的主要目的是减少药物的粒径，增加比表面积，为制剂提供所要求粒度的物料。

粉碎操作对制剂过程有一系列的意义：①有利于提高难溶性药物的溶出速率和生物利用度；②有利于提高药物在制剂中的分散性；③有利于提高有效成分从药材中的浸出；④有利于各种制剂的制备。但粉碎过程也有可能带来不良影响，如晶型转变、热分解、黏附和吸湿性的增大等。药物粉碎后粒子的大小直接或间接影响了药物制剂的稳定性和有效性，药物粉碎不匀，不但不能使药物彼此混匀，而且也会使制剂的剂量或含量不准确，而影响疗效。

（二） 粉碎的机理和能量消耗

粉碎过程是利用外加的机械力破坏物质分子间的内聚力来实现，被粉碎的物料受到外力的作用后在局部产生很大的应力和形变，当应力超过物料分子间力时，物料即产生裂缝而粉碎。

粉碎过程中常见的外加力有：冲击力、压缩力、剪切力、弯曲力、研磨力等，被粉碎物料的性质、粉碎程度不同，所需加的外力也有所不同，冲击、压缩和研磨作用对脆性物质有效，剪切对纤维状物料有效，粗粒以冲击力和压缩力为主，细碎以剪切力、研磨力为主，实际上粉碎过程是几种力综合作用的结果。

（三） 粉碎方式和设备

根据物料粉碎时的状态、组成、环境条件、分散方法不同，选择不同的粉碎方法，常见的有干法粉碎、湿法粉碎、单独粉碎、混合粉碎、低温粉碎等。较常见的是干法粉碎和湿法粉碎：干法粉碎是将药物干燥到一定程度后粉碎的方法，药物的干燥根据药物性质选用适宜的干燥方法；湿法粉碎是在药物中加入适量的水或其他液体进行研磨粉碎的方法，通常液体的选择以药物遇湿不膨胀、两者不起反应、不妨碍药效为原则。这种粉碎方法可用于某些刺激性较强的或有毒的药物，以避免粉碎时粉尘飞扬。有些难溶性药物如炉甘石、珍珠等，要求特别细度时，一般是用水飞法粉碎，水飞法是将药物与水共置于研钵或流能磨中一起研磨，使细粉漂浮于液面或混悬于水中，然后将此混悬液倒出，余下的粗料加水反复操作，至全部物料研磨完毕，所得的混悬液合并，沉降，倒出上清液，将湿粉干燥、粉碎得极细粉。

一般药物通常单独粉碎，氧化性药物和还原性药物必须单独粉碎，否则可引起爆炸；贵重药物及刺激性药物为了减少损耗和便于劳动保护，也应该单独粉碎。对于处方中某些药物的性质和硬度相似，可以将它们混合粉碎，既可避免一些黏性药物单独粉碎的困难，又可以使粉碎和混合同时进行。

低温粉碎是利用物料在低温状态下的脆性，借机械牵引力粉碎。适用于：①常温下粉碎困难的物料，如新鲜药材，软化点、熔点低及热可塑性物料；②含水、含油较少的物料；③要求粒度更细，且可保留物料中香气和挥发性有效成分的物料。

目前常用的粉碎器械有：

1. 研钵

一般用瓷、玻璃、玛瑙、铁或铜制成，但以瓷研钵和玻璃研钵最为常用，主要用于小剂量药物的粉碎和实验室小剂量制备。

2. 球磨机

在不锈钢或陶瓷的圆筒中装入一定数量的不同大小的钢球或瓷球，使用时将物料装入圆筒中密封，用电机带动。当圆筒转动时，圆球被带动上升到一定高度后呈抛物线落下，产生撞击和研磨，使物料粉碎。球磨机要求有适当的转速［图 7-2（a）］，才能使圆球沿壁运行到最高点儿落下，产生最大的撞击力和良好的研磨作用；如转速太低，圆球不能达到一定高度落下［图 7-2（b）］，或转速太快，圆球受离心力的作用，沿筒壁旋转而不落下［图 7-2（c）］，都会减弱或失去粉碎作用。

球磨机结构简单，是最普遍的粉碎机械之一。其结构简单，密闭操作，粉尘少，常用于毒剧药和贵重药品以及吸湿性、刺激性药物的粉碎，还可用于无菌粉碎。但粉碎效率低，粉碎时间较长。

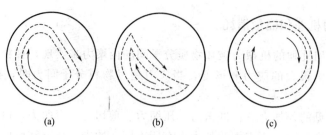

图 7-2　球磨机在不同转速下圆球运转情况

（a）转速适当；（b）转速太慢；（c）转速太快

3. 冲击式粉碎机

对物料的作用力以冲击力为主，适用于脆性、韧性物料以及中碎、细碎、超细碎等的应用。典型的粉碎结构有锤击式（图 7-3）和冲击柱式（图 7-4）。

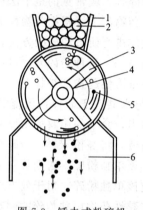

图 7-3　锤击式粉碎机

1—料斗；2—原料；3—固定盘；

4—旋转盘；5—未过筛颗粒；6—过筛颗粒

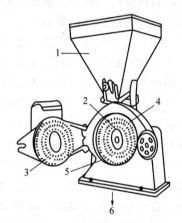

图 7-4　冲击柱式粉碎机

1—料斗；2—转盘；3—固定盘；

4—冲击柱；5—筛盘；6—出料

锤击式粉碎机有高速旋转的旋转轴，轴上安装有数个锤头，机壳上有衬板，下部有筛板，当物料由加料斗进入粉碎室时，由于高速旋转的锤头的冲击力和剪切作用以及被抛向衬板的撞击力等作用而被粉碎，细粉通过筛板出料，粗料继续粉碎。

冲击柱式粉碎机在高速旋转的转盘上有固定的若干圈冲击柱，与转盘对应的固定盘上也固定有若干圈冲击柱，物料由加料斗沿中心轴方向进入粉碎机，由于离心作用从中心部位被甩向外壁，受到冲击柱的作用而粉碎，细粒由底部筛孔出料，粗分在粉碎机内重复粉碎。

4. 流能磨

气流粉碎机的工作原理是将经过净化和干燥的压缩空气通过一定形状的特制喷嘴，形成高速气流，以其巨大的动能带动物料在密闭粉碎腔中互相碰撞而产生剧烈的粉碎作用。物料被压缩空气（或惰性气体）引射进入流能磨的下部，压缩空气通过喷嘴进入粉碎室，物料被高速气流带动在粉碎室内上升的过程中相互撞击或与器壁碰撞而粉碎。压缩空气夹带细粉由出料口进入旋风分离器或袋滤器进行分离。较大颗粒的物料由于离心力的作用沿流能磨的外侧而下，重复粉碎过程。见图 7-5。

由于粉碎过程中高压气流膨胀吸热，产生明显的冷却作用，可以抵消粉碎产生的热量，适用于抗生素、酶、低熔点及不耐热物料的粉碎，可获得 5μm 以下的微粉，而且在粉碎的同时，对不同级物料进行分级。

二、过筛

（一）概述

筛分法是借助筛网孔径大小将物料进行分离的方法。筛分法操作简单、经济而且分级精度较高，因此在医药工业中是应用最广泛的分级操作之一。

筛分的目的概括起来就是为了获得较均匀的粒子群。即或筛除粗粉取细粉，或筛除细粉取粗粉，或筛除粗、细粉取中粉等。这对药品质量以及制剂生产的顺利进行都有重要意义。

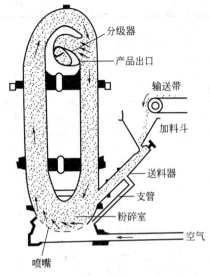

图 7-5　流能磨示意图

如颗粒剂、散剂等制剂都有药典规定的粒度要求；在混合、制粒、压片等操作中对混合度、粒子的流动性、充填性、片重差异、片剂的硬度、裂片等具有显著影响。

（二）筛分设备

筛分用的药筛按其制作方法分为两种：一种为冲眼筛，又称模压筛，系在金属板上冲出圆形的筛孔而成。其筛孔坚固，不易变形，多用于高速旋转粉碎机的筛板及药丸等粗颗粒的筛分。另一种为编织筛，是具有一定机械强度的金属丝（如不锈钢丝、铜丝、铁丝等），或其他非金属丝（如丝、尼龙丝、绢丝等）编织而成。编织筛的优点是单位面积上的筛孔多、筛分效率高，可用于细粉的筛选。用非金属制成的筛网具有一定弹性、耐用。尼龙丝对一般药物较稳定，在制剂生产中应用较多，但编织筛线易于位移，致使筛孔变形，分离效率下降。

筛孔的孔径大小用筛号表示。筛孔的孔径规格各国有自己的标准，我国有药典标准和工业标准，分别见表 7-1 和表 7-2。药典选用国家标准的 R40/3 系列。

为了便于区别固体粒子的大小，《中国药典》（2015 年版）规定把固体粉末分为六级，还规定了各个剂型所需要的粒度。粉末分等如下：

最粗粉——指能全部通过一号筛，但混有能通过三号筛不超过 20% 的粉末；

粗粉——指能全部通过二号筛，但混有能通过四号筛不超过 40% 的粉末；

中粉——指能全部通过四号筛，但混有能通过五号筛不超过 60% 的粉末；

细粉——指能全部通过五号筛，但混有能通过六号筛不超过 95% 的粉末；

最细粉——指能全部通过六号筛，但混有能通过七号筛不超过 95% 的粉末；

极细粉——指能全部通过八号筛，但混有能通过九号筛不超过 95% 的粉末。

表 7-1　我国药典标准筛规格表

筛号	一号筛	二号筛	三号筛	四号筛	五号筛	六号筛	七号筛	八号筛	九号筛
筛孔平均内径/μm	2000±70	850±29	355±13	250±9.9	180±7.6	150±6.6	125±5.8	90±4.6	75±4.1

表 7-2　工业筛的规格

目数（筛孔内径 /μm）	锦纶丝	镀金铁丝	铜丝	钢丝
10		1980		
12	1600	1660	1660	
14	1300	1430	1375	
16	1170	1211	1270	
18	1060	1096	1096	
20	920	954	995	960
30	520	613	614	575
40	380	441	462	
60	270		271	300
80	210			210
100	150		172	170
120			140	140
140			110	

我国工业用标准筛常用"目"数表示筛号，即以每英寸（25.4mm）长度上的筛孔数目表示，但还没有统一标准的规格。筛目不能精确反映孔径的大小，常用 μm 表示。

例如每英寸有 100 个孔的筛号标记为 100 目筛，能通过 100 目筛的粉末称 100 目粉，使用钢丝工业筛时，粉末粒径为 170μm；使用锦纶丝工业筛时，粉末粒径为 150μm。

医药工业中常用筛分设备的操作要点是将欲分离的物料放在筛网面上，采用几种方法使粒子运动，并与筛网面接触，小于筛孔的粒子漏到筛下。制剂工程中常采用筛网运动方式使粒子运动，且根据筛面的运动方式分为旋转筛、摇动筛、旋动筛以及振动筛等。旋动使筛面在偏心轴的带动下进行水平旋转运动，振动筛面在电磁或者机械力的作用下进行上下往复运动。为了使物料充分运动常同时采用几种运动方式。

1. 旋动筛

根据药典规定的筛序，按孔径大小从上到下排列，最上为筛盖，最下为接受器，把物料放入最上部的筛上，盖上盖，固定在摇动台进行摇动和振荡数分钟，即可完成对物料的分级。此种筛可用马达带动，水平旋转的同时，定时地在上部锤子的敲打下进行上下振荡运动。处理量少时可用手摇动。常用于测定粒度分布或少量剧毒药、刺激性药物的筛分。见图 7-6（a）。

2. 振荡筛

图 7-6（b）为机械振荡筛的外形图。在电机的上轴及下轴各装有不平衡重锤，上轴穿过筛网与其相连，筛框以弹簧支撑于底座上，上部重锤使筛网产生水平圆周运动，下部重锤使筛网发生垂直方向运动，故筛网的震荡方向有三维性，物料加在筛网中心部位 1 处，筛网上的粗料由上部排出口 2 排出，筛分的细料由下部的排出口 3 排出。振荡筛具有分离效率高、单位筛面处理能力大、维修费用低、占地面积小、重量轻等优点，被广泛应用。

还有其他筛分设备，如滚筒筛、多用振动筛等，可参考有关书籍。

三、混合

混合是制备散剂的重要工艺过程，其目的在于使药物各组分在散剂中混合均匀一致，以

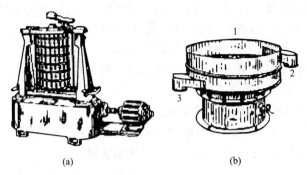

图 7-6　振动筛

（a）旋动筛；（b）振荡筛

1—物料进口；2—粗粒出口；3—细粒出口

保证剂量准确、用药安全有效。

1. 混合方法

目前常用的混合方法有：搅拌混合、研磨混合及过筛混合。不论采用上述何种方法，均包含一种或多种混合机理（如对流、切变及扩散等）。

2. 混合器械

（1）混合筒　混合筒由一定几何形状（如 V 形、立方形等）的筒构成，一般装在水平轴上并有支架，如图 7-7（a）所示。由传动装置带动绕轴旋转，药物在筒内翻动时，主要靠重力。混合效率主要取决于转动速度，一般为临界转速的 30%～50%。转速过大时，由于离心作用而使药物贴附筒壁降低了混合效率，速率过慢不能产生所需的强烈翻转作用，也不会产生高的切变速率。操作时，不对称的形状产生的切变力及混合筒的翻转作用使药物混合。其中以 V 形者效率最高，在旋转时，药物可分成两部分，然后使两部分药物汇合在一起，集中在底部，如此反复循环。

（2）槽形混合机　如图 7-7（b）所示，此机主要部分为混合槽，槽上有盖，一般为不锈钢制。槽内轴上装有与旋转方向成一定角度的搅拌桨以混合槽内的粉末。槽可以绕水平轴转动，以便在需要时从槽内卸出物料。此机除用以混合粉料外，亦常用于片剂的湿颗粒、丸剂等湿物料的混合，容器装物料。

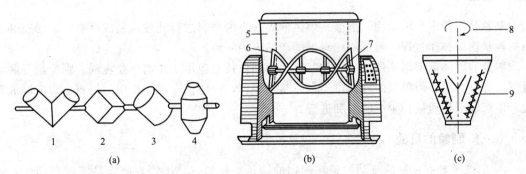

图 7-7　混合器械的类型示意图

（a）混合筒；（b）槽形混合机；（c）双螺旋锥形混合机

1—V 形；2—立方形；3—圆柱形；4—纺锤形；5—混合槽；6—搅拌桨；7—固定轴；8—公转；9—自转

（3）双螺旋锥形混合机　是一种高效新型粉体混合设备，用一固定的锥形容器装物料，通过运动的轴、螺旋进行混合。通常在顶部加料，主轴以 5r/min 的速率带动左右两个螺旋

（相当于公转），而这两个螺旋本身又以100r/min的速率按相反方向旋转（相当于自传），产生较高的切变力，使物料以双循环方式迅速混合，再从底部卸料。其混合效率高，且适用于混合润湿、黏性的固体药物粉末，如图7-7（c）所示。

此外，还有气流混合机［其混合室可高速旋转（转速可达200～3600r/min），混合效率很高］、多向运动混合机等。

3. 混合时可能遇到的问题及其相应措施

（1）组分的比例量　两种物理状态和粉末粗细均相似的药物，经过一定时间的混合，就可混匀。若组分比例量相差悬殊时，应采用等量递增法混合，即将量大的药物先研细，然后取出与量小药物约相等量的部分，与量小药物混合研匀，如此倍量增加量大的药物直至全部混匀。

（2）组分的堆密度　一般将堆密度小者先放入研钵内，再加堆密度大者适当研匀。这样可避免堆密度小的组分浮于上部或飞扬，而大的组分沉于底部，不易混匀。如轻质碳酸镁、轻质氧化镁与其他药物混合时，应先将前者加入容器中。

（3）混合器械的吸附性　将量小的药物先置研钵内时，可被研钵壁吸附造成较大的损耗，故应先取少部分量大的药物或辅料如淀粉等于研钵内先行研磨。

（4）粉末的带电性　一般药物粉末的表面是不带电的，但是在混合摩擦时往往产生表面电荷而阻碍粉末的混匀。通常可加入少量表面活性剂或在较高湿度（＞40％）下混合。有人应用润滑剂作抗静电剂，例如在阿司匹林粉末中加硬脂酸镁0.25％～0.5％，可表现有效的抗静电活性。

（5）含液体或结晶水的药物　处方中如含有少量的液体成分，如挥发油、酊剂、流浸膏等，可利用处方中其他成分吸收；如含量较多时，可另加适宜的吸收剂吸收至不显潮湿为度。常用的吸收剂有磷酸钙、白陶土、蔗糖或葡萄糖。

如处方中含结晶水药物（硫酸钠或硫酸镁结晶）研磨后可放出水，则可用等摩尔量的无水物代替。如系吸湿性强的药物（如氯化钠）应在干燥环境下迅速操作，并且密封包装防潮。有的药物本身并不吸湿，但互相混合后易于吸湿（如安替比林与水杨酸单独存在于空气中并不能吸湿，两者的混合物却易吸湿），应分别包装。

四、 制粒

制粒是把粉末、块状物、溶液、熔融液等状态的物料进行处理，制成具有一定形态和大小的粒状物的操作过程。通过制粒得到的产品称为颗粒。

多数的固体剂型都要经过"制粒"过程。制粒技术应用于片剂、胶囊剂、颗粒剂等制备过程，有时为了方便粉末的处理也经常需制成颗粒，一些供直接压片用的辅料也常需制成颗粒，以保证药品质量和生产的顺利进行。

（一）　制粒的目的

① 使粒子具有良好的流动性，在药物的输送、包装、充填等方面容易实现自动化、连续化、定量化；

② 防止由于粒度、密度的差异而引起的分离现象，有利于各种成分的均匀混合；

③ 防止操作过程的粉尘飞扬及在器壁上的黏着，避免环境污染和原料的损失；

④ 调整堆密度，改善溶解性能；

⑤ 使压片过程中压力的传递均匀；

⑥ 配方和操作适当时，可提高药效和药物的稳定性；

⑦ 便于服用等。

颗粒有可能是中间体，如片剂生产过程中的制粒；也有可能是产品，如颗粒剂等。制粒目的不同，其要求也有所不同或有所侧重。如压片用颗粒，以改善流动性和压缩成型性为主要目的；而颗粒剂、胶囊剂的制粒过程以流动性好、防止黏着及飞扬、提高混合均匀性、改善外观等为主要目的。近年来随着制药工业的发展，制粒技术也得到了很大的提高。

（二） 制粒的方法

在医药生产中广泛应用的制粒方法可分为三大类，即湿法制粒、干法制粒、喷雾制粒。

（1）湿法制粒　在原材料粉末中加入黏合液，靠黏合液的架桥或黏结作用使粉末聚结在一起而制备颗粒的方法。挤压制粒、转动制粒、流化床制粒、搅拌制粒等属于湿法制粒。

（2）干法制粒　在原料粉末中不加入任何液体，靠压缩力的作用使粒子间距离接近而产生结合力，按一定大小和形状直接压缩成所需颗粒，或先将粉末压缩成片状或板状物后，重新粉碎成所需大小的颗粒。

（3）喷雾制粒　将药物溶液或混悬液喷成雾状，在热风中迅速干燥而得球形颗粒的操作。

（三） 湿法制粒的方法及设备

湿法制成的粒子经过表面润湿，颗粒表面光滑、外形美观，压缩性能好，在制剂工业生产中应用最为广泛。挤压制粒、转动制粒、流化床制粒、高速混合制粒等均属于湿法制粒。

1. 湿法制粒机理

在任何湿法制粒过程中，首先是以粉粒表面均匀润湿的液体产生粉粒间黏着力，因此，在粉粒间存在的液体量与存在的状态对制成的颗粒的强度有影响。

当将液体加入到粉粒层中时，液体首先进入到粉粒层内的部分空隙中，与液体相接触的粉粒（第一粒子）相互黏结、结聚成颗粒（第二粒子）。

多数湿法制粒以液体架桥的黏合作用使分散的粉末结聚在一起形成有一定形状和大小的颗粒，经干燥后最终是以固体桥的形式使固结。在制药生产中常用的从液体架桥到固体桥的过渡有以下三种形式。

（1）部分溶解液的架桥　将水溶性药物制粒时，加入的液体和粉料接触，部分和液体接触的表面溶解使粉粒结聚，并在此后的干燥过程中，溶解部分固化形成固体桥。

（2）黏合剂的架桥　将水不溶性药物制粒时，加入黏合剂溶液作架桥液，使粉料结聚成颗粒，在干燥过程中，黏合剂溶液中的溶剂大部分除去，剩下的黏合剂成为固体桥。

（3）溶液中药物溶质的架桥　为混合均匀，把某些药物溶解在液体架桥剂中进行制粒，在干燥过程中粉粒间有溶质析出成固体桥。

2. 湿法制粒的方法及设备

（1）挤压制粒　在制剂过程中，挤压制粒的设备可分为摇摆式制粒机、旋转式制粒机和螺旋挤压式制粒机。

摇摆式颗粒机如图 7-8 所示。加料斗的底部与一个半圆形的筛网相连，筛网内有一滚筒，作往复摆动，滚筒为六角形，其上固定有梯形刮粉轴，对物料的挤压与剪切作用，使物料通过筛网而成粒。制粒时，筛网的目数可根据片重和片剂的大小来进行选择。

摇摆式制粒机生产能力低，对筛网的摩擦力较大，筛网易破损，常应用于整粒中，但该设备结构简单、操作容易，目前在国内药厂中应用仍很广泛。

旋转式制粒机如图 7-9 所示，其工作原理是电动机通过皮带传动和齿轮传动将动力传到横轴锥齿轮，再分别传动到立轴轴套（上端连接四翼刮板，下端连接倒装锥齿轮）顺时针转动；立轴（上端连挡板，下端连正装锥齿轮）逆时针转动。两板（搅拌桨）转向相反，当软材放入圆筒时，被挡板推向刮板，再由刮板推向筒壁，并被压出筛孔而制成颗粒，颗粒落入接受器由出料口收集。

螺旋挤压制粒机的结构如图 7-10 所示。把捏合好的物料加于混合室内双螺杆上部的加料口，两个螺杆分别由齿轮带动作相向旋转，借助于螺杆上螺旋的推力将物料挤压到右端的制粒室，在制粒室内被挤压滚筒挤压，通过筛筒的筛孔而形成颗粒。该机施加压力大，生产能力大。

二维码 34
摇摆制粒工作
原理（动画）

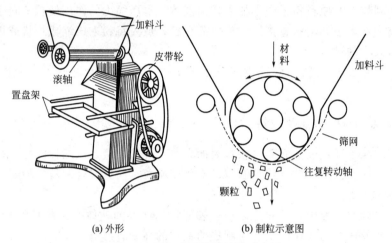

(a) 外形　　　　　　　(b) 制粒示意图

图 7-8　摇摆式颗粒机结构示意图

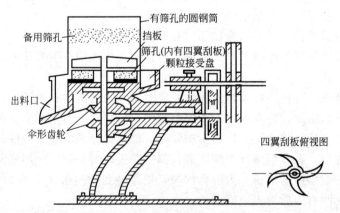

图 7-9　旋转式制粒机结构示意图

（2）搅拌切割制粒　搅拌切割制粒是将原辅料和黏合剂加入容器中，靠高速旋转的搅拌器和切割刀的作用迅速完成混合、切割、滚圆并制成颗粒的方法。

搅拌切割制粒机如图 7-11 所示，又称快速混合制粒机，其工作原理是将粉体物料与黏合剂置圆桶容器中，由底部混合桨充分混合成湿润软材，再由侧置的高速粉碎桨（切割刀）将其切割成均匀的湿颗粒。操作时先将主辅料按处方比例加入容器内，开动搅拌桨将干粉混合 1~2min，待均匀后加入黏合剂。在物料变湿的情况下再搅拌 4~5min，此时物料已成软材状态，再打开快速制粒刀，将软材切割成颗粒状，由于容器内的物料快速翻转，使得每部分物料在短时间内都能经过制粒刀部位，也都能被切成大小均匀的颗粒。该制粒过程如图7-12所示。搅拌切割制粒机结构合理，具有混合与制粒的功能，混合部分密闭、转轴缝隙处有气密封，符合GMP要求；制粒时消耗的黏合剂比传统工艺减少25％，干燥时间缩短；制成的颗粒近似球形、质地结实、细粉少、压片时流动性好，压成的片剂硬度较高、崩解时限和溶出性能较好，烘干后可直接用于压片。

影响搅拌切割制粒的主要因素有：黏合剂的种类、加入量、加入方式；原辅料的粒度（粒度小有利于制粒）；搅拌速率；搅拌器的形状和角度、切割刀的位置等。

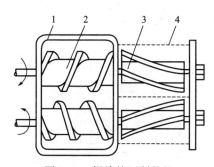

图 7-10　螺旋挤压制粒机

1—外壳；2—螺杆；3—积压滚筒；4—筛网

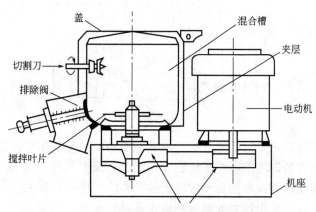

图 7-11　搅拌切割制粒机结构示意图

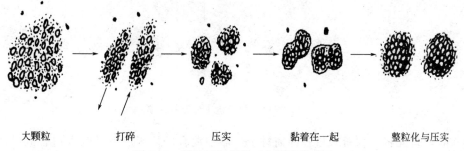

| 大颗粒 | 打碎 | 压实 | 黏着在一起 | 整粒化与压实 |

图 7-12　搅拌切割制粒工作原理示意图

搅拌切割制粒和传统的挤压制粒相比，具有省工序、操作简单、快速的优点。改变搅拌桨的结构，调节黏合剂的用量及操作时间，制得颗粒的密度、强度不同。强度高的颗粒适合于装填胶囊剂，松软的颗粒适合于压片。该设备的缺点是湿颗粒不能进行干燥。为了克服这个弱点，最近研制了带有干燥功能的搅拌制粒机，即在搅拌制粒机的底部开孔，物料在完成制粒后，通热风进行干燥。

（3）流化床制粒　此方法可将混合、制粒、干燥等工序合并在一台设备中完成，故又称一步制粒。流化床制粒采用的是流化技术，用热气流将固体粉末保持流态化状态，再喷入黏合剂溶液，使粉末结聚成颗粒的方法。由于粉粒成流态化在筛板上翻滚，如同沸腾状，所以又称流化制粒或沸腾制粒。流化床制粒机如图 7-13 所示，主要结构有容器、气体分布装置（如筛板等）、喷嘴、气固分离装置（如图中袋滤器）、空气进口和出口、物料排出口等。

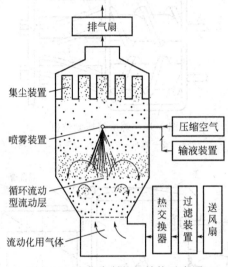

图 7-13　流化床制粒机结构示意图

流化床的制粒机理是首先由喷雾开始，液滴使接触到的粉末润湿并聚结在自己周围形成粒子核；再由继续喷入的液滴落在粒子核表面产生黏合架桥作用，使粒子核与粒子核之间、粒子核与粒子之间相互结合，逐渐长大成较大的颗粒。干燥后，粉末间的液体桥逐步形成固体桥，再形成多孔性、表面积较大的柔软颗粒，该过程如图 7-14 所示。

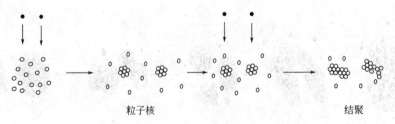

图 7-14　流化床制粒机工作原理示意图

操作时，首先将药物粉末与各种辅料于容器中混合，从床层下部吹入适宜温度的气流，使物料在流化状态下混合均匀，黏合剂溶液由喷嘴均匀喷入，此时粉末被润湿，发生凝聚而形成颗粒；然后提高空气进口的温度进行颗粒的干燥，再加入润滑剂，继续喷雾混合，当颗粒的大小符合要求时停止喷雾，形成的颗粒继续在床层内送热风干燥，出料，即得成品。

流化制粒与挤压法制粒相比，具有简化工艺、设备简单、减少原料消耗、节约人力、减轻劳动强度、避免环境和药物污染，并可实现自动化等特点。制得的颗粒粒度均匀、松实适宜，故压出的片子含量均匀、片重差异稳定、崩解迅速、释放度好，故可提高产品质量。流化制粒法能量消耗较大，此外，对密度相差悬殊的物料的制粒不太理想。

（四）干法制粒及设备

将固体辅料及药物的混合粉末用较大压力压制成较大的粒状或片状物后再破碎成大小适宜的颗粒的操作叫干法制粒。该法不加入任何液体，靠压缩力的作用使粒子间产生结合力，方法简单、省工省时。

干法制粒常用于热敏性物料、遇水易分解的药物以及容易压缩成型的药物的制粒，干法制粒有滚压法和重压法两种。

1. 滚压法

系利用转速相同的两个滚动轮之间的缝隙，将粉末滚压成一定形状的块状物，其形状与大小决定于滚筒表面情况，如滚筒表面具有各种形状的凹槽，可压制成各种形状的块状物，如滚筒表面光滑或有瓦楞状沟槽，则可压制成大片状，片状物的形状根据压轮表面的凹槽花纹来决定，如光滑表面或瓦楞状沟槽等，然后通过颗粒机破碎成一定大小的颗粒。

干法制粒机结构如图 7-15 所示，其工作原理是加入料斗中的粉料被送料螺杆推送到两挤压轮上，被挤压成硬条片，再落入粉碎机中打碎、筛分，然后压片。操作时将原料粉末投入料斗中，用加料器将粉末送至滚筒进行压缩，由滚筒压出的固体片坯落入料斗，被粗粉碎机破碎成块状物，然后进入具有较小凹槽的滚碎机进一步粉碎制成粒度适宜的颗粒，最后进入整粒机加工而成颗粒。

二维码 37 干法制粒机（动画）

由于干法制粒过程省工序、方法简单，目前很受重视。随着各种辅料和先进设备的开发应用，直接压片技术已成为各国制剂工业研究的热点之一。

2. 重压法

重压法又称大片法，系将固体粉末首先在重型压片机压实，成为直径为 20～25mm 的片坯，然后再破碎成所需粒度的颗粒。

（五）喷雾制粒及设备

喷雾制粒是将药物溶液或悬浮液、浆液用雾化器喷成液滴，并散布于热气流中，使水分迅速蒸发以直接获得球状干品的制粒方法。该制粒法直接把液态原料在数秒钟内干燥成粉状颗粒，因此也叫喷雾干燥制粒法。如以干燥为目的时，就叫喷雾干燥。该技术近年来在制药工业中也得到了广泛的应用与发展，如抗生素粉针的生产、微型胶囊的制备、固体分散体的研究等都利用了喷雾干燥技术。

1. 喷雾制粒的流程与操作

喷雾制粒分为四个过程：药液（混悬液）雾化成微小粒子（液滴）；热风与液滴接触；水分蒸发；干晶与热风的分离与干晶的回收。喷雾制粒的流程如图 7-16 所示。

液滴＋粉末→润湿＋聚结→粒子核＋液滴→架桥作用→粒子相互结合→长大成颗粒→干燥→液桥变固桥→多孔颗粒

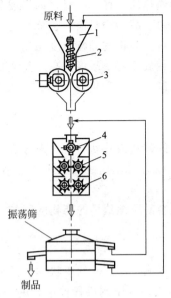

图 7-15　干法制粒机的结构示意图

1—料斗；2—加料器；3—压轮；

4—粗碎轮；5—中碎轮；6—细碎轮

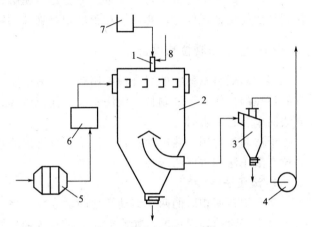

图 7-16　喷雾制粒流程示意图

1—雾化器；2—干燥室；3—旋风分离器；4—风机；

5—加热器；6—电加热器；7—料液贮槽；8—压缩空气

操作时料液由贮槽进入雾化器喷成液滴分散于热气流中，空气经蒸汽加热器及电加热器加热后沿切线方向进入干燥室与液滴接触，液滴中的水分蒸发，液滴经干燥后成固体细粉落于器底，可连续出料或间歇出料，废气由干燥器下方的出口流入旋风分离器，进一步分离固体粉粒，然后经风机过滤放空。

2. 雾化器

把原料液在干燥室内喷雾成微小的液滴是靠雾化器（喷嘴）来完成的，干燥颗粒的大小决定于雾滴直径的大小，雾滴直径与雾化器类型和操作条件有关，喷雾器是喷雾干燥器的关键组成部分，它将影响到产品质量和能量消耗。因此选择喷雾制粒法时，首先要选择适宜的雾化器及雾化条件。常用的喷雾器类型有三种形式。

（1）离心式喷雾器　离心式喷雾器是一个高速旋转的圆盘（4000～20000r/min），圆周速率为 100～160m/s，圆盘中有放射形叶片；操作时把原料液送入高速旋转的圆盘中央，液体靠圆盘的离心力作用沿放射形叶片被甩向圆盘的边缘并分散成雾滴而甩出。适用于黏度较高的原料液。常用于细颗粒的生产，对原料液的种类、处理量、黏度变化的适应性较强。

（2）压力式喷雾器　压力式喷雾器常用的是旋转喷射雾化器，由雾化室、切向小孔、漩涡室及喷嘴组成，工作时利用高压泵将料液在高压（20～200atm，1atm＝101325Pa）下送入雾化室，经切线方向小孔进入旋转室，液体在旋转室内旋转运动，料液的静压能转变为动能而高速旋转，经旋转分散成雾状自喷嘴喷出。常用于需要制成的颗粒相对较大及黏度低的药液。

（3）气流式喷雾器　具有液体和压缩空气两个通道，利用压缩空气 [2～5kgf/cm² （表压）]，以 200～300m/s 的高速经喷嘴内部的斜形通道喷出，具有旋转运动，料液由喷嘴的中间通道流出，在出口处与压缩空气混合而雾化。雾滴的大小取决于气液两相的相对速率和料液的黏度，相对速率越大，料液黏度越小，则雾滴越细，黏度较高的料液也可获得细粉。由于动力消耗最大，并受高压空气的影响，在制药工业中的应用受到限制。

我国制剂工业中较普遍应用的是压力式喷雾器，它适用于黏性料液，动力消耗最小，但需附有高压液泵。气流式喷雾器结构简单，适用于任何黏度或稍带固体的料液，但动力消耗最大。离心式喷雾器的动力消耗介于上述两者之间，但造价较高，适用于高黏度或带固体颗粒的料液干燥。

喷雾干燥制粒有以下特征：由液体直接得到粉状固体颗粒；热风温度高，且雾滴比表面积大，干燥速率非常快（数秒至数十秒），物料受热时间极短，干燥物料的温度相对低，适合于处理热敏性物料；粒度范围约在 $30\mu m$ 至数百微米，堆密度约在 $200\sim600kg/m^3$ 的中空球状粒子较多，具有良好的溶解性、分散性和流动性。

由于设备高大、汽化大量液体，因此设备费用高，能量消耗大、操作费用高；黏性较大的料液易黏壁而使使用受到限制，需用特殊喷雾干燥设备。

（六）液相中晶析制粒法

液相中晶析制粒法是使药物在液相中析出结晶的同时进行制粒的全新的制粒方法。制备的颗粒是由微细的结晶结聚而成的球形粒子，因此也叫球形晶析制粒法。该制粒方法可同时控制结晶（第一粒子）的性质及颗粒（第二粒子）的性质，从而大大改善粉体的加工过程。结晶颗粒的控制与传统的第一粒子的加工过程——粉碎相对应，结晶的结聚成粒过程与传统的第二粒子的加工过程——加入黏合剂的制粒相对应。

液相中晶析制粒常用的方法是将液体架桥剂与药物同时加于良溶剂中溶解，然后在搅拌下再注入于不良溶剂中，良溶剂立即扩散于不良溶剂中而使药物析出微细结晶，同时在液体架桥剂的作用下使药物结晶润湿、聚结成粒，并在搅拌的剪切作用下使颗粒变成球状。液体架桥剂的加入方法也可根据需要或加至不良溶剂中或析出结晶后再加入。

液相中晶析制粒方法归纳起来有：①溶剂置换法；②中和法；③降温法；④盐析法等。当药物按以上方式析出结晶时，在液体架桥剂的作用下结聚，并在机械搅拌的剪切力作用下形成球形粒子。液体架桥剂在干燥过程中除去，因此，该颗粒中可以不含任何添加剂。对第一粒子（结晶）的控制可通过改变结晶条件（溶剂、温度、搅拌等）进行，对第二粒子的控制可通过改变结聚的条件（架桥剂用量、搅拌条件等）来进行。

用液相中晶析制粒法进行制粒的第一个尝试的药品是水杨酸，所用的液体架桥剂是氯仿，良溶剂是乙醇，不良溶剂是水。先把水杨酸溶解于乙醇中备用，把水和氯仿加入圆筒烧杯中进行搅拌混合，同时加入药物的乙醇溶液。由于乙醇迅速扩散到水中使药物的溶解度下降而析出结晶；析出的结晶与液相中的氯仿有亲和力而使结晶被氯仿所润湿；并靠润湿表面的黏结架桥作用使结晶结聚在一起，在搅拌的作用下形成球形粒子。水杨酸的液相中晶析制粒法的成功实验与制粒机理的研究，为液相中晶析制粒技术打下了良好基础。

五、干燥

干燥系指利用热能将湿物料中的水分汽化除去，从而获得干燥物品的过程。干燥的目的一方面是为了使物料便于加工、运输、贮藏和使用；另一方面是为了提高药物的稳定性，保证药品的质量，或者使成品或半成品有一定的规格标准。在制剂工业生产中，被干燥物料的性质以及药物的理化性质各不相同，对干燥产品的要求也各不相同，选用的干燥方法和设备也不同。

（一）干燥原理

湿物料进行干燥时，同时进行着两个过程：①热量由热空气传递给湿物料，使物料表面上的水分立即汽化，并通过物料表面处的气膜，向气流主体中扩散；②由于湿物料表面处水分汽化的结果，使物料内部与表面之间产生水分浓度差，于是水分即由内部向表面扩散。因此，在干燥过程中同时进行着传热和传质两个相反的过程。干燥过程的重要条件是必须具有传热和传质的推动力。物料表面蒸气压一定要大于干燥介质（空气）中的蒸气分压，压差越大，干燥过程进行得越快。

根据上述内容可知，影响干燥的因素主要有以下几个方面。

1. 干燥面积

由于水分的蒸发主要在被干燥物料的表面进行，因此，干燥物料的干燥面积大小对干燥起着重要作用。干燥效率与干燥面积大小成正比。被干燥物料堆积越厚，干燥面积越小，干燥越慢，反之则快。

2. 干燥速率

干燥应控制在一定速率下进行。在干燥过程中，表面水分很快蒸发除去，然后内部的水分扩散到表面继续蒸发。若干燥速率过快，温度过高，则物料表面水分蒸发过快，内部水分来不及扩散到表面，致使表面粉粒彼此黏结甚至熔化结膜，从而阻止内部水分的扩散与蒸发，使干燥不完全，造成外干内湿的假干现象，使物料久贮变质。

3. 干燥方法

在干燥过程中被干燥的物料可以处于静态或动态。在烘箱或烘房中，干燥物料处于静态，物料干燥面积小，因而干燥效率差。若干燥物料处于翻腾或悬浮状态，如流化干燥法在干燥中粉粒彼此分开，增大了干燥的面积，故干燥效率高。

4. 温度

温度升高，可加快蒸发速率，加大蒸发量，有利于干燥进行。但应视干燥物料的性质适当选择干燥温度，以防某些成分被破坏。

5. 湿度

物料本身湿度大，蒸发量也大，则干燥空间的相对湿度也大，物料干燥时间延长，干燥效率就低。为此烘房、烘箱常采用鼓风装置使干燥空间气流更新，以免干燥过程中烘房内相对湿度饱和而停止蒸发。

6. 压力

压力与蒸发量成反比，因而减压是改善蒸发条件，促使干燥加快的有效手段。采用真空干燥制备干浸膏时能减低干燥温度，加快蒸发速率，使产品疏松易碎；有效成分不易破坏，也可同时回收溶剂。

7. 物料的特性

物料的形状不同，性质及水分存在状态不同，干燥效率也不同。物料大致分为两大类：①颗粒或结晶形固体，如硫酸钙、氧化镁等；②无定形固体，如淀粉、发酵酶、胰岛素等。结晶状固体物料中水分往往吸附在物料的外表面上或浅开口的孔内以及物料内部粒子间隙中，这些空隙与表面相通，水分较易除去；无定形固体（包括纤维状、胶状结构）的物料中水分往往存在于分子结构中或被截留在许多细小的毛细管或内孔中，水分从物料内部到表面移动比较缓慢，这类物料不易干燥。

8. 物料中水分的性质

（1）按物料中水分能否干燥除去分为平衡水分与自由水分　平衡水分是指物料与一定状态的空气相接触，物料将排除或吸附水分，直至物料表面所产生的水蒸气压与空气的水蒸气分压相等，此时物料中所含的水分。平衡水分是物料干燥的极限，只要空气状态不变，物料中的水分永远保持定值，不因与空气接触时间的延长而变化，因此，平衡水分是在干燥过程中除不去的水分。自由水分是指物料中所含的大于平衡水分的那部分水分，即在干燥过程中能除去的水分。

（2）按物料中水分除去的难易度分为结合水分与非结合水分　结合水分主要是以物理化学方式结合的水分，包括物料细胞壁内的水分、物料内可溶固体溶液中的水分及物料内毛细管中的水分等，这类水分与物料有较强的结合力，因此较难去除，干燥速率慢。非结合水分主要是以机械方式结合的水分，如物料表面的水分，这类水分与物料的结合力弱，易去除，干燥速率快。

（二）干燥方法

1. 常压干燥

即在一个大气压条件下的干燥称常压干燥，本法设备简单，常用箱式干燥器（烘箱或烘房）。缺点是干燥时间长，可能因过热而使不耐热成分破坏，而且产品易结块。

2. 减压干燥

减压干燥是在密闭容器中抽真空后进行干燥的方法。此法优点是温度较低，产品质松易粉碎。此外，减少了空气对产品的不良影响，对保证产品质量有一定意义。特别适合于含热敏感成分的物料。常用设备为减压干燥器。干燥效果取决于真空度的高低与被干燥物堆积的厚度。

3. 喷雾干燥

喷雾干燥系指用雾化器将液态物料分散成雾滴，并利用热空气来干燥雾滴而获得干品的一种方法。此法能直接将溶液、混悬液、乳状液干燥成颗粒或粉末，省去进一步蒸发、粉碎操作。其原理是将被干燥的液体物料经雾化器分散成许多细小的液滴，进入流动的热空气流中，由于其总表面积极大，故干燥速率极快，在数秒钟内完成水分蒸发，具有瞬间干燥的特点。干燥后的成品多为松脆的空心颗粒，溶解性能好。本法适用于热敏性药液干燥，大部分药材提取液浓缩至尚能流动的程度，均可采用本法干燥；但含黏性成分较多的提取液，干燥较困难。喷雾干燥器由干燥室、喷雾器、预热空气和输送热空气设备以及细粉与废气分离装置四部分组成。喷雾器由喷头与高压空气装置构成，喷头越小，喷速越高，喷出雾滴越小，干燥越快。

喷雾器是喷雾干燥器的关键部件。目前我国普遍应用压力式喷雾器，它适用于黏性药液，动力消耗最小；气流式喷雾器适用于任何黏度或稍带固体的料液，但动力消耗最大；离心式喷雾器适用于高黏度或带固体颗粒的药液干燥，但造价较高。

4. 沸腾干燥

又名流化干燥，是流化技术在药物干燥中的新发展。主要用于湿粒状物料的干燥，如片剂、颗粒剂等颗粒的干燥。具有干燥效率高，干燥均匀，产量高，适用于同一品种的连续生产，而且温度较低、操作方便、占地面积小等优点。但干燥室内不易清洗，尤其不宜用于有色颗粒的干燥，同时干燥后细粉比例较大。

沸腾干燥的原理是利用从流化床底部吹入的热气流使颗粒吹起悬浮，流化翻滚如"沸腾状"，物料的跳动大大增加了蒸发面，热气流在悬浮的颗粒间通过，在动态下进行热交换，带走水分，达到干燥目的。若采用减压沸腾干燥，干燥效率更高。

5. 冷冻干燥

冷冻干燥系指使被干燥液体冷冻成固体，在低温低压条件下利用水分升华性能，使冰直接变成气体而除去，从而达到干燥目的的一种干燥方法。冷冻干燥要求高度的真空和低温，所得制品具多孔性，疏松易溶，特别适用于一些不耐热药品、低熔点药品的干燥。如酶类、抗生素、疫苗等，也可避免易氧化药物的分解。

6. 红外线干燥

红外线干燥系指利用红外线辐射使干燥物料中的水分汽化的干燥方法。由于湿物料及水分等在远红外区有很宽的吸收带，对此区域某些频率的远红外线有很强的吸收作用，故本法具有干燥速率快、干燥质量好、能量利用率高等优点，但红外线易被空气中水蒸气等吸收而受到损失。目前常用于测定片剂颗粒水分。

7. 微波干燥

微波干燥是一种新型高效干燥方法，微波是一种高频（300MHz～300GHz）的电磁波。湿物料中的水分子可强烈吸收微波使极性分子迅速转动并产生剧烈的碰撞和摩擦，部分微波能转化为热能，使温度升高，从而达到干燥目的。本法具有干燥速率快、加热均匀、产品质量好、控制灵敏、操作方便等优点。采用 2540MHz 的微波还兼有灭菌作用。

8. 吸湿干燥

吸湿干燥系指将干燥剂置于干燥柜（或室）的架盘下层，而将湿物料置于架盘上层进行干燥的方法。某些药品不能用较高温度干燥。采用真空低温干燥也会使挥发性成分挥发损失，故含湿量较少及某些含芳香成分的药材应用此法干燥，如糖衣片剂的干燥。常用干燥剂有无水氯化钙、无水氧化钙、硅胶等。

二维码38 热风循环烘箱（动画）

（三）干燥设备

1. 厢式干燥器

小型的厢式干燥器称为烘箱，大型的称为烘房。如图 7-17 为常压厢式干燥器，四壁用绝热材料制成，以减少热损失，在干燥室内置有固定多层支架或小车式支架，把物料盘放入支架上。空气经预热器加热后进入干燥室内，以水平方向通过物料表面进行干燥。

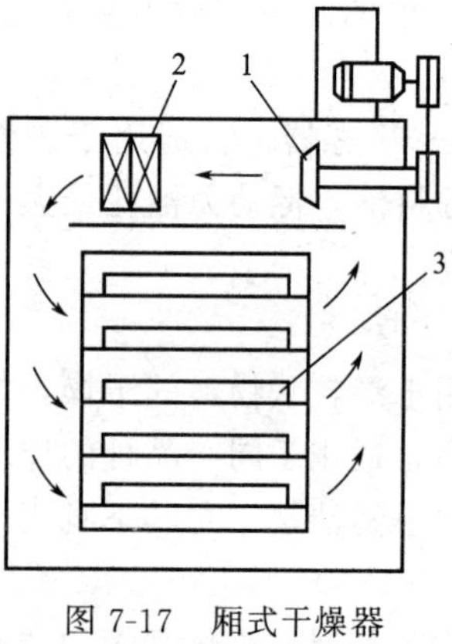

2. 流化床干燥器

把热空气自下而上通过松散的粒状或粉状物料层形成"沸腾床"而进行干燥的操作。生产上也叫作沸腾床干燥器。

图 7-18 为单层圆筒流化床干燥器。湿物料由加料器送入干燥器内多孔分布板（筛板）上，经加热后的空气进入流化床底部的分布板与物料接触，使物料呈悬浮状态并在作上下翻动的过程中得到干燥。干燥后的产品由卸料口溢流而排出，废气由干燥器的顶部排出，后经旋风分离器回收其中夹带的粉尘后由排风机排空。

图 7-17 厢式干燥器

1—风扇；2—预热器；3—料盘

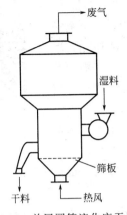

图 7-18　单层圆筒流化床干燥器

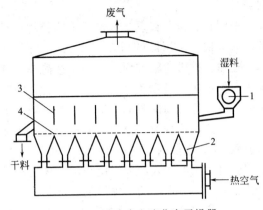

图 7-19　卧式多室流化床干燥器

1—颗粒机；2—支管；3—小室；4—筛板

图 7-19 为卧式多室流化床干燥器，干燥器采用长方形箱式流化床，底部为多孔筛板，筛板上方有上下可调的竖向挡板，将流化床分为 4～8 个小室，每个小室的筛板下部均有一进气支管，支管上有可调节气体流量的阀门。

湿物料由颗粒机 1 向第一室内连续加料，物料由第一室逐渐向第八室移动，空气经加热后分别由各室支管 2 经筛板 4 吹入各小室 3，使物料呈沸腾状上下翻动，干燥后的物料由第八室卸料口出料，废气则由干燥器顶部排出后经旋风分离器及袋滤器分离出废气中所夹带的细粉后，再经风机排出放空。

3. 喷雾干燥器

设备结构与操作见本章第二节中的喷雾制粒，是直接把药物溶液喷入干燥室中进行干燥的方法。喷雾的液滴蒸发面积大，液滴的温度大约在 50℃，因此，干燥的时间非常短（数秒至数十秒），适于热敏物料及无菌产品的干燥，如抗生素的制备、奶粉的制备等。近年来，喷雾干燥法在微型胶囊的制备、固体分散体的研究以及中药提取液的干燥中得到了广泛的应用。

4. 红外干燥器

红外干燥器是利用红外辐射元件所发射出来的红外线对物料进行直接加热的一种干燥方式。由于红外干燥中能量是通过辐射传递的，所以也称为辐射加热干燥。

红外线辐射器所产生的电磁波以光的速率辐射至被干燥的物料，当红外线的发射频率与物料中分子运动的固有频率相匹配时，引起物料中分子的强烈振动和转动，在物料内部发生激烈的碰撞与摩擦产生热而达到干燥的目的。

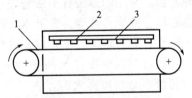

图 7-20　红外线干燥器示意图

1—传送装置；2—红外线辐射器；

3—反射集光装置

红外线干燥器示意见图 7-20。

第三节　散剂

一、概述

散剂（powders）系指药物与适宜辅料经粉碎、均匀混合而制成的粉末状制剂，可供内服或外用。

散剂具有以下特点：散剂粉末颗粒的粒径小、比表面积大、容易分散、起效快；外用散的覆盖面积大，可同时发挥保护和收敛作用；贮存、运输、携带比较方便；制备工艺简单，剂量易于控制，便于婴幼儿服用。但也应注意散剂由于分散度大而造成的吸湿性、化学活性、气味、刺激性等方面的影响。散剂通常可按以下三种方法分类。

（1）按用途分类　分为内服散剂、外用散剂和煮散剂（用布包上散剂煎服）。外用散剂又包括用于皮肤或黏膜的撒布散剂，吹入鼻、耳等体内腔道适用的吹入散剂，用于清洁牙齿或治疗牙疾的牙用散剂（也称牙粉）以及用于杀灭跳蚤、虱子、臭虫等的杀虫散剂。

（2）按组成分类　分为单散剂（由一种药物组成）和复方散剂（由两种或两种以上药物组成）。

（3）按剂量分类　分为分剂量散剂和不分剂量散剂。分剂量散剂按一次剂量分装，不分剂量散剂以多次使用的总剂量分装。

古人曰"散者散也，去急病用之"，指出了散剂容易分散和奏效快的特点。散剂是古老而传统的固体剂型，广泛应用于临床。在中药制剂中的应用比西药更为广泛。

二、　散剂的制备工艺

散剂的制备工艺一般按如下流程：

物料→粉碎→过筛→混合→分剂量→质检→包装

1. 粉碎与过筛

制备散剂所用的固体原料，如细度未达到要求，均需进行粉碎与过筛。粉碎过筛的目的是减小药物的粒径，增大药物的比表面积，从而提高生物利用度，调节药物粉末的流动性，改善不同药物粉末混合的均匀性，降低药物粉末对创面的机械刺激性。

粉碎时，可根据物料的性质、状态、组成、粉碎度要求及设备条件等，合理选择不同的粉碎方法。常用的方法有干法粉碎与湿法粉碎、单独粉碎与混合粉碎，以及需要特殊设备的低温粉碎、流能粉碎等。详见本章第二节中的粉碎。

粉碎后的药粉经过筛处理，可按其粗细进行分级。

药物粉碎的细度应视药物性质、作用及给药途径而定。在内服散剂中，对于易溶于水的药物不必粉碎得太细，在胃中不稳定的药物、有不良臭味的药物及刺激性较强的药物也不宜粉碎得太细；对于难溶性药物，为加速其溶解和吸收，应粉碎得细一些；对于用于治疗胃溃疡的不溶性药物，必须粉碎成最细粉，以利于发挥其保护作用及药效。外用散剂主要用于皮肤或伤口，其中多为不溶性药物，一般要求粉碎成细粉，以减轻对组织或黏膜的机械刺激。

根据散剂的用途不同其粒径要求有所不同，一般散剂能通过 6 号筛（100 目，150μm）的细粉含量不少于95%；难溶性药物、收敛剂、吸附剂、儿科或外用散能通过 7 号筛（120目，125μm）的细粉含量不少于95%；眼用散应全部通过 9 号筛（200 目，75μm）等。

2. 称量与混合

根据处方配比称取合适量药物和辅料后，要进行混合。混合是散剂制备的重要工艺过程之一，混合的目的是使散剂、特别是复方散剂中各组分分散均匀，色泽一致，以保证剂量准确，用药安全有效。

常用的混合方法有搅拌混合、研磨混合及过筛混合等。详见本章第二节中的粉碎、过筛、混合。当混合比例量相差悬殊的组分时，应合理而灵活地应用等量递加法以保证混合的均匀性。

3. 分剂量

将混合均匀的散剂按需要分成等重份数的过程叫作分剂量。常用的方法有：

（1）目测法（又称估分法）　系称取总量的散剂，以目测分成若干等分的方法。此法操作简便，但准确性差。药房临时调配少量普通药物散剂时可用此方法。

（2）容量法　系用固定容量的容器进行分剂量的方法。此法效率高，但准确性不如重量法。目前药房大量配制普通药物散剂时所用的散剂分量器、药厂使用的自动分包机、分量机等都采用的是容量法的原理。

（3）重量法　系用衡器（主要是天平）逐份称重的方法。此法分剂量准确，但操作麻烦，效率低。主要用于含毒剧药物、贵重药物散剂的分剂量。

三、散剂质量检查

《中国药典》（2015 年版）收载了散剂的质量检查项目，主要有：

（1）外观均匀度　散剂应色泽一致，混合均匀。检查方法：取供试品适量置光滑纸上平铺约 $5cm^2$，将其表面压平，在亮处观察，应呈现色泽均匀，无花纹、色斑。

（2）粒度　除另有规定外，化学药局部用散剂和用于烧伤或严重创伤的中药局部用散剂及儿科用散剂，照下述方法检查，应符合规定。

检查法　除另有规定外，取供试品 10g，精密称定，照粒度和粒度分布测定法测定。化学药散剂通过 7 号筛（中药通过 6 号筛）的粉末重量，不得少于 95%。

（3）水分　中药散剂照水分测定法测定，除另有规定外，不得超过 9%。

（4）干燥失重　取供试品照干燥失重测定法测定，在 105℃ 干燥至恒重，除另有规定外，减失重量不得超过 2.0%。

（5）装量差异　单剂量、一日剂量包装的散剂，装量差异限度应符合表 7-3 的规定。

取散剂 10 包（瓶），除去包装，分别精密称定每包（瓶）内容物的重量，求出内容物的装量与平均装量。每包装量与平均装量（凡无含量测定要求的散剂，每包装量应与标示装量比较）相比应符合规定，超出装量差异限度的散剂不得多于 2 包（瓶），并不得有 1 包（瓶）超出差异限度的 1 倍。

表 7-3　散剂装量差异限度要求

平均装量或标示装量	装量差异限度（中药、化学药）	装量差异限度（生物制品）
0.1g 及 0.1g 以下	±15%	±15%
0.1g 以上至 0.5g	±10%	±10%
0.5g 以上至 1.5g	±8%	±7.5%
1.5g 以上至 6.0g	±7%	±5%
6.0g 以上	±5%	±3%

凡规定检查含量均匀度的化学药和生物制品散剂，一般不再进行装量差异的检查。

多剂量包装的散剂，照最低装量检查法检查。

（6）无菌　除另有规定外，用于烧伤、严重创伤或临床必须无菌的局部用散剂，照无菌检查法检查，应符合规定。

（7）微生物限度　除另有规定外，照非无菌产品微生物限度检查：微生物计数法和控制菌检查法及非无菌药品微生物限度标准检查，应符合规定。凡规定进行杂菌检查的生物制品散剂，可不进行微生物限度检查。

四、 散剂的包装与贮存

散剂包装与贮存重点在于防潮，因为散剂的比表面积较大，其吸湿性与风化性都比较显著，若由于包装与贮存不当而吸湿，则极易出现潮解、结块、变色、分解、霉变等一系列不稳定现象，严重影响散剂的质量以及用药的安全性。因此，散剂的吸湿特性及防止吸湿措施成为控制散剂质量的重要内容。在包装和贮存中应解决好防潮问题。包装时应注意选择包装材料和方法，贮存中应注意选择适宜的贮存条件。

1. 散剂的吸湿

固体表面吸附水气分子的现象称为吸湿，药物的吸湿性决定其在恒温下的吸湿平衡。当空气中的水蒸气分压大于药物粉末本身（结晶水或吸附水）所产生的饱和水蒸气压时，则发生吸湿或潮解；而含结晶水药物本身的饱和水蒸气压较大时，则发生风化（失去或部分失去结晶水）。具有水溶性的药物粉末在较低相对湿度环境时一般不吸湿，但当提高相对湿度到某一定值时，能迅速增加吸湿量，此时的相对湿度称为临界相对湿度（critical relative humidity，简写 CRH）。如图 7-21 所示吸湿平衡曲线下端弯曲处表示吸湿量甚微，当相对湿度增至一定程度后，由于药物粉末表面形成了饱和水溶液层，其蒸气压较外界的蒸气压为低，水蒸气凝聚，此药物也随之溶解以保持其饱和，如此继续，吸湿重量骤增，吸湿平衡曲线的后部几乎与纵坐标平行。在吸湿平衡曲线上开始急剧吸湿的那一点所对应的相对湿度，就是该药物的 CRH。

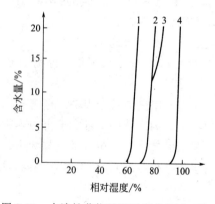

图 7-21 水溶性药物吸湿平衡曲线（37℃）

水溶性药物均有特定的 CRH 值，因此可用 CRH 值作为散剂吸湿性大小的指标。CRH 值越大则越不易吸湿。

CRH 值的测定通常采用粉末吸湿法或饱和溶液法。在生产散剂时，分装室的相对湿度应控制在药物混合物的 CRH 值以下，以免吸湿降低药物的流动性，影响分剂量与产品质量。

2. 散剂的包装

（1）包装材料 常用的包装材料有包药纸（包括有光纸、玻璃纸、蜡纸等）、塑料袋、玻璃管等。各种材料的性能不同，决定了它们的适用范围也不相同。包药纸中的有光纸适用于性质较稳定的普通药物，不适用于吸湿性的散剂；玻璃纸适用于含挥发性成分和油脂类的散剂，不适用于易引湿、风化或易被二氧化碳等气体分解的散剂；蜡纸适用于包装易引湿、风化及二氧化碳作用下易变质的散剂，不适用于包装含冰片、樟脑、薄荷脑、麝香草酚等挥发性成分的散剂。塑料袋的透气、透湿问题未完全克服，应用上受到限制。玻璃管或玻璃瓶密闭性好，本身性质稳定，适用于包装各种散剂。

（2）包装方法 分剂量散剂可用包药纸包成五角包、四角包及长方包等，也可用纸袋或塑料袋包装。不分剂量的散剂可用塑料袋、纸盒、玻璃管或瓶包装。玻璃管或瓶装时可加盖软木塞用蜡封固，或加盖塑料内盖。用塑料袋包装，应热封严密。有时在大包装中装入硅胶等干燥剂。复方散剂用盒或瓶装时，应将药物填满、压紧，否则在运输过程中往往由于组分密度不同而分层，以致破坏了散剂的均匀性。

3. 散剂的贮存

散剂应密闭贮存，含挥发性或易吸湿性药物的散剂，应密封贮存。除防潮、防挥发外，温度、微生物及光照等对散剂的质量均有一定影响，应予以重视。

五、 散剂实例

（一） 一般散剂

此类散剂配制时，通常不需要特殊处理，按散剂的一般制法进行调配，即能获得质量合格的散剂。

【例1】 口服补液盐散

处方：

氯化钠	1750g
氯化钾	750g
碳酸氢钠	1250g
葡萄糖	11000g
共制成	1000 包

制法：取以上四种药物分别粉碎，过80目筛，按一般制法研合混匀，分装，即得。

注：① 本处方又称"口服营养补液散"，为世界卫生组织（WHO）推荐的一种补充体液的口服补液盐。系将几种盐类电解质配成散剂，服用时加入规定量的饮水（不得用沸水）溶解成溶液，可以补充机体的水分与调节电解质紊乱，并能部分代替脱水时静脉补液之用。应用简便、安全、经济、有效，尤其适用于基层和广大农村。

② 一般限用于轻度或中度脱水病人，休克、心肾等功能不全或有其他严重并发症者不宜应用。

③ 本品易吸湿，可用塑料袋或玻璃瓶密封包装。处方中氯化钾可用枸橼酸钾代替，但用量需作调整。

（二） 含小剂量药物的散剂

一些毒药和药理活性很强的药物往往剂量很小，除称取费时外，服用也容易损耗。因此，常在药物中添加一定比例的辅料制成稀释散或称倍散，以利临时配方，故又称"贮备散"。常用的有五倍散、十倍散，亦有百倍、千倍散。

倍散的比例可按药物剂量而定，如剂量在 $0.01 \sim 0.1g$ 者，可配制十倍散；如剂量在 $0.01g$ 以下，则可配成百倍或千倍散，配制倍散时，应采用等量递增法稀释，为了保证倍散的均匀性，有时可加着色剂如胭脂红、亚甲蓝等，将一定倍数的倍散染成一定的颜色，亦可借颜色的深浅以鉴别主药的浓度。

倍散的辅料应为无显著药理作用，且其本身性质较稳定的惰性物质。常用的有乳糖、淀粉、糊精、蔗糖、葡萄糖，以及其他无机物如沉降碳酸钙、沉降磷酸钙、碳酸镁或白陶土等。其中以乳糖较为适宜，因其味微甜，为白色无臭的粉末，可溶于水，密度与常用生物碱等近似而使成品不易分层。

【例2】 硫酸阿托品千倍散

处方：

硫酸阿托品	1.0g
1%胭脂红乳糖	0.5g
乳糖	998.5g

制法：先研磨乳糖使乳钵内壁饱和后倾出，将硫酸阿托品与胭脂红乳糖置乳钵中研合均匀，再少量渐次加入所需要的乳糖，充分研合待全部色泽均匀即可。

注：1%胭脂红乳糖的制备方法为，取胭脂红于乳钵中，加90%乙醇10~20mL，搅拌，再加入少量的乳糖研磨均匀，至全部加入混合均匀，并于50~60℃温度干燥，过筛即得。

（三）含液体组分的散剂

【例3】 复方十一烯酸锌散

处方：

十一烯酸锌	20.0g	桂皮油	0.2mL
十一烯酸	2.0g	丁香油	0.2mL
硼酸	10.0g	滑石粉	100.0g

制法：取十一烯酸、桂皮油、丁香油混合，用滑石粉逐步吸收后，混匀，再加研细的硼酸与十一烯酸锌，混合均匀后，过筛即得。

（四）含共熔组分的散剂

两种或两种以上药物经混合后出现湿润或液化的现象称为共熔现象。这是由于某些药物以不同比例混合时，所形成的混合物的熔点低于其各自的熔点，在某一比例，混合物有最低的熔点称为共熔点，此混合物称为共熔混合物；若室温高于共熔点，则共熔混合物呈液化状态。

药剂工作中常见发生共熔现象的药物如樟脑与苯酚、薄荷脑、麝香草酚等。含共熔组分的散剂是否采取共熔方法制备，应根据共熔后对药理作用的影响及处方中所含其他固体成分的数量而定，一般有以下几种情况：

① 若药物共熔后，药理作用较单独混合者有利，则宜采用共熔法。例如氯霉素与尿素等，形成共熔混合物均比其单独成分吸收快、疗效高。

② 某些药物共熔后，药理作用几无变化，但处方中固体组分较多时，可将共熔组分先共熔，再以其他组分吸收混合，使分散均匀。

③ 处方中如含有挥发油或其他足以溶解共熔组分的液体时，可先将共熔组分溶解，然后再借喷雾法或一般混合法与其他固体成分混匀，过筛，分装。

【例4】 痱子粉

处方：

水杨酸	14.0g	薄荷脑	6.0g
硼酸	85.0g	薄荷油	6.0g
氧化锌	60.0g	樟脑	6.0g
升华硫	40.0g	淀粉	00.0g
麝香草酚	6.0g	滑石粉	加至1000g

制法：取麝香草酚、薄荷脑、樟脑研磨共熔，并与薄荷油相混合。另将升华硫、水杨酸、硼酸、氧化锌、淀粉、滑石粉共置磨粉机内磨成细粉，过100~120目筛。将混合的细粉置于带有挥发油喷雾设备的混合机中混合，并将共熔的混合物喷入，混合均匀，过筛，分装。

第四节 颗粒剂

一、 概述

颗粒剂（granules）是指将药物与适宜的辅料制成具有一定粒度的干燥颗粒状制剂；粉末状或细粒状称细粒剂。颗粒剂系口服剂型，既可吞服，又可分散于水中服用。

根据颗粒剂在水中的分散情况，可将其分为可溶性颗粒剂、混悬性颗粒剂及泡腾性颗粒剂。《中国药典》自 2005 年版起还引入了采用缓控释技术制成的肠溶颗粒、缓释颗粒和控释颗粒。

二维码 40
颗粒剂（图片）

颗粒剂与散剂相比，具有以下特点：

① 飞散性、附着性、团聚性、吸湿性等均较少；

② 服用方便，根据需要可制成色、香、味俱全的颗粒剂；

③ 必要时对颗粒进行包衣，根据包衣材料的性质可使颗粒具有防潮性、缓释性或肠溶性等，但包衣时需要注意颗粒大小的均匀性以及表面光洁度，以保证包衣的均匀性；

④ 多种颗粒的混合物，如各种颗粒的大小或密度差异较大时，易产生离析现象，从而导致剂量不准确。

二、 颗粒剂的制备工艺

颗粒剂的制备工艺如下：

物料→粉碎→过筛→混合→制软材→制粒→干燥→整粒→质检→分剂量→包装

1. 制软材

将药物与稀释剂（如淀粉、乳糖、蔗糖等）、必要时还加入崩解剂（如淀粉、纤维素衍生物等）充分混匀，加入适量的水或其他黏合剂混合制软材。混合可用各种类型的混合机进行。由于制粒后不能再添加崩解剂，所以选用黏合剂时要注意的是，黏合剂不应影响颗粒的崩解。可根据经验"手握成团，轻压即散"为准。

2. 制湿颗粒

颗粒的制备常采用挤出制粒法。将软材用机械挤压通过筛网，即可制得湿颗粒。除了这种传统的过筛制粒方法外，近年来开发出许多新的制粒方法和设备应用于生产实践，其中最典型的就是流化（沸腾）制粒，流化制粒可在一台机器内完成混合、制粒、干燥，因此称为"一步制粒法"。

3. 颗粒的干燥

除了流化或喷雾制粒法制得的颗粒已被干燥外，其他方法制得的颗粒必须再用适宜的方法加以干燥，以除去水分、防止结块或受压变形。常用的方法有：箱式干燥法、流化床干燥法等。

4. 整粒与分级

在干燥过程中，某些颗粒可能发生粘连，甚至结块。所以必须通过整粒以制成一定粒度的均匀颗粒。一般采用过筛的方法整粒和分级。具体操作时，一般按粒度规格的上限，过一号筛，把不能通过的部分进行适当粉碎，然后再按照粒度规格的下限，过五号筛，以进行分级，除去粉末部分。

5. 包衣

为达到矫味、矫臭、稳定、缓释、控释或肠溶等目的，可对颗粒剂进行包衣，一般采用薄膜衣。对于有不良臭味的颗粒剂，可将芳香剂溶于有机溶剂后，均匀喷入干颗粒中并密闭一定时间，以免挥发损失。

除以上所采用的湿法制粒外，颗粒剂也可采用干法制粒、包衣机转动制粒等方法制备。

6. 质量检查与分剂量

将制得的颗粒进行含量检查与粒度测定等，按剂量装入适宜袋中。颗粒剂的贮存基本与散剂相同，但应注意均匀性，防止多组分颗粒的分层，防止吸潮。

三、颗粒剂的质量检查

颗粒剂的质量检查，除主药含量外，《中国药典》(2015 年版)还规定了粒度、水分、干燥失重、溶化性以及装量差异等检查项目。

1. 外观

颗粒应干燥、均匀、色泽一致，无吸潮、软化、结块、潮解等现象。

2. 粒度

除另有规定外，照粒度和粒度分布测定法检查，不能通过一号筛 (2000μm) 与能通过五号筛 (180μm) 的总和不得超过供试量的 15%。

3. 水分

中药颗粒剂照水分测定法，除另有规定外，水分不得超过 8%。

4. 干燥失重

除另有规定外，化学药品和生物制品颗粒剂照干燥失重测定法测定，于 105℃干燥（含糖颗粒应在 80℃减压干燥）至恒重，减失重量不得超过 2.0%。

5. 溶化性

除另有规定外，可溶颗粒和泡腾颗粒照下述方法检查，溶化性应符合规定。

可溶颗粒检查法　取供试品 10g，加热水 200mL，搅拌 5min，可溶颗粒应全部溶化或可允许有轻微浑浊，但不得有异物。

泡腾颗粒检查法　取单计量包装的泡腾颗粒 3 袋，分别置盛有 200mL 水的烧杯中，水温 15～25℃，应立即产生二氧化碳气体，并呈泡腾状。5min 内，均应完全分散或溶解在水中。

混悬型颗粒或已检查溶出度或释放度的颗粒剂，可不进行溶化性检查。

6. 装量差异

单剂量包装的颗粒剂，其装量差异限度应符合表 7-4 的规定。检查方法参考《中国药典》有关规定。多剂量包装的颗粒剂，照最低装量检查法检查，应符合规定。

表 7-4　颗粒剂的装量差异限度要求

平均装量或标示装量	装量差异限度
1.0g 及 1.0g 以下	±10%
1.0g 以上至 1.5g	±8%
1.5g 以上至 6.0g	±7%
6.0g 以上	±5%

凡规定检查含量均匀度的颗粒剂，一般不再进行装量差异检查。

7. 微生物限度

以动物、植物、矿物质来源的非单体成分制成的颗粒剂，生物制品颗粒剂，照非无菌产品微生物限度检查，应符合规定；规定检查杂菌的生物制品颗粒剂，可不进行微生物限度检查。

四、 颗粒剂的包装和贮存

颗粒剂的包装和贮存基本与散剂相同，但应注意保持其均匀性。宜密封包装，并保存于干燥处，防止受潮变质。

五、 颗粒剂实例

【例1】 复合维生素 B 颗粒剂

处方：

盐酸硫胺	1.20g	苯甲酸钠	4.0g
核黄素	0.24g	枸橼酸	2.0g
盐酸吡多辛	0.36g	橙皮酊	20mL
烟酰胺	1.20g	蔗糖粉	986g
混旋泛酸钙	0.24g		

制法：将核黄素、蔗糖混合粉碎 3 次，过 80 目筛，将盐酸吡多辛、混悬泛酸钙、橙皮酊、枸橼酸溶于蒸馏水中作润湿剂，另将盐酸硫胺、烟酰胺等与上述稀释的核黄素拌均匀后制粒，60～65℃干燥，整粒，即得。

注：核黄素带有显著黄色，故必须与辅料充分混匀；加入枸橼酸使颗粒 pH 成弱酸性，以增加主药的稳定性；本品核黄素等对光敏感，操作时，应尽量避免光线直射。

另处方中混旋泛酸钙改用消旋泛酸钙时应减量。

【例2】 复方葛根颗粒剂

处方：

葛根	400g	芍药	200g
麻黄	300g	甘草	200g
大枣	300g	生姜	200g
桂皮	200g		

制法：取上述 7 味，加水 20L，于 100℃水煎煮 1h，离心，得上清液 16L。用 $0.45\mu m$ 的微孔滤膜过滤，40℃减压浓缩至 5L，喷雾干燥得干燥物 210g，加乳糖 90g、硬脂酸镁 1.5g，混匀后，压大片（直径 20cm，片重 2g），于摇摆式颗粒机中解碎，整粒，得 20～50 目颗粒 250g，铝塑复合膜包装，每包重 1g。

第五节　胶囊剂

一、 概述

胶囊剂（capsules）是指将药物（或加有辅料）充填于空心硬质胶囊或弹性软质胶囊中

而制成的固体制剂。一般供口服，也有用于其他部位的，如直肠、阴道、植入等。上述硬质或软质胶囊壳多以明胶为原料制成，现也用甲基纤维素、海藻酸钙（或钠盐）、聚乙烯醇、变性明胶及其他高分子材料，以改变胶囊剂的溶解性能。

胶囊剂具有如下特点。①能掩盖药物的不良臭味、提高药物的稳定性：因药物装在胶囊壳中与外界隔离，避开了水分、空气、光线的影响，对具有不良臭味、不稳定的药物有一定程度的遮蔽、保护与稳定作用；②药物在体内起效快：胶囊剂中的药物是以粉末或颗粒状态直接填装于囊壳中，不受压力等因素的影响，所以在胃肠道中迅速分散、溶出和吸收，一般情况下其起效将高于丸剂、片剂等剂型；③液态药物的固体剂型化：含油量高的药物或液态药物难以制成丸剂、片剂等，但可制

成软胶囊，将液态药物以个数计量，服药方便；④可延缓药物的释放和定位释药：可将药物按需要制成缓释颗粒装入胶囊中，以达到缓释延效作用，康泰克胶囊即属此类；制成肠溶胶囊剂即可将药物定位释放于小肠；亦可制成直肠给药或阴道给药的胶囊剂，使其定位在这些腔道释药；对在结肠段吸收较好的蛋白质、多肽类药物，可制成结肠靶向胶囊剂。

胶囊剂虽有较多优点，但下列情况不适宜制成胶囊剂：①能使胶囊壁溶解的液体药剂，如药物的水溶液或乙醇溶液；②易溶性及小剂量的刺激性药物，因其在胃中溶解后局部浓度过高会刺激胃黏膜；③容易风化的药物，可使胶囊壁变软；④吸湿性强的药物，可使胶囊壁变脆。

通常将胶囊剂分为硬胶囊和软胶囊（胶丸）两大类。

（1）硬胶囊剂（hard capsules）　将一定量的药物及适当的辅料（也可不加）制成均匀的粉末或颗粒，填装于空心硬胶囊中而制成。

（2）软胶囊剂（soft capsules）　将一定量的药物（或药材提取物）溶于适当液体辅料中，再用压制法（或滴制法）使之密封于球形或橄榄形的软质胶囊中。

其他还有缓释胶囊剂、控释胶囊剂，根据特殊用途命名的肠溶胶囊剂。肠溶胶囊剂是将内容物用 pH 依赖性（肠溶或结肠溶）高分子处理后装入普通胶囊壳中，使内容物在适宜的 pH 条件肠液中溶解释放药物，或将胶囊壳用适当高分子处理，使胶囊剂整体进入适当肠部位后溶化并释放药物，以达到一种靶向给药的效果。目前采用前者的方法更为普遍。

二、硬胶囊剂

1. 空胶囊的组成

明胶是空胶囊的主要成囊材料，是由骨、皮水解而制得（由酸水解制得的明胶称为 A 型明胶，由碱水解制得的明胶称为 B 型明胶，二者等电点不同）。以骨骼为原料制得的骨明胶，质地坚硬、性脆且透明度差；以猪皮为原料制得的猪皮明胶，富有可塑性，透明度好。为兼顾囊壳的强度和塑性，采用骨、皮混合胶较为理想。还有其他胶囊，如淀粉

胶囊、甲基纤维素胶囊、羟丙基甲基纤维素胶囊等，但均未广泛使用。明胶的性质并不完全符合要求，既易吸湿又易脱水，故一般需向制备空胶囊的胶液中加入下列一些物质：为增加韧性和可塑性，一般加入增塑剂，如甘油、山梨醇、CMC-Na、HPC、油酸酰胺磺酸钠等；为减小流动性、增加胶冻力，可加入增稠剂琼脂等；对光敏感的药物，可加遮光剂二氧化钛

（2％～3％）；为美观和便于识别，加食用色素等着色剂；为防止霉变，可加防腐剂尼泊金等。以上组分并不是任一空胶囊都必备，而应根据具体情况加以选择。

2. 空胶囊的规格

空胶囊的质量与规格均有明确规定，空胶囊共有 8 种规格，但常用的为 0～5 号，随着号数由小到大，容积由大到小（见表 7-5）。

表 7-5　空胶囊号数和容积的关系

空胶囊号数	0	1	2	3	4	5
容积/mL	0.75	0.55	0.40	0.30	0.25	0.15

3. 空胶囊制备工艺

空胶囊系由囊体和囊帽组成，其主要制备流程为：

溶胶→蘸胶（制坯）→干燥→拨壳→切割→整理

一般由自动化生产线完成，生产环境洁净度应达 C 级，温度 10～25℃，相对湿度 35％～45％。为便于识别，空胶囊壳上还可用食用油墨印字。

4. 填充物料的制备、 填充与封口

若纯药物粉碎至适宜粒度就能满足硬胶囊剂的填充要求，即可直接填充，但多数药物由于流动性差等方面的原因，需加入一定的稀释剂、润滑剂等辅料才能满足填充（或临床用药）的要求。一般可加入蔗糖、乳糖、微晶纤维素、改性淀粉、二氧化硅、硬脂酸镁、滑石粉、HPC 等改善物料的流动性或避免分层。也可加入辅料制成颗粒后进行填充。

二维码 43
全自动胶囊灌
装机(动画)

填充方式可归为四种类型，见图 7-22：（a）型是由螺旋钻压进物料；（b）型是用柱塞上下往复压进物料；（c）型是自由流入物料；（d）型是在填充管内，先将药物压成单位量药物再填充于胶囊中。从填充原理看，（a）（b）型填充机对物料要求不高，只要物料不易分层即可；（c）型填充机要求物料具有良好流动性，常需制粒才可达到；（d）型适于流动性差但混合均匀的物料，如针状结晶药物、易吸湿药物等。

胶囊规格的选择与套合、封口：应根据药物的填充量选择空胶囊的规格，首先按药物的规定剂量所占容积来选择最小空胶囊，可根据经验试装后决定，但常用的方法是先测定待填充物料的堆密度，然后根据应装剂量计算该物料的容积，以决定应选胶囊的号数。将药物填充于囊体后，即可套合胶囊帽。目前多使用锁口式胶囊，密闭性良好，不必封口；使用非锁口式胶囊（平口套合）时需封口，封口材料常用不同浓度的明胶液，如明胶 20％、水 40％、乙醇 40％的混合液等。

三、 软胶囊剂

1. 空胶囊的组成

可塑性和弹性是软胶囊剂囊壁的特点，也是软胶囊剂形成的基础，它由明胶、增塑剂、水三者构成，其重量比例通常是，干明胶：干增塑剂：水＝1：（0.4～0.6）：1。若增塑剂用量过低（或过高），则囊壁会过硬（或过软）；由于在软胶囊的制备中以及放置过程中仅仅是水分的损失，因此明胶与增塑剂的比例对软胶囊剂的制备及质量有着十分重要的影响。常用的增塑剂有甘油、山梨醇或二者的混合物。

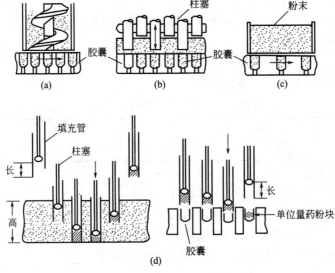

图 7-22　硬胶囊剂填充机的类型

(a) ～ (d) 见正文相关内容

2. 药物性质与液体介质对软胶囊质量的影响

由于软质囊材以明胶为主，因此对蛋白质性质无影响的药物和附加剂才能填充，而且填充物多为液体，如各种油类和液体药物、药物溶液、混悬液，少数为固体物。值得注意的是：液体药物若含5％水或为水溶性、挥发性、小分子有机物，如乙醇、酮、酸、酯等，能使囊材软化或溶解；醛可使明胶变性等，这些均不宜制成软胶囊。液态药物 pH 以 2.5～7.5 为宜，否则易使明胶水解或变性，导致泄漏或影响崩解和溶出，可选用磷酸盐、乳酸盐等缓冲液调整。

3. 药物为混悬液时对软胶囊大小的影响

软胶囊剂常用固体药物粉末混悬在油性或非油性（PEG400 等）液体介质中包制而成，圆形和卵形者可包制 5.5～7.8mL。为便于成型，一般要求尽可能小一些。为求得适宜软胶囊大小，可用"基质吸附率"（base adsorption）来计算，即 1g 固体药物制成混悬液时所需液体基质的质量（g），可按下式计算：

$$基质吸附率＝基质重量/固体药物重量$$

根据基质吸附率，称取基质与固体药物，混合匀化，测定其堆密度，便可决定制备一定剂量的混悬液所需模具的大小。显然固体药物粉末的形态、大小、密度、含水量等，均会对基质吸附率有影响，从而影响软胶囊的大小。

4. 软胶囊剂的制备方法

常用方法为滴制法和压制法两种。

（1）滴制法　由具双层滴头的滴丸机（图 7-23）完成。明胶液与油状药液分别盛装于贮液槽中，两液通过同心管状的双层喷头以不同速率喷出，使一定量的胶液将一定量的药液包裹后，滴入另一种不相互溶的冷却液（常用液状石蜡）中，胶液接触冷却液后因表面张力作用变为球形，并逐渐凝固而成软胶囊。此法制备软胶囊时，胶液、药液的温度，滴头的大小、滴制速率、冷却液的温度等因素均会影响软胶囊的质量，应通过实验考察筛选适宜的工艺条件。

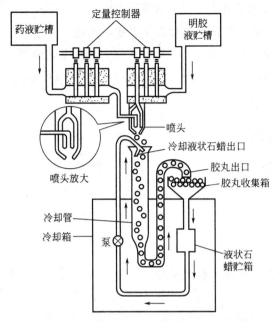

图 7-23　软胶囊（胶丸）滴制法生产过程示意图

（2）压制法　压制法是将胶液制成厚薄均匀的胶片，再将药液置于两个胶片之间，用钢板模或旋转模压制软胶囊的一种方法。目前生产上主要采用旋转模压法，其制囊机及模压过程参见图 7-24（模具的形状可为椭圆形、球形或其他形状）。

二维码 44
软胶囊的灌
装（动画）

四、肠溶胶囊剂

肠溶胶囊剂的肠溶效果可由两种途径来实现：其一是使囊壳具有肠溶性；其二是经肠溶包衣的颗粒或小丸填充胶囊制成。肠溶胶囊壳的制

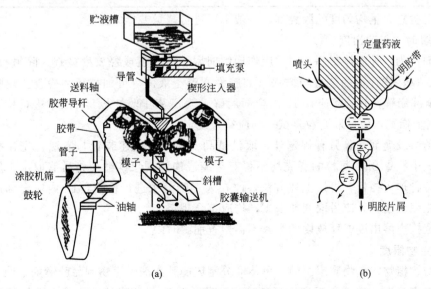

(a)　　　　　　　　　　　　(b)

图 7-24　自动旋转轧囊机旋转模压示意图

备有两种方法：一种是明胶与甲醛作用生成甲醛明胶，使明胶无游离氨基存在，失去与酸结合能力，只能在肠液中溶解。但此种处理方法受甲醛浓度、处理时间、成品贮存时间等因素的影响较大，使其肠溶性极不稳定。另一种方法是在明胶表面包被肠溶衣料，如用 PVP 作底衣层，然后用蜂蜡等作外层包衣，也可用丙烯酸Ⅱ号、CAP 等包衣，其肠溶性较为稳定。目前囊心物的肠溶剂较为常见。

五、 胶囊剂的质量检查

胶囊剂的质量应符合《中国药典》（2015 年版）制剂通则项下对胶囊剂的要求。

1. 外观

胶囊外观应整洁，不得有黏结、变形或破裂等现象，并应无异臭。硬胶囊剂的内容物应干燥、松紧适度、混合均匀。

2. 水分

硬胶囊剂内容物的水分，除另有规定外，不得超过 9.0%。胶囊内容物为液体或者半固体者不检查水分。

3. 装量差异

取供试品 20 粒（中药取 10 粒），分别精密称定重量，倾出内容物（不得损失囊壳），硬胶囊剂囊壳用小刷或其他适宜的用具拭净（软胶囊剂囊壳用乙醚等溶剂洗净，置通风干燥处使溶剂挥散尽），再分别精密称定囊壳重量，求出每粒胶囊内容物的装量与 20 粒的平均装量。每粒装量与平均装量相比较，超出装量差异限度的不得多于 2 粒，并不得有一粒超出限度 1 倍。胶囊剂的装量差异限度要求见表 7-6。

表 7-6　胶囊剂的装量差异限度要求

平均装量	装量差异限度
0.3g 以下	±10.0%
0.3g 及 0.3g 以上	±7.5%（中药±10%）

凡规定检查含量均匀度的胶囊剂，一般不再进行装量差异的检查。

4. 崩解时限与溶出度

胶囊剂作为一种固体制剂，通常应作崩解时限、溶出度或释放度检查，除另有规定外，取供试品 6 粒，按片剂的装置与方法（如胶囊漂浮于液面，可加挡板）检查。硬胶囊应在 30min 内全部崩解，软胶囊应在 1h 内全部崩解。软胶囊可改在人工胃液中进行检查。如有 1 粒不能完全崩解，应另取 6 粒复试，均应符合规定。

对于肠溶胶囊剂，除另有规定外，取供试品 6 粒，按上述装置与方法，先在盐酸溶液（9→1000）中检查 2h，每粒的囊壳均不得有裂缝或崩解现象；继而将吊篮取出，用少量水洗涤后，每管加入挡板，再按上述方法，改在人工肠液中进行检查，1h 内应全部崩解。如有 1 粒不能完全崩解，应另取 6 粒复试，均应符合规定。

凡规定检查溶出度或释放度的胶囊不再检查崩解时限。

5. 微生物限度

以动物、植物、矿物质来源的非单体成分制成的胶囊剂，生物制品胶囊剂，照非无菌产品微生物限度检查，应符合规定；规定检查杂菌的生物制品胶囊剂，可不进行微生物限度检查。

六、 胶囊剂的包装与贮存

由胶囊剂的囊材性质所决定，包装材料与贮存环境如湿度、温度和贮藏时间对胶囊剂的质量都有明显的影响。有实验表明，氯霉素胶囊在相对湿度 49% 的环境中，放置 32 周，溶出度变化不明显，而在相对湿度 80% 的环境中，放置 4 周，溶出度则变得很差。一般来说，高温、高湿（相对湿度 > 60%）对胶囊剂可产生不良的影响，不仅会使胶囊吸湿、软化、变黏、膨胀、内容物结团，而且会造成微生物滋生。因此，必须选择适当的包装容器与贮藏条件，一般应选用密闭性能良好的玻璃容器、透湿系数小的塑料容器和泡罩式包装，在小于25℃、相对湿度不超过 45% 的干燥阴凉处，密闭贮藏。

七、 胶囊剂实例

【例 1】 速效感冒胶囊（硬胶囊剂）

处方：

对乙酰氨基酚	300g	维生素 C	100g
猪胆汁粉	100g	咖啡因	3g
氯苯那敏	3g	10%淀粉浆	适量
食用色素	适量	共制成硬胶囊剂	1000 粒

制法：①取上述各药物，分别粉碎，过 80 目筛。

② 将 10%淀粉浆分为 A、B、C 三份，A 加入少量食用胭脂红制成红糊，B 加入少量食用橘黄（最大用量为万分之一）制成黄糊，C 不加色素为白糊。

③将对乙酰氨基酚分为三份，一份与氯苯那敏混匀后加入红糊，一份与胆汁粉、维生素 C 混匀后加入黄糊，一份与咖啡因混匀后加入白糊，分别制成软材后，过 14 目尼龙筛制粒，于 70℃干燥至水分 3%以下。

④将上述三种颜色的颗粒混合均匀后，填入空胶囊中，即得。

注：本品为一种复方制剂，所含成分的性质、数量各不相同，为防止混合不均匀和填充不均匀，采用适宜的制粒方法使得颗粒的流动性良好，经混合均匀后再进行填充，这是一种常用方法；另外，加入食用色素可使颗粒呈现不同颜色，一方面可直接观察混合的均匀程度，另一方面若选用透明胶囊壳，将使制剂看上去比较美观。

本品用于感冒引起的鼻塞、头痛、咽喉痛、发热等。

【例 2】 维生素 AD 胶丸（软胶囊剂）

处方：

维生素 A	3000 单位	维生素 D	300 单位
明胶	100 份	甘油	55～66 份
水	120 份	鱼肝油或精炼食用植物油	适量

制法：取维生素 A 与维生素 D，加鱼肝油或精炼食用植物油（在 0℃左右脱去固体脂肪），溶解，并调整浓度至每丸含维生素 A 应为标示量的 90.0%～120.0%，含维生素 D 应为标示量的 85.0%以上，作为药液待用；另取甘油及水加热至 70～80℃，加入明胶，搅拌溶化，保温 1～2h，除去上浮的泡沫，过滤（维持温度），加入滴丸机滴制，以液状石蜡为冷却液，收集冷凝的胶丸，用纱布拭去黏附的冷却液，在室温下吹冷风 4h，放于 25～35℃下烘 4h，再经石油醚洗涤两次（每次 3～5min），除去胶丸外层液状石蜡，再用 95%乙醇洗

涤一次，最后在 30～35℃烘干约 2h，筛选，质检，包装，即得。

注：①本品中维生素 A、维生素 D 的处方比例为药典所规定。

② 本品主要用于防治夜盲、角膜软化、眼干燥、表皮角化及佝偻病和软骨病等，亦用以增长体力，助长发育。但长期大量服用可引起慢性中毒，一般剂量，一次 1 丸，一日 3～4 丸。

③在制备胶液的"保温 1～2h"过程中，可采取适当的抽真空的方法以便尽快除去胶液中的气泡、泡沫。

第八章　片剂

第一节　概述

二维码 45
片剂概述（微课）

一、片剂的概念

片剂（tablets）系指原料药物或与适宜的辅料制成的圆形或异形的片状固体制剂。它是现代药物制剂中应用最为广泛的重要剂型之一。

片剂是在散剂和丸剂的基础上发展起来的，有悠久的历史，在 10 世纪后叶就有模印片。到 1872 年，由 John Wyeth 等人创制了压片机，并出现了压制片（compressed tablets）。现代的片剂与早期的片剂已有极大区别，已成为最常用的药物剂型之一，在世界各国的制剂生产中占有重要地位。

二维码 46
异形片剂（图片）

近年片剂的生产技术和有关机械设备也有很大发展，例如各种新的制粒技术和设备，粉末直接压片技术及相应的辅料，高速自动化的压片机，全自动的程序控制的包衣设备，新型包装设备及材料如铝塑包装等等。片剂的辅料方面也有很大发展，出现较多优质的黏合剂、崩解剂、各种型号的适应多种用途的包衣材料等。在《中国药典》（2015 年版）二部收载的制剂中，片剂共有 900 余种。在中药制剂中，片剂的比重也有逐年增加的趋势。

二、片剂的分类

按制法，片剂可分为压制片剂（compressed tablets）和模印片剂（molded tablets）两类。现代广泛应用的是压制片剂，本章重点讨论这一类片剂。模印片是在药物（及辅料）中加入润湿黏合剂，混合并制成可塑性团块后，用模具塑制成片并经干燥后制成，模印工艺现已基本不用。

按用途及用法的不同，片剂可分为以下若干类。

1. 口服片剂

指供口服的片剂。多数此类片剂中的药物是经胃肠道吸收而发挥作用，也有的片剂中的药物是在胃肠道局部发挥作用。口服片剂又分为以下若干种。

（1）普通片（conventional tablets）　是指将药物与辅料混合而压制成的片剂，一般用水吞服。

（2）包衣片（coated tablets）　是指在片心（压制片）外包衣膜的片剂。包衣的目的是增加片剂中药物的稳定性、掩盖药物的不良气味、改善片剂的外观等，包衣片又可分为：

①糖衣片剂（sugar coated tablets），是以蔗糖为主要包衣材料包制而成的片剂；②薄膜衣片（film coated tablets），是指以高分子成膜材料为主要的包衣材料进行包衣而制得的片剂；③肠溶衣片（enteric coated tablets），是指以在胃液中不溶解、但在肠液中可溶的物质为主要包衣材料而进行包衣的片剂，目的是防止药物在胃液中被破坏及药物对胃的刺激性等。

（3）多层片（multilayer tablets）　是指由两层或数层（组分、配方或色泽不同）组成的片剂，其目的是改善外观或调节作用时间或减少两层中药物的接触，减少配伍变化等。此种片剂可以由上到下分为两层或多层，也可以是由片心向外分为多层。

（4）咀嚼片（chewable tablets）　指在口腔中咀嚼后吞服的片剂。此类片剂较适于幼儿，幼儿不会吞服片剂，幼儿所用片剂中需加入糖类及适宜香料以改善口感。此类片剂还适于可压性好、压成之片崩解困难的药物，如铋酸铝、氢氧化铝等片剂。

（5）溶液片（solution tablets）　系指临用前能溶解于水的非包衣片或薄膜包衣片，此种片剂可供口服、外用、含漱等。口服者可达速效目的，如阿司匹林溶液片；其他特殊用途者，例如季铵类杀菌用药物的片剂，口服有毒，应加鲜明的标识，注明不得入口。

（6）泡腾片（effervescent tablets）　指含有碳酸氢钠和有机酸，遇水可产生气体而呈泡腾状的片剂。泡腾片中的原料药物应是易溶性的，加水产生气泡后应能溶解，例如泡腾维生素 C 片等。有机酸一般用枸橼酸、酒石酸、富马酸等。

（7）分散片（dispersion tablets）　是指在水中能迅速崩解并均匀分散的片剂。分散片中的药物应是难溶性的。分散片可加水分散后口服，也可将分散片含于口中吮服或吞服。此种片剂适于婴幼儿（药味不苦时）及老年人，并有速释的作用。

（8）缓释片　系指在规定的释放介质中缓慢地非恒速释放药物的片剂。缓释片应符合缓释制剂的有关要求[《中国药典》(2015 年版)通则 9013]并应进行释放度[《中国药典》(2015 年版)通则 0931]检查。

（9）控释片（prolonged action tablets）　系指在规定的释放介质中缓慢地恒速释放药物的片剂。控释片应符合控释制剂的有关要求[《中国药典》(2015 年版)通则 9013]并应进行释放度[《中国药典》(2015 年版)通则 0931]检查。

（10）口崩片　系指在口腔内不需要用水即能迅速崩解或溶解的片剂。一般适合于小剂量原料药物，常用于吞咽困难或不配合服药的患者。口崩片应在口腔内迅速崩解或溶解、口感良好、容易吞咽，对口腔黏膜无刺激性。

2. 口腔用片剂

（1）口含片（buccal tablets）　又称"含片"，是指含在颊膜内缓慢溶解而发挥治疗作用的片剂。口含片多用于口腔及咽喉疾患，可在局部产生较久的疗效，例如消炎、消毒等。常用者如含碘喉症片等。这种片剂的硬度应较大，不应在口腔中快速崩解。

（2）舌下片（sublingual tablets）　指置于舌下或颊腔中使用的片剂，其用法与口含片相同，舌下片剂在口液中徐徐溶解，其中药物通过黏膜而快速吸收并发挥治疗作用，例如硝酸甘油舌下片；其另一特点是可以防止胃肠液的 pH 值及酶对药物稳定性的影响，并可避免肝脏的首过效应。其要求与口含片相似。

（3）口腔贴片（buccal tablets）　系指黏贴于口腔，经黏膜吸收后起局部或全身作用的片剂。

3. 其他途径应用的片剂

（1）阴道片（vaginal tablets）　系指置于阴道内使用的片剂，多用于阴道的局部疾患，例如阴道滴虫或其他局部疾患，也用于计划生育等。此种片剂经常制成泡腾片，以增大铺展面积并可延长滞留时间等。阴道片在阴道内应易溶化、溶散或融化、崩解并释放药物，具有局部刺激性的药物，不得制成阴道片。

（2）植入片（implant tablets）　指植入（埋入）体内徐徐溶解并吸收的片剂，早期的植入片一般用纯药制成，目的是延长作用时间。近年随着科学技术的发展，研制出无不良作用并可生物降解的材料，为植入片（或其他植入剂）打下了很好的基础，预期生物技术制药产品增多后，植入剂的研究也将引起人们的重视。本片剂只适用于剂量小并需长期应用的药物。

三、　片剂的特点和质量要求

1. 特点

片剂应用极广泛，主要原因是：①能适应医疗预防用药的要求；②是分剂量制剂，剂量准确，应用方便；③是固体制剂，体积小，携带和储运方便；④生产的机械化和自动化程度高，成本较低等；⑤便于识别，片面上可压出主药名称或具不同颜色，以示区别，避免差错等，因而成为常规口服制剂的主要剂型。片剂也有不足之处，即婴幼儿及有的老年人服用困难；生物利用度差，因它需要在体内经过一个较长的崩解过程，且需经胃肠道吸收，并受消化酶影响等。

2. 质量要求

除个别品种另有规定外，片剂的重量差异及崩解时限等应符合《中国药典》的规定：①外观光洁，色泽均匀。②符合重量差异的要求，药物含量应准确，对主药含量少的片剂还应检查其均匀度。③符合崩解时限或溶出度的要求。④片剂应符合卫生学检查的有关规定。⑤在正常条件下贮存，其化学及物理稳定性应符合要求。

第二节　片剂的辅料

片剂辅料（excipient or adjuvant）系指主药以外的一切物料的总称，亦称赋型剂。制备片剂时，一般均需加入适宜的辅料。制片所用的辅料应无生理活性，其性质应稳定而不与药物发生反应，应不影响药物的含量测定。辅料是制成质量优良的片剂不可少的辅助材料，研究和生产实践都证明，片剂的处方（主要指选用辅料）对片剂的质量有重要的影响。例如辅料能影响片剂的压缩成型性，从而影响片剂的硬度；可影响片剂的崩解性及药物的溶出性和生物利用度。制药业先进的国家有品种繁多、型号规格齐全而且性能优良的辅料供选择应用。我国近年对药用辅料，尤其是片剂用辅料的研究和开发也很重视，先后开发并生产多种药用辅料，对促进片剂生产水平和产品质量提高，起了很大作用。

一、　填充剂

填充剂是稀释剂和吸收剂的总称，其主要用途是增加片剂的重量和体积。为了应用和生产方便，片剂的直径一般不小于 6mm，片剂总重一般都大于 100mg，所以当药物的剂量低于 100mg 时，常需加入填充剂方能成型。当片剂的药物含有油性组分时，需加入吸收剂吸收油性物，使保持“干燥”状态，以利于制成片剂。填充剂大致可分为以下几类。

（一）水溶性填充剂

1. 糖粉

糖粉系指结晶性蔗糖经低温干燥粉碎后而成的白色粉末，黏合力强，可用来增加片剂的硬度，并使片剂的表面光滑美观；但吸湿性较强，长期贮存，会使片剂的硬度过大，崩解或溶出困难。除口含片或可溶性片剂外，也用于口服溶液片等，因本品味甜，故可改善口感，一般不单独使用，常与糊精、淀粉配合使用。

2. 乳糖

乳糖在国外的应用非常广泛。常用含有一分子水的结晶乳糖（即 α-含水乳糖），无吸湿性、可压性好、性质稳定，与大多数药物不起化学反应，压成的药片光洁美观。但因价格较贵，在国内应用不多。一般用淀粉、糊精、糖粉（7：1：1）的混合物代替。混合的比例可结合当地的温度、湿度及设备条件而定。

3. 甘露醇

甘露醇为无臭的白色粉末或可自由流动的细颗粒，其甜度约为蔗糖的一半并与葡萄糖相当，颗粒或粉末状，在口中溶解时吸热，因而有凉爽感，同时兼具一定的甜味，在口中无沙砾感，因此较适于制备咀嚼片，价格稍贵，常与蔗糖配合使用。性质稳定，与多数药物无反应，安全性较好，在胃肠道中不吸收，但服用量太大可能产生轻微致泻的作用。吸潮性差，其临界相对湿度约 85％，低于 85％时，吸湿量很低。压缩成型性较好，粉末状产品可作湿法制粒的稀释剂，用于制粒压片时，润滑剂的用量需适当增加。

4. 糊精

糊精是淀粉水解中间产物的总称，水溶物约为 80％，在冷水中溶解较慢，较易溶于热水，不溶于乙醇。用本品为稀释剂时，应注意其对片剂崩解的影响，用量应控制，当片剂需加入较多的稀释剂时，不宜单独使用糊精，而常用糊精、淀粉及蔗糖适宜比例的混合物，单独使用因具有较强的黏结性，使用不当会使片面出现麻点、水印或造成片剂崩解或溶出迟缓。本品对某些药物的含量测定有干扰，在含量测定时如果不充分粉碎提取，将会影响测定结果的准确性和重现性，生产实践证明本品使用不当，常影响药物的溶出度等。

（二）水不溶性填充剂

1. 淀粉

淀粉是较常用的片剂辅料。常用玉米淀粉，马铃薯淀粉色泽较差（白度低）而且吸湿性较强；小麦淀粉、大米淀粉也可应用，但成本较高。玉米淀粉的性质非常稳定，与大多数药物不起作用，价格也比较便宜，吸湿性小、外观色泽好。淀粉的压缩成型性不好，常与可压性较好的糖粉、糊精混合使用，片剂中如加入过多的淀粉，易于"松片"（压成的片剂松散）或不能成型。在冷水中不溶，但在水中加热到 62～72℃时可糊化。

2. 微晶纤维素

本品是纤维素部分水解而制得的聚合度较小的结晶性纤维素，为白色、无臭、无味的多孔性颗粒状粉末，分成多种型号，其粒度及粒度分布不同；性质很稳定，安全性好，在体内不吸收，有一定吸湿性，应贮于密闭容器中；压缩成型性很好，对药品有较大的容纳量，即可加入较大比例的药物而不致对其压缩成型性等产生不良影响；有较强的结合力，可作为粉末直接压片的干黏合剂使用；被压缩时，粒子之间借氢键而结合，压成的药片的硬度大，但遇极性溶剂，氢键断开，有利于片剂崩解，兼有崩解作用。

优质微晶纤维素是经喷雾干燥而制成，其流动性较好，不经喷雾干燥，而是用粉碎工艺制成的产品的流动性较差。国产微晶纤维素已在国内得到广泛应用，但其质量有待于进一步提高，产品种类也有待于丰富，片剂中含 20％微晶纤维素时崩解较好。

3. 预胶化淀粉

部分预胶化的淀粉称为可压性淀粉。本品是由淀粉加工制成，其流动性好，休止角＜40°，压缩成型性好，兼有崩解作用，压成之药片崩解快，药物的释放性能好；本品有自身润滑作用，推片力小。用本品压片时，应含有适量的水分，否则片剂的硬度不足；为改善片剂的外观而加入润滑剂时，如选用硬脂酸镁，应尽量减少用量，否则影响片剂的硬度，硬脂酸对片剂的硬度影响较小。

单用本品为稀释剂压成的药片的硬度虽较好，但片剂的脆碎度不太好，如与微晶纤维素配合应用，则效果更好。

（三）无机盐类

常用一些无机钙盐，如硫酸钙、磷酸氢钙及药用碳酸钙（由沉降法制得，又称为沉降碳酸钙）等。沉降碳酸钙，为白色、无臭的细粉末，自身稳定，有轻微的吸湿性，其压缩成型性很好，但本品对酸性药物有配伍变化。

1. 磷酸氢钙

白色、无味、无臭的粉末或结晶状粉末，不溶于水。多用其二水化物，加热失水而成无水物；在相对湿度高时，有吸湿性。性质较稳定，可与很多药物配伍应用而不影响药物稳定性，但对四环素等的吸收有不良影响。国外应用为片剂辅料较广泛。

2. 磷酸钙

白色、无味、无臭的细粉末，较为常用，其性质稳定，稍有吸湿性，微溶于水，与多种药物均可配伍，但本品对维生素 D 的吸收有影响，与激素及四环素等药物有反应，不适宜应用于上述药物的制剂；有较好的压缩成型性，制成的片剂外观光洁、硬度、崩解均好，对药物也无吸附作用。

3. 硫酸钙

硫酸钙不溶于水，性质稳定，但易吸湿而结块，应贮于密闭防潮的容器内。在干燥状态时与其他药物无反应，如有水分存在时，可与胺类、氨基酸类、肽类及蛋白质等形成复合物。与上述钙化合物相比，硫酸钙在胃肠道吸收量少，一般不产生不良反应，在片剂辅料中常使用药用的硫酸钙，为二水化物或无水物，用于湿法制粒时，应控制湿颗粒的干燥温度在70℃以下。本品可干扰四环素的吸收。

（四）油类吸收剂

氧化镁、氢氧化铝、硫酸钙、磷酸氢钙等。

填充剂在使用过程中要注意吸湿性对制剂的影响，若填充剂使用量较大且容易吸湿，则既影响剂型的成型，又影响其分剂量，贮存期质量也难得到保证。在实际生产过程中，要根据制剂工艺的需要选择合适的填充剂。

二、润湿剂和黏合剂

润湿剂是本身无黏性，但可润湿片剂的原辅料并诱发其黏性而制成颗粒的液体。当原料本身无黏性或黏性不足时，需加入黏性物质以便于制粒，这些黏性物质称为黏合剂；黏合剂可以用其溶液，也可以用其细粉，即与片剂中药物及稀释剂等混匀，加入润湿剂诱发黏性。常用的润湿剂和黏合剂有以下若干种。

（一） 常用的润湿剂

1. 水

一般应采用纯化水，当原、辅料有一定黏性时，例如中药浸膏或已含具黏性物质的配方，加入水即可制成性能符合要求的颗粒。应用时由于物料往往对水的吸收较快，易发生湿润不均匀的现象，最好采用低浓度的淀粉浆或乙醇代替，以克服上述不足。

2. 乙醇

当药物遇水能引起变质，或用水为润湿剂制成的软材太黏以致制粒困难，或制成的干颗粒太硬时，可选用适宜浓度的乙醇为润湿剂。可用于遇水易分解的药物，也可用于遇水黏性太大的药物。随着乙醇浓度的增大，湿润后所产生的黏性降低，因此，醇的浓度要视原辅料的性质而定，一般为30％～70％。用中药干浸膏制粒压片时，常用适宜浓度的乙醇为润湿剂，醇的浓度根据原、辅料的溶解性质确定，但应注意迅速操作，以免乙醇挥发而产生强黏性团块。

（二） 常用的黏合剂

1. 制成水溶液或胶浆才具有黏性的黏合剂

（1）淀粉浆　是将淀粉混悬于冷水中，加热使糊化，或用少量冷水混悬后，再加沸水使糊化而制成。常用8％～15％的浓度，并以10％淀粉浆最为常用；若物料可压性较差，可再适当提高淀粉浆的浓度到20％；也可根据需要适当降低淀粉浆的浓度，如氢氧化铝片即用5％淀粉浆作黏合剂。

淀粉浆的制法主要有煮浆和冲浆两种方法，都是利用了淀粉能够糊化的性质。糊化是指淀粉受热后形成均匀糊状物的现象。糊化后，淀粉的黏度急剧增大，从而可以作为片剂的黏合剂使用。玉米淀粉的糊化温度约70～75℃，制淀粉浆的温度及加热时间等，对其黏度有影响。

淀粉浆具有良好的黏合作用，能均匀地润湿片剂的原料，不易出现局部过湿现象；在很多情况下制成的片剂的崩解性能好；本品对药物溶出的不良影响较少，但在一步制粒中应用较困难。

（2）糖浆　是指蔗糖的水溶液，其黏性随浓度不同而改变，常用浓度为50％～70％（g/g）。本品有时与淀粉浆合用，以增强黏结力，有时也可将蔗糖粉末与原料混合后，再加水润湿制粒。

（3）羧甲基纤维素钠（CMC-Na）　是纤维素的羧甲基醚化物，不溶于乙醇、氯仿等有机溶剂；是常用的黏合剂，本品的取代度和聚合度适宜时，兼有促进片剂崩解的作用，亦可用其水溶液。本品为钠盐，在酸性条件下，其溶解度降低，黏度也随之降低。溶于水时，最初粒子表面膨化，然后水分慢慢地浸透到内部而成为透明的溶液，但需要的时间较长，最好在初步膨化和溶胀后加热至60～70℃，可大大加快其溶解过程。用作黏合剂的浓度一般为1％～2％，其黏性较强，常用于可压性较差的药物，但应注意是否造成片剂硬度过大或崩解超限。

（4）羟丙基甲基纤维素（HPMC）　是一种最为常用的薄膜衣材料，因其溶于冷水成为黏性溶液，故亦常用其2％～5％的溶液作为黏合剂使用，压成的片剂的外观、硬度好，特别是药物的溶出度好。其用量一般占配方量的1％～4％；有时也可与淀粉浆合用。制备HPMC水溶液时，最好先将HPMC加入到总体积1/5～1/3的热水（80～90℃）中，充分分散与水化，然后在冷却条件下，不断搅拌，加冷水至总体积。用本品的水溶液为黏合剂制粒，羟丙基甲基纤维素的取代度，如甲氧基和羟丙氧基含量及其聚合度等，对其理化性质有较大影响，普通片剂制粒，经常选用黏度较低的规格。

（5）羟丙基纤维素（HPC）　是纤维素的羟丙基醚化物，含羟丙基 $53.4\% \sim 77.5\%$（其羟丙基含量为 $7\% \sim 19\%$ 的低取代物称为低取代羟丙基纤维素，即 L-HPC，见崩解剂），其性状为白色粉末，易溶于冷水，加热至 $50℃$ 发生胶化或溶胀现象；本品既可作湿法制粒的黏合剂，也可作为粉末直接压片的黏合剂。

2. 干燥状态下也具有黏性的干燥黏合剂

这类黏合剂在水溶液状态下的黏性一般更强（约为干燥状态的两倍），如高纯度糊精、改良淀粉、微晶纤维素等。

3. 经非水溶剂溶解或润湿后具有黏性的黏合剂

如乙基纤维素、聚乙烯吡咯烷酮（聚维酮）等。

（1）乙基纤维素　纤维素的乙基醚化物，不溶于水，在乙醇等有机溶剂中的溶解度较大，并根据其浓度的不同产生不同强度的黏性，可用作对水敏感药物的黏合剂。乙基纤维素对片剂的崩解和药物的释放有阻滞作用，利用这一特性，可通过调节乙基纤维素或水溶性黏合剂的用量，改变药物的释放速率，用作缓释制剂的黏合剂。

（2）聚维酮（PVP）　根据分子量不同而分为若干种规格，可根据需要选择，可溶于水，常用其适宜浓度水溶液为黏合剂，其用量常占片剂总重的 $0.5\% \sim 2\%$；也可溶于乙醇，并可用其醇溶液为润湿黏合剂，因此较适用于对水敏感的药物；也较适用于疏水性药物，既有利于润湿药物易于制粒，又因改善了药物的润湿性而有利于药物溶出。本品也是用一步制粒机（流化喷雾制粒机）制粒的良好黏合剂，因为传统的黏合剂如淀粉浆，其浓度高时（例如＞5%）难于雾化。本品也是溶液片、泡腾片、咀嚼片等的优良黏合剂。

其他多种辅料也可用作黏合剂，例如 $10\% \sim 20\%$ 明胶水溶液，其黏性强，适于不易制粒的原料，但本品用量不当，易使制成之片崩解缓慢；阿拉伯胶、海藻酸钠、聚乙二醇等也可用作黏合剂，但近年由于新的优质黏合剂推广应用，此等辅料已少用。

三、崩解剂

崩解剂是使片剂在胃肠液中迅速裂碎成细小颗粒的物质，除了缓（控）释片以及某些特殊用途的片剂以外，一般的片剂中都应加入崩解剂。崩解剂通常具有很强的吸水膨胀性，能够瓦解片剂的结合力，使片剂从一个整体的片状物裂碎成许多细小的颗粒，实现片剂的崩解，所以十分有利于片剂中主药的溶解和吸收。

（一）崩解剂的作用机制

崩解剂的主要作用是克服由黏合剂或由压制成片剂时形成的结合力，从而使片剂崩解。其主要作用机制是：

（1）膨胀作用　崩解剂多为高分子亲水物质，压制成片后，遇水易于被润湿并通过自身的膨胀使片剂崩解。这种膨胀作用还包括润湿热所致的片剂中残留空气的膨胀。

（2）产气作用　在片剂中加入泡腾崩解剂，遇水即产生气体，借助气体的膨胀使片剂崩解。泡腾崩解剂常用枸橼酸、酒石酸的混合物，加碳酸氢钠或碳酸钠组成的酸-碱系统。

（3）毛细管作用　一些崩解剂和填充剂，特别是直接压片的辅料，多为圆球形亲水性聚集体，在加压下形成了无数孔隙和毛细管，具有强烈的吸水性，使水迅速进入片剂中，将整个片剂润湿而崩解。

（二）崩解剂的加入方法

崩解剂的加入方法是否恰当，将影响崩解和药物溶出的效果，应根据具体要求分别对待。加入的方法有三种：

（1）内加法　崩解剂在制粒前加入，与黏合剂共存于颗粒内部，崩解较迟缓。但一经崩解，便成粉粒，有利于药物的溶出。

（2）外加法　崩解剂加到经整粒后的干颗粒中。该崩解剂存在于颗粒之间，因而水易于透过，崩解迅速，但颗粒内无崩解剂，不易崩解成粉粒，所以药物的溶出稍差。

（3）内外加法　将崩解剂分成两份，一份按内加法加入（50%～75%），另一份按外加法加入（25%～50%），其中内加的崩解剂可适当多些。溶出好是内加法，崩解快是外加法，内外加法集中了前两种方法的优点，相同用量时，药物的溶出速率是内外加法＞内加法＞外加法，但崩解速率是外加法＞内外加法＞内加法。

（三）崩解剂的种类

1. 淀粉及其衍生物

此类崩解剂自身遇水具有较大的膨胀特性，如淀粉、羧甲基淀粉纳等。

（1）淀粉　最常用的一种崩解剂，含水量在8%以下，用量一般为配方总量的5%～20%，其崩解作用较好。本品用量不宜太多，因其压缩成型性不好；对不溶性药物或微溶性药物较适用；有些药物如水杨酸钠、对氨基水杨酸钠可使淀粉胶化，故可影响其崩解作用。用淀粉为崩解剂既可加入颗粒之内，即在制粒前与原料混合均匀，如用湿法制粒，应控制湿颗粒的干燥温度，以免淀粉胶化而影响其崩解作用；也可加入干燥的颗粒中，但用量太多，影响颗粒的粒度分布，因而影响片重差异等。

（2）羧甲基淀粉钠（CMS-Na）　由淀粉经醚化而制成，呈钠盐而存在。全取代的羧甲基淀粉钠曾用为代血浆的原料，还用作食品添加剂。用作崩解剂者其取代度较低，一般为0.3～0.4。本品为白色至类白色的粉末，流动性良好，有良好的吸水性，吸水后其容积大幅度增大，具有良好的崩解性能；对改善片剂质量起到很好作用，既适用于不溶性药物，也适用于水溶性药物的片剂；具有较好的压缩成型性，既可用内加法，也可用外加法加入。

2. 纤维素衍生物

此类崩解剂性吸水性强，易于膨胀，如微晶纤维素、低取代羟丙基纤维素等。

（1）微晶纤维素（MCC）　可用作填充剂，当用量较多时，又有较好的崩解作用。

（2）低取代羟丙基纤维素（L-HPC）　是由纤维素用环氧丙烷经醚化而制得，高取代度者在水中可溶，低取代度者的羟丙氧基含量为7.0%～12.9%，在水中不溶解，但可以溶胀，其吸水溶胀性较淀粉强。崩解性能良好，远优于淀粉，用法同羧甲基淀粉，为非离子化合物，与药物一般不发生反应。

（3）羧甲基纤维素钙（CMC-Ca）　是由羧甲基纤维素钠与碳酸钙反应而制成，为白色或类白色的粉末，不溶于水、易吸水，吸水后体积膨胀数倍，有良好的崩解作用。

（4）交联羧甲基纤维素钠（CMCC-Na）　虽为钠盐因为有交联键的存在，不溶于水，但可吸水并有较强的膨胀作用，其崩解作用优良。

3. 其他崩解剂

（1）交联聚维酮（PPVP）　又称交联聚乙烯吡咯烷酮，是乙烯基吡咯烷酮的高分子量交联物。白色易流动的粉末，在水中不溶，但在水中可以迅速溶胀，因不溶于水，故不会产生高黏度的凝胶层，其吸水速度快，为性能优良的崩解剂，片剂中用作崩解剂时，崩解时间受压片力的影响较小。国外有一种性能优良的供直接压片的复合辅料"Ludipress"，即由乳糖、聚维酮、交联聚维酮组成。

（2）泡腾崩解剂　是专用于泡腾片的特殊崩解剂，最常用的是由碳酸氢钠与枸橼酸组成的混合物。遇水时，上述两种物质连续不断地产生二氧化碳气体，使片剂在几分钟之内迅速崩解。含有这种崩解剂的片剂，应妥善包装，避免受潮造成崩解剂失效。

（3）其他　海藻酸钠及海藻酸的其他盐类都有较强的吸水性，也有崩解作用；可压性淀粉为多功能辅料，处方中含量较多时，制成的片剂可快速崩解；离子交换树脂也试用为崩解剂；表面活性剂可以改善疏水性片剂的润湿性，使水易于渗入片剂，因而可以加速某些片剂的崩解作用。常用的表面活性剂有泊洛沙姆、蔗糖脂肪酸酯、十二烷基硫酸钠以及吐温 80 等，其中十二烷基硫酸钠对黏膜有刺激作用；吐温 80 为液态，加入量应控制并应先用固体粉末吸收或与湿润剂混溶后制粒。

四、 润滑剂

在药剂学中，润滑剂是一个广义的概念，是助流剂、抗黏剂和润滑剂（狭义）的总称，是能降低颗粒或片剂与冲模壁间摩擦力的辅料，以防止摩擦力大而使压片困难，润滑剂可使压片时压力分布均匀，并使片剂的密度均匀；将片剂由模孔中推出所需之力减小。润滑剂的另一作用是改善片剂的外观，使片剂表面光亮、平整。因此，一种理想的润滑剂应该兼具上述助流、抗黏和润滑三种作用，一般将具有上述任何一种作用的辅料都统称为润滑剂。

（一） 润滑剂的种类

1. 助流剂

助流剂是指能降低粒子间的摩擦力而能改善粉末（颗粒）流动性的辅料；在片剂生产中一般均需在颗粒中加入适宜的助流剂以改善其流动性，保证片重差异合格。

（1）滑石粉　国内最常用的助流剂，与多数药物不起作用，价廉、助流、抗黏作用好，但附着力差且密度大，易与颗粒分离，其用量一般为 1%～5%。

（2）微粉硅胶　又称胶态二氧化硅，是由四氯化硅经气相水解而制得，其粒子极细以致难于测定，往往用比表面积表示，其助流作用好，可用作粉末直接压片的助流剂，为优良的片剂助流剂，一般用量约 0.1%～0.5%。使用本品时，应控制其比表面积，优质品的比表面积很大（>200m²/g），而且助流作用及用量与其比表面积相关。流动性好，亲水性强，对药物有吸附作用，特别适宜于油类和浸膏类药物，可作助流剂，作助流剂时常用量为0.1%～0.3%。但因其价格较贵，在国内的应用尚不够广泛。

2. 润滑剂（狭义）

本类是降低药片与冲模孔壁之间摩擦力，改善力的传递与分布的物质，这是真正意义上的润滑剂。

（1）疏水性润滑剂　常用的润滑剂多不溶于水，且多数具有较强的疏水性，例如硬脂酸、硬脂酸镁、硬脂酸钙等。国内最常用硬脂酸镁为润滑剂，其润滑作用良好，可显著地降低片剂的推片力，并有防止黏冲作用，可显著改善片剂的外观。本品有较强的疏水性，接触角为 121°，如使用不当，可使片剂的疏水性增强，影响水润湿片剂，影响片剂的崩解和药物的溶出度；还影响片剂的硬度等。本品的用量一般应为 0.1%～0.5%，硬脂酸钙等的性质与硬脂酸镁相似。本类物质为脂肪酸，可能与碱性药发生反应，不宜用于乙酰水杨酸、某些抗生素药物及多数有机碱盐类药物的片剂。

（2）氢化植物油　本品是以喷雾干燥法制得的粉末，是润滑性能良好的润滑剂。应用时，将其溶于热轻质液状石蜡或己烷中，然后将此溶液喷于颗粒上，以利于均匀分布。凡不宜用碱性润滑剂的品种，都可用本品代替。

其他如液状石蜡、单硬脂酸甘油酯、单棕榈酸甘油酯等也可用作润滑剂。要注意烃类化合物的疏水性极强，应慎用。

（3）水溶性润滑剂　聚乙二醇（PEG）和月桂醇硫酸镁，二者皆为水溶性滑润剂的典型代表。前者主要使用聚乙二醇4000和6000（皆可溶于水），制得的片剂崩解溶出不受影响且得到澄明的溶液；后者为目前正在开发的新型水溶性润滑剂。可供选用的水溶性润滑剂见表8-1。

表 8-1　水溶性润滑剂

润滑剂	常用量/%	润滑剂	常用量/%
硼酸	1	聚氧乙烯月桂醇醚	5
苯甲酸钠	5	DL-亮氨酸	1～5
醋酸钠	5	月桂醇硫酸钠	1～5
氯化钠	5	月桂醇硫酸镁	1～3
聚氧乙烯单硬脂酸酯	1～5	聚乙二醇4000或6000	1～5

表8-1中所列几种无机盐的润滑作用不甚好，而硼酸不适于内服片。近年研究证明，月桂醇硫酸镁的润滑性能较好，其用量应为硬脂酸镁的三倍并较聚乙二醇和月桂醇硫醇钠润滑作用强；本品对片剂硬度的不良影响小，本身具有表面活性，对某些片剂的崩解和药物溶出有促进作用，但本品细粉末对黏膜有一定刺激性，本品未经我国卫生部审批，尚不能供药用。

聚氧乙烯单硬脂酸酯（卖泽，Myrij 53及51）和聚氧乙烯月桂醇醚（卞泽 Brij 35）等也可用作润滑剂，其用法是溶于丙酮后喷入干颗粒，混匀后挥散丙酮。此类化合物也具有表面活性。蔗糖脂肪酸酯中亲脂性较强的产品以及泊洛沙姆（Poloxamer）等均可用作润滑剂。

3. 抗黏剂

抗黏剂是防止原辅料黏着于冲头表面的物质。其作用是防止压片物料黏于冲模表面，保证冲模表面光洁度。

（二）润滑剂的加入方法

润滑剂的加入方法有三种：①直接加到待压的干颗粒中，此法不能保证分散混合均匀。②用60目筛筛出颗粒中部分细粉，与润滑剂充分混匀后再加到干颗粒中。③将润滑剂溶于适宜的溶剂中或制成混悬液或乳浊液，喷入颗粒中混匀后将溶剂挥发，液体润滑剂常用此法。

（三）润滑剂（狭义）和助流剂的配合作用

一般来说，润滑作用好的辅料的助流作用差，例如硬脂酸镁；反之助流作用好的辅料润滑作用也差，例如滑石粉几乎不能降低推片力，所以压片时往往既需在颗粒中加入润滑剂，又需加入助流剂，国内经常将滑石粉与硬脂酸镁配合应用。应当指出，滑石粉及微粉硅胶对硬脂酸镁的润滑作用有干扰，使其润滑效果降低。

　　压片时，有时发生黏冲现象，即药片原料黏附在冲面上。黏冲的原因很多，例如冲面不洁、颗粒太湿、原辅料的熔点低等。应针对黏冲的原因采取必要措施进行解决。上述润滑剂与助流剂都有防止黏冲的作用。

第三节　片剂的生产工艺

一、湿法制粒压片

（一）原、辅料的质量控制及处理

　　（1）原、辅料的质量控制　一切原、辅料均应符合有关标准。片剂的疗效与其中药物的溶出度有关，并与晶型等有关，必要时应检定其晶型等，多数辅料是高分子材料，应选定其型号和规格，例如纤维素衍生物的取代度、黏度等。由于片剂生产过程主要为物理过程，因此应控制某些辅料例如助流剂、润滑剂等的物理性质，例如粒度和粒度分布等。

　　（2）原、辅料的预处理　必要时，原、辅料应经粉碎、过筛，以利于混合均匀，并利于难溶性药物的溶出。对于溶解度很小的物料，必要时经微粉化处理使粒径减小（如$<5\mu m$）以提高溶出度；有时也可将药物与辅料共同研磨以提高粉碎效率。处方中各组分用量差异大，应采用递增稀释法或溶剂分散法以保证混合均匀。

（二）制粒

　　压片前一般应将原、辅料混合均匀并制成颗粒，目的是：①保证片剂各组分处于均匀混合状态；②制成密度均一的细颗粒，使有良好的流动性，以保证片剂的重量差异符合要求；③合理组方，使颗粒具有良好的压缩成型性，可以压成有足够强度的片剂等。

　　片剂的传统生产工艺流程为：

制软材→制湿颗粒→干燥→整粒→总混→压片

本法可以较好地解决粉末流动性差、可压性差的问题。

　　1. 制软材

　　将处方量的主药和辅料粉碎并混合均匀后，置于混合机内，加入适量的润湿剂或黏合剂，搅拌均匀，制成松、软、黏度、湿度适宜的软材。

　　2. 制湿颗粒

　　最简单、最直观的办法，就是将软材用手工或机械挤压通过筛网，例如用摇摆式颗粒机，即可制得湿颗粒。

　　近年发展起来的流化喷雾制粒及高速搅拌制粒工艺，有利于保证颗粒批间的均一性，颗粒的密度均一，粒度分布窄。用流化喷雾制粒机制出的颗粒的密度较用高速搅拌制粒机制出的颗粒的密度小，现在已有改进型的流化喷雾制粒设备，制成的颗粒的密度较大。流化喷雾制粒工艺将制粒和干燥等过程在一个设备内完成，操作简便并更符合GMP的要求。

　　3. 湿颗粒的干燥

　　除了流化或喷雾制粒法制得的颗粒已被干燥外，其他方法制得的颗粒必须再用适宜的方法加以干燥，以除去水分、防止结块或受压变形。

用箱式干燥器干燥时，应定时翻动颗粒，以减少因可溶性成分在颗粒之间迁移而造成片剂含量均匀度问题；用流化床干燥可减少可溶性成分在颗粒间的迁移，但可能因颗粒在流化过程中的相互碰撞和摩擦而产生细粉，此细粉中可能含有的可溶性成分较高（因干燥过程中可溶性成分迁移到颗粒的表面而致）。

二维码 47
湿法制粒生
产工艺（微课）

干燥的温度应根据药物的性质而定，一般为 40～60℃，个别对热稳定的药物可达 70～80℃或 80～100℃。

干燥的程度应根据每一具体品种的不同而保留适当的水分，一般为 3% 左右，但阿司匹林片的干颗粒含水量应低于 0.3%～0.6%，而四环素片则要求水分控制在 10%～14% 之间。颗粒中含水量的大小可用水分快速测定仪进行定量的测定。

颗粒干燥应适宜，颗粒压片时，其中应有适量水分，否则难于压成理想的片剂。最佳的含水量需经实验求得，并与药物及所用辅料有关。

4. 整粒

用流化床干燥的颗粒一般无粘连成块的现象，而一般干燥过的颗粒需经过处理，颗粒在箱式干燥器干燥过程中有相互粘连而结块现象时，需经摇摆式制粒机用适宜的筛网过筛，以使结块、粘连的颗粒散开，得到大小均匀一致的颗粒，这就是整粒的过程。一般采用过筛的办法整粒，所用筛网要比制粒时的筛网稍细一些；但如果干颗粒比较疏松，宜选用稍粗一些的筛网整粒，此时如果选用细筛，则颗粒易被破坏，产生较多的细粉，不利于下一步的压片。

5. 总混

整粒完成后，根据需要，在干燥的颗粒中加入崩解剂（外加的崩解剂亦在此时加入）、润滑剂、助流剂等混合均匀，可置于混合机械内进行"总混"。如果处方中有挥发油类物质，可先从干颗粒内筛出适量细粉，吸收挥发油，然后再与干颗粒混匀；如果处方中主药的剂量很小或对湿、热很不稳定，则可先制成不含药的空白干颗粒，然后加入主药（为了保证混合均匀常将主药溶于乙醇喷洒在干颗粒上，密封贮放数小时后压片），这种方法常称为"空白颗粒法"。

（三）压片

计算片重，即可压片。

（1）按主药含量计算片重　片重计算方法多采用测定并求得颗粒与有关辅料混合物中的主药含量后，再求得片剂的理论片重，即：

片重＝每片主药含量（标示量）/颗粒混合物中主药的百分含量（实测值）　　　　（8-1）

例如，某片剂中主药每片含量为 0.2g，测得颗粒中主药的百分含量为 50%，则每片所需颗粒的重量应为：0.2/0.5＝0.4g 即片重应为 0.4g，若以片重的重量差异限度为 5% 计算，本品的片重上下限为 0.38～0.42g。

（2）按干颗粒总重计算片重　在药厂中，已考虑到原料的损耗，因而增加了投料量，则片重可按下式计算（成分复杂、没有含量测定方法的中草药片剂只能按此公式计算）：

片重＝（干颗粒重＋压片前加入的辅料量）/预定的应压片数　　　　（8-2）

二、 干法制粒压片

本法适用于对湿、热不稳定的药物。将药物及辅料等混匀，用第七章第二节固体制剂单元操作干法制粒中介绍的方法和设备制成颗粒，如法计算片重后，压制成片。

三、 粉末直接压片

粉末直接压片是将药物的细粉与适宜的辅料混匀后，不制粒而直接压制成片的方法。本法的基本条件是必须有性能优良的辅料，此辅料应有良好的流动性和压缩成型性。当片剂中药物的剂量不大，药物在片剂中占的比例较小时，混合物的流动性和压缩成型性主要决定于直接压片所用辅料的性能。为改善流动性和压缩成型性等，必要时选用优质助流剂（如微粉硅胶）和添加适宜的可改善压缩成型性的辅料（例如硅酸铝镁等）。

直接压片法可简化工艺，节约能源，尤其是因片剂一步崩解成细粉，所以药物溶出度高。研究人员以可压性淀粉为辅料试用于多种药物，证明直接压片法制成的片剂中药物的溶出度均比市售片（湿法制粒压片）高。

（1）结晶压片法 某些流动性和可压性均好的结晶性药物，只需适当粉碎、筛分和干燥，再加入适量的崩解剂、润滑剂即可压成片剂，如氯化钾、氯化钠、硫酸亚铁等。

（2）粉末直接压片 不需制粒过程，将药物粉末直接压成片剂的方法是近20年来片剂制备工艺中一项引人瞩目的新工艺，它有许多突出的优点，如省时节能、工艺简便、工序减少、适用于湿热条件下不稳定的药物等。但是，它对辅料有特殊的需求，因为绝大多数药物粉末不具有良好的可压性和流动性，需加入辅料来弥补这些不足。因而要求所用的辅料具有相当好的可压性和流动性，并且在与一定量的药物混合后，仍能保持这种较好的性能。国外已有许多用于粉末直接压片的药用辅料，如各种型号的微晶纤维素、喷雾干燥乳糖、磷酸氢钙二水合物、可压性淀粉、微粉硅胶（优良的助流剂）等。目前，国外约有40％的片剂品种采用了这种新工艺。国内的发展相对滞后，主要是受到辅料和压片机这两个方面的制约：第一，国内仅有微晶纤维素可作为粉末直接压片的干黏合剂使用，助流剂也只有微粉硅胶一个品种；第二，国内的压片机还不适合干粉末直接压片，饲料器中的粉体由于密度不同可能分层，也可能发生流动时快时慢或形成空洞的现象，因此压片机的饲粉器应加振荡装置，实施强制饲粉；第三，粉末直接压片时，产生的粉尘较多，因此压片机上应加吸粉捕尘装置。

四、 中药片剂的制备

中药片剂的制备方法与化学药物片剂的制备没有本质上的区别，但由于中药成分比较复杂，常常含有大量的无效成分如纤维素、淀粉、糖类、胶质等，所以，制备中药片剂之前：①原料要经过一定的处理；②要根据物料的性状采用不同工艺来制粒压片。

1. 中药片剂的分类

（1）全粉末片 即把中药全部磨成细粉，加入适量的黏合剂混合后，湿法制粒，颗粒干燥后通过整粒，加入润滑剂，压片，即成。它有工艺简单的优点，但亦有服用量大和难以达到《药品卫生标准》要求等缺点。

（2）半浸膏片 取大部分中药材煎汁，经浓缩成稠膏，其主要成分如生物碱盐、苷类等和次要成分糖类、氨基酸、树胶等都在稠膏中，而无效成分如纤维素、木质部等都残留在药渣中被弃去。同时稠膏黏性强，可代替黏合剂用。小部分中药材则磨成细粉，可代替稀释剂和崩解剂用，因此能合理利用中药材，既可降低成本，又可减少用量。但稠膏中含糖类较多，所以吸湿性较强，一般需包薄膜衣层，以解决防潮问题，其次半浸膏片在贮存过程中往往会使片剂变硬，崩解时限亦随之延长，有待研究解决。

（3）浸膏片 将中药材全部煎汁、浓缩成稠膏，再经烘干或减压干燥制成干浸膏，然后再加入适量赋形剂混合制粒、压片。浸膏片一般吸湿性很强，需包薄膜衣层或糖衣层防潮。其次浸膏片一般都较硬，且崩解时限差，故制备时宜用乙醇沉淀法去杂质，再经减压干燥等处理来克服之。

（4）有效成分片 将中药材用适宜的方法分离得到有效成分的混合物或单体，经含量测定后，再加入赋形剂混合制粒，压片，即成。

2. 中药片剂的制备工艺过程

根据原料药材的不同应采用不同的处理方法，原料处理的一般原则如下。

① 用量极少的贵重药材、毒剧药材（如牛黄、麝香、雄黄等）、含淀粉较多的药材（如淮山药、天花粉等）、含有少量芳香挥发性成分药材（如冰片、木香、砂仁等）及某些矿物药材（如石膏等）均应粉碎成细粉，过100目以上筛，备用。

② 含较多挥发性成分的药材（如荆芥、薄荷、紫苏叶、连翘等），应采用蒸馏等方法提取挥发性成分（多为挥发油），必要时残渣再煎煮，制成稠膏。

③ 有效成分已知者，可根据有效成分特性，采用特定的方法和溶剂提取有效成分，如黄芩苷、小檗碱、异绿原酸等。

④ 含醇溶性成分、如生物碱、黄酮苷等，可用不同浓度的乙醇以渗漉法、浸渍法或回流提取法提取，并制成稠膏（如颠茄浸膏、刺五加浸膏等）。

⑤ 含纤维较多、黏性较大或质地坚硬的药材以及方剂中可入汤煎药者，均采用水煎煮浓缩成稠膏备用（如大腹皮、丝瓜络、夏枯草、淡竹叶、熟地黄、桂圆肉、磁石、石畏明等）。也可用水煎浓缩后，再醇沉淀法除去部分醇不溶性杂质，再浓缩成稠膏或继而干燥成干浸膏备用。

3. 工艺特点

中药材经过处理之后，得到的是：纤维性粉末、浸膏或挥发油等，一般将以它们为原料，采用湿法制粒压片来制备这些中药片剂。

① 当以纤维性粉末为原料颗粒压片时，因弹性较大而容易发生松片现象，其克服措施是：首先在制粒时加入黏性较大的黏合剂，其次在压片过程中采用较大的压力或采用二次压片的方法。

② 当以浸膏为原料制粒压片时，因药物本身黏性较强，容易造成硬度过大或崩解迟缓，其克服措施是：在制粒时一般采用较高浓度的乙醇作为润湿剂，从而降低物料软材的黏性，使之易于制粒并使成品颗粒不至于过硬过紧；在压片过程中，也不宜使用太大的压力。又由于浸膏易吸潮，所以压片时应在较低湿度的环境中进行，包装时应注意防潮措施。

③ 当以挥发油为主要原料制粒压片时，一般应采用空白颗粒法进行，即：将挥发油用足够的吸收剂（空白颗粒等）吸收，或制成包合物或微囊，混合均匀后压片。

五、 特殊用途片剂的处方设计

1. 咀嚼片

咀嚼片（chewable tablets）应味美可口，常用甘露醇为主要辅料，甘露醇味甜，咀嚼时没有硬颗粒的感觉并因在溶解时呈吸热反应，故咀嚼时口中有凉爽感。除甘露醇外，处方中还经常含有适宜的芳香剂及甜味剂，以便掩盖药物的味觉。由于甘露醇的价格较高，可用乳糖、山梨醇、葡萄糖等部分代替或全部取代甘露醇。

咀嚼片一般用湿法制粒压片，黏合剂可用 PVP、甲基纤维素、明胶以及聚乙二醇（PEG）等的溶液。也用淀粉浆为黏合剂，应注意不宜将颗粒制得太硬。

抗胃酸过多用药经常制成咀嚼片，例如胃必治片（复方铋酸铝片）、抗酸咀嚼片（含氢氧化铝、氢氧化镁）等，此等片剂往往崩解缓慢，而咀嚼可加快崩解。咀嚼片较适用于儿童等吞服片剂困难的患者。咀嚼片还常用于解热药和维生素类药物。

2. 泡腾片

泡腾片（effervescent tablets）是指置于水中，可因产生二氧化碳而快速崩解的片剂，应含遇水发生反应而产生二氧化碳的辅料，常用碱金属的碳酸盐或碳酸氢盐，并与酒石酸或枸橼酸合用，枸橼酸应用较广泛，碱与酸的比例可由化学反应式求出，但枸橼酸应稍过量，使产生的溶液（混悬液）有适宜的酸味，可改善口感。

泡腾片中还可加入适宜的甜味剂，例如甜叶菊苷等。

常用的泡腾片有阿司匹林泡腾片、维生素 C 泡腾片等。

泡腾片一般可将各组分的结晶混匀后直接压片，也可将酸、碱分别用湿法制粒，干燥后，在压片前混合均匀压片。湿法制粒的黏合剂可用 PVP、PEG 等；润滑剂也应选用水溶性材料。

制成的泡腾片应严密包封，以防因吸潮而失去发泡性，较合理的包装材料是铝箔压封。

3. 多层片

将含有不同药物或释放性能不同的颗粒依次分层压成多层片（multiplayer tablets），这类片剂的优点是：①两种有配伍禁忌的药物可分别制成颗粒压制两层片，必要时两层之间增加惰性物质层，以利于将两层隔离开；②可将一种药物分别制成速释层和缓释层，制成较好的缓、控释制剂；③多层片的各层色泽可以不同，制成之片美观。

多层片的处方及制粒工艺等与普通片相同，压片时需用专用的压片机，一般是每次饲粉后均经压缩，再饲粉并再压缩，这样各层的界限清晰美观。但最初几次饲粉压缩时，压力不应太大，否则第二次饲粉后再压缩时，因第一层"片"的表面过分光洁，两层结合不牢固。

还曾有过干压包衣片，即将药物依法制粒压成片心，在片心之外压包一层包衣材料。也曾研制过将一种药物压制片心，将另一种药物依包衣状压制在片剂外层的多层片，曾设计和生产专门压片机。这种片剂在市面已很少见到，已被普通多层片所取代。

4. 分散片

分散片（dispersible tablets）是指置于水中可快速崩解而成均匀混悬液的片剂。分散片具有很多优点：①用前分散于水中，对于剂量较大以及儿童或老人不易吞服较大药片或胶囊剂时较适宜；②对于某些对胃肠道有刺激作用的药物，分散于水中可缓解其刺激，但又较液体剂型稳定，且携带、贮运方便；③分散片崩解快，分散好，有利于提高生物利用度。而生产、包装等要求比泡腾片低，因而是较好的剂型。但分散片一般不适于味觉差的药物。

分散片的处方组成应保证片剂能快速崩解，故应选用性能优良的稀释剂和崩解剂，可供选用的稀释剂有微晶纤维素、甘露醇等，崩解剂可选用 CMS-Na、L-HPC、交联 CMC-Na、交联 PVP 等。为改进粉末的分散性，防止粒子聚结以及提高药物的溶出度，必要时加入适宜的表面活性剂，如十二烷基硫酸钠、泊洛沙姆等。润湿黏合剂可选用 PVP 及淀粉浆等。有时为了使形成的混悬液有一定黏性，还加入黏性物质，例如水溶性纤维素衍生物、糖类等，但应避免因黏性物质太多而使分散片崩解迟缓。

5. 植入片

早期的植入片（implant tablets）是由纯药制成，其中不含辅料，近年研制了诸如聚乳酸等无毒副作用并可生物降解的新型辅料，为植入片开发创造了较好条件。

第四节　压片过程和压片机

将颗粒用压片机压缩成型而成片剂，压缩是片剂生产的重要过程。颗粒（或原辅料粉末）受压时的行为，与片剂的成型以及质量有密切关系，因此有必要对压缩过程进行研究，并对压片机有所了解。

一、颗粒压缩成型机理

1. 机械力的作用

又称齿合力。颗粒的形态不规则，表面粗糙或因压缩而变形等，使被压缩的粒子相互嵌合，从而对成型发挥作用。如用结晶直接压片，形态不规则的结晶压成的片剂硬度较大；在压制多层片时，一般用较小压力压制片心或第一层，使其表面不致过分光滑，再加入第二层颗粒并用较大压力压制，这样有利于层与层的结合。

2. 粒间力的作用

压缩时因颗粒破碎或由塑性变形等，使粒子间的距离高度接近而且接触面积增大，使粒间力如范德华力起作用。表面能在成型中起作用，陈旧的表面因已吸附了空气、水分等，表面能降低，但在压缩过程中因颗粒（结晶）破碎而产生的新表面，未被污染，其结合力更强。

3. 压缩致片剂组分熔融形成固体桥

颗粒压缩可产生热，产生热量的大小与压力大小等有关。由于颗粒的形态不规则，粒间实际接触面积很小，又由于药物及辅料的导热性很差，所以接触点的局部温度可以升得很高，可以达到一些药物或辅料的熔点，使其熔融并在粒子间形成固体桥而有利于成型。研究证明，阿司匹林的熔点虽高达133℃，但用扫描镜观察阿司匹林片的断面，可见到阿司匹林有熔融再结晶的现象。

4. 可溶性成分重结晶形成固体桥

制片的原料或辅料可溶于水，常用的黏合剂一般为水溶性材料。压片时颗粒中一般均含有适量水分，水溶性成分溶于此少量水中并成饱和溶液，压缩时，水（饱和水溶液）被挤到粒子间，并在粒子间结晶而成固体桥。

因此，片剂成型可能是多种因素作用的结果。

二、压片机

常用压片机有以下几类。

1. 单冲压片机

单冲压片机的基本结构如图 8-1 所示。推片调节器用以调节下冲推片时抬起的高度，使恰与模圈的上缘相平；片重调节器用于调节下冲下降的深度，从而调节横孔的容积而控制片重；压力调节器用于调节上冲

二维码48　单冲
压片机（图片）

下降的深度，下降深度大，上、下冲间的距离近，压力大，反之则小。

单冲压片机的压片过程见图 8-2：①上冲抬起至Ⅰ位，饲粉器移动到模孔之上；②上冲至Ⅰ位时，下冲下降到适宜深度，饲粉器在模上摆动，颗粒填满模孔；此时，饲粉器由模孔上移开，使模孔中的颗粒与模孔的上缘相平；③上冲下降至Ⅱ位，将颗粒压缩成片；④上冲抬起至Ⅲ、Ⅳ位时，下冲随之抬起到与模孔上缘相平，将药片由模孔中推出；⑤饲粉器再次移动到模孔之上并将压成之片推开，同时进行第二次饲粉，上冲回复至Ⅰ位，如此反复进行。单冲压片机的产量约 100 片/

二维码 49　压片机组装（动画）

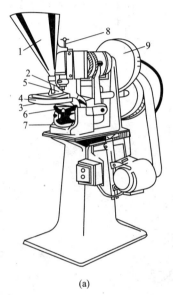

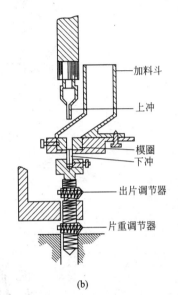

加料斗
上冲
模圈
下冲
出片调节器
片重调节器

(a)　　　　　　　　　　　　　　　　(b)

图 8-1　单冲压片机主要结构示意图

（a）外形；（b）主要构造

1—加料斗；2—上冲；3—模圈；4—下冲；5—饲料器；
6—出片调节器；7—片重调节器；8—压力调节器；9—转动轮

min，多用于新产品的试制等；压片时是由单侧加压，所以压力分布不均匀；噪声大。

二维码 50
单冲压片机工作原理（动画）

2. 旋转压片机

旋转式多冲压片机是目前常用的压片机（图 8-3），主要由动力部分、传动部分和工作部分组成。旋转压片机的工作部分有绕轴而旋转的机台，机台分为三层，机台的上层装着若干上冲，在中层与上冲对应的位置装着模圈，下层的对应位置装下冲；另有固定位置的上下压轮、片重调节器、压力调节器、饲粉器、刮粉器、推片调节器以及附属的吸尘器和防护装置。机台装于机器的中轴上并绕轴而转动，机台上层的上冲随机台而转动并沿着固定的上冲轨道有规律地上、下运动；下冲也随机台并沿下冲轨道上、下运动；在上冲之上及下冲下面的固定位置分别装着上压轮和下压轮，在机台转动时，上、下冲经过上、下压轮时，被压轮推动使上冲向下、下冲向上运动，并对模孔中的颗粒加压；机台中层有一固定位置的刮粉器，颗粒由固定位置的饲粉器中不断地流入刮粉器中并由此流入模孔；压力调节器用于调节下压轮的高度，从而调节压缩时下冲升起的高度，两冲间距离越近，压力越大；

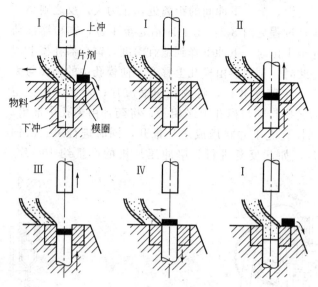

图 8-2　单冲压片机的压片过程

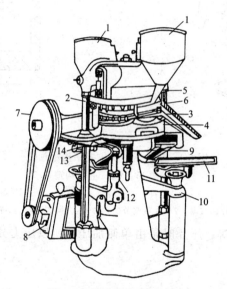

图 8-3　旋转式多冲压片机

1—加料斗；2—上冲；3—中横盘；4—下冲；5—饲料器；6—刮板；7—皮带轮；
8—电机；9—片重调节器；10—安全装置；11—置盘架；12—压力调节器；13—开关；14—下压轮

片重调节器装于下冲轨道上，用于调节下冲经过刮粉器时高度以调节模孔的容积。

　　旋转压片机工作部分的基本结构以及压片流程如图 8-4 所示。当下冲转到饲粉器之下时，其位置较低，颗粒装满模孔；下冲转动到刮粉器之下时，上冲上升到适宜的高度，刮粉器将多余的颗粒刮去；当上冲和下冲转到上、下压轮之间时，两个冲之间的距离最近，将颗粒压缩成片；上冲和下冲抬起，下冲抬到恰与模孔上缘相平，药片被刮粉器推开。

　　旋转压片机有多种类型，按冲数分，有 16 冲、19 冲、27 冲、33 冲、55 冲等；按流程分，有单流程和双流程两种。单流程的仅有一套压轮（上、下压轮各

二维码 51
多冲压片机压
片过程（动画）

一个），双流程者有两套压轮，另外饲粉器、刮粉器、片重调节器和压力调节器等各两套并均装于对称位置，中盘每转动一圈，每付冲压成两个药片。双流程压片机的生产效率高，而且压片时其载荷分布好，电机及传动机构处于更稳定的工作状态。

旋转压片机的饲粉方式合理，片重差异小；由上、下两方加压，压力分布均匀；生产效率高，噪声小。

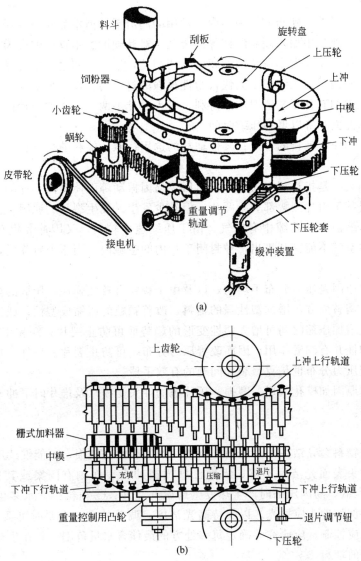

(a)

(b)

图 8-4　旋转压片机结构（a）与工作过程（b）示意图

三、 压片中经常出现的问题及其原因

1. 松片

松片是指虽用较大压力，但片剂硬度小，松散易碎；有的药片初压成时有一定硬度，但放置不久即变松散。松片的原因：

（1）原、辅料的压缩成型性不好　如前所述，如原、辅料有较强的弹性，例如中草药的粉末中有纤维素以及酵母粉等，在大压力下虽可成型，但一经放置即易因膨胀而松片。遇此情况，应在处方中增多具有较强塑性的辅料，例如可压性淀粉、微晶纤维素、乳糖等。

（2）含水量的影响　压片的颗粒中一般应有适宜的含水量，过分干燥的颗粒往往不易压制成合格的片剂，原、辅料在完全干燥状态时，其弹性较大，含适量水，可增强其塑性；颗粒有适量的水，压缩时有降低粒间摩擦力的作用，可以改善力的传递和分布，例如当用氯化钠压片时，其含水量大，推片力小；反之则大。另外，含水有利于形成固体桥，有利于增大片剂硬度。

（3）润滑剂的影响　硬脂酸镁为国内最常用的润滑剂，但本品对一些片剂的硬度有不良影响，例如磺胺噻唑片中加入硬脂酸镁等润滑剂，对其硬度的不良影响极为显著。

（4）压缩条件　压力大小与片剂的硬度密切相关，压缩时间也有重要意义。塑性变形的发展需要一定的时间，如压缩速度太快，塑性很强的材料的弹性变形的趋势也将增大，使易于松片。压片机中加有预压装置对压片有利，有人设计了两次压缩的压片机，再如增大旋转压片机冲头顶部的面积等以增加压缩时间。

（5）其他　如原、辅料的粒度；其他辅料的选用；原、辅料的熔点也有影响。

2. 裂片

裂片又称顶裂，是指片剂由模孔中推出后，易因振动等而使面向上冲的一薄层裂开并脱落的现象；有时甚至由片剂腰部裂为两片，但较少发生。发生裂片的原因，传统的解释是颗粒中细粉多，压缩前颗粒孔隙中有空气，由于压缩速度较快，又因冲和模孔壁间的间隙很小，压缩过程中空气不能顺利排出，被封闭在片内的空隙内；当压力解除后，空气膨胀而发生裂片。

裂片的重要原因是压力分布不均匀，以及由于颗粒有较强弹性，压成的药片的弹性复原率高。因此，可调整处方，增加塑性强的辅料，改善颗粒的压缩成型性；或适当降低压力可以防止裂片；或增加压缩时间可增大塑性变形的趋势而可防止裂片；颗粒中含有适量水分，可增强颗粒的塑性并有润滑作用，因而改善压力分布，可防止裂片。另外，加入优质润滑剂和助流剂以改变压力分布也是克服裂片问题的有效手段。

裂片的其他原因如模孔变形、磨损，压片机的冲头受损以及推片时下冲未抬到与模孔上缘相平的高度等。

3. 黏冲

药片表面的物料会黏结在冲头表面，以致片剂的表面有缺损，不能继续压片。产生黏冲的原因有：①冲头表面光洁度不够，表面已磨损或冲头表面刻有图案或其他标志易黏冲；②原、辅料的熔点低，易因压缩时产生热发生熔融并黏冲；③颗粒中含水多也易黏冲。应采取针对性措施，例如冲头应抛光，以保持高光洁度；调节处方，必要时可适当增多辅料量；颗粒中的含水量应控制，应研究并确定每一处方的最佳含水量范围，并在生产中控制；使用优质的防止黏冲的辅料。

4. 片重差异超限

片重差异超限是指片剂的重量超出药典规定的片重差异允许范围，产生的原因及解决办法是：①颗粒流动性不好，流入模孔的颗粒量时多时少，引起片重差异过大，应重新制粒或加入较好的助流剂如微粉硅胶等，改善颗粒流动性；②颗粒中的细粉太多或颗粒的大小相差悬殊，致使流入模孔内的物料时重时轻，应除去过多的细粉或重新制粒；③加料斗内的颗粒时多时少，造成加料的重量波动也会引起片重差异超限，所以应保持加料斗内始终有1/3量以上的颗粒；④冲头与模孔吻合性不好，例如下冲外周与模孔壁之间漏下较多药粉，致使下冲发生"涩冲"现象，必然造成物料填充不足，对此应更换冲头、模圈。

5. 崩解迟缓

除了缓释、控释等特殊片剂以外，一般的口服片剂都应在胃肠道内迅速崩解。因此，《中国药典》（2015 年版）规定了崩解时限检查的具体方法，并根据国内的实际生产状况，对普通口服片剂、包衣片剂以及肠溶衣片剂规定了不同的崩解时限。若超出了相应的限度，即称为崩解超限或崩解迟缓。影响片剂崩解的因素有：①黏合剂黏性太强或用量过多，使颗粒的硬度过大、过粗造成崩解迟缓。可选用适当与适量的黏合剂，粗颗粒可用制粒机碎成适当细度的颗粒解决。②崩解剂选择不当、用量不足或干燥不够，或是疏水性强的润滑剂用量太多。重新选择适当崩解剂并增加用量；或者适当减少润滑剂用量或选用亲水性强的润滑剂。③压力：压力过大，则片剂过硬，难以崩解。可在不引起松片的情况下减小压力来解决。

6. 溶出度不合格

片剂在规定的时间内未能溶出规定量的药物，即为溶出超限或称为溶出度不合格。因为片剂口服后，必须经过崩解、溶出、吸收等几个过程，其中任何一个环节发生问题都将影响药物的实际疗效。未崩解的片剂，其表面积十分有限，溶出量很小，溶出速率也很慢；崩解后，形成了众多的小颗粒，所以总表面积急剧增加，药物的溶出量和溶出速率一般也会大大加快。但是，对于难溶性药物而言，虽然崩解时限合格却并不一定能保证药物快速而完全的溶出，也就不能保证具有可靠的疗效，故而可采取以下一些方法来改善药物的溶出速率（能够促使崩解加快的因素，一般也能加快溶出，但是，对于许多难溶性药物来说，这种溶出加快的幅度不会很大）。

（1）增加表面积　可采用药物微粉化的方法来增加表面积 S，从而加快药物的溶出速率。

（2）研磨制备混合物　疏水性药物单独粉碎时，随着粒径的减小，表面自由能增大，粒子易发生重新聚集的现象，粉碎的实际效率不高；与此同时，这种疏水性药物粒径减小、比表面积增大，会使片剂的疏水性增强，不利于片剂的崩解和溶出。如果将这种疏水性药物与大量的水溶性辅料共同研磨粉碎制成混合物，则药物与辅料的粒径都可以降低到很小，又由于辅料的量多，所以在细小的药物粒子周围吸附着大量水溶性辅料的粒子，这样就可以防止细小药物粒子的相互聚集，使其稳定地存在于混合物中；当水溶性辅料溶解时，细小的药物粒子便直接暴露于溶剂中，所以溶出速率大大加快。例如，将疏水性的地高辛、氢化可的松等药物与数倍的乳糖球磨混合后干法制粒压片，溶出速率大大加快。

（3）制成固体分散物　将难溶性药物制成固体分散物，使药物以分子或离子形式分散在易溶性的高分子载体中是改善溶出速率的有效方法，例如，用吲哚美辛与 PEG6000（1∶9）制成固体分散物后，再加入适宜辅料压片，其溶出度可得到很大的改善。

（4）吸附于"载体"后压片　将难溶性药物溶于能与水混溶的无毒溶剂（如 PEG4000）中，然后用硅胶一类多孔性的载体将其吸附，最后制成片剂。由于药物以分子的状态吸附于硅胶，所以在接触到溶出介质或胃肠液时，很容易溶解，因此大大加快了药物的溶出速率。

7. 片剂含量不均匀

所有造成片重差异过大的因素，皆可造成片剂中药物含量的不均匀，此外，对于小剂量的药物来说，混合不均匀和可溶性成分的迁移是片剂含量均匀度不合格的两个主要原因。

（1）混合不均匀

① 主药量与辅料量相差悬殊时，一般不易混匀，此时应采用等量递加法进行混合或者将小量的药物先溶于适宜的溶剂中再均匀地喷洒到大量的辅料或颗粒中（一般称为溶剂分散法），以确保混合均匀。

② 主药粒子大小与辅料相差悬殊，极易造成混合不匀，所以应将主药和辅料进行粉碎，使各成分的粒子都比较小并力求一致，以确保混合均匀。

③ 粒子的形态如果比较复杂或表面粗糙，则粒子间的摩擦力较大，一旦混匀后不易再分离，而粒子的表面光滑，则易在混合后的加工过程中相互分离，难以保持其均匀的状态。

④ 当采用溶剂分散法将小剂量药物分散于空白颗粒时，由于大颗粒的孔隙率较高，小颗粒的孔隙率较低，所以吸收的药物溶液量有较大差异。在随后的加工过程中由于振动等原因，大小颗粒分层，小颗粒沉于底部，造成片重差异过大以及含量均匀度不合格。

（2）可溶性成分在颗粒之间的迁移　这是造成片剂含量不均匀的重要原因之一。在干燥前，水分均匀地分布于湿粒中。在干燥过程中，颗粒表面的水分发生汽化，使颗粒内外形成了湿度差，因而，颗粒内部的水分将不断地扩散到外表面；水溶性成分在颗粒内部是以溶液的形式存在，当内部的水分向外表面扩散时，这种水溶性成分也被转移到颗粒的外表面，这就是所谓的迁移过程。在干燥结束时，水溶性成分就遗留在颗粒的外表面，造成颗粒内外含量不均，外表面可溶性成分含量较高，内部可溶性成分含量较低。尤其是采用箱式干燥时，这种颗粒之间的可溶性成分迁移现象最为明显：颗粒在盘中铺成薄层，底部颗粒中的水分将向上扩散到上层颗粒的表面进行汽化，这就将底层颗粒中的可溶性成分迁移到上层颗粒之中，使上层颗粒中的可溶性成分含量增大。当使用这种上层含药量大、下层含药量小的颗粒压片时，必然造成片剂的含量不均匀。因此当采用箱式干燥时，应经常翻动颗粒，以减少颗粒间成分的迁移。采用流化（床）干燥法时，由于湿颗粒各自处于流化运动状态，并不相互紧密接触，所以一般不会发生颗粒间的可溶性成分迁移，有利于提高片剂的含量均匀度。

第五节　片剂的包衣

一、概述

片剂的包衣是指在片心（或素片）的外周均匀地包上一定厚度的衣膜的操作。包上的衣膜物料称为包衣材料或衣料，包衣后的片剂称包衣片。

包衣片根据衣层材料以及溶解特性不同，常分为糖衣片、薄膜衣片及肠溶衣片。另外还有膜控释片等，将在其他章节介绍。

片剂包衣的目的，概括如下：

（1）改善片剂的外观　包衣层中可着色，最后抛光，可显著改善片剂的外观。

（2）增强片心中药物的稳定性　有的片剂易吸潮，有的药物易氧化变质，有的药物对光敏感，选用适宜的隔湿、遮光等材料包衣后，可显著增强其稳定性。

（3）掩盖片剂中药物的不良臭味。

（4）控制药物的释放部位　例如易在胃液中因酸性或胃酶破坏以及对胃有刺激性并影响食欲，甚至引起呕吐的药物都可包肠溶衣，使在胃中不溶，而在肠中溶解；近年还用包衣法定位给药，例如结肠给药。

（5）可将有配伍变化的药物成分分别置于片心和衣层，以免发生化学变化。

二、 包衣材料

（一） 糖衣

糖衣（sugar coating）是指用蔗糖为主要包衣材料的包衣，目前在国内外应用较广泛。其包衣过程及材料介绍如下。

（1）隔离层（sealing） 是指在片心外包的一层起隔离作用的衣层，其作用是防止包衣溶液中的水分透入片心，隔离层对糖衣片的吸潮性有重要作用。包隔离层材料常选用水不溶性材料，其防水性能好。常用者有Ⅳ号丙烯酸树脂和玉米朊等，也有用Ⅱ号和Ⅲ号丙烯酸树脂等，以上材料在薄膜包衣材料中介绍。Ⅱ号和Ⅲ号树脂是肠溶性材料，使用应慎重，以免对崩解和药物溶出等有不良影响。也可用 HPMC、HPC 等有机溶剂包隔离层，还可用明胶等水溶液包隔离层，但其防潮性能不强。

（2）粉衣层（sub-coating） 是将片心边缘的棱角包圆的衣层，即将已包隔离层的片心用适宜的润湿黏合剂润湿后，加入撒粉适量，使黏附在片剂表面，重复以上操作若干次，直到片心棱角消失。常用的润湿黏合剂为明胶、阿拉伯胶及蔗糖的水溶液，也用上述材料的混合水溶液。撒粉则常用滑石粉、蔗糖粉等，有时还用白陶土、糊精等。

（3）糖衣层（smoothing and rounding） 是在粉衣层外用蔗糖包一层蔗糖衣，使其表面光滑、细腻。常用适宜浓度的蔗糖水溶液。

（4）色糖衣层（colouring） 即在已包完糖衣层表面已平整光滑的片剂外，用加入适宜色素的蔗糖溶液润湿黏附于表面，干燥而成色糖衣层。应选用食用色素，但可溶性色素易在片面产生色斑，最好选用不溶性色素，例如"色淀"。色淀（lake）又称铝色淀，是由不溶性吸附剂吸附色素制成的不溶性着色剂。国外有若干型号（色泽），并可配合调色，且不产生色斑。也可用不溶性有色的化合物，如某些铁的化合物等。

（5）光亮层（polishing） 是指在糖衣外涂上极薄的蜡层，以增加其光泽，同时起防潮作用。国内一般用虫蜡，也可用其他蜡。但蜡的用量不宜过多，一般每万片用蜡 3～5g，否则影响片剂崩解。

（二） 薄膜衣

薄膜衣（film coating） 是指在片心之外包一层薄的高分子聚合物衣（用高分子聚合物作为包衣材料的包衣）。与包糖衣比较，薄膜衣有以下优点：①操作简便，节约材料、劳力等，成本较低；②片重仅增加 2%～4%，节约包装材料；③对崩解及药物溶出的不良影响较糖衣小；④压在片心上的标志，例如片剂名称、剂量等在包薄膜衣后仍清晰可见。薄膜包衣需用形成薄膜的材料、增塑剂、溶剂及其他材料。成膜材料又分为胃溶性和肠溶性两类，其共同要求是应有良好的成膜性、有良好的机械强度、防潮性好等。

1. 胃溶性成膜材料

指在水或胃液中可以溶解的材料，常用者有以下几种。

（1）纤维素衍生物 羟丙基甲基纤维素、羟丙基纤维素、羧甲基纤维素钠等均可用作成膜材料。目前应用最广泛的是羟丙基甲基纤维素，其优点是可溶于某些有机溶剂和水，易在胃液中溶解，对片剂崩解和药物溶出的不良影响小；其成膜性较好，形成的膜的强度适宜，不易脆裂等。本品在国外有 3 种型号，并根据黏度不同而分为若干规格，其低黏度者可用于薄膜包衣。市场上有 HPMC 原料出售，也有配成包衣材料的复合物（加入色素、遮光剂二氧化钛及增塑剂等），用前加溶剂溶解（或混悬）后包衣。

（2）聚维酮　性质稳定、无毒，能溶于水及多种溶剂。可形成坚固的膜，具有吸湿性，较宜与其他成膜材料合用。

（3）丙烯酸树脂类　丙烯酸树脂是一类共聚物，常用甲基丙烯酸二甲氨基乙酯-中性甲基丙烯酸酯共聚物，国产品名称为丙烯酸树脂Ⅳ号。可溶于醇、丙酮、异丙醇、三氯甲烷等有机溶剂，在胃液中可快速溶解，因此是良好的胃溶性包衣材料；本品的成膜性能较好，膜的强度较大；可包无色透明薄膜衣，也可加入二氧化钛、色料及必要的增塑剂后用于包衣。

（4）聚乙烯乙醛二乙胺乙酯（简称 AEA）　无臭无味，可溶于乙醇、甲醇、丙酮，不溶于水中，但可溶于酸性水中，其化学性质稳定。用本品包衣，可增加防潮等性能，可在胃中快速溶解，对药物溶出的不良影响较小。

（5）其他　如聚乙二醇等。

2. 肠溶性成膜材料

指在胃液中不溶，但可在 pH 较高的水中及肠液中溶解的成膜材料。

（1）虫胶（shellac）　不溶于胃液，但在 pH6.4 以上的溶液中能迅速溶解，可制成15%～30%的乙醇溶液包衣，并应加入适宜的增塑剂如蓖麻油等。本品因来源不同，其性能有差异，近年应用已较少。

（2）邻苯二甲酸醋酸纤维素（CAP）　可溶于 pH6.0 以上的缓冲液中，是目前国际上应用较广泛的肠溶性包衣材料。本品为酯类，应注意贮存，否则易水解，水解后产生游离酸及醋酸纤维素，在肠液中也不溶解。

（3）丙烯酸树脂　肠溶性的丙烯酸树脂在国内已生产，是甲基丙烯酸-甲基丙烯酸甲酯的共聚物，因两者比例不同而分为Ⅱ号（Eudragit L100 型）和Ⅲ号（Eudragit S100 型）。此类树脂在胃中均不溶解，但在 pH6 或 7 以上的缓冲液中可以溶解，安全无毒。

（4）羟丙基甲基纤维素邻苯二甲酸酯（HPMCP）　不溶于酸性溶液，但可溶于 pH5～5.8 以上的缓冲液中。成膜性能好，膜的抗张强度大；安全无毒；其稳定性较 CAP 好；可在小肠上端溶解。

（5）醋酸羟丙基甲基纤维素琥珀酸酯（HPMCAS）　为优良的肠溶性成膜材料，稳定性较 CAP 及 HPMCP 好。

3. 增塑剂

增塑剂是指能增加成膜材料的可塑性的材料。一些成膜材料在温度降低以后，物理性质发生变化，其大分子的可动性（mobility）变小，使衣层硬而脆，缺乏必要的柔韧性，因而容易破碎，例如丙烯酸树脂类。加入增塑剂的目的是降低玻璃转变温度，使衣层柔韧性增加。常用的增塑剂多为无定形聚合物，分子量相对较大，并与成膜材料有较强亲和力。不溶于水的增塑剂有利于降低衣层的透水性，从而能增加制剂的稳定性。

常用的水溶性增塑剂有甘油、聚乙二醇、甘油三酯；常用的水不溶性增塑剂有蓖麻油、乙酰单甘油酸酯、邻苯二甲酸酯类等。

增塑剂的用量根据成膜材料的刚性而定，刚性大，增塑剂用量应多，反之则少。

4. 溶剂

溶剂的作用是将成膜材料均匀分布到片剂的表面，溶剂挥发，在片剂上成膜。溶剂应能溶解成膜材料及增塑剂。

常用的溶剂有乙醇、异丙醇、甲醇、丙酮等；对肠溶性材料可以考虑用纯化水为溶剂，并用氨水调 pH，使成膜材料溶解；水溶性成膜材料可用水为溶剂。

5. 水分散体

一些成膜材料不溶于水，一般需用有机溶剂溶解。有机溶剂多有显著的药理作用，并多为易燃物，且成本高，为了回收溶剂，加强劳动保护，需增加相应的回收设备。人们力求用水作为成膜材料的分散介质，将成膜材料极小粒子分散于水中，制成水分散体，并添加其他材料如增塑剂、色料、遮光材料等，用于薄膜包衣。国内已有丙烯酸乙酯-甲基丙烯酸甲酯共聚物（Eudragit E30D）的水分散体；国外将多种水不溶性成膜材料制成水分散体应用，例如乙基纤维素中混入增塑剂如椰油、油酸等制成前体水分散体，用前加纯化水分散后即可应用。

三、包衣方法及设备

1. 锅包衣法

本法应用时间已久。包衣锅的基本结构示于图 8-5。包衣锅一般用不锈钢或紫铜衬锡等性质稳定的材料制成，包衣锅应有良好的导热性。包衣锅有莲蓬形和荸荠形等；包衣锅的轴与水平的夹角为 $30°\sim45°$，以使片剂在包衣过程中既能随锅的转动方向滚动，又有沿轴向的运动，使混合作用更好。包衣锅的转动速度应适宜，以能使片剂在锅中随着锅的转动而上升到一定高度，随后作弧线运动而落下为度，使包衣材料能在片剂表面均匀地分布，片与片之间又有适宜的摩擦力。近年多采用可无级调速的包衣锅。

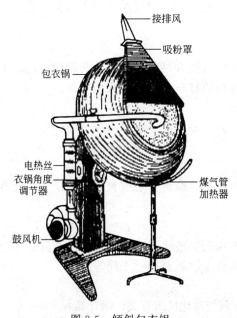

图 8-5 倾斜包衣锅

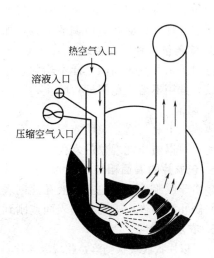

图 8-6 埋管包衣锅

包衣锅应有加热装置以加热片剂，使溶剂快速蒸发，可用电热丝等由包衣锅下部加热，另外应吹入干热空气。为了防止粉尘飞扬，应加除尘设备。近年为利用水分散体包衣，开发了埋管包衣锅（图 8-6），已设计制成全自动包衣机，用电脑程序控制包衣的全过程。

用包衣锅包糖衣时，将适量的片剂置锅内，包衣锅始终按适宜速度转动，按包糖衣的顺序依次加入隔离层溶液、黏合剂溶液及撒粉、蔗糖溶液等，每次加入溶液均应充分转动，必要时辅以搅拌，使均匀分散于全部片剂的表面，随后加温通风使干燥；如需撒粉则于黏合剂已均匀分布后撒入，包衣锅转动（辅以搅拌）使其均匀黏附于片面，然后通风干燥。在包衣全过程中应注意：每次加入液体或撒粉均应使其分布均匀；每次加入液体并分布均匀后，应充分干燥后才能再一次加溶液，溶液黏度不宜太大，否则不易分布均匀等。生产中包粉衣层等经常采用混浆法，即将撒粉混悬于黏合剂溶液，加入转动的片剂中，此法可以减少粉尘和简化工序。

用包衣锅包薄膜衣时，应注意将成膜材料溶液很均匀地分布在全部片剂的表面，应适当调节包衣锅的转速或加挡板等，防止片剂在锅中滑动；包衣锅应有良好的排气设备，以利于有机溶剂排出或回收；包衣溶液用喷雾方法喷于片剂表面效果较好，一般均用此法，但也有人将包衣溶液形成细流加入，并包成质量合格的薄膜衣片。包衣过程中应通入热风加快溶剂蒸发。当用水分散体包衣时，应注意加速水分蒸发，可用埋管包衣锅等；还有带夹层的包衣锅，内壁上有很多小孔，热空气经小孔进入包衣锅内。

2. 流化包衣及设备

所用之设备与第七章介绍的流化喷雾制粒设备基本相同，一般其液浆的雾化器装于下部，本法主要用于包薄膜衣。其操作方法亦与流化喷雾制粒相似。

四、 包衣过程中易出现的问题及其原因

1. 糖衣片的吸潮

包糖衣片有时防潮性不好。尤其是中药浸膏片包糖衣后，在空气相对湿度高时易吸潮、发霉等。实际上糖衣片的糖衣层和粉衣层的防潮性并不好，对片心起防潮作用的关键衣层是隔离层。过去曾用明胶和阿拉伯胶等包隔离层，其防潮性较差；一般认为玉米朊等水不溶性材料包隔离层的效果较好。一些新辅料，如Ⅳ号丙烯酸树脂，用以在色糖衣外包一层透明衣层，但用量等应适宜，否则影响崩解。

2. 糖衣层龟裂

当包衣处方不当时，糖衣片常因气温变化等而出现糖衣层龟裂现象。其原因可能是衣层太脆而缺乏韧性，必要时应调节配方，加入塑性较强的材料或加入适宜增塑剂。

3. 着色包衣片出现色斑

色斑是指片剂表面的色泽不均匀，色素在片面分布不均匀。主要由于可溶性色素的迁移而造成，选用不溶性色素即可防止。

4. 起泡

薄膜衣下有气泡，表明衣层与片心表面黏附力不足，调整片心或包衣液的配方，或调整干燥速率可以防止此现象的发生。

5. 包衣片的表面粗糙

多由于喷浆不当，包衣溶液在片剂表面分布不均匀等造成，改正喷浆方式并降低干燥速率，并防止液滴尚未喷到片剂表面或刚到片剂表面尚未铺展开即已干燥等现象。

6. 衣层剥落

衣层以片状或块状剥落，此现象与片心和包衣材料的理化性质有关，两者黏着力弱；也可能因包衣全过程是由多次喷浆并多次干燥完成的，而层与层间的结合力受某些因素的影响而降低，如每次喷浆后浆中的溶剂能部分地溶解已包衣层中的成膜材料，则有利于层与层间的结合。

第六节　片剂的质量检查

一、 片剂的外观形状

应完整光洁，色泽均匀，无杂斑，无异物，并在规定的有效期内保持不变。

二、 片重差异与含量均匀度

1. 片重差异

应符合现行药典对片重差异限度的要求，具件的检查方法如下：取供试品 20 片，精密称定总重量，求得平均片重后，再分别精密称定每片的重量，每片重量与平均片重相比较（凡无含量测定的片剂，每片重量应与标示片重比较）。按表 8-2 中的规定，超出重量差异限度的药片不得多于 2 片，并不得有 1 片超出限度 1 倍。

糖衣片的片心应检查重量差异并符合规定，包糖衣后不再检查重量差异。薄膜衣片应在包薄膜衣后检查重量差异并符合规定。另外，凡已规定检查含量均匀度的片剂，不必进行片重差异检查，见表 8-2。

表 8-2　片重差异限度

平均片重或标示片重	重量差异限度
0.30g 以下	±7.5%
0.30g 及 0.30g 以上	±5%

2. 含量均匀度

含量均匀度系指小剂量药物在每个片剂中的含量是否偏离标示量以及偏离的程度，必须由逐片检查的结果才能得出正确的结论。一般片剂的含量测定是将 $10\sim20$ 个药片研碎混匀后取样测定，所以得到的只是平均含量，易掩盖小剂量药物由于混合不匀而造成的每片含量差异。为此，《中国药典》规定：取供试品 10 片，按该药品项下规定的方法，分别测定每片的相对含量 X（标示量计为 100），求出均值 Z、标准差 S 以及标示量与均值 Z 之差的绝对值 A（$A=|100-Z|$）；若 $A+1.8S\leq15.0$，则含量均匀度合格；若 $A+1.8S>15.0$，则不合格；若 $A+1.8S>15.0$ 但 $A+S\leq15.0$，则另取 20 片复试，根据初、复试的结果，计算 30 片的均值、标准差 S 以及 A 值，若 $A+1.45S\leq15.0$ 则判为合格，若 $A+1.45S>15.0$ 则判为不合格。如果该药品项下的含量均匀限度为 ±20% 或其他百分数时，应将上述各判断式中的 15.0 改为 20.0 的数值，但各判断式中的系数不变。

三、 硬度和脆碎度

药典中尚未规定片剂硬度检查的具体方法，但片剂的硬度对主药的溶出速率具有影响，过小的硬度也对片剂的生产、运输和贮存带来诸多不便。因此，各药厂往往根据本厂的实际情况，对片剂的硬度进行检查，从而控制片剂的质量。在生产中常用的经验方法是：将片剂置中指与食指之间，以拇指轻压，根据片剂的抗压能力，判断它的硬度。用适当的仪器测定片剂的硬度可以得到定量的结果。目前的方法主要有：

（1）孟山都（Monsanto）硬度计法　国产片剂四用测定仪的测定原理与"孟山都法"相似，测得的结果实际上是抗张强度（在片剂中笼统地称为硬度）。具体的测定方法是：将药片立于两个压板之间，沿直径方向徐徐加压，刚刚破碎时的压力即为该片剂的硬度，一般能承受 $29.4\sim39.2N$ 的压力即认为合格。

（2）罗许（Roche）脆碎仪法　该法是使药片在一个旋转的鼓中互相碰撞和摩擦，经一定的时间（一般为 4min）后检查片剂的碎裂情况。《中国药典》（2015 年版）通则 0923 规定了片剂脆碎度检查法，用于检查非包衣片的脆碎情况及其他物理强度，如压碎强度等。

如图 8-7 所示，圆筒固定于同轴的水平转轴上，转轴与电动机相连，圆筒转动时，片剂

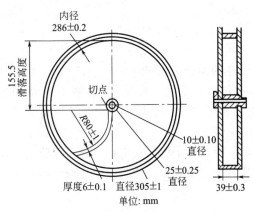

图 8-7　片剂脆碎度检查仪

产生滚动，转速为每分钟 25 转±1 转。每转动一圈，片剂滚动或滑动至筒壁或其他片剂上。具体检查法为：片重为 0.65g 或以下者取若干片，使其总重约为 6.5g；片重大于 0.65g 者取 10 片。用吹风机吹去片剂脱落的粉末，精密称重，置圆筒中，转动 100 次。取出，同法除去粉末，精密称重，减失重量不得过 1%，且不得检出断裂、龟裂及粉碎的片。本试验一般仅作 1 次。如减失重量超过 1% 时，应复测 2 次，3 次的平均减失重量不得过 1%，并不得检出断裂、龟裂及粉碎的片。显然，此法检查的是片剂的脆碎度，可与上述的抗张强度（硬度）互为补充。

四、 崩解时限和溶出度

1. 崩解时限

除药典规定进行"溶出度或释放度"检查的片剂以及某些特殊的片剂（如口含片、咀嚼片等）以外，一般的口服片剂需做崩解时限检查，其具体要求见表 8-3。

表 8-3　《中国药典》规定的片剂的崩解时限

片剂	崩解时限/min
压制片	15
浸膏片	60
糖衣片	60
薄膜衣片	30
肠溶衣片	人工胃液中 2h 不得有裂缝、崩解或软化,人工肠液中 1h 全部溶散或崩解并通过筛

崩解时限检查采用"吊篮法"：使 6 根底部装有筛网（直径 2mm）的玻璃管，上下往复通过 37℃±1℃ 的水，每个玻璃管中的每个药片应在表 8-3 中规定的时间内全部通过筛网。

2. 溶出度

溶出度系指药物从片剂、胶囊剂或颗粒剂等固体制剂在规定条件下溶出的速率和程度。凡检查溶出度的制剂，不再进行崩解时限的检查。根据《中国药典》的有关规定，溶出度检查用于一般的片剂，而释放度检查适用于缓控释片剂。

其主要原因在于：由于崩解时限检查并不能完全正确地反映主药的溶出速率和溶出程度以及机体的吸收情况。要想真实地了解机体的吸收情况，必须对该制剂进行体内的血药浓度测定，考察其生物利用度。但这种测定耗时、费力、比较复杂，实际上也不可能直接作为片剂质量控制的常规检查方法，所以通常采用溶出度或释放度试验代替体内试验。因此，在片剂中，除规定有崩解时限外，对以下情况还要进行溶出度的测定以控制或评定其质量：①在消化液中难溶的药物；②与其他成分容易发生相互作用的药物；③久贮后溶解度下降的药物；④剂量小、药效强、副作用大的药物。

必须指出的是，如果溶出度不好，其体内吸收也不会好；如果溶出度良好，其体内吸收可能好，也可能不好，因为药物的吸收还受很多其他因素的影响，如生物学因素、药物本身理化性质等。所以，只有在体内吸收与体外溶出存在着相关的或平行的关系时，溶出度或释放度的检查结果才能真实地反映体内的吸收情况，达到控制片剂质量的目的。

在发达国家药典中亦规定了进行溶出度的检查，而且检查品种和数量有不断增加的趋势，溶出度的测定方法目前各国药典皆以转篮法和桨法为主，并在此基础上有所不同。我国药典 2015 年版收载了转篮法、桨法、小杯法、桨碟法和转筒法，溶出度的具体测定方法及其判断标准，见《中国药典》（2015 年版）四部制剂通则。

五、 微生物方面检查

片剂应符合口服制剂关于含菌量的规定。中药或化学药物的片剂，每克不得检出大肠杆菌、致病菌、活螨及螨卵，杂菌不得超过 1000 个/g，霉菌不得超过 100 个/g。用于有黏膜或皮肤炎症或破损腔道的片剂（口腔贴片、阴道片、阴道泡腾片）、局部外用的片剂（外用可溶片）以及以动植物、矿物质和生物制品为原料的片剂，按照非无菌产品微生物限度检查细菌计数法（通则 1105）和控制菌检查法（通则 1106）及非无菌药品微生物限度标准（通则 1107）检查，应符合规定。生物制品规定检查杂菌的片剂，可不进行微生物限度检查。

第七节　片剂的处方设计及实例

一、 性质稳定、 易成型药物的片剂

【例1】 复方磺胺甲基异噁唑片（复方新诺明片）

处方：

磺胺甲基异噁唑（SMZ）	400g	10%淀粉浆	24g
三甲氧苄氨嘧啶（TMP）	80g	干淀粉	23g（4%左右）
淀粉	40g	硬脂酸镁	3g（0.5%左右）

制成 1000 片（每片含 SMZ 0.4g）

制法：将 SMZ、TMP 过 80 目筛，与淀粉混匀，加淀粉浆制成软材，以 14 目筛制粒后，置 70～80℃干燥后于 12 目筛整粒，加入干淀粉及硬脂酸镁混匀后，压片，即得。

注：本片是普通的湿法制粒压片的实例，处方中 SMZ 为主药，TMP 为抗菌增效剂常与磺胺类药物联合应用从而使药物对革兰阴性杆菌（如痢疾杆菌、大肠杆菌等）有更强的抑菌作用。淀粉主要作为内加崩解剂；干淀粉为外加崩解剂；淀粉浆为黏合剂；硬脂酸镁为润滑剂。

二、 不稳定药物的片剂

【例2】 复方乙酰水杨酸片

处方：

乙酰水杨酸（阿司匹林）	268g	滑石粉	25g（5%）
对乙酰氨基酚（扑热息痛）	136g	轻质液状石蜡	2.5g
咖啡因	33.4g	酒石酸	2.7g
淀粉浆（5%～17%）	85g	淀粉	266g
制成	1000 片		

二维码 52
APC 片剂的制备（微课）

制法：将咖啡因、对乙酰氨基酚、酒石酸与 1/3 量的淀粉混匀，加

淀粉浆（15%～17%）制软材 10～15min，过 14 目或 16 目尼龙筛制湿颗粒，于 70℃干燥，干颗粒过 12 目尼龙筛整粒，然后将此颗粒与乙酰水杨酸混合均匀，最后加剩余的淀粉（预先在 100～105℃干燥）及吸附有液状石蜡的滑石粉，共同混匀后，再过 12 目尼龙筛，颗粒经含量测定合格后，用 12mm 冲压片，即得。

注：处方中的液状石蜡为滑石粉的 10%，可使滑石粉更易于黏附在颗粒的表面上，在压片震动时不易脱落。车间中的湿度亦不宜过高，以免乙酰水杨酸发生水解。淀粉的剩余部分作为崩解剂而加入，但要注意混合均匀。在本品中加其他辅料的原因及制备时应注意的问题如下：①乙酰水杨酸遇水易水解成水杨酸和醋酸，其中水杨酸对胃黏膜有较强的刺激性，长期应用会导致胃溃疡。因此，本品中加入乙酰水杨酸量 1%的酒石酸，可在湿法制粒过程中有效地减少乙酰水杨酸水解。②本品中三种主药混合制粒及干燥时易产生低共熔现象，所以采用分别制粒的方法，并且避免乙酰水杨酸与水直接接触，从而保证了制剂的稳定性。③乙酰水杨酸的水解受金属离子的催化，因此必须采用尼龙筛网制粒，同时不得使用硬脂酸镁，因而采用 5%的滑石粉作为润滑剂。④乙酰水杨酸的可压性极差，因而采用了较高浓度的淀粉浆（15%～17%）作为黏合剂。⑤乙酰水杨酸具有一定的疏水性（接触角 $\theta = 73° \sim 75°$），因此必要时可加入适宜的表面活性剂，如聚山梨酯-80 等，加快其崩解和溶出（一般加入 0.1%即可有显著的改善）。⑥为了防止乙酰水杨酸与咖啡因等的颗粒混合不匀，可采用滚压法或重压法将乙酰水杨酸制成干颗粒，然后再与咖啡因等的颗粒混合。总之，当遇到像乙酰水杨酸这样理化性质不稳定的药物时，要从多方面综合考虑其处方组成和制备方法，从而保证用药的安全性、稳定性和有效性。

三、 小剂量药物的片剂

【例3】 硝酸甘油片

处方：

硝酸甘油	0.6g	17%淀粉浆	适量
乳糖	88.8g	硬脂酸镁	1.0g
糖粉	38.0g	制成	1000 片（每片含硝酸甘油 0.5mg）

制法：首先制备空白颗粒，然后将硝酸甘油制成 10%的乙醇溶液（按 120%投料）拌于空白颗粒的细粉中（30 目以下），过 10 目筛两次后，于 40℃以下干燥 50～60min，再与事先制成的空白颗粒及硬脂酸镁混匀，压片，即得。

注：这是一种通过舌下吸收治疗心绞痛的小剂量药物的片剂，不宜加入不溶性的辅料（除微量的硬脂酸镁作为润滑剂以外）；为防止混合不匀造成含量均匀度不合格，采用主药溶于乙醇再加入（当然也可喷入）空白颗粒中的方法。在制备中还应注意防止震动、受热和吸入，以免造成爆炸以及操作者的剧烈头痛。另外，本品属于急救药，片剂不宜过硬，以免影响其舌下的速溶性。

四、 中药片剂

【例4】 当归浸膏片

处方：

当归浸膏	262g	硬脂酸镁	7g
淀粉	40g	滑石粉	80g
轻质氧化镁	60g	制成	1000 片

制法：取浸膏加热（不用直火）至 60～70℃，搅拌使熔化，将轻质氧化镁、滑石粉（60g）及淀粉依次加入混匀，分铺烘盘上，于 60g 以下干燥至含水量 3%以下。然后将烘干

的片（块）状物粉碎成 14 目以下的颗粒，最后加入硬脂酸镁、滑石粉（20g）混匀，过 12 目筛整粒、压片、质检、包糖衣。

注：当归浸膏中含有较多糖类物质，引湿性较大，加入适量滑石粉（60g）可以克服操作上的困难；当归浸膏中含有挥发油成分，加入轻质氧化镁吸收后有利于压片；本品的物料易造成黏冲，可加入适量的滑石粉（20g）克服之，并控制在相对湿度 70％以下压片。

第八节　片剂的包装

片剂一般均应密封包装，以防潮、隔绝空气等防止变质和保证卫生标准合格；某些对光敏感的药片，应采用遮光容器。

一、多剂量包装

将若干片包装于一个容器内，常用的容器是玻璃瓶、塑料瓶等。玻璃瓶用软木塞并用蜡封口，是常用包装方法；为避光，可用棕色瓶。其密封性较好。

塑料瓶（盒）近年应用增多，优点是轻巧而不易破碎。常用聚乙烯、聚苯乙烯、聚氯乙烯容器，此等塑料材质稳定，不溶于一般溶剂，不挥发，安全性好；但为塑制成型，一般需加入增塑剂等，有的添加剂可能对药物起不良作用。应注意选用透气性差的优质产品。

二维码 53
中小型片剂车间
平面布置——
人流走向（动画）

二、单剂量包装

一般均采用铝箔和密封性好的塑料膜黏合包装。包装的成品可有多种形状。常见者如泡罩式包装，是用优质铝箔为背层材料，背面可印上药品名称、用法、用量等；用聚氯乙烯制成泡罩，将片密封于泡罩内。

单剂量包装方式较好，它不因在应用时启开包装而对剩余药片产生不良影响（失去密封性等），并可防止片与片的相互碰撞和摩擦等。

采用上述方法包装的片剂可贮存较长时间，但应注意有些片剂久贮后，其中的黏合剂会发生固化现象，使片剂的硬度变大，以致影响崩解时限或溶出度；另外由于受热、光照、受潮、发霉等原因，仍可能使某些片剂发生有效成分的降解，以致影响片剂的实际含量。因此，久贮后的片剂，必须重新检查崩解时限、溶出度和含量，以保证用药的安全有效。

二维码 54
中小型片剂车间平
面布置——物流
走向（动画）

第九章 丸剂

丸剂系指药物与适宜的辅料制成的球形或类球形固体制剂。丸剂的种类较多，中药丸剂包括蜜丸、水蜜丸、水丸、糊丸、蜡丸、浓缩丸和滴丸等；化学丸剂包括滴丸、糖丸等。

第一节 中药丸剂

一、概述

中药丸剂系指中药材细粉或药材提取物加适宜的黏合剂等辅料制成的球形固体制剂。根据所用赋形剂与制法的不同，又可将其分为若干种类，如蜜丸、水蜜丸、水丸、糊丸、浓缩丸和蜡丸等。

(1) 蜜丸　系指饮片细粉以炼蜜为黏合剂制成的丸剂，其中每丸重量在 0.5g (含 0.5g) 以上的称大蜜丸，每丸重量在 0.5g 以下的称小蜜丸。

(2) 水蜜丸　系指饮片细粉以炼蜜和水为黏合剂制成的丸剂。

(3) 水丸　系指饮片细粉以水 (或根据制法用黄酒、醋、稀药汁、糖液、含 5% 以下炼蜜的水溶液等) 为黏合剂制成的丸剂。

(4) 糊丸　系指饮片细粉以米粉、米糊或面糊等为黏合剂制成的丸剂。

二维码 55
丸剂 (图片)

(5) 浓缩丸　系指饮片或部分饮片提取浓缩后，与适宜的辅料或其余饮片细粉，以水、炼蜜或水和炼蜜为黏合剂制成的丸剂。根据所用黏合剂不同，可分为浓缩水丸、浓缩蜜丸和浓缩水蜜丸等。

中药丸剂是一种古老的传统剂型，其特点在于：作用持久、缓和，比散剂服用方便，便于携带；可通过包衣掩盖药物不良气味和防止氧化、变质、受潮；对毒剧、刺激性药物可因延缓吸收而减少毒性和不良反应。但自从片剂、胶囊剂等日益广泛使用以来，丸剂的使用范围渐渐缩小，目前西方国家已很少使用。而我国的丸剂在市售成药中仍占较大比重，至今仍广为应用。但中药丸剂一般服用量较大，有待于改进。近年来，随着制丸设备、制丸技术的发展和新辅料的开发，中药丸剂的体积可以大幅度减小，质量也不断提高，尤其是为了制成缓释、控释制剂，许多西药被制成微丸的形式，从而给中药丸剂这一古老剂型注入了新的活力。

二、常用辅料

中药丸剂的主体由药材粉末组成，因此，所加入的辅料赋形剂主要是一些润湿剂、黏合剂、吸收剂或稀释剂，从而有助于丸剂的成型。

1. 润湿剂

药材粉末本身具有黏性，故仅需加润湿剂诱发其黏性，便于制备成丸，常用的润湿剂有水、酒、醋、水蜜、药汁等。

（1）水　此处的水系指蒸馏水或冷沸水，药物遇水不变质者均可使用。

（2）酒　常用黄酒（含醇量约 12%～15%）和白酒（含醇量约 50%～70%），以水作润湿剂黏性太强时，可用酒代之。酒兼有一定的药理作用，因此，具有舒筋活血功效的丸剂常以酒作润湿剂。

（3）醋　常用药用米醋（含醋酸约 3%～5%），醋能散瘀活血、消肿止痛，故具有散瘀止痛功效的丸剂常以醋作润湿剂。

（4）水蜜　一般以炼蜜 1 份加水 3 份稀释而成，兼具润湿与黏合作用（制成的丸剂即称为水蜜丸）。

（5）药汁　系将处方中难于粉碎的药材，用水煎煮取汁，作为润湿剂或黏合剂使用，这样既保留了该药材的有效成分，又不必外加其他的润湿剂或黏合剂。

2. 黏合剂

一些含纤维、油脂较多的药材细粉，需加适当的黏合剂才能成型。常用的黏合剂有：蜂蜜、米糊或面糊、药材清（浸）膏、糖浆等。

（1）炼蜜　所用炼蜜应符合《中国药典》规定，炼蜜作黏合剂独具特色，兼有一定的药理作用，是蜜丸的重要组成之一。作黏合剂使用时，一般需经炼制，炼制程度视制丸物料的黏性而定，一般分为三种：

① 嫩蜜　系指蜂蜜加热至 105～115℃ 所得的制品，含水量 18%～20%，相对密度 1.34 左右，用于黏性较强的药物制丸。

② 中蜜　系指蜂蜜加热至 116～118℃ 出现翻腾着的均匀淡黄色细气泡的制品，含水量 14%～16%，相对密度 1.37 左右，用于黏性适中的药物制丸。

③ 老蜜　系指蜂蜜加热至 119～122℃，出现较大红棕色气泡的制品，含水量 10% 以下，相对密度 1.4 左右，用于黏性较差的药物制丸。

（2）米糊或面糊　系以黄米、糯米、小麦及神曲等的细粉制成的糊，用量为药材细粉的 40% 左右，可用调糊法、煮糊法、冲糊法制备。所制得的丸剂一般较坚硬，胃内崩解较慢，常用于含毒剧药和刺激性药物的制丸。

（3）药材清（浸）膏　植物性药材用浸出方法制备得到的清（浸）膏，大多具有较强的黏性。因此，可以同时兼作黏合剂使用，与处方中其他药材细粉混合后制丸。

（4）糖浆　常用蔗糖糖浆或液状葡萄糖，既具有黏性，又具有还原作用，适用于黏性弱、易氧化药物的制丸。

3. 吸收剂

中药丸剂中，外加其他稀释剂或吸收剂的情况较少，一般是将处方中出粉率高的药材制成细粉，作为浸出物、挥发油的吸收剂，这样可避免或减少其他辅料的用量。

另外，为了中药丸剂进入人体后的崩解和释放，常用适量的崩解剂，如 CMC、CMC-Na、HPMC 等。

三、　制备方法

中药丸剂的制备方法主要有塑制法和泛制法。

1. 塑制法

塑制法是将药物细粉与适宜辅料（如润湿剂、黏合剂、吸收剂或稀释剂）混合制成具可塑性的丸块、丸条后，再分剂量制成丸剂的方法。其主要工艺流程如下：

药物与辅料→制塑性团块→制丸条→分割及搓圆→干燥→质检→包装

塑制法主要用于中药的蜜丸、糊丸及蜡丸的制备，大生产时可依次使用捏合机、螺旋式出条机和双滚筒式轧丸机制丸，也可使用具此三种功能的联合制丸机生产。

2. 泛制法

泛制法系指药物细粉与润湿剂或黏合剂，在适宜翻滚的设备内，通过交替撒粉与润湿，使药丸逐层增大的一种制丸方法。其主要工艺流程如下：

药物与辅料→起膜→成丸→盖面→干燥→选丸→包衣→质检→包装

泛制法主要用于水丸、水蜜丸、糊丸、浓缩丸和微丸的制备。手工泛丸可用丸药匾，现已被机械泛丸所替代，常用设备为小丸连续成丸机及包衣锅。现代的包衣，造粒机就是利用了泛制法的基本原理，使物料混合、起膜、成丸、包衣、干燥等过程在同一机器内完成，是制备西药微丸的较佳设备。

四、质量要求（包装贮藏及实例）

1. 质量要求

《中国药典》（2015 年版）四部通则项下规定了中药丸剂的质量要求，主要有：

（1）外观 应圆整均匀、色泽一致，大蜜丸和小蜜丸尤应细腻、软硬适中。蜡丸表面应光滑无裂纹，丸内不得有蜡点和颗粒。

（2）水分 照水分测定法（通则 0832）测定。除另有规定外，蜜丸和浓缩蜜丸中所含水分不得超过 15.0%；水蜜丸、浓缩水蜜丸不得超过 12.0%；水丸、糊丸和浓缩水丸不得超过 9.0%；蜡丸不检查水分。

（3）重量差异

① 除另外规定外，糖丸剂照下述方法检查，应符合规定。

检查法 取供试品 20 丸，精密称定总重量，求得平均丸重后，再分别精密称定每丸的重量。每丸重量与标示丸重相比较（无标示丸重的，与平均丸重比较），按表 9-1 中的规定，超出重量差异限度的不得多于 2 丸，并不得有 1 丸超出限度 1 倍。

表 9-1 丸重差异限度

平均丸重或标示丸重	重量差异限度
0.03g 及 0.03g 以下	±15%
0.03g 以上至 0.30g	±10%
0.30g 以上	±7.5%

② 除另外规定外，其他丸剂照下述方法检查，应符合规定。

检查法 以 10 丸为 1 份（丸重 1.5g 及 1.5g 以上的以 1 丸为 1 份），取供试品 10 份，分别称定重量，再与每份标示重量（每丸标示量×称取丸数）相比较（无标示重量的丸剂，与平均重量比较），按表 9-2 中的规定，超出重量差异限度的不得多于 2 丸，并不得有 1 丸超出限度 1 倍。

表 9-2 其他丸重差异限度

平均丸重或标示丸重	重量差异限度
0.05g 及 0.05g 以下	±12%
0.05g 以上至 0.1g	±11%
0.1g 以上至 0.3g	±10%
0.3g 以上至 1.5g	±9%

平均丸重或标示丸重	重量差异限度
1.5g 以上至 3g	±8%
3g 以上至 6g	±7%
6g 以上至 9g	±6%
9g 以上	±5%

③ 包糖衣丸剂应检查丸心的重量差异并符合规定，包糖衣后不再检查重量差异，其他包衣丸剂应在包衣后检查重量差异并符合规定；凡进行装量差异检查的单剂量包装丸剂及进行含量均匀度检查的丸剂一般不再进行重量差异检查。

（4）装量差异　除糖丸外，单剂量包装的丸剂，照下述方法检查应符合规定。

检查法　取供试品 10 袋（瓶），分别称定每袋（瓶）内容物的重量，每袋（瓶）装量与标示装量相比较，按表 9-3 规定，超出装量差异限度的不得多于 2 袋（瓶），并不得有 1 袋（瓶）超出限度 1 倍。

表 9-3　丸剂装量差异限度

标示装量	装量差异限度
0.5g 及 0.5g 以下	±12%
0.5g 以上至 1g	±11%
1g 以上至 2g	±10%
2g 以上至 3g	±8%
3g 以上至 6g	±6%
6g 以上至 9g	±5%
9g 以上	±4%

（5）装量　装量以重量标示的多剂量包装丸剂，照最低装量检查法（通则 0942）检查，应符合规定。以丸数标示的多剂量包装丸剂，不检查装量。

（6）溶散时限　这是对丸剂特有的检查项目，但是使用的检查仪器和方法与检查片剂崩解时限相同。所不同的是判断标准。所谓"溶散"，是指丸剂在试验（水）中溶化、崩散，碎粒全部通过吊篮筛网，或虽未通过筛网但已软化没有硬的"心"可作合格论。

除另有规定外，取供试品 6 丸，选择适当孔径筛网的吊篮（丸剂直径在 2.5mm 以下的用孔径约 0.42mm 的筛网；在 2.5～3.5mm 以下的用孔径 1.0mm 的筛网；在 3.5mm 以上的用孔径约 2.0mm 的筛网），照崩解时限检查法（通则 0921）片剂项下的方法加挡板进行检查。小蜜丸、水蜜丸和水丸应在 1h 内全部溶散；浓缩丸和糊丸应在 2h 内溶散；包衣糖丸应在 1h 内全部溶散。操作过程中如供试品黏附挡板妨碍检查时，应另取供试品 6 丸，以不加挡板进行检查。上述检查，应在规定时间内全部通过筛网。如有细小颗粒状物未通过筛网，但已软化且无硬心者可按符合规定论。

蜡丸照崩解时限检查法（通则 0921）片剂项下的肠溶片检查法检查，应符合规定。

除另外规定外，大蜜丸及研碎、嚼碎后或用开水、黄酒等分散后服用的丸剂不检查溶散时限。

（7）微生物限度检查　以动物、植物、矿物质来源的非单体成分制成的丸剂，生物制品丸剂，照非无菌产品微生物限度检查；微生物计数法（通则 1105）和控制菌检查法（通则 1106）及非无菌药品微生物限度标准（通则 1107）检查，应符合规定。生物制品规定检查杂菌的，可不进行微生物限度检查。

2. 包装贮藏及实例

丸剂种类不同，其包装稍有差异，一般均应密封包装贮藏。通常水丸多装于纸袋或塑料袋中密封，含芳香药物或较贵重药物的水丸多装于玻璃质或瓷质小瓶中。大蜜丸的包装多用蜡纸盒、塑料盒或蜡皮包装。

【例】 牛黄解毒丸

处方：

牛黄	5g	雄黄	50g
石膏	200g	大黄	200g
冰片	25g	甘草	50g
黄芩	150g	桔梗	100g

制法：以上八味，雄黄水飞法粉碎成极细粉，其余石膏等五味粉碎成细粉；再将牛黄、冰片研细，与上述粉末配研，过筛，混匀，每100g粉末加炼蜜100～110g，塑制成大蜜丸，即得。

注：① 本品是由全药材粉末用塑制法制得的大蜜丸，制丸前，根据各药材性质和用量，分别采取水飞法等相应的粉碎方法获得极细粉或细粉，然后用配研法（等量递加混合法）混合，保证了混合的均匀性。

② 本品具清热解毒功能，用于火热内盛，咽喉肿痛，牙龈肿痛，根舌生疮，目赤肿痛。口服，一次1丸，一日2～3次，孕妇禁用。

第二节　滴丸剂

一、概述

滴丸剂系指原料药物与适宜的基质加热熔融混匀，滴入不相混溶、互不作用的冷凝介质中制成的球形或类球形制剂，主要供口服使用。亦可供外用和局部（如耳鼻、直肠、阴道）使用，还有眼用状滴丸。《中国药典》一部、二部均有收载。滴丸是在中药丸剂的基础上发展起来的，具有传统丸剂所没有的多种优点，所以发展非常迅速。其主要特点有：

① 溶出速率快，生物利用度高，不良反应小。如联苯双酯滴丸，其剂量只需片剂的1/3。

② 液体药物可制成固体滴丸，便于携带和服用。如芸香油滴丸和牡油滴丸。

③ 增加药物的稳定性。因药物与基质熔融后，与空气接触面积小，从而减少药物氧化挥发，若基质为非水性，则不易水解。

④ 根据药物选用不同的基质，还可制成长效或控释的滴丸剂。如灰黄霉素制成滴丸，其疗效是片剂的2倍，用于耳腔内治疗的氯霉素滴丸可起长效作用。

⑤ 生产设备简单、操作容易，生产车间内无粉尘，有利于劳动保护；而且生产工序少、周期短、自动化程度高，成本低。

⑥ 但由于目前可使用的基质少，很难制成大丸，所以只能应用于剂量较小的药物。

二、基质和冷却液

滴丸剂中除主药以外的赋形剂均称为基质，常用的有水溶性和脂溶性两大类。

（1）水溶性基质　常用的有 PEG 类，如 PEG6000、PEG4000，肥皂类如硬脂酸钠和甘油明胶等。

（2）脂溶性基质　常用的有硬脂酸、单硬脂酸甘油酯、十六醇、十八醇、虫蜡、氢化植物油等。

在实际应用中常采用水溶性和脂溶性基质的混合物作滴丸的基质。

用来冷却滴出液使之收缩而制成滴丸的液体称为冷凝液。它的选择通常根据主药和基质的性质来选择，主药与基质均应不溶于冷凝液中；冷凝液的密度应适中，能使滴丸在冷凝液中缓慢上升或下降。脂溶性基质常用的冷凝液有水或不同浓度的乙醇溶液；水溶性基质常用的冷凝液有液状石蜡、二甲基硅油和植物油等。

三、滴丸剂制备工艺及实例

1. 工艺流程与设备

滴制法是指将药物均匀分散在熔融的基质中，再滴入不相混溶的冷凝液里，冷凝收缩成丸的方法。一般工艺流程如下：

药物与基质→混悬或熔融→滴制→冷却→洗丸→干燥→选丸→质检→包装

工业生产滴丸的设备主要是滴丸机。其主要部件有：滴管系统（滴头和定量控制器）、保温设备（带加热恒温装置的贮液槽）、控制冷凝液温度的设备（冷凝柱）及滴丸收集器等。其型号规格多样，有单、双滴头和多至 20 个滴头的，可根据情况选用。实验室用的设备见图 9-1。

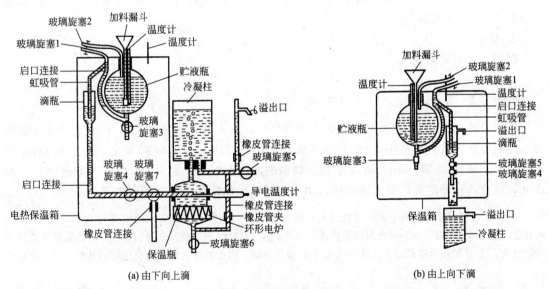

(a) 由下向上滴　　　　　(b) 由上向下滴

图 9-1　滴丸设备示意图

2. 滴制方法

① 将主药溶解、混悬或乳化在适宜的基质内制成药液。

② 将药液移入加料漏斗，保温（80～90℃）。

③ 选择合适的冷凝液，加入滴丸机的冷凝柱中。

④ 将保温箱调至适宜温度（80～90℃，依据药液性状和丸重大小而定），开启吹气管（即玻璃旋塞 2）及吸气管（即玻璃旋塞 1），关闭出口（即玻璃旋塞 3），药液滤入贮液瓶

内；待药液滤完后，关闭吸气管，由吹气管吹气，使药液虹吸进入滴瓶中，至液面淹没到虹吸管的出口时即停止吹气，关闭吹气管，由吸气管吸气以提高虹吸管内药液的高度。当滴瓶内液面升至一定高度时，调节滴出口的玻璃旋塞4、7，使滴出速度为92～95滴/min，滴入已预先冷却的冷凝液中冷凝，收集，即得滴丸。

⑤ 取出丸粒，清除附着的冷凝液，剔除废次品。

⑥ 干燥、包装即得。根据药物的性质与使用、贮藏的要求，在滴制成丸后亦可包糖衣或薄膜衣。

要保证滴丸圆整成型、丸重差异合格的制备关键是：选择适宜基质，确定合适的滴管内外口径，滴制过程中保持恒温，滴制液静液压恒定，及时冷凝等。

滴丸剂亦规定了重量差异与溶散时限检查，检查方法与上述中药丸剂略有差异。重量差异的要求是：除另有规定外，取供试品20丸，精密称定总重量与标示丸重相比较（无标示丸重的，与平均丸重比较），按表9-4中规定，超出重量差异限度的不得多于2丸，并不得有1丸超出限度1倍。

表9-4　滴丸重差异限度

平均丸重或标示丸重	重量差异限度
0.03g 及 0.03g 以下	±15%
0.03g 以上至 0.1g	±12%
0.1g 以上至 0.3g	±10%
0.30g 以上	±7.5%

溶散时限的要求是：滴丸剂不加挡板检查，普通滴丸应在30min内全部溶散，包衣滴丸应在1h内全部溶散。

3. 举例

【例】 灰黄霉素滴丸

处方：

灰黄霉素　1份　　　　　　PEG6000　9份

制法：取 PEG6000 在油浴上加热至约135℃，加入灰黄霉素细粉，不断搅拌使全部熔融，趁热过滤，置贮液瓶中，135℃以下保温，用管口内、外径分别为9.0mm、9.8mm的滴管滴制，滴速80滴/min，滴入含43%煤油的液状石蜡（外层为冰水浴）冷却液中，冷凝成丸，以液状石蜡洗丸，至无煤油味，用毛边纸吸去黏附的液状石蜡，即得。

注：① 灰黄霉素极微溶于水，对热稳定；熔点为218～224℃；PEG6000 的熔点为60℃，以1：9比例混合，在135℃时可以成为两者的固态溶液。因此，在135℃以下保温、滴制、骤冷，可形成简单的低共熔混合物，使95%灰黄霉素均为粒径2μm以下的微晶分散，因而有较高的生物利用度，其剂量仅为微粉的1/2。

② 灰黄霉素系口服抗真菌药，对头癣等疗效明显，但不良反应较多，制成滴丸，可以提高其生物利用度，降低剂量，从而减弱其不良反应、提高疗效。

第十章　软膏剂、眼膏剂、凝胶剂

第一节　软膏剂

一、概述

（一）软膏剂的概念、特点和分类

软膏剂（ointments）指药物与适宜的基质混合制成的均匀的半固体外用制剂。软膏剂主要有保护创面、润滑皮肤和局部治疗作用的特点。软膏剂是古老剂型之一，在我国创始很早。汉代张仲景在《金匮要略》中载有软膏剂的制法和作用。随着药物透皮吸收途径与机制研究的逐步深入，生产工艺与包装过程的机械化和自动化程度的不断提高，利用皮肤给药方便、可随时终止这一特点，都为软膏剂的进一步发展提供了广阔的天地。

软膏剂根据基质的不同，可分为三类：以油脂性基质如凡士林、羊毛脂等制备的软膏剂称为油膏剂（ointments）；以乳剂型基质制成的易于涂布的软膏剂称为乳膏剂（creams）；药物与能形成凝胶的辅料制成的软膏剂一般称为凝胶剂（gel）。根据药物在软膏中的分散状态可将软膏分为两类，即溶液型和混悬型软膏剂。溶液型软膏剂为原料药物溶解（或共熔）于基质或基质组分中制成的软膏剂；混悬型软膏剂为原料药物细粉均匀分散于基质中制成的软膏剂。药物粉末含量一般在25％以上的软膏剂称为糊剂。

根据软膏剂中药物作用的深度不同，大体可分成三类：①局限在皮肤表面的软膏剂，如防裂软膏；②透过皮肤表面，在皮肤内部发挥作用的软膏，如激素软膏、癣净软膏等；③穿透真皮而吸收入体循环，发挥全身治疗作用的软膏，如治疗心绞痛的硝酸甘油软膏等。

（二）软膏剂的质量要求

一般软膏剂应具备下列质量要求：
① 均匀、细腻，涂于皮肤上无粗糙感；
② 具有适当的黏稠度，易于涂布于皮肤或黏膜上，且不融化；
③ 性质稳定无酸败、异臭、变色、变硬、油水分离等变质现象；
④ 无刺激性、过敏性及其他不良反应；
⑤ 用于创伤面（如大面积烧伤、严重损伤等）的软膏剂应无菌。

二、软膏的基质

软膏剂由药物和基质两部分组成，基质是软膏剂形成和发挥药效的重要组成部分。它不仅是软膏剂的赋形剂，而且还直接影响着软膏剂的质量。一个理想的软膏基质应符合下列

要求：

① 均匀、细腻、润滑、无刺激、稠度适宜、易于涂布，且在不同地区、不同气温下很少变化；

② 性质稳定，不与主药或附加剂等其他物质发生配伍变化；

③ 无生理活性、不妨碍皮肤的正常功能，释药性能好；

④ 有一定的吸水性，能吸收伤口分泌物；

⑤ 容易洗除，不污染皮肤和衣物等。

但是，目前还没有哪种单一基质能满足这些要求，实际使用时应根据药物和基质的性质及用药目的来具体分析，合理选择几种基质混合。常用的基质可分为油脂性基质、乳剂型基质和水溶性基质三类。

（一）油脂性基质

油脂性基质属于强疏水性物质，包括烃类、类脂及动、植物油脂等。此类基质的特点是润滑、无刺激性，涂于皮肤上能形成封闭性油膜，促进皮肤水合作用，对皮肤有保护、软化作用，不易长菌，适用于表皮增厚、角化、皲裂等慢性皮损和某些感染性皮肤病的早期。但由于其油腻及疏水性大，造成药物释药性能差，不易用水洗除，不适用于有渗出液的皮肤炎症，主要用于遇水不稳定的药物，一般不单独使用。为克服其强疏水性，常加入表面活性剂，或制成乳剂型基质。

1. 烃类

此类基质主要是从石油中得到的各种烃的混合物，多数为饱和烃。

（1）凡士林　又称软石蜡，是液体烃类与固体烃类的半固体混合物，有黄、白两种，后者由前者漂白而得。黄凡士林的刺激性小。凡士林无臭味，熔程 $38\sim60\,℃$，不酸败、无刺激性，能与蜂蜡、脂肪、植物油等混合。有适宜的黏稠性和涂布性，可单独用作基质。性质稳定，能与多数药物配伍，特别适用于遇水不稳定的药物，如某些抗生素等。但本品对皮肤的穿透性差，释药速率慢，主要起局部的覆盖和保护作用，仅适用于皮肤表面病变；吸水性差，不适用于急性炎症和有多量渗出液的患处。凡士林仅能吸收其重量 5% 的水分，故不能与较大量的水性药液配伍，如果加入适量羊毛脂或鲸蜡醇、硬脂醇等吸水性较好的成分，则可改善其吸水性。如在凡士林中加入 15% 的羊毛脂可吸收水分达 50%。

（2）固体石蜡和液状石蜡　均为从石油中得到的烃类混合物，前者是固体，熔程为 $50\sim65\,℃$；后者为液体，能与多数脂肪油或挥发油混合。这两种基质主要用于调节其他基质的稠度，液状石蜡还可作为加液研磨的液体，用来研磨药物粉末，以利于药物与基质混匀。

（3）硅酮　为有机硅氧化物的聚合物，俗称硅油或二甲基硅油，由一系列不同分子量的聚二甲基硅氧烷组成，为无色或淡黄色液体，其黏度随分子量的增大而增大，化学性质稳定，疏水性强。对皮肤无毒性和刺激性，润滑、易涂布，不妨碍皮肤的正常功能，不污染衣物，是一种较理想的疏水性基质。常将其与油脂性基质合用制成防护性软膏，用来防止水性物质及酸、碱液等的刺激与腐蚀，也可制成乳剂型基质应用。本品成本较高，对眼有刺激性，不宜作眼膏基质。

2. 类脂类

此类基质是高级脂肪酸与高级脂肪醇化合而成的酯及其混合物，其物理性质类似脂肪，但化学性质比脂肪稳定，多与油脂性基质合用，可增加油脂性基质的吸水性，如羊毛脂、蜂蜡、鲸蜡等。往往吸收较多的水分而形成 W/O 型乳剂。

（1）羊毛脂　一般是指无水羊毛脂，为淡棕黄色黏稠半固体，熔程为 36～42℃，其主要成分为胆固醇类棕榈酸酯及游离胆固醇类。羊毛脂吸水性强，可吸收约 2 倍的水形成 W/O 型乳剂基质；其性质接近皮脂，有利于药物的透皮吸收；因过于黏稠，很少单独用作基质，常与凡士林合用，并可改善凡士林的吸水性与穿透性；含水 30% 的羊毛脂称含水羊毛脂，黏性低，便于应用。

（2）蜂蜡与鲸蜡　蜂蜡有黄、白之分，后者由前者精制而成，其熔程为 62～67℃，主要成分是棕榈酸蜂蜡醇酯。鲸蜡熔程为 42～50℃，主要成分是棕榈酸鲸蜡醇酯。二者均为弱的 W/O 型乳化剂，可在 O/W 型乳剂基质中起增加稳定性的作用，常用于取代乳剂型基质中的部分脂肪性物质以调节稠度或增加稳定性。

3. 油脂类

此类基质是指动、植物的高级脂肪酸甘油酯及其混合物，如花生油、麻油、豚脂等。由于其分子结构中存在不饱和键，故稳定性不如烃类，在贮存中易受温度、光线、空气中的氧等因素的影响而氧化和酸败，可适当加入抗氧剂和防腐剂加以克服。

植物油在常温下为液体，常与熔点较高的蜡类熔合而得到适宜稠度的基质。如花生油或棉籽油 670g 与蜂蜡 330g 加热熔合而成"单软膏"。植物油还可作为乳剂型基质中油相的重要组成部分。将植物油在催化作用下加氢而成的饱和或近饱和的脂肪酸甘油酯称氢化植物油，较植物油稳定，不易酸败，也可用作基质。

（二）乳剂型基质

1. 乳剂型基质的组成、种类及特点

乳剂型基质是油相与水相借乳化剂的作用在一定温度下混合乳化，最后在室温下形成半固体的基质，分为水包油（O/W）型和油包水（W/O）型两类。乳剂型基质是由油相、水相和乳化剂三部分组成，常用的油相有硬脂酸、蜂蜡、石蜡、高级醇（十八醇）、凡士林等，有时为了调节稠度，也可加入一定量液状石蜡、植物油等。常用的乳化剂有皂类、月桂醇硫酸钠、多元醇的脂肪酸、聚山梨酯类、脱水山梨坦、乳化剂 OP 等。

二维码 56
水包油型乳膏剂（图片）

O/W 型乳剂基质能与大量水混合，基质含水量较高，无油腻性，易洗除，色白如雪，故有"雪花膏"之称；W/O 型乳剂基质较不含水的油脂性基质油腻性小，易涂布，且使用后水分从皮肤蒸发时有缓和的冷却作用，故有"冷霜"之称。

乳剂型基质具有以下特点：①乳化剂的存在使乳剂型基质比油脂性基质易于用水洗除；②乳化剂的表面活性作用对水和油均有一定的亲和力，可与创面渗出物或分泌物混合，促进药物与表皮接触，药物的释放、穿透皮肤的性能均比油脂性基质强。

此类基质也存在一些不足：如 O/W 型基质外相含水量多，在贮存过程中易霉变，常需加入防腐剂；同时水分易挥发而使软膏变硬，故常加入甘油、丙二醇、山梨醇等作保湿剂，一般用量为 5%～20%；遇水不稳定的药物，如四环素、金霉素等不宜用乳剂型基质制备软膏；当 O/W 型软膏用于分泌物较多的皮肤病，如湿疹时，其吸收的分泌物可重新透入皮肤（称反向吸收）而使炎症恶化，须注意正确选择适应证。

二维码 57
油包水型乳膏剂（图片）

通常乳剂型基质适用于亚急性、慢性、无渗出液的皮损和皮肤瘙痒症，忌用于糜烂、溃疡、水疱及脓肿症。

2. 常用乳化剂

（1）皂类 有一价、二价和三价皂等。一价皂常为一价金属离子（如钠、钾、铵）的氢氧化物、硼酸盐或三乙醇胺等有机碱与脂肪酸作用生成的新生皂，其 HLB 值在 15～18 之间，亲水性强于亲油性，易形成 O/W 型的乳剂型基质。硬脂酸是最常用的脂肪酸，其用量为基质总质量的 10%～25%，主要为油相成分，并与碱反应形成新生皂，未反应的部分存在于油相中，被分散而成乳粒，并可增加基质黏度。用硬脂酸制成的乳剂型基质，外观光滑美观，涂于皮肤，水分蒸发后留有一层硬脂酸薄膜而具有保护作用。但单用硬脂酸为油相制成的基质润滑作用小，故常加入适宜的油脂性物质如凡士林、液状石蜡调节稠度和涂展性。硬脂酸钠（钠皂）为乳化剂制成的乳剂型基质较硬；硬脂酸钾（钾皂）有软肥皂之称，制得的基质较为柔软；而新生有机胺皂为乳化剂制成的基质较为细腻、光亮美观。

钙、镁、铝等硬脂酸盐（二价皂和三价皂）的 HLB 值较小，是 W/O 型乳化剂，因其黏度较大，形成的乳剂也较稳定。

【例1】 硬脂酸三乙醇胺为乳化剂制成的基质

处方：

硬脂酸	120g	三乙醇胺	4g
单硬脂酸甘油酯	35g	羟苯乙酯	1.5g
液状石蜡	60g	甘油	50g
凡士林	10g	蒸馏水	加至1000g
羊毛脂	50g		

制法：取硬脂酸、单硬脂酸甘油酯、液状石蜡、凡士林和羊毛脂置容器内，在水浴上加热融化至 70～80℃为油相；另取三乙醇胺、羟苯乙酯、甘油和蒸馏水适量，加热至 70～80℃为水相，水相慢慢倒入油相中，边加边搅拌，至乳化完全，放冷即得。

注：① 本品为 O/W 型乳剂型软膏基质。

② 本处方中三乙醇胺与部分硬脂酸形成的有机胺皂为 O/W 型乳化剂。单硬脂酸甘油酯能增加油相的吸水能力，在 O/W 型乳剂基质中作稳定剂。液状石蜡和凡士林为调节基质稠度用。羊毛脂为增加基质的吸水量。甘油为保湿剂，羟苯乙酯为防腐剂。

③ 本基质不宜与酸性或强碱性药物配伍，忌与阳离子药物和阳离子型表面活性剂合用。

【例2】 含多价钙皂的乳剂型基质

处方：

硬脂酸	14g	单硬脂酸甘油酯	17.0g
蜂蜡	5.0g	地蜡	75.0g
液状石蜡	410.0mL	白凡士林	67.0g
双硬脂酸铝	10.0g	氢氧化钙	1.0g
羟苯乙酯	1.0g	蒸馏水	400mL

制法：取硬脂酸、单硬脂酸甘油酯、蜂蜡、地蜡在水浴上加热熔化，再加入液状石蜡、白凡士林、双硬脂酸铝，加热至 85℃，另将氢氧化钙（上清液）、羟苯乙酯溶于蒸馏水中，加热至 85℃，逐渐加入油相中，边加边搅拌，直至冷凝。

注：处方中氢氧化钙与部分硬脂酸作用形成的钙皂，以及处方中的双硬脂酸铝均为 W/O 型乳化剂。

（2）脂肪醇硫酸钠类 常用的有月桂醇硫酸钠（SDS-Na）又称十二烷基硫酸钠，属阴离子型乳化剂，本品 HLB 值为 40，因此常与其他 W/O 型乳化剂合用以调节到适当的 HLB 值，其常用的辅助乳化剂有十六醇（鲸蜡醇）或十八醇（硬脂醇）、单硬脂酸甘油酯、脂肪酸山梨坦类等。

（3）高级脂肪醇及多元醇酯类　十六醇和十八醇均有一定的吸水能力，可形成 W/O 型乳剂型基质，在 O/W 型乳剂型基质中可增加乳剂的稳定性和稠度。

（4）脂肪酸山梨坦和聚山梨酯类　两者均为非离子型表面活性剂，脂肪酸山梨坦类的 HLB 值在 4.3～8.6 之间，为 W/O 型乳化剂；聚山梨酯类的 HLB 值在 10.5～16.7 之间，为 O/W 型乳化剂。它们均可单独作软膏的乳化剂，也可用于调节 HLB 值而与其他乳化剂合用。聚山梨酯类由于络合作用而能严重抑制一些防腐剂的效能，如尼泊金类、苯甲酸等，但可适当增加防腐剂用量予以克服，也可改用山梨酸、洗必泰、氯甲酚等防腐剂。

【例3】　含聚山梨酯类为主要乳化剂的乳剂型基质

处方：

聚山梨酯 80	44g	油酸山梨坦	16g
硬脂酸	60g	硬脂醇	60g
液状石蜡	90g	白凡士林	60g
甘油	100g	山梨酸	2g
蒸馏水	加至 1000g		

制法：将油相成分（硬脂酸、硬脂醇、液状石蜡、白凡士林及油酸山梨坦）与水相（聚山梨酯 80、甘油、山梨酸及水）分别加热至 80℃，将油相加入水相，边加边搅拌至冷凝成乳剂型基质。

注：聚山梨酯 80 为主要的乳化剂，油酸山梨坦可调节 HLB 值以形成稳定的 O/W 型乳剂型基质。硬脂醇为增稠剂，且制得的基质较光亮细腻。甘油为保湿剂，山梨酸为防腐剂。

（5）聚氧乙烯醚的衍生物　主要有平平加 O、乳化剂 OP 等，前者为脂肪醇聚氧乙烯醚类，后者为烷基酚聚氧乙烯醚类。二者均是非离子型表面活性剂，属 O/W 型乳化剂，单独使用不能制成稳定的乳剂型基质，常与其他乳化剂或辅助乳化剂配合使用。二者性质稳定，均耐酸、耐碱、耐金属盐，但水溶液中如有大量的金属离子如铁、锌、铜等时，会使乳化剂 OP 的表面活性降低。二者均不宜与酚羟基的药物配伍，以免形成络合物，破坏乳剂基质。

（三）水溶性基质

水溶性基质是由天然或合成的水溶性高分子物质胶溶在水中形成的半固体状的凝胶。常用于制备此类基质的高分子物质有甘油明胶、淀粉甘油、纤维素衍生物、聚乙烯醇和聚乙二醇类等，目前常用的是聚乙二醇类。水溶性基质释药速率快，无油腻性，易涂布，能与水溶液混合，能吸收组织渗出液，多用于湿润、糜烂创面，有利于分泌物的排除，也常用于腔道黏膜，常作为防油保护性软膏的基质。但其润滑性差，不稳定，易霉败，水分易蒸发，一般要求加入防腐剂和保湿剂。

（1）甘油明胶　由 10%～30% 的甘油、1%～3% 的明胶与水加热制成。本品温热后易涂布，涂后形成一层保护膜，因具有弹性，故使用时较舒适；特别适合于含维生素类的营养性软膏。

（2）淀粉甘油　由 7%～10% 的淀粉、70% 的甘油与水加热制成。本品能与铜、锌等金属盐类配伍，可用作眼膏基质，因甘油含量高，故能抑制微生物生长而较稳定。

（3）纤维素衍生物类　属于半合成品，常用的有甲基纤维素（MC）和羧甲基纤维素钠（CMC-Na），前者溶于冷水，后者在冷、热水中均溶，浓度较高时呈凝胶状，以后者较常用。羧甲基纤维素钠是阴离子型化合物，遇强酸及汞、铁、锌等重金属离子可生成不溶物。

（4）聚乙二醇（PEG）类 是高分子聚合物，药剂中常用平均分子量在 300～6000 者，随分子量由小到大，其物理状态由液体逐渐过渡到蜡状固体，实际应用时，常将不同分子量的聚乙二醇按适当比例混合以得到稠度适宜的基质。本类物质易溶于水，能与渗出液混合，易洗除，化学性质稳定，不易霉败。但对皮肤的润滑、保护作用较差，长期使用可引起皮肤干燥。苯甲酸、鞣酸、苯酚等药物可使其过度软化，并能降低酚类防腐剂的功效。

（四） 软膏基质对药物透皮吸收的影响

由于皮肤具有类脂膜的性质，软膏中药物的释放、吸收，除与药物的溶解性和油水分配系数有关外，软膏基质对其亦有一定影响。一般来说，基质中药物透皮吸收的强弱顺序是：O/W 型＞W/O 型＞油脂性基质。目前所用的一些水溶性基质中药物的释放虽然快，但对药物的穿透作用影响不大。基质对药物透皮吸收的影响主要表现在：

1. 基质对药物的亲和力

基质对药物的亲和力不应太大，否则会明显影响药物的释放，从而影响透皮吸收。

2. 基质的 pH 值

当基质的 pH 值小于酸性药物的 pK_a 值或大于碱性药物的 pK_a 时，这时药物的分子形式将显著增加，因而有利于药物透皮吸收。

3. 基质对皮肤的水合作用

皮肤外层角蛋白或其降解产物具有与水结合的能力，称为水合作用。由于水合作用能引起角质层肿胀疏松，减低组织的致密性，形成孔隙，促进了药物在角质层的扩散，增加了透皮吸收。当角质层中含水量由 10％增加到 50％以上时，渗透性可增加 4～5 倍。一般来说，水合作用的强弱顺序为油脂性基质＞W/O 型＞O/W 型＞水溶性基质。

4. 基质中可加入透皮吸收促进剂

如表面活性剂、二甲基亚砜、月桂氮草酮［简称氮酮（Azone）］等。

三、 软膏剂的制备

软膏剂的制备方法有研和法、熔和法和乳化法三种，应根据药物与基质的性质、制备量及设备条件选择不同的方法。一般制备过程是：基质处理→软膏配制→灌装→包装。

（一） 基质的处理

基质处理主要是针对油脂性基质，若质地纯净可直接取用，若混有机械性异物或工厂大量生产时，都要进行加热滤过及灭菌的处理。具体方法为将基质加热熔融，用细布或七号筛趁热过滤，继续加热至 150℃约 1h。

（二） 药物的加入方法

① 药物不溶于基质时，必须将其粉碎成能通过六号筛的粉末。若用研和法配制，可先取少量基质或基质中的液体成分如液状石蜡、植物油、甘油等与药粉研成糊状，再逐渐与剩余的基质混匀。

② 药物可溶于基质时，油溶性药物溶解于液体油中，再与油脂性基质混匀，制成油脂性基质软膏剂；水溶性药物溶解于少量水中，再与水溶性基质混匀，制成水溶性基质软膏剂；水溶性药物也可用少量水溶解后，用羊毛脂等吸水性较强的油脂性基质吸收，然后加入到油脂性基质中。此类软膏剂多为溶液型。

③ 半固体黏稠性药物，如鱼石脂，有一定极性，不易与凡士林混匀，可先与等量蓖麻油或羊毛脂混合后，再加入到凡士林等油脂性基质中。

④ 共熔性成分共存时，如樟脑、薄荷脑、麝香草酚等可先研磨使其共熔后，再与基质混匀；单独使用时可用少量适宜溶剂溶解，再加入基质中混匀或溶解。

⑤ 中药浸出物为液体（如煎剂、流浸膏等）时，可先浓缩至稠膏状后，再加入基质中，如为固体浸膏，则可加少量水或稀醇等研成糊状后，再与基质混匀。

⑥ 受热易破坏或挥发性药物，制备时又采用了熔和法或乳化法时，应等到基质冷却至40℃以下再加入，以减少破坏或损失。

（三）制备方法与设备

1. 研和法

主要用于半固体油脂性基质或主药对热不稳定的软膏制备（水溶性基质和乳剂型基质不适用）。混入的药物常常是不溶于基质的。方法是在常温下将药物与基质等量递加混合均匀。小量制备在软膏板上或乳钵中，大量生产时采用电动乳钵。

2. 熔和法

油脂性基质大量制备时，常采用熔和法。适用于软膏中含有的基质熔点较高，在常温下不能均匀混合者。在熔融操作时，采用蒸发皿或蒸汽夹层锅进行，一般先将熔点较高的物质熔化，再加熔点低的物质，最后加液体成分和药物，以避免低熔点物质受热分解。在熔融和冷凝过程中，均应不断加以搅拌，使成品均匀光滑，并通过胶体磨或研磨机进一步混匀，使软膏均匀、细腻、无颗粒感。含不溶性药物粉末的软膏经一般搅拌、混合后尚难制成均匀细腻的产品，可通过研磨机进一步研匀。常用的有三滚筒软膏研磨机，其主要构造是由三个平行的滚筒和传动装置组成，滚筒间的距离可调节。操作时将软膏置于加料斗中，开动后，滚筒如图 10-1 所示方向转动，由于滚筒的转速不同，因此软膏通过滚筒的间隙受到滚碾和研磨，固体药物被研细且与基质混匀。

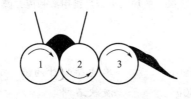

(a) 滚筒旋转方向示意图

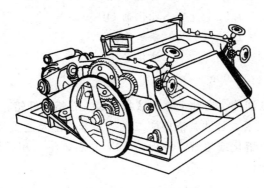

(b) 三滚筒软膏研磨机外形

图 10-1　滚筒旋转方向及三滚筒软膏研磨机外形

3. 乳化法

将处方中油溶性组分在一起加热至80℃左右成为油相，用纱布过滤；另将水溶性组分溶于水中，加热到80℃或较油相温度略高时（防止两相混合时油相组分过早析出或凝结），两相混合，边加边搅拌，直至形成乳剂基质，在温度降低到30℃时，再通过胶体磨或研磨机使基质更加均匀细腻。

乳剂型基质中水、油两相的混合方法有三种：①内相加入到外相中，适用于小体积内相的乳剂系统；②外相加入到内相中，适用于多数乳剂系统，在混合过程中会发生乳剂转型，形成的乳剂均匀细腻；③两相同时加入，这种方法适用于大生产，需要一定的设备。

（四）举例

【例1】 维甲酸软膏

处方：

二维码58
水杨酸软膏剂
的制备（微课）

维甲酸	0.5g
丙二醇	10g（9.6mL）
维生素E	0.5g
脱水山梨醇硬脂酸酯（司盘60）	5g
凡士林	984g
制成	1000g

制法：取维甲酸、丙二醇、维生素E和脱水山梨醇硬脂酸酯（司盘60）共同研磨至均匀，再将凡士林少量多次加入，研匀，即得。

注：① 维甲酸为维生素A的氧化产物（侧链上的醇基氧化为羧酸基）。不溶于水，微溶于乙醇及氯仿，溶于乙醚，易氧化或见光变质。

② 维生素E在处方中起抗氧化作用，对皮肤也有营养作用。

③ 脱水山梨醇硬脂酸酯（司盘60）的加入可帮助维甲酸和丙二醇分散。

【例2】 尿素乳膏

处方：

尿素	150g	单硬脂酸甘油酯	125g
白凡士林	50g	液状石蜡	260g
石蜡	25g	蜂蜡	50g
脱水山梨醇油酸酯	7.5g	乳化剂OP	5g
甘油	125g	羟苯乙酯	1g
依地酸二钠	0.1g	纯化水	适量
制成	1000g		

制法：取单硬脂酸甘油酯、白凡士林、液状石蜡、石蜡、蜂蜡、脱水山梨醇油酸酯、乳化剂OP（油相）；另取尿素、甘油、依地酸二钠、羟苯乙酯及适量纯化水（水相），两相分别置适当容器中，加热至熔化或溶解，并保持70℃左右，将水相缓缓加入油相中，按同一方向随加随搅拌，至凝即得。

注：① 本品为油包水型乳膏。

② 尿素又称碳酰胺或脲，易溶于水（1∶1），其水溶液受热或久贮可分解，放出氨及二氧化碳，故加

甘油以防止水解，且在配制时，水溶液温度不宜超过80℃。

四、 软膏剂的质量评定

软膏剂的质量评定主要包括药物含量测定、物理性状检查，刺激性、稳定性检测，装量检查、微生物限度检查，软膏剂中药物的释放、穿透、吸收的评定等。软膏剂用于大面积烧伤及严重损伤的皮肤时应作无菌检查。混悬型软膏要求进行粒度检查。

1. 主药含量测定

软膏剂多采用适宜的溶剂将药物溶解提出，再根据《中国药典》或其他相关标准和方法进行含量测定。

2. 物理性状检查

(1) 熔程　油脂性基质或原料可用熔程检查控制质量，一般软膏以接近凡士林的熔程为宜。按药典方法测定或用显微熔点仪测定。

(2) 稠度　对液体物质如液状石蜡等用旋转式黏度计测定，对半固体或固体供试品如凡士林用插度计测定。一般软膏常温时插入度为100～300之间，其中乳膏在200～300之间。

(3) 酸碱度　常用凡士林、液状石蜡、羊毛脂等原料，在精制过程中须使用酸、碱处理，故《中国药典》规定应检查酸碱度，以免产生刺激性。可取样品加适当溶剂振荡，所得溶液用pH计测定。

(4) 刺激性　一般将供试品涂在剃毛的家兔皮肤、眼黏膜上，或黏附在人体手臂、大腿内侧皮肤上，24h后观察有无发红、起泡、充血等过敏现象。

(5) 稳定性　将软膏装入密封容器内，分别置于烘箱（40℃±1℃）、室温（25℃±3℃）及冰箱（5℃±2℃）中至少贮存一个月，检查其稠度、失水、酸碱度、色泽、均匀性、霉败等现象及药物含量改变等，乳膏剂则进行耐热、耐寒试验，分别于55℃恒温6h及-15℃放置24h应无油水分离。

(6) 装量　按照《中国药典》（2015年版）四部（制剂通则0942）的最低装量检查法检查，应符合规定。除另有规定外，取供试品5个（50g以上的3个），除去外盖和标签，清洁外壁，分别精密称定质量，除去内容物，容器用适宜溶剂洗净并干燥，再分别精密称定空容器的质量，求出每个容器内容物的装量与平均装量，均应符合规定。如有一个容器装量不符合规定，则另取5个（或3个）复试，应全部符合规定。软膏剂装量检查标准见表10-1。

表 10-1　软膏剂装量检查标准

标示装量	平均装量	每个容器装量
20g(mL)以下	不少于标示装量	不少于标示装量的93%
20g(mL)至50g(mL)	不少于标示装量	不少于标示装量的95%
50g(mL)以上	不少于标示装量	不少于标示装量的97%

(7) 粒度　取混悬型软膏剂适量，置于载玻片上涂成薄层，薄层面积相当于盖玻片面积，共涂3片，粒度和粒度分布测定法照《中国药典》（2015年版）四部（通则0982第一法）测定，均不得检出大于180μm的粒子。

3. 微生物限度

除另有规定外，照非无菌产品微生物限度检查：微生物计数法照《中国药典》（2015年版）四部（通则1105）和控制菌检查法照《中国药典》（2015年版）四部（通则1106）及非无菌药品微生物限度标准照《中国药典》（2015年版）四部（通则1107）检查，应符合规定。

4. 无菌

用于烧伤（除程度较轻的烧伤Ⅰ°或浅Ⅱ°外）或严重创伤的软膏剂与乳膏剂，无菌检查法照《中国药典》（2015 年版）四部（通则 1101）检查，应符合规定。

5. 药物释放、穿透及吸收的测定方法

目前常用的有体外试验法和体内试验法。

（1）体外试验法　有离体皮肤法、半透膜扩散法、凝胶扩散法和微生物法等，其中以离体皮肤试验法较为接近实际情况。

① 离体皮肤法　在扩散池中将人或动物的皮肤固定，测定不同时间由供给池穿透到接受池溶液中的药物量，计算药物对皮肤的渗透率。

② 半透膜扩散法　取软膏装于内径及管长约为 2cm 的短玻璃管中，管的一端用玻璃纸封贴上并扎紧，将软膏紧贴于一端的玻璃纸上，并应无气泡，放人装有 100mL、37℃的水中以一定的时间间隔取样，测定药物含量，并绘制释放曲线。

（2）体内试验法　将软膏涂于人体或动物的皮肤上，经一定时间后进行测定，具体方法有：体液与组织器官中的药物含量测定法、生理反应法、放射性示踪原子法。

五、 软膏剂的包装与贮存

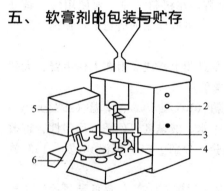

图 10-2　小型自动软膏灌装机
1—加料斗；2—开关；3—支持器；
4—软膏管；5—贮管箱；6—出口

生产单位多采用软膏管（锡管、铝管或塑料管）用机械包装（集装管、轧尾、装盒于一体），软膏管密封性好，使用方便，不易污染（见图 10-2）。医院药剂科多采用塑料盒包装，直接用于临床或在短时间内用完。软膏剂的容器应不与药物发生反应，有些遇金属软膏管易引起化学反应者，可在管内涂一层蜂蜡与凡士林（6∶4）的熔合物或用环氧酚醛树脂作防护层隔离。

包装好的软膏剂应贮于遮光密闭性容器中，在阴凉干燥处保存。贮存温度不宜太高或太低，以免基质分层及药物化学降解而影响软膏的均匀性及疗效。

第二节　眼膏剂

一、 概述

眼膏剂系指药物与适宜的基质制成的供眼用的膏状制剂，常适用于剂量小且对水不稳定的抗生素类药物。由于用于眼部，眼膏剂中的药物必须极细（过九号筛），基质必须纯净，制成的眼膏剂应均匀、细腻，易涂布于眼部，对眼无刺激性，且无细菌污染。眼膏剂常用基质为黄凡士林 8 份、液状石蜡和羊毛脂各 1 份混合而成，根据气候可适当增减液状石蜡的用量。基质加热融合后用纱布等滤过，并在 150℃干热灭菌 1～2h 备用。基质中羊毛脂有表面活性作用、具有较强的吸水性和黏附性，使眼膏易与泪液混合，并易附着于眼黏膜上，药物容易穿透角膜。

二、 眼膏剂的制备及实例

眼膏剂的制备与一般软膏剂的制法基本相同，但必须在净化条件下进行，一般可在净化室或超净台中配制，所用基质、药物、器械与包装容器等均应严格灭菌。例如制备用的研钵、容器及滤器等可于洗净后干热灭菌，大量生产用的搅拌机、研磨机、填充器等可预先洗净干燥后，再用70％乙醇擦洗干净。包装眼膏用的软膏管可先用毛刷洗净，再用70％的乙醇或1％～2％苯酚溶液浸泡，用时用蒸馏水冲洗干净，烘干即可。

眼膏配制时，主药易溶于水且性质稳定者，先配成少量水溶液，用适量基质研匀吸水后，再逐渐加到其余基质中研匀制成软膏。主药不溶于水或不宜用水溶解又不溶于基质中，应研磨成极细粉，并通过九号筛，将药粉与少量眼膏基质或灭菌液状石蜡研成糊状，然后与基质混合制成混悬型眼膏剂。

【例】 红霉素眼膏

处方：

红霉素	50万单位	液状石蜡	适量
眼膏基质	适量	共制	100g

制法：取红霉素置灭菌乳钵中研细，加少量灭菌液状石蜡，研成细腻的糊状，然后加少量灭菌眼膏基质研匀，再分次加入剩余的基质，研匀即得。

眼膏剂的质量检查：《中国药典》（2015年版）规定应检查的项目有装量差异、金属性异物、颗粒细度、无菌、微生物限度等。与软膏剂类似，在药厂的大批量生产中一般采用软膏管包装（如铝管或塑料管等），其优点是使用方便、密闭性好、不易污染，但所用容器与包装材料均应严格灭菌，避免包装材料染菌而导致眼睛感染。贮存温度不宜过高或过低，以免药物降解或基质分层而影响疗效。

第三节　凝胶剂

一、 概述

凝胶剂系指原料药与能形成凝胶的辅料制成的具凝胶特性的稠厚液体或半固体制剂。有单相分散系统和双相分散系统之分，属双相分散系统的凝胶剂是小分子无机药物胶体微粒混悬于液体中，具有触变性，也称混悬凝胶剂，如氢氧化铝凝胶。局部应用的凝胶剂系单相分散系统，又分为水性凝胶剂和油性凝胶剂。除另有规定外，凝胶剂限局部用于皮肤及体腔，或鼻腔、阴道和直肠。

二、 凝胶剂的基质

水性凝胶剂的基质一般由西黄蓍胶、明胶、淀粉、纤维素衍生物、聚羧乙烯和海藻酸钠与水、甘油或丙二醇等制成；油性凝胶剂的基质常由液状石蜡与聚氧乙烯或脂肪油与胶体硅或铝皂、锌皂构成。在临床上应用较多的是水性凝胶剂，下面主要介绍水性凝胶剂基质。

水性凝胶剂基质常用的有卡波姆、海藻酸钠和纤维素衍生物等，大多在水中溶胀成水凝胶而不溶解。本类基质制成的凝胶剂一般具有易涂展、洗除，无油腻感，能吸收组织渗出液，不妨碍皮肤功能，稠度小而利于药物释放等特点；缺点是润滑作用差，易失水和霉变，常需添加保湿剂和防腐剂。

1. 卡波姆

卡波姆系由丙烯酸与丙烯基蔗糖交联的高分子聚合物，商品名为卡波普（Carbopol），按黏度可分为 934、940、941 等规格。本品是一种引湿性很强的白色松散粉末。由于分子中存在大量的羧酸基团，与聚丙烯有非常类似的理化性质，可以在水中迅速溶胀，但不溶解。其分子结构中的羧酸基团使其水分散液呈酸性，1% 水分散液的 pH 值约为 3.11，黏度较低。当用碱中和时，随大分子的不断溶解，黏度也逐渐上升，在低浓度时形成澄明溶液，在浓度较大时形成半透明的凝胶，在 pH6～11 有最大的黏度和稠度。中和使用的碱以及卡波姆的浓度不同，其溶液的黏度也有所区别。一般情况下，中和 1g 卡波姆约消耗 1.35g 三乙醇胺或 400mg 氢氧化钠，本品制成的基质无油腻感，使用润滑舒适，特别适宜于治疗脂溢性皮肤病。与聚丙烯酸相似，盐类电解质可使卡波姆凝胶的黏性下降，碱金属离子以及阳离子聚合物均可与之结合成不溶性盐，强酸也可使卡波姆失去黏性，在配伍时必须避免。

【例 1】 卡波姆基质

处方：

卡波姆 940	10g	丙二醇	50g
乙醇	50g	聚山梨酯 80	2g
羟苯乙酯	1g	氢氧化钠	4g
纯化水	加至 1000g		

制法：将卡波姆与聚山梨酯 80 及 300mL 纯化水混合，氢氧化钠溶于 100mL 水后加入上述溶液搅匀，再将羟苯乙酯溶于乙醇后逐渐加入，再加入丙二醇，加纯化水至全量，搅拌均匀，即得透明凝胶。

2. 纤维素衍生物

某些纤维素衍生物可在水中溶胀或溶解为胶性物，调节适宜的稠度可形成水溶性软膏基质。此类基质有一定的黏度，随着分子量、取代度和介质的不同而具有不同的稠度。因此，其用量也应根据上述不同规格和具体条件进行调整。常用的品种有甲基纤维素（MC）和羧甲基纤维素钠（CMC-Na），两者常用的浓度为 2%～6%。前者缓缓溶于冷水，不溶于热水，但润湿、放冷后可溶解；后者在任何温度下均可溶解。1% 的水溶液 pH 值均在 6～8。MC 在 pH 2～12 时均稳定，而 CMC-Na 在低于 pH 5 或高于 pH10 时黏度显著降低。本类基质涂布于皮肤时有较强的黏附性，较易失水，干燥而有不适感，常需加入约 10%～15% 的甘油调节，制成的基质中均须加入防腐剂，常用 0.2%～0.5% 的羟苯乙酯。

三、 凝胶剂的制备工艺和实例

水凝胶剂的一般制法是：药物溶于水者先溶于部分水或甘油中，必要时加热，其余处方成分按基质配制方法制成水凝胶基质，再与药物溶液混合加水至足量即得。药物不溶于水者，可先用少量水或甘油研细，分散，再混入基质中搅匀即得。卡波姆作基质时制法如上述。

【例 2】 吲哚美辛凝胶剂

处方：

吲哚美辛	10g	交联型聚丙烯酸钠（SDB-L-400）	10g
PEG4000	80g	甘油	100g

苯扎溴铵　　　8g　　　纯化水　　　　　　　　　　　　　　加至1000g

制法：称取 PEG4000 和甘油置烧杯中微热至完全溶解，加入吲哚美辛混匀，SDB-L-400 加入 800mL 水于研钵中研匀后，将基质与 PEG4000、甘油、吲哚美辛混匀，加入苯扎溴铵搅匀，加水至 1000g 搅匀即得。

注：① 本品可消炎止痛，用于风湿性关节炎、类风湿关节炎、痛风等。

② 处方中聚乙二醇为透皮吸收促进剂，可使其经皮渗透作用提高 2.5 倍；甘油为保湿剂；苯扎溴铵为防腐剂。

四、 质量检查与包装贮存

除另有规定外，凝胶剂应进行粒度、装量、微生物限度和无菌等检查，同软膏剂的质量检测要求相同。

凝胶剂所用内包装材料不应与药物或基质发生理化作用。

凝胶剂的贮藏应符合下述规定：①混悬凝胶剂中胶粒应分散均匀，不应下沉结块并应在标签上注明"用前摇匀"②局部用凝胶剂应均匀、细腻，无块粒，在常温下保持胶状，不干涸或液化；③除另有规定外，凝胶剂应置于避光密闭容器中，于 25℃ 以下的阴凉处贮存，应防止结冰。

第十一章 栓剂

第一节 概述

一、概念

栓剂（suppositories）系指原料药物与适宜基质制成供腔道给药的固体制剂。栓剂在常温下为固体，因此具有一定的形状，塞入人体腔道后，在体温下迅速软化，熔融或溶解于分泌液，逐渐释放药物而产生局部或全身作用。

栓剂是一种古老的剂型，古代称之为"塞药"或"坐药"。在我国，早在《史记》中就有应用记载。东汉张仲景在《金匮要略》中提到蛇床子散坐药方，明朝李时珍在《本草纲目》中载有耳栓、鼻栓、肛门栓、阴道栓、尿道栓等。虽然我国栓剂很早就有，但由于观念和习俗的影响，对栓剂的使用持保守态度，故虽已经历几千年，但与其他剂型比较发展存在一定的差距。

栓剂最初的应用，作为直肠或阴道部位的用药主要以局部治疗作用为目的，如润滑、收敛、抗菌、杀虫、局麻等作用。随着药剂学的发展和大量新药的涌现，研究发现栓剂不仅起局部作用，而且能通过直肠吸收起全身性作用，还可避免肝脏首过效应而不受胃肠道的影响，能治疗各种疾病，如镇痛、镇静、兴奋、扩张支气管和血管、抗菌等作用，适合于对口服片剂、胶囊、散剂有困难的患者用药。随着新基质的寻找、新型包装材料的问世、生产机械的改进和栓剂新品种的试制和应用等，目前，栓剂应用的品种和数量日益增多。《中国药典》1990 年版只收载栓剂 6 种，2000 年版增加到 14 种，2015 年版则增加到了 21 种。

二、分类与特点

栓剂因施用腔道不同分为直肠栓（肛门栓）、阴道栓和尿道栓。目前，常用的栓剂为直肠栓和阴道栓，后者主要用于阴道疾病的局部治疗作用。直肠栓（肛门栓）的形状有鱼雷形、圆锥形或圆柱形等，其中鱼雷形较多，此形状的栓剂塞入肛门后，由于括约肌的收缩容易抵向直肠内；阴道栓的形状有鸭嘴形、球形或卵形等；尿道栓一般为棒状。栓剂形状如图 11-1 所示。最近有报道有直肠用胶囊。

二维码 59 栓剂形状（图片）

栓剂的特点：①用法简便，使用时无痛苦；②剂量一定，一枚栓剂为一次剂量；③应用较广的直肠栓经直肠吸收，药物直接进入中、下腔静脉系统，避免了肝脏的首过作用；④不受胃肠道 pH、酶等的分解破坏，受消化道液体稀释的机会较少，可以较高浓度达到作用部位；⑤对胃肠道有刺激的药物，对不能吞咽、进食困难的患者及婴幼儿栓剂直肠给药较为适宜。但也有缺点，如吸收影响因素较多，且应用时不如口服剂型方便等。

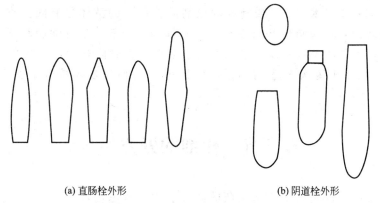

(a) 直肠栓外形　　　　　　　　　　　(b) 阴道栓外形

图 11-1　各种栓剂形状

三、　栓剂的治疗作用

1. 全身作用的栓剂

全身作用的栓剂一般要求迅速释放药物，特别是解热镇痛类药物宜迅速释放、吸收。一般应根据药物性质选择与药物溶解性相反的基质，有利于药物释放，增加吸收。如药物是脂溶性的则应选择水溶性基质；如药物是水溶性的则选择脂溶性基质，这样溶出速率快，体内峰值高，达峰时间短。为了提高药物在基质中的均匀性，可用适当的溶剂将药物溶解或者将药物粉碎成细粉后再与基质混合。

栓剂给药后的吸收途径有两条（图 11-2）：①通过直肠上静脉进入肝，代谢后进入体循环；②通过直肠中、下静脉和肛管静脉，经髂内静脉绕过肝进入下腔大静脉，再进入体循环。为此栓剂在应用时塞入距肛门口约 2cm 处为宜，这样给药总量的 50%～75% 的药物不经过肝，同时为避免塞入的栓剂逐渐自动进入深部，可以设计延长在直肠下部停留时间的双层栓剂，双层栓的前端由溶解性高、在后端能迅速吸收水分膨润形成凝胶塞而抑制栓剂向上移动的基质组成，这样可以达到避免肝首过效应的目的。

在设计全身作用的栓剂处方时还应考虑到具体药物的性质对其释放、吸收的影响。这主要与药物本身的解离度有关。非解离型药物易透过直肠黏膜吸收进入血液，而完全解离的药物则吸收较差。酸性药物 pK_a 值在 4 以上、碱性药物 pK_a 值低于 8.5 者易被直肠黏膜迅速吸收。实验结果证明，配制栓剂的 pH 值，以及直肠环境 pH 值对药物的解离度和药物吸收均有明显影响。另外药物的溶解度、粒度等性质对栓剂的释药、吸收也有影响。

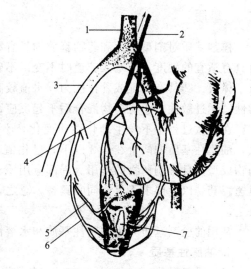

图 11-2　直肠与肛门部位
的血管分布示意图

1—下腔静脉；2—经下肠系膜静脉至门静脉系统；
3——般门静脉；4—直肠上静脉；
5—直肠中静脉；6—直肠下静脉；7—栓剂

2. 局部作用的栓剂

局部作用的栓剂只在腔道局部起作用，应尽量减少吸收，故应选择融化或溶解、释药速率慢的栓剂基质。水溶性基质制成的栓剂因腔道中的液体量有限，使其溶解速率受限，释放药物缓慢，较油脂性基质更有利于发挥局部药效。如甘油明胶基质常用于起局部杀虫、抗菌功效的阴道栓基质。局部作用通常在半小时内开始，要持续约 4h。但液化时间不宜过长，否则使病人感到不适，而且可能药物释出不完全，甚至大部分排出体外。

第二节　栓剂的处方组成

栓剂的处方设计首先根据所选主药的药理作用，考虑用药目的，即确定是用于局部作用还是全身作用，根据体内作用特点的不同设计各种类型的栓剂。一般情况下，对胃肠道有刺激、在胃中不稳定或有明显的肝脏首过效应的药物，可以考虑制成栓剂直肠给药。但难溶性药物和在直肠黏膜中成离子形的药物不宜直肠给药。选择基质时，根据用药目的和药物性质等来决定。栓剂给药后，必须经过基质融化，药物才能从基质中释放，并分散于直肠分泌液中，最后与黏膜接触而被吸收。因此基质的种类和性质直接影响药物释放的速率。

一、药物

栓剂中药物加入后可溶于基质中，也可混悬于基质中。供制栓剂用的固体药物，除另有规定外，应预先用适宜方法制成细粉或最细粉。根据施用腔道和使用目的不同，制成各种适宜的形状。

二、基质

栓剂基质对剂型特性和药物释放均具有重要影响，优良的基质应具有下列要求：①室温时具有适宜的硬度，当塞入腔道时不变形不破碎。在体温下易软化、融化，能与体液混合或溶于体液。②具有润湿或乳化能力，水值较高，即能容纳较多的水。③对黏膜无刺激性、无毒性、无过敏性。④与药物混合后不起反应，不妨碍主药的作用和含量测定。⑤本身性质稳定，在贮藏过程中不发生理化性质变化，不易霉变等。⑥基质的熔点与凝固点间距不宜过大，油脂性基质的酸价在 0.2 以下，皂化值在 200～245 之间，碘价低于 7。基质不仅赋予药物成型，且影响药物的作用。局部应用要求释放缓慢而持久，全身作用则要求塞入腔道后迅速释药。以上要求不可能同时具备，总之，选择基质时，需根据用药目的和药物性质等来决定。

常用的栓剂基质分为油脂性基质和水溶性基质两类。

1. 油脂性基质

（1）可可豆脂（cocoa butter）　在常温下为黄白色固体，无刺激性，可塑性好，能与多种药物配伍而不发生禁忌。熔程为 31～34℃，加热至 25℃时开始软化，在体温时能迅速融化。在 10～20℃时易粉碎成粉末。本品细末能与多种药物混合制成可塑性团块，加入10%以下羊毛脂时能增加其可塑性。

可可豆脂是梧桐科（Sleruliacence）植物可可树（theobromacocao）种仁中得到的一种

固体脂肪。本品化学组成为脂肪酸甘油三酯，主要为硬脂酸酯、棕榈酸酯和油酸酯等的混合物，还含有少量的不饱和酸。由于所含各酸的比例不同，所组成的甘油酯混合物的熔点及药物释放速率也不同。可可豆脂具有同质多晶的性质，有 α、β、β′ 及 γ 四种晶形，其中以 β 型最稳定，熔点为 34℃。通常应缓慢升温加热待融化到 2/3 时，停止加热，让余热使其全部融化，可减少转型的可能性。

可可豆脂虽是优良的栓剂基质，但需进口，且价贵，因此研制各种半合成脂肪酸酯是解决天然产品供应不足的主要途径。

（2）半合成或全合成脂肪酸甘油酯　由椰子或棕榈种子等天然植物油水解、分馏 $C_{12}\sim$ C_{18} 游离脂肪酸，经部分氢化再与甘油酯化而得的三酯、二酯、一酯的混合物，即称为半合成脂肪酸酯。这类基质化学性质稳定，成型性能良好，具有保湿性和适宜的熔点，不易酸败，目前为取代天然油脂的较理想的栓剂基质。国内已生产的有半合成椰油酯、半合成山苍子油酯、半合成棕榈油酯等。其他类似的合成产品有硬脂酸丙二醇酯等，是由化学品直接合成的酯类。

半合成椰油酯：系由椰油加硬脂酸再与甘油酯化而成。本品为乳白色块状物，熔点为 33～41℃，凝固点为 31～36℃，有油脂臭，吸水能力大于 20%，刺激性小。

半合成山苍子油酯：系由山苍子油水解，分离得月桂酸再加硬脂酸与甘油经酯化而得的油酯。也可直接用化学品合成，称为混合脂肪酸酯。三种单酯混合比例不同，产品的熔点也不同，其规格有 34 型（33～35℃）、36 型（35～37℃）、38 型（37～39℃）、40 型（39～41℃）等，其中栓剂制备中最常用的为 38 型。本品的理化性质与可可豆脂相似，为黄色或乳白色块状物。

半合成棕榈油酯：系以棕榈油经过碱处理而得的皂化物，再经酸化得棕榈油酸，加入不同比例的硬脂酸、甘油经酯化而得到的油酯。本品为乳白色固体，抗热能力强，酸价和碘价低，对直肠和阴道黏膜均无不良影响。

硬脂酸丙二醇酯：是硬脂酸丙二醇单酯与双酯的混合物。为乳白色或微黄色蜡状固体，稍有脂肪臭。水中不溶，遇热水可膨胀，熔点 35～37℃，对腔道黏膜无明显的刺激性，安全，无毒。

2. 水溶性基质

（1）甘油明胶（gelatin glycerin）　甘油明胶系将明胶、甘油、水按一定比例在水浴上加热融合，蒸去大部分水，放冷后经凝固而得。本品具有很好的弹性，不易折断，且在体温下不融化，但能软化并缓慢溶于分泌液中，故药效缓慢、持久。其溶解速率与明胶、甘油及水三者用量有关，甘油与水的含量越高则越容易溶解，且甘油能防止栓剂干燥变硬。

本品多用作阴道栓剂基质，明胶是胶原的水解产物，凡与蛋白质能产生配伍变化的药物，如鞣酸、重金属盐等均不能用甘油明胶作基质。以本品为基质的栓剂贮存时应注意在干燥环境中的失水性。本品也易滋长霉菌等微生物，故需加抑菌剂。

（2）聚乙二醇（polyethylene glycols，PEG）　系乙二醇的高分子聚合物总称。本类基质随乙二醇的聚合度、分子量不同，物理性状也不一样。常见其分子量 200、400 及 600 者为透明无色液体，随分子量增加则逐渐呈半固体到固体，熔点也随之升高，如 PEG1000、PEG1540、PEG4000、PEG6000 的熔点分别为 38～40℃、42～46℃、53～56℃、55～63℃。若以不同分子量的 PEG，以一定比例加热融合，可制成适当硬度的栓剂基质。本品无生理作用，遇体温不融化，但能缓慢溶于体液中而释放药物。其吸湿性较强，对黏膜有一定的刺激性，加入约 20％的水，可减轻刺激性。为避免刺激还可以在塞入腔道之前先用水湿润，也可在栓剂表面涂一层蜡醇或硬脂醇薄膜。

PEG 基质有时发生黏度变化现象，并因此造成栓剂熔化或凝固缓慢。这可能是 PEG 受热后，分子间部分氢键被破坏黏度降低之故。因此，在栓剂制备过程中应考虑基质混合的时间及搅拌转速。实验证明 PEG4000 有很大的塑性黏度，加入 PEG400 塑性黏度显著降低，一般含 30％ PEG400 的混合基质最合适。

PEG 基质的栓剂受潮后易变形，因此在包装贮存过程中应注意防潮，且不宜与银盐、鞣酸、奎宁、水杨酸、乙酰水杨酸、氯碘喹啉、磺胺类配伍。

（3）聚氧乙烯（40）单硬脂酸酯类（polyoxyl 40 stearate）　商品名为 Myrij52，商品代号为"S-40"，系聚乙二醇的单硬脂酸酯和二硬脂酸酯的混合物，并含有游离乙二醇，呈白色或微黄色，无臭或稍有脂肪臭味的蜡状固体。熔点为 39～45℃；可溶于水、乙醇、丙酮等，不溶于液状石蜡。我国已合成并大量生产，国外药典多已收载，目前已用于十几种栓剂作基质。

S-40 还可以与 PEG 混合应用，制得崩解释放均较好且性质较稳定的栓剂，如甲硝唑栓等。

（4）泊洛沙姆（poloxamer 188）　系聚氧乙烯、聚氧丙烯的嵌段聚合物，为表面活性剂，易溶于水，本品型号有多种，随聚合度增大，物态从液体、半固体至蜡状固体，可用作栓剂基质。本品能促进药物的吸收并起到缓释与延效的作用。较常用的型号为 188 型，商品名为 pluronic F68，熔点为 52℃。型号 188 表示：聚氧丙烯的分子量为前两位数字乘以 10，18×10＝180；第三位数字乘以 10 为聚氧乙烯分子量占整个分子量的百分比，即 8×10％＝80％，其他型号类推。

三、 添加剂

栓剂的处方中，根据不同目的需加入一些添加剂。

（1）硬化剂　若制得的栓剂在贮藏或使用时过软，可加入适当的硬化剂，如白蜡、鲸蜡醇、硬脂酸、巴西棕榈蜡等调节，但效果十分有限。因为它们的结晶体系和构成栓剂基质的三酸甘油酯大不相同，所得混合物明显缺乏内聚性，而且其表面异常。

（2）增稠剂　当药物与基质混合时，因机械搅拌情况不良或生理上需要时，栓剂制品中可酌加增稠剂。常用的增稠剂有：氢化蓖麻油、单硬脂酸甘油酯、硬脂酸铝等。

（3）乳化剂　当栓剂处方中含有与基质不能相混合的液相，特别是在此相含量较高时（大于 5％），可加适量的乳化剂。

（4）吸收促进剂　起全身治疗作用的栓剂，为了增加吸收，可加入吸收促进剂以促进药物被直肠黏膜吸收。常用的吸收促进剂有：①表面活性剂，在基质中加入适量的表面活性剂，能增加药物的亲水性，尤其对覆盖在直肠黏膜壁上的连续的水性黏液层有胶溶、洗涤作用并造成有孔隙的表面，从而增加药物的穿透性，提高生物利用度；②Azone，经研究证明含 Azone 的栓剂均有促进直肠吸收的作用，说明 Azone 直接与肠黏膜起作用，改变生物膜的通透性，能增加药物的亲水性，加速药物向分泌物中转移，因而有助于药物的释放和吸收。但随 Azone 的含量增加无显著性差异。不含 Azone 的栓剂吸收则较少。此外，氨基酸乙胺衍生物、乙酰醋酸酯类、β-二羧酸酯、芳香族酸性化合物、脂肪族酸性化合物也可以作为吸收促进剂。

（5）着色剂　可选用脂溶性着色剂，也可以选用水溶性着色剂，但加入水溶性着色剂时，必须注意加水后对 pH 值和乳化剂乳化效率的影响，还应注意控制脂肪的水解和栓剂中的色移现象。

（6）抗氧剂 对易氧化的药物应加入抗氧剂，如叔丁基羟基茴香醚（BHA）、叔丁基对甲酚（BHT）、没食子酸酯类等。

（7）防腐剂 当栓剂中含有植物膏或水性溶液时，可使用防腐剂及抗菌剂，如对羟基苯甲酸酯类。使用防腐剂时应验证其溶解度、有效剂量、配伍禁忌以及直肠对它的耐受性。

第三节　栓剂的制备

一、制备方法

栓剂的制备按成型方法不同可分为挤压成型法和模制成型法；按药物与基质处理方法不同分为冷压法与热熔法。

1. 冷压法（cold compression method）

此法采用制栓机制备，是将药物与基质的粉末置于冷却的容器内混合均匀，然后装入制栓模型机内挤压成一定形状的栓剂，即得。机压模型成型者较一致、美观。

2. 热熔法（fusion method）

热熔法应用较广泛，将计算量的基质粉末用水浴或蒸汽浴加热熔化，温度适当，不能过高，然后按药物性质以不同方法加入，混合均匀，倒入已冷却并涂有润滑剂的模具中至稍溢出模口为度。放冷，待完全凝固后，削去溢出部分，开模取出。见图 11-3。

二维码60　肛门栓的制备（微课）

模孔内涂的润滑剂通常有两类：①脂肪性基质的栓剂，常用软肥皂、甘油各一份与95％乙醇五份混合所得；②水溶性或亲水性基质的栓剂，则用油性物质为润滑剂，如液状石蜡或植物油等。有的基质不粘膜具，如可可豆脂或聚乙二醇类，可不用润滑剂。

二维码61　栓剂模具（图片）

简易栓模法：最近栓剂生产方法废除昂贵的金属模型和包装机械，代之以塑料和铝箔包装材料。后两种材料既可作制备时用的栓模，又可作包装容器，方便患者用后即丢弃。塑料模用聚氯乙烯制成并用脱模材料吸引。此包装很适用于热带地区，因在高温下贮放的栓剂虽能熔化，但冷却后仍可保持原来的形状。采用此种栓模可节省制备工序，因而节

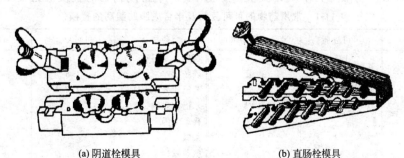

(a) 阴道栓模具　　　　　　　　　(b) 直肠栓模具

图 11-3　栓剂模具

约时间并降低成本，而且在贮藏中不需冷藏。

二、 置换价

二维码 62
栓剂壳(图片)

置换价（displacement value，DV）是指药物的重量与同体积基质重量的比值，即为该药物对该基质的置换价。

通常情况下，栓剂模型的容量是一定的，但因为填充的基质或者药物的种类不同而容纳不同的重量。一般情况下栓剂模容纳重量（1g 或 2g 重）是指以可可豆脂为代表的基质重量。加入药物会占有一定体积，特别是不溶于基质的药物。为保持栓剂原有体积，就要考虑引入置换价的概念。

如果药物和基质的密度均已知，置换价 DV 可以从下式求得：

$$DV = \frac{药物的密度}{基质的密度}$$

如果药物与基质的密度均未知，则置换价（DV）的计算公式为：

$$DV = \frac{W}{G - (M - W)}$$

式中　W——每个含药栓平均含药重量；

　　　G——纯基质平均栓重；

　　　M——含药栓的平均重量。

置换价的测定方法：取基质作空白栓，称得平均重量 G，另取基质与药物混合制成含药栓，称得含药栓平均重量为 M，每粒栓剂的平均含药量为 W，将这些数据代入上式，即可求得某一药物对某一基质的置换价。

如果置换价 DV 已知，可以方便地计算出制备这种含药栓所需基质的重量（x）：

$$x = \left(G - \frac{y}{DV}\right) \cdot n$$

式中　n——需制备的栓剂枚数；

　　　y——处方中药物的剂量。

【例】　欲制备鞣酸栓 100 粒，每粒含鞣酸 0.2g，用半合成脂肪酸酯作基质，模孔重量为 2.0g，鞣酸对该基质的置换价 DV 为 1.5，则根据公式计算：

$$(2 - 0.2/1.5) \times 100 = 186.7(g)$$

在实践中，一般栓剂模型上标有的数值是指装可可豆脂的重量。如模型标明为 2g，即每孔可装 2g 可可豆脂。换用其他基质时，由于基质密度的不同，须事先测定置换价。以可可豆脂及半合成脂肪酸酯为基质，其重量定为 1，一些常用药物的置换价见表 11-1。

表 11-1　常用药物的可可豆脂及半合成脂肪酸酯的置换价

药物	可可豆脂	半合成脂肪酸酯	药物	可可豆脂	半合成脂肪酸酯
盐酸吗啡	1.6		盐酸乙基吗啡		0.71
阿司匹林		0.63	磺胺噻唑	1.6	
苯佐卡因		0.68	苯巴比妥	1.2	0.84
巴比妥	1.2	0.81	苯巴比妥钠		0.62
磷酸可待因		0.8	普鲁卡因		0.8
水合氯醛	1.3		茶碱		0.63
盐酸可卡因	1.3		氨茶碱	1.1	
酚	0.9		盐酸奎宁	1.2	
鞣酸	1.6		甘油	1.6	

第四节　栓剂的质量评价

《中国药典》（2015 年版）规定，栓剂的一般质量要求有：药物与基质应混合均匀，其外形应完整光滑；塞入腔道后应无刺激性，应能融化、软化或溶化，并与分泌液混合，逐步释放出药物，产生局部或全身作用；并应有适宜的硬度，以免在包装、贮藏时变形。栓剂所用内包装材料应无毒性，并不得与原料药物或基质发生理化作用。

除另有规定外，应在 30℃ 以下密闭贮存和运输，防止因受热、受潮而变形、发霉、变质。

并应作重量差异和融变时限等多项检查。

一、重量差异

取栓剂 10 粒，精密称定总重量，求得平均粒重后，再分别精密称定各粒的重量。每粒重量与平均粒重相比较，超出重量差异限度的药粒不得多于 1 粒，并不得超出限度 1 倍。栓剂重量差异限度见表 11-2。

表 11-2　栓剂重量差异限度表

平均粒重	重量差异限度
1.0g 及 1.0g 以下	±10%
1.0g 以上至 3.0g	±7.5%
3.0g 以上	±5%

二、融变时限

本法系用于检查栓剂、阴道片等固体制剂在规定条件下的融化、软化或溶散情况。除另有规定外，脂肪性基质的栓剂 3 粒均应在 30min 内全部融化、软化或触压时无硬心。水溶性基质的栓剂 3 粒在 60min 内全部溶解，如有一粒不符合规定，应另取 3 粒复试，均应符合规定。

三、微生物限度

应符合非无菌药品微生物限度标准。

四、药物溶出速率和吸收试验

药物溶出速率和吸收试验可作为栓剂质量检查的参考项目。

（1）溶出速率试验　常采用的方法是将待测栓剂置于透析管的滤纸筒中或用适宜的微孔滤膜测定，每次取样后需补充同种的溶出介质，求出介质中的药物量，作为在一定条件下基质中药物溶出速率的参考指标。

（2）体内吸收试验　可用家兔，开始时剂量不超过口服剂量，以后再两倍或三倍地增加剂量。给药后按一定时间间隔抽取血液或收集尿液，测定药物浓度，最后计算动物体内药物吸收的动力学参数和 AUC 等。

五、 稳定性和刺激性试验

（1）稳定性试验　将栓剂在室温（25℃±3℃）和 4℃下贮存，定期检查外观变化和软化点范围、主药的含量及药物的体外释放。

（2）刺激性试验　对黏膜刺激性检查，一般用动物试验。即将基质检品的粉末、溶液或栓剂，施于家兔的眼结膜上或纳入动物的直肠、阴道，观察有何异常反应。在动物试验基础上，临床验证多在人体肛门或阴道观察用药部位有无灼痛、刺激以及不适感觉等反应。

第五节　栓剂实例

一、 直肠栓

【例1】　消炎痛（吲哚美辛）栓

处方：

消炎痛	1.00g
半合成脂肪酸酯	适量
共制	10 枚

制法：取消炎痛在制备前过 80～100 目筛，将称取的半合成脂肪酸酯在水浴上熔化，将消炎痛的细粉加入已熔融的基质中，搅拌均匀，使之成为均匀的混悬液。注入栓模中，冷却后，刮去多余溢出料，脱模即得。

本品为消炎、镇痛、解热药，用于风湿性及类风湿关节炎以及其他炎症性疼痛。

【例2】　吡罗昔康栓

处方：

吡罗昔康	10g
S-40	500g
共制	1000 枚

制法：取 S-40 在水浴上熔化，吡罗昔康研细，加入上述熔化的基质研磨均匀，保温灌模即得。

本品有镇痛、消炎、消肿作用，用于治疗风湿性及类风湿关节炎。

二、 阴道栓

【例3】　呋喃西林栓

处方：

呋喃西林粉	适量	维生素 E	10g
维生素 A	20 万单位	羟苯乙酯	0.5mL
50%乙醇	50mL	聚山梨酯 80	10mL
甘油明胶	加至 100g	共制	240 枚

制法：取呋喃西林粉加乙醇煮沸溶解，加入羟苯乙酯搅拌溶解，再加适量甘油搅匀，缓缓加入甘油明胶基质中，保温待用。

另取维生素 E 及维生素 A 混合后加入聚山梨酯 80，搅拌均匀后，缓缓搅拌下加至上述保温基质中，充分搅拌，保温 55℃灌模，每枚重 4g。

本品用于治疗宫颈炎，7~10 天为一个疗程。

三、 新型栓剂

由于栓剂疗效确切，且不易受其他条件影响，因此人们自然而然地想要把更多的药物制成栓剂。但传统的普通栓剂（conventional type suppository，CTS）又不能满足这一要求，所以又相继开发出了一些新型栓剂。下面简要介绍几种特殊的栓剂。

1. 中空栓剂

中空栓剂是日本人渡道善造于 1984 年首先报道的。栓中有一空心部分，可供填充各种不同类型的药物，包括固体和液体。经研究证明，包在中空栓剂中的水溶性药物的释放几乎不受基质和药物填充状态的影响，并可起到速效作用，此外，较普通栓剂有更高的生物利用度。中空栓剂中心的药物，水溶性或脂溶性、固体或液体形式均可填充其中。中心是液体的中空栓剂放入体内后外壳基质迅速熔融破裂，药物以溶液形式一次性释放，达峰时间短起效快。中空栓剂中心的药物添加适当赋形剂或制成固体分散体使药物快速或缓慢释放，从而具有速释或缓释作用。

2. 双层栓剂

双层栓一般有三种：第一种为内外两层栓，内外两层含有不同药物，可先后释药而达到特定的治疗目的；第二种为上下两层栓，其下半部的水溶性基质使用时可迅速释药，上半部用脂溶性基质能起到缓释作用，可较长时间使血药浓度保持平稳；第三种也是上下两层栓，不同的是其上半部为空白基质，下半部才是含药栓层，空白基质可阻止药物向上扩散，减少药物经上静脉吸收进入肝脏而产生首过效应，提高了药物的生物利用度。同时为避免塞入的栓剂逐渐自动进入深部，有人已研究设计出可以延长在直肠下部停留时间的双层栓剂：双层栓的前端由溶解性高、进入人体后能迅速吸收水分膨润形成凝胶塞而阻止栓剂向上移动的基质组成，这样可达到避免肝首过效应的目的。这种剂型在当今世界各地日益得到关注，有着极大的应用前景。

3. 微囊栓剂

微囊栓剂是 1981 年日本 Chemrphar 株式会社研制的一种长效栓剂。系先将主药微囊化，再制成栓剂，从而延缓药物释放。之后，Nakagawa 也报道了吲哚美辛复合微囊栓，栓中同时含有药物细粉及微囊，经实验证明，复合微囊栓同时具有速释和缓释两种性能，也是一种较为理想的栓剂新剂型。

4. 渗透泵栓剂

渗透泵栓剂是美国 Alza 公司采用渗透泵原理研制的一种长效栓剂。其最外层为一不溶解的微孔膜，药物分子可以由微孔中慢慢渗出，因而可较长时间维持疗效，也是一种较理想的控释型栓剂。

5. 缓释栓剂

缓释栓剂是英国 Inversesk 研究所研制的一种长效栓剂，该栓在直肠内不溶解、不崩解，通过吸收水分而逐渐膨胀，缓慢释药而发挥其疗效。

第十二章 气雾剂

第一节 概述

一、概念

气雾剂（aerosol）系指原料药物或原料药物和附加剂与适宜的抛射剂共同装封于具有特制阀门系统的耐压容器中，使用时借抛射剂的压力将内容物呈雾状物喷出，用于肺部吸入或直接喷至腔道黏膜、皮肤的制剂。

药物喷出时多为细雾状气溶胶，其粒子直径小于 $50\mu m$；也可以使药物喷出时呈烟雾状、泡沫状或细流。气雾剂可在呼吸道、皮肤或其他腔道起局部或全身作用。近几年来，鼻用气雾剂的报道较多，药物通过鼻腔黏膜吸收发挥全身治疗作用，吸收快，并避免了胃肠道和肝脏首过作用。1946 年，Neodesha 等推出了用氟利昂作抛射剂的气雾剂系统，易于操作，成本低，使气雾剂的应用得以推广，并逐步应用于医学领域，其中包括局部应用的治疗烧伤、小创伤、碰伤、感染及各种皮肤疾患的气雾剂。1956 年，Riker 等首次应用定量阀门并推出了吸入用气雾剂。

近年来，该领域的研究越来越活跃，产品越来越多，包括局部治疗药、抗生素、抗病毒药等。此外，新技术在气雾剂中的应用越来越多，首先是给药系统本身的完善，如新的吸入给药装置等，使气雾剂的应用越来越方便，病人更易接受。其次是新的制剂技术，如脂质体、前体药物、高分子载体等的应用，使药物在肺部的停留时间延长，起到缓释的作用。《中国药典》2000 年版收载了 8 个气雾剂品种，2015 年版收载了 12 个品种。

二、气雾剂的特点与分类

（一）气雾剂的特点

气雾剂的优点：

① 具有明显的速效与定位作用。药物可直接到达作用部位或吸收部位，尤其在呼吸道给药方面具有其他剂型不能替代的优势。

② 提高药物的稳定性。药物封装于密闭的容器中，可保持清洁和无菌状态，减少了药物受污染的机会，而且停药后残余的药物也不易造成环境污染。此外，由于容器不透明，避光，不与空气中的氧和水分直接接触，故有利于提高药物的稳定性。

③ 使用方便，一揿（吸）即可，老少皆宜，有助于提高病人的用药顺应性，尤其适用于 OTC 药物。

④ 避免肝脏的首过效应，且减少药物对胃肠道的刺激性。

⑤ 给药剂量准确，有定量阀门系统。

但气雾剂也有缺点：

① 生产成本高。气雾剂需要耐压容器、阀门系统和特殊的生产设备。

② 抛射剂因其高度挥发性而具有制冷效应，多次使用于受伤皮肤上可引起不适与刺激。

③ 氟氯烷烃类抛射剂在动物或人体内达一定浓度可致敏心脏，造成心律失常，且有环境保护问题。

（二）气雾剂的分类

气雾剂常见的分类方法有以下几种。

1. 按分散系统分类

（1）溶液型气雾剂　固体或液体药物溶解在抛射剂中，形成均匀溶液，喷出后抛射剂挥发，药物以固体或液体微粒状态到达作用部位。

（2）混悬型气雾剂　固体药物以微粒状态分散在抛射剂中，形成混悬液，喷出后抛射剂挥发，药物以固体微粒状态到达作用部位。此类气雾剂又称为粉末气雾剂。

（3）乳剂型气雾剂　液体药物或药物溶液与抛射剂（不溶于水的液体）形成 W/O 或 O/W 型乳剂。O/W 型在喷射时随着内相抛射剂的汽化而以泡沫形式喷出，W/O 型在喷射时随着外相抛射剂的汽化而形成液流。

2. 按给药途径分类

（1）吸入气雾剂　指用时将内容物呈雾状喷出并吸入肺部的气雾剂。吸入气雾剂还可分为单剂量包装或多剂量包装。

（2）非吸入气雾剂　用时直接喷到腔道黏膜（口腔、鼻腔、阴道等）的气雾剂。

（3）外用气雾剂　是指用于皮肤和空间消毒的气雾剂。

3. 按处方组成分类

（1）二相气雾剂　即溶液型气雾剂，由药物与抛射剂形成的均匀液相与部分挥发的抛射剂形成的气相所组成。

（2）三相气雾剂　其中两相均是抛射剂，即抛射剂的溶液和部分挥发的抛射剂形成的气体，根据药物的情况，又有三种：①药物的水性溶液与液化抛射剂形成 W/O 型乳剂，另一相为部分汽化的抛射剂；②药物的水性溶液与液化抛射剂形成 O/W 型乳剂，另一相为部分汽化的抛射剂；③固体药物微粒混悬在抛射剂中固、液、气三相。

4. 按给药定量与非定量与否分类

（1）定量气雾剂　有定量阀门系统控制，使释出的主药含量准确、均一。主要用于肺部、口腔和鼻腔的吸入气雾剂。

（2）非定量气雾剂　对释出的主药含量准确性没有要求，一般是用于局部的治疗，主要用于皮肤、阴道等。

几种典型的气雾剂见图 12-1。

三、气雾剂的吸收

（一）气雾剂的局部及全身治疗作用

局部治疗作用如：治疗咽喉炎的咽速康气雾剂、治疗鼻炎的复方萘甲唑啉气雾剂、治疗阴道炎的复方甲硝唑气雾剂、局麻止痛利多卡因气雾剂等；全身治疗作用如：β 受体激动剂布地奈德气雾剂、抗心绞痛的硝酸甘油气雾剂、解热镇痛的吲哚美辛气雾剂等。

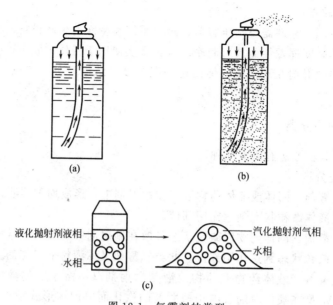

液化抛射剂液相
水相
汽化抛射剂气相
水相

图 12-1　气雾剂的类型
（a）溶液型二相气雾剂；（b）混悬型三相气雾剂；（c）乳剂型三相气雾剂

全身作用的气雾剂主要通过肺部吸收，吸收的速率很快，不亚于静脉注射，如异丙肾上腺素气雾剂吸入后 1～2min 即可起平喘作用。肺部吸收迅速是因为肺部吸收面积巨大。肺由气管、支气管、细支气管、肺泡管和肺泡组成。肺泡是人体进行气-血交换的场所，也是药物在肺部吸收的主要场所。从气管到肺泡，分支增加，直径变小，最后的肺泡数有 3 亿～4 亿，总表面积可达 70～100m² 。肺泡囊壁由单层上皮细胞所构成，这些细胞紧靠着致密的毛细血管网，而毛细血管总表面积可达 90m² ，加上细胞壁或毛细血管壁的厚度只有 0.5～1μm，由于肺部具有十分丰富的毛细血管，而且从肺泡表面到毛细血管的转运距离短，因此药物在肺部的吸收非常迅速。

（二）影响药物在呼吸系统吸收的因素

1. 呼吸的气流

正常人每分钟呼吸 15～16 次，每次吸气量约为 500～600cm³，其中约有 200cm³ 存在于咽、气管及支气管之间，当呼气时可被呼出，并未进行气体交换，因此这些部位称为"死腔"。在"死腔"内的气流常呈湍流状态，吸入气雾剂和肺中的贮气可在"死腔"混合，促使较大粒子沉积。当空气进入支气管以下部位时，则多呈层流状态，气流速率逐渐减慢，易使气体中所含药物细粒沉积。这些有关呼吸的气体动力学性质是影响药物分布和吸收的重要因素。另外药物进入呼吸系统的分布还与呼吸量及呼吸频率有关，通常粒子的沉积率与呼吸量成正比而与呼吸频率成反比。

吸入呼吸道的微粒沉积受重力沉降、惯性嵌入和布朗运动三种作用的影响。气雾剂吸入后不同大小粒子的重力沉降速率可用 Stokes 定律说明。具有布朗运动的微粒其直径约为 0.5μm，主要沉积于肺泡管内。较大微粒常因重力沉积于鼻腔、咽喉、气管及其分支处。当鼻腔、咽喉、气管及支气管的气道突然改变方向时，则粒子易成惯性嵌入。

2. 微粒的大小

吸入气雾剂吸入后，药物微粒由于大小不同，在各部位沉积、溶解、扩散而出现局部和全身作用，所以粒子大小是影响药物能否深入肺泡囊的主要因素。较粗的微粒大部分落在上呼吸道黏膜上，因而吸收慢；如果微粒太细，则进入肺泡囊后大部分由呼气排出，而在肺部的沉积率也很低。通常吸入气雾剂的微粒大小以在 $0.5\sim5\mu m$ 范围内最适宜。《中国药典》（2015 年版）规定吸入气雾剂的雾粒或药物微粒的细度应控制在 $10\mu m$ 以下，大多数应小于 $5\mu m$。

3. 药物的性质

吸入的药物最好能溶解于呼吸道的分泌液中，否则成为异物，对呼吸道产生刺激。药物从肺部吸收是被动扩散，吸收速率与药物分子量及脂溶性有关，小分子化合物易通过肺泡囊表面细胞壁的小孔，因而吸收快；而分子量大的糖、酶、高分子化合物等，肺泡囊难于吸收。脂溶性药物经脂质双分子膜扩散吸收，少部分由小孔吸收，故脂/水分配系数大的药物，吸收速率也快。若药物吸湿性大，微粒通过湿度很高的呼吸道时会聚集增大，妨碍药物吸收。

第二节 气雾剂的组成

气雾剂由药物、附加剂、抛射剂、耐压容器和阀门系统组成。

一、 药物和附加剂

液体、半固体及固体药物均可研制成气雾剂。除抛射剂外，气雾剂往往需要添加能与抛射剂混溶的潜溶剂、增加药物稳定性的抗氧剂以及乳化所需的表面活性剂等附加剂。附加剂需视具体情况而定。

溶液型气雾剂，将抛射剂作溶剂，必要时可加入适量乙醇。有时为使药物与抛射剂混溶，亦可加丙二醇、聚乙二醇等有机溶剂，但应注意所加入的量对肺部的刺激性及气雾剂稳定性的影响。必要时需加入抗氧剂、防腐剂。

混悬型气雾剂适用于药物在抛射剂中不溶或溶解度小且无合适的潜溶剂的情况。混悬型气雾剂相对于溶液气雾剂而言药物稳定性好，但制备要求高。混悬型气雾剂常用的辅料有：①固体润湿剂，如滑石粉、胶体二氧化硅等；②表面活性剂，低 HLB 值的表面活性剂及高级脂肪醇类可使药物易分散于抛射剂中，常用的有油酸、司盘 85、油醇、月桂醇等，它们同时可润滑阀门系统；③水分调节剂，如无水硫酸钙、无水氯化钙、无水硫酸钠的加入使水分控制在 300×10^{-6} 以下，使用浓度为 $0.1\%\sim0.5\%$；④密度矫正剂，如超细粉末的氯化钠、硫酸钠、磷酸氢钠、亚硫酸氢钠、乳糖和硫酸等可调节药物的密度，使之与抛射剂的密度接近。

乳剂型气雾剂中的乳化剂的选用是比较关键的。乳化剂的选用应达到以下性能：振摇时即可充分乳化，并形成很细的乳滴；喷射时能与药液同时喷出，喷出泡沫的外观呈白色、均匀、细腻、柔软。乳化剂可选用单一的或混合的表面活性剂。目前乳剂型气雾剂多采用水性基质为外相，抛射剂为内相，近年来这种 O/W 型气雾剂的非离子型表面活性剂使用较多。用于此类气雾剂的典型非离子型表面活性剂包括：聚山梨酯类、脂肪酸山梨坦类、脂肪酸酯类和烷基苯氧基乙醇等。除乳化剂外，常常还需要加入防腐剂、香料、柔软剂、润滑剂等。注意所选的添加剂应对用药部位无刺激性。

二、 抛射剂

抛射剂（propellants）是直接提供气雾剂动力的物质，有时可兼作药物的溶剂或稀释剂。抛射剂多为液化气体，其蒸气压大于大气压，在常压下沸点低于室温。因此，需装入耐压容器中，由阀门系统控制，当阀门开启时，压力突然降低，抛射剂急剧汽化，可将容器内的药液分散成极细的微粒，通过阀门系统喷射出来，到达作用或吸收部位。理想的抛射剂应具有以下特点：①有适当的沸点，在常温下其蒸气压应大于大气压；②无毒、无致敏性和刺激性；③惰性，不与药物或容器反应；④不易燃易爆；⑤无色、无臭、无味；⑥价廉易得。

（一）分类

抛射剂分为液化气体与压缩气体两大类，但前者应用最多，后者在气雾剂中已很少应用。常见的液化气体抛射剂有以下几种。

1. 氟氯烷烃类

氟氯烷烃类化合物，又称氟利昂（freon），是气雾剂中常用的抛射剂。其特点是在常温下蒸气压略高于大气压，故对容器的耐压性要求不大，而汽化产生的动力又足以达到要求；且化学稳定性较好，毒性较小，不易燃，基本无味无臭，但有破坏大气中臭氧层的缺点。

常用的氟利昂类抛射剂包括 F_{11}、F_{12} 和 F_{114} 三种，其在水中溶解度很小，可作为脂溶性药物的溶剂；液化后密度在 1.3g/mL 以上；F_{11}、F_{12} 和 F_{114} 三种抛射剂的蒸气压差别较大，可混合使用以获得适当的蒸气压，国内 F_{12} 使用较多，常见的做法是以 F_{12} 为基本抛射剂，用不同数量的 F_{11} 和 F_{114} 进行稀释，以达到不同产品的具体要求。

氟利昂的化学性质较稳定，一般在水中稳定，但在碱性条件或某些金属存在条件下水解较快；其中 F_{11} 较容易水解，并可产生盐酸，有腐蚀容器或产生刺激性的可能，故处方中有水时一般用 F_{12} 或 F_{12} 和 F_{114} 的混合物；F_{11} 与乙醇可起化学反应而变臭，而 F_{12} 和 F_{114} 可与乙醇混合使用；F_{11}、F_{12} 和 F_{114} 三种抛射剂在肺部均有吸收，吸收顺序为：$F_{11}>F_{12}>F_{114}$，吸收后经肺部原形排泄，在血中达一定浓度时可产生对心脏的副作用；氟利昂在大气层中受紫外线照射可分解出高活性的元素氯，并与臭氧反应而破坏臭氧层；非定量气雾剂一般情况下不用氟利昂作为抛射剂。常见的三种氟利昂抛射剂的理化性质见表 12-1。

表 12-1 三种常见的氟利昂抛射剂的理化性质

抛射剂		沸点 /℃	蒸气压/kPa		密度 /(g/mL)		溶解度 （质量分数）/%		水解速率 /[g/(L·年)]			
商品名	化学名 （分子式）		21.1℃	54.4℃	21.1℃	54.4℃	21.1℃ 抛射剂 在水中	54.4℃ 水在抛 射剂中	水	1% Na_2CO_3	水与 钢材	10% NaOH (54.4℃)
F_{11}	三氯一氟甲烷(CCl_3F)	23.7	92.1	286.6	1.485	1.403	0.140	0.009	0.005	0.12	19	100
F_{12}	二氯二氟甲烷(CCl_2F_2)	-29.8	585	1351	1.325	1.191	0.040	0.008	0.005	0.04	0.8	40
F_{114}	二氯四氟甲烷 ($CClF_2$-$CClF_2$)	3.6	190	438.2	1.468	1.360	0.130	0.007	0.005	0.01	1.4	50

注：F 下标为三位者，个位（右边）表示氟原子的数目，十位表示比 H 原子数目多 1，百位（左边）表示比 C 原子数目少 1，例如 F_{114} 代表有 4 个 F 原子，没有 H 原子，有 2 个 C 原子；FF 标为两位者（即百位为零）表示甲烷衍生物，例如 F_{11} 代表 1 个 F 原子，没有 H 原子，其中 1 个 C 原子是百位数为 0 而来。

目前，气雾剂多已不使用氟氯烷烃类，而改用氢氟烃类等其他类的抛射剂。

2. 碳氢化合物类

作为抛射剂使用的碳氢化合物主要是丙烷、正丁烷和异丁烷，特点是这类抛射剂价廉易得，基本上无毒，化学性质稳定，密度一般在 0.5～0.6g/mL 之间，不同品种之间蒸气压也有较大差别；碳氢化合物由于不含卤素，故不存在水解的问题，可用于处方中含水的气雾剂；这类抛射剂最大的优点是没有环境保护问题，最大的缺点是易燃易爆，常与其他碳氢化合物或氟氯烷烃类混合使用，以获得适当的蒸气压和密度，并降低其可燃性；与适当的氟氯烷烃化合物混合后可达到不燃。

碳氢化合物类抛射剂主要用于局部用气雾剂。如国外一个常用的泡沫型气雾剂的抛射剂，就是由 19.75% 的丙烷、3.0% 的正丁烷和 77.25% 的异丁烷所组成，称为 A-46。常用碳氢化合物类抛射剂的理化性质见表 12-2。

表 12-2　常用碳氢化合物类抛射剂的理化性质

抛射剂	商品名	蒸气压(21℃)/kPa	沸点/℃	密度/(g/mL)
丙烷	A-108	744.7	−43.3	0.509
异丁烷	A-31	213.7	−12.8	0.564
正丁烷	A-17	117.2	−2.2	0.585
丙烷/异丁烷/正丁烷	A-46	317.2		0.556

3. 氢氟烃类与氢氟氯烷烃类

由于氟氯烷烃类的环保问题，一些新类型的抛射剂被不断地研制出来，其中比较好的是氢氟烃类与氢氟氯烷烃类。氢氟烃类不含氯原子，而氢氟氯烷烃类是由一个氢取代了氯原子，因此这类化合物对大气层中的臭氧层的破坏作用比氟氯烷烃类小，但其中有的品种仍计划在 21 世纪 20 年代淘汰。

在开发的氢氟烃类产品中，以四氟乙烷（HFA-134a）和七氟丙烷（HFA-227）应用较多，主要用于吸入型气雾剂。国外已有 10 多种含氢氟烃类的气雾剂产品上市销售，其中包括多家公司生产的含 HFA-134a 或 HFA-227 的沙丁胺醇气雾剂等，正在开发中含氢氟烃类的新气雾剂产品还相当多。常用氢氟烃类与氢氟氯烷烃类抛射剂的理化性质见表 12-3。

表 12-3　常用氢氟烃类与氢氟氯烷烃类抛射剂的理化性质

抛射剂	代码	蒸气压(21℃)/kPa	沸点/℃	密度/(g/mL)	水中溶解度(21℃)/%(质量分数)
四氟乙烷	134a	490.2	−26.1	1.21	
七氟丙烷	227	296.5	−17.0	1.41	
一氯二氟乙烷	142b	200.6	−9.8	1.119	0.054
二氟乙烷	152a	425.4	−24.7	0.911	0.17
一氯二氟甲烷	22	837.1	−40.8	1.209	0.11

（二）用量

抛射剂是气雾剂的重要组成部分，抛射剂的用量不同，可直接影响喷雾粒子的大、小、干、湿以及泡沫状态。一般来讲，抛射剂用量越大，蒸气压越高，喷射能力越强，喷出的液滴就越细，反之亦然。吸入气雾剂要求液滴比较细，则需要选用喷射能力较强的抛射剂，而局部用气雾剂喷出的液滴可以粗些，故可选用喷射能力较弱的抛射剂。因此抛射剂的用量要考虑到抛射剂的性能和气雾剂临床用药的目的和要求。

气雾剂种类、用途不同，抛射剂用量亦不同。各种类型的气雾剂用量如下。

（1）溶液型气雾剂　抛射剂的种类及用量比会直接影响雾滴大小。抛射剂在处方中的用量比一般为 20%～70%（g/g），所占比例大者，雾滴粒径小。可根据所需粒径调节用量，如发挥全身治疗作用的吸入气雾剂，雾滴要求较细，以 1～5μm 为宜，抛射剂用量较多；皮肤用气雾剂的雾滴可粗些，直径为 50～200μm，抛射剂用量较少，约为 6%～10%（g/g）。

（2）混悬型气雾剂　除主药必须微粉化（<2μm）外，抛射剂的用量较高，用于腔道给药，抛射剂用量为 30%～45%（g/g）；用于吸入给药时，抛射剂用量高达 99%，以确保喷雾时药物微粉能均匀分散。此外，抛射剂与混悬的固体药物间的密度应尽量相近，常以混合抛射剂调节密度，如 $F_{12}/F_{11}=35/65$ 时密度为 1.435g/mL，适合一般固体药物。

（3）乳剂型气雾剂　其抛射剂的用量一般为 8%～10%（g/g），有的高达 25% 以上，产生泡沫的性状取决于抛射剂的性质和用量，抛射剂蒸气压高且用量大时，产生有黏稠性和弹性的干泡沫；若抛射剂的蒸气压低而用量少时，则产生柔软的湿泡沫。因而抛射剂的用量应根据使用要求而定。如为覆盖大面积的创伤，则需快速破裂的泡沫；若治疗阴道滴虫或避孕用，则要求泡沫持久而稳定。泡沫的稳定性可通过选择适宜的表面活性剂、溶剂及抛射剂进行调整。

三、耐压容器

气雾剂的容器应对内容物稳定，能耐受工作压力，并且有一定的耐压安全系数和冲击耐力。用于制备耐压容器的材料包括玻璃和金属两大类。玻璃容器的化学性质比较稳定，但耐压性和抗撞击性较差，故需在玻璃瓶的外面搪以塑料层；金属材料如铝、马口铁和不锈钢等，耐压性强，但对药物溶液的稳定性不利，故容器内常用环氧树脂、聚氯乙烯或聚乙烯等进行表面处理。在选择耐压容器时，不仅要注意其耐压性能、轻便、价格和化学惰性等，还应注意其美学效果。现在比较常用的耐压容器包括外包塑料的玻璃瓶、铝制容器、马口铁容器等。

四、阀门系统

阀门系统的基本功能是在密闭条件下控制药物喷射的剂量。阀门系统使用的塑料、橡胶、铝或不锈钢等材料必须对内容物为惰性，所有部件需要精密加工，具有并保持适当的强度，其溶胀性在贮存期内必须保持在一定的限度内，以保证喷药剂量的准确性。

阀门系统一般由阀门杆、橡胶封圈、弹簧、浸入管、定量室和推动钮组成，并通过铝制封帽将阀门系统固定在耐压容器上，其各部件详见图 12-2。

（1）铝帽　其作用是把阀门固定在容器上，通常是铝制品，必要时涂以环氧树脂薄膜。

（2）阀门杆　是阀门的轴芯部分，通常用尼龙或不锈钢制成，包括内孔和膨胀室。若为定量阀门，其下端应有一细槽（引液槽）供药液进入定量室。

二维码 63
气雾剂罐内
部（图片）

内孔是阀门沟通容器内外的极细小孔，位于阀门杆之旁，平常被弹性橡胶封圈封住，使容器内外不通。当撤下推动钮时，内孔与药液相通，内容物立即通过阀门喷射出来。膨胀室位于内孔之上阀门杆之内。容器内容物由内孔进入此室时，骤然膨胀，使抛射剂沸腾汽化，将药物分散，喷出时可增加粒子的细度。

（3）橡胶封圈　是封闭或打开阀门内孔的控制圈，通常用丁腈橡胶制成，有出液与进液两个封圈，分别套在阀门杆上，并定位于定量室的上下两端，分别控制内容物由定量室进入内孔和从容器进入定量室。

（4）弹簧　供给推动钮上升的弹力，套在阀门杆（或定量室）的下部，需要质量稳定的

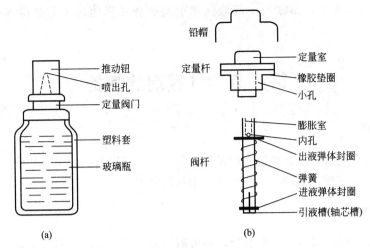

图 12-2　气雾剂的定量阀门装置的外形（a）和部件图（b）

不锈钢制成，否则药液易变质。

（5）浸入管　连接在阀门杆的下部，其作用是将内容物输送至阀门系统中，图 12-3 是浸入管的定量阀门启闭示意图。如不用浸入管而仅靠引液槽则使用时需将容器倒置，见图 12-4。通常用聚乙烯或聚丙烯制成。

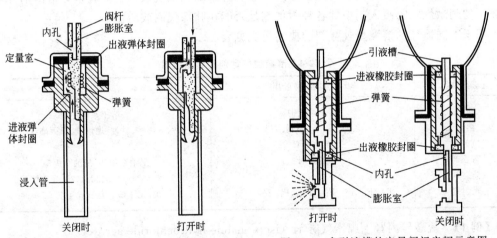

图 12-3　含浸入管的定量阀门启闭示意图　　　图 12-4　含引液槽的定量阀门启闭示意图

（6）定量室　亦称定量小杯，起定量喷雾作用。它的容量决定气雾剂一次给出一个准确的剂量（一般为 0.05～0.2mL）。定量室下端伸入容器内的部分有两个小孔，用橡胶垫圈封住。灌装抛射剂时，因灌装机系统的压力大，抛射剂可以经过小孔注入容器内，灌装后小孔仍被垫圈封住，使内容物不能外漏。

（7）推动钮　是用来打开或关闭阀门系统的装置，具有各种形状并有适当的小孔与喷嘴相连，限制内容物喷出的方向。一般用塑料制成。

阀门系统的工作原理是（以含引液槽为例）：在关闭时，内孔处于定量室之上并通过出液封圈与之分隔，而引液槽的上部已处在定量室中，使定量室与容器相通，药液经引液槽进入并灌满定量室；当揿下推动钮时，阀门杆向下移动，引液槽的上部不再处在定量室而是处于容器中，并通过进液封圈与定量室分隔；与此同时，阀门杆的内孔进入定量室，内容物迅速从定量室进入膨胀室，膨胀室中药液随抛射剂的骤然汽化，经上部相连的喷嘴而喷射出去。

第三节　气雾剂的制备

一、处方设计

气雾剂的处方组成，除选择适宜的抛射剂外，主要根据药物的理化性质，选择适宜附加剂，配制成一定类型的气雾剂，以满足临床用药的要求。

（一）溶液型气雾剂

如果药物本身能够溶解于抛射剂中，即可制成溶液型气雾剂。但由于常用的抛射剂（如氟氯烷烃类）是非极性的，故相当一部分常用药物难以与之混溶，因此一般加入适量乙醇或丙二醇作潜溶剂，使药物和抛射剂混溶成均相溶液。

潜溶剂的选择是关键，虽然乙醇、聚乙二醇、丙二醇、甘油、乙酸乙酯、丙酮等可作为气雾剂的潜溶剂，但必须注意其毒性和刺激性，尤其是用于口腔、吸入或鼻腔的气雾剂。

在研制溶液型气雾剂时应注意以下问题：①抛射剂与潜溶剂的混合对药物溶解度和稳定性的影响；②喷出液滴的大小与表面张力；③各种附加剂如抗氧剂、防腐剂、潜溶剂等对用药部位的刺激性；④吸入剂中的各种附加剂是否能在肺部代谢或滞留。

用于不同途径的溶液型气雾剂的典型组成见表 12-4。

表 12-4　溶液型气雾剂的典型组成

气雾剂种类	吸入、口腔、鼻腔用	局部用
药物	溶于系统中	溶于系统中
溶剂	乙醇、甘油、水、增溶剂	乙醇、异丙醇、甘油、增溶剂、异丙酯维生素 C
抗氧剂	维生素 C	—
芳香剂	芳香剂	尼泊金甲酯、尼泊金丙酯
防腐剂	—	22、152a/142b、22/142b、异丁烷、
抛射剂	F_{12}/F_{11}、F_{12}/F_{114}、F_{121}、$F_{12}/F_{114}/F_{11}$	丙烷/正丁烷、丙烷/异丁烷、二甲醚

【例1】　盐酸异丙肾上腺素气雾剂（isoprenaline hydrochloride aerosol）

处方：

盐酸异丙肾上腺素	2.5g
维生素 C	1.0g
乙醇	296.5g
F_{12}	适量
共制	1000g

制法：盐酸异丙肾上腺素在 F_{12} 中溶解性能差，加入乙醇作潜溶剂，维生素 C 为抗氧剂。将药物与维生素 C 加乙醇制成溶液分装于气雾剂容器，安装阀门，轧紧封帽后，充装抛射剂 F_{12}。

【例2】　芸香草油气雾剂

处方：

精制芸香草油	150mL
乙醇	550mL
糖精	适量
香精	适量
F_{12}	1500mL
共制	180 瓶

制法：将芸香草油溶于乙醇，加糖精、香精混溶，分装于容器，装阀门轧紧，压入抛射剂，摇匀，即得溶液型气雾剂。

本气雾剂中抛射剂约占 65％，因此压力高，喷出的雾滴小，可作吸入气雾剂，主要用于呼吸道疾患的治疗。若处方中增加乙醇或丙二醇等溶剂用量，减少 F_{12} 用量，则喷出的雾滴变大而可用于局部应用的气雾剂。

（二）混悬型气雾剂

当药物不溶于抛射剂或抛射剂与潜溶剂的混合溶液，或者所选用的潜溶剂不符合临床用药的要求，可考虑将药物的细粉分散在抛射剂中，制成混悬型气雾剂。

混悬型气雾剂的制备有一定的难度，主要问题包括：颗粒粒度变大、聚集、结块、堵塞阀门系统等。因此在进行混悬型气雾剂的处方设计时，必须提高分散系统的稳定性，应注意以下几点：①水分含量要极低，应在 0.03％以下，通常控制在 0.005％以下，以免遇水药物微粒聚结；②吸入用药物的粒度应控制在 5μm 以下，不得超过 10μm，而局部用气雾剂的最大粒度一般控制在 40～50μm；③在不影响生理活性的前提下，选用在抛射剂中溶解度最小的药物衍生物（如不同的盐基），以免在贮存过程中药物微晶变粗；④调节抛射剂和（或）混悬固体的密度，尽量使二者密度相等；⑤添加适当的表面活性剂、分散剂或增加制剂稳定性的助悬剂。

用于不同途径的混悬型气雾剂的典型组成见表 12-5。

表 12-5　混悬型气雾剂的典型组成

气雾剂种类	吸入用	局部用
药物	微粉化	40～50μm
分散剂或表面活性剂	聚山梨酯 85、卵磷脂及衍生物	肉豆蔻异丙酯、矿物油、聚山梨酯类、维生素 C
抛射剂	F_{12}/F_{11}、F_{12}/F_{114}、F_{121}、$F_{12}/F_{114}/F_{11}$	F_{12}/F_{11}、22、152a、142b、F_{12}/F_{114}、碳氢化合物类、二甲醚

【例 3】 沙丁胺醇气雾剂 （salbutamol aerosol）

处方：

沙丁胺醇	26.4g
油酸	适量
F_{11}	适量
F_{12}	适量
共制	1000 瓶

制法：取沙丁胺醇（微粉）与油酸混合均匀成糊状。按量加入 F_{11}，用混合器混合，使

沙丁胺醇微粉充分分散制成混悬液后，分剂量灌装，封接剂量阀门系统，分别再压入 F_{12} 即得。按要求检查各项指标，放置 28 天，再进行检测，合格后包装。每瓶净重为 20g，可喷 200 次。

沙丁胺醇主要作用于支气管平滑肌的 β 受体，用于治疗哮喘，疗效优于异丙肾上腺素，但口服时可引起骨骼震颤。气雾剂的副作用小于口服。沙丁胺醇气雾剂的水分不超过 50×10^{-6}，油酸为稳定剂，可防止药物凝聚与结晶增长，还可增加阀门系统的润滑和封闭性能。

（三）乳剂型气雾剂

乳剂型气雾剂系由药物、抛射剂与乳化剂等形成的乳剂型非均相分散体系。乳剂型气雾剂除含药物和抛射剂外，还含有乳化剂、水性和油性介质。药物可根据其性质溶解在水相或油相中，抛射剂不能与水混溶，但可与处方中的油性介质混溶，成为乳剂的内相（此时为 O/W 型）或外相（此时为 W/O 型）。O/W 型乳剂经阀门喷出后，分散相中的抛射剂立即膨胀汽化，使乳剂呈泡沫状态喷出，故称泡沫气雾剂，这类气雾剂比较常用。

乳剂型气雾剂的乳化剂和抛射剂的选择参见本章第二节有关内容。用于局部的乳剂型气雾剂的典型处方组成见表 12-6。

表 12-6　局部用乳剂型气雾剂的典型处方组成

药物	溶于脂肪酸、植物油或甘油
乳化剂	皂类(如三乙醇胺硬脂酸酯)、聚山梨酯类、乳化蜡类等表面活性剂
其他附加剂	柔软剂(皮肤缓和药)、润滑剂、防腐剂、香料等
抛射剂	F_{12}/F_{114}、碳氢化合物类、22/152a、22/142b、152a/142b、二甲醚

【例 4】　大蒜油气雾剂

处方：

大蒜油	10mL
聚山梨酯 80	30g
油酸山梨坦	35g
甘油	250mL
十二烷基磺酸钠	20g
F_{12}	962.5mL
纯化水	加至 1400mL

制法：用聚山梨酯 80、油酸山梨坦及十二烷基磺酸钠作乳化剂，将油-水两相液体混合成乳剂，分装成 175 瓶，每瓶压入 5.5g F_{12}，密封而得。

本品为三相气雾剂的乳剂型气雾剂，喷射后产生大量泡沫，药物有抗菌作用，适用于真菌性阴道炎。

二、生产工艺

气雾剂应在避菌环境下配制，各种用具、容器等须用适宜方法清洁和消毒，整个操作过程应注意避免微生物的污染。

制备气雾剂的一般工艺流程为：

容器阀门系统的处理与装配→药物的配制与分装→填充抛射剂→质量检查→包装→成品

1. 容器与阀门系统的处理与装配

(1) 玻瓶搪塑　先将玻瓶洗净烘干，预热至 120～130℃，趁热浸入塑料黏液中，使瓶颈以下均匀地黏上一层塑料液，倒置后于 150～170℃干燥 15min，备用。对塑料涂层的要求是紧密包裹玻瓶，万一爆瓶不致玻片飞溅，外表平整、美观。

(2) 阀门系统的处理与装配　将阀门的各种零件分别处理：①橡胶制品可在 75％乙醇中浸泡 24h，以除去色泽并消毒，干燥备用；②塑料、尼龙零件洗净再浸在 95％乙醇中备用；③不锈钢弹簧在 1％～3％碱液中煮沸 10～30min，用水洗涤数次，然后用纯化水洗 2～3 次，直至无油腻为止，浸泡在 95％乙醇中备用。最后将上述已处理好的零件，按照阀门要求装配。

2. 药物的配制与分装

按处方组成及要求的气雾剂类型进行配制。溶液型气雾剂应制成澄清药液；混悬型气雾剂应将药物微粉化并保持干燥状态；乳剂型气雾剂应制成稳定的乳剂。

将上述配制好的合格药物分散系统，定量分装在已准备好的容器内，安装阀门，扎紧封帽。

3. 抛射剂的填充

抛射剂的填充有压灌法和冷灌法两种。

(1) 压灌法　先将配好的药液在室温下灌入容器内，再将阀门装上并轧紧，然后通过压装机压入定量的抛射剂（最好先将容器内空气抽去）。液化抛射剂需经砂棒滤过后进入压装机。操作压力，以 68.65～105.975kPa 为宜。压力低于 41.19kPa 时，充填无法进行。压力偏低时，抛射剂钢瓶可用热水或红外线等加热，使达到工作压力。当容器上顶时，灌装针头伸入阀杆内，压装机与容器的阀门同时打开，液化的抛射剂即以自身膨胀压入容器内。

压灌法的设备简单，不需要低温操作，抛射剂损耗较少，目前我国多用此法生产。但生产速率较慢，且在使用过程中压力的变化幅度较大。目前，国外气雾剂的生产主要采用高速旋转压装抛射剂的工艺，产品质量稳定，生产效率提高。

(2) 冷灌法　药液借助冷却装置冷却至 -20℃ 左右，抛射剂冷却至沸点以下至少 5℃。先将冷却的药液灌入容器中，随后加入已冷却的抛射剂（也可两者同时灌入）。立即将阀门装上并扎紧，操作必须迅速完成，以减少抛射剂损失。

冷灌法速率快，对阀门无影响，成品压力较稳定。但需制冷设备和低温操作，抛射剂损失较多。含水产品不宜用此法。

在完成抛射剂灌装后（对冷灌法而言，还要安装阀门并用封帽扎紧），最后还要在阀门上安装推动钮，加上保护盖。

第四节　气雾剂的质量评价

气雾剂的质量评价，首先对气雾剂的内在质量进行检测评定以确定其是否符合规定要求，如二相气雾剂应为澄清的溶液；三相气雾剂应为稳定的混悬液或乳液；吸入气雾剂的雾滴（粒）大小应控制在 $10\mu m$ 以下，其中大多数应在 $5\mu m$ 以下；雾滴或雾粒应均匀；外用气雾剂喷射时应能持续释放出均匀的细雾状物质；所有气雾剂都应进行泄漏检查，确保安全使用。

气雾剂应置凉暗处贮存，并避免曝晒、受热、敲打、撞击。

气雾剂用于烧伤治疗如为非无菌制剂的，应在标签上标明"非无菌制剂"，产品说明书中应注明"本品为非无菌制剂"，同时在适应证下应明确"用于程度较轻的烧伤（Ⅰ°或浅Ⅱ°）"；注意事项下规定"应遵医嘱使用"。

用于烧伤［除程度较轻的烧伤（Ⅰ°或浅Ⅱ°）］、严重创伤或临床必须无菌的气雾剂，应无菌。

非无菌气雾剂则应符合微生物限度检查。

《中国药典》（2015年版）对定量气雾剂和非定量气雾的质量要求都有明确的要求。

一、 定量气雾剂的质量评价

1. 泄漏率

取供试品12瓶，去除外包装，用乙醇将表面清洗干净，室温垂直（直立）放置24h，分别精密称定重量（W_1），再在室温放置72h（精确至30min），再分别精密称定重量（W_2），置4～20℃冷却后，迅速在阀上面钻一小孔，放置至室温，待抛射剂完全汽化挥尽后，将瓶与阀分离，用乙醇洗净，在室温下干燥，分别精密称定重量（W_3），按下式计算每瓶年泄漏率。平均年泄漏率应小于3.5%，并不得有1瓶大于5%。

$$年泄漏率 = \frac{\dfrac{365 \times 24}{72} \times (W_1 - W_2)}{W_1 - W_2} \times 100\%$$

2. 每瓶总揿次

取气雾剂1罐（瓶），揿压阀门，释放内容物到废弃池中，每次揿压间隔不少于5s。每罐（瓶）总揿次应不少于标示总揿次（此检查可与递送剂量均一性测试结合）。

3. 递送剂量均一性

取供试品1罐（瓶），振摇5s，弃去1喷，将吸入装置插入适配器内，喷射1次，抽气5s，取下吸入装置。重复上述过程收集产品说明书中的临床最小推荐剂量。用适当溶剂清洗滤纸和收集管内部，合并清洗液并稀释至一定体积。分别测定标示揿次前（初始3个剂量）、中（$n/2$吸起4个剂量，n为标示总揿次）、后（最后3个剂量），共10个递送剂量。测定各溶液中的药量。对于含多个活性成分的吸入剂，各活性成分均应进行递送剂量均一性检测。

结果判定：符合下述条件之一者，可判为符合规定。

① 10个测定结果中，若至少9个测定值在平均值的75%～125%之间，且全部在平均值的65%～135%之间。

② 10个测定结果中，若2～3个测定值超出75%～125%，另取2罐（瓶）供试品测定。若30个测定结果中，超出75%～125%的测定值不多于3个，且全部在平均值的65%～135%之间。

4. 每揿主药含量

取供试品1瓶，充分振摇，除去帽盖，试喷5次，用溶剂洗净套口，充分干燥后，倒置于已加入一定量吸收液的适宜烧杯中，将套口浸入吸收液液面下（至少25mm），喷射10次或20次（注意每次喷射间隔5s并缓缓振摇），取出供试品，用溶剂洗净套口内外，合并吸收液，转移至适宜量瓶中并稀释至刻度后，按各品种含量测定项下的方法测定，所得结果除以取样喷射次数，即为平均每揿主药含量，每揿主药含量应为每揿主药含量标示量的

$80\% \sim 120\%$。

5. 每揿喷量

取供试品 4 瓶，除去帽盖，分别揿压阀门试喷数次后，擦净，精密称定，揿压阀门喷射 1 次，擦净，再精密称定。前后两次重量之差为 1 个喷量。按上法连续测定 3 个喷量；揿压阀门连续喷射，每次间隔 5s，弃去，至 $n/2$ 次，再按上法连续测定 4 个喷量；继续揿压阀门连续喷射，弃去，再按上法测定最后 3 个喷量。计算每瓶 10 个喷量的平均值。除另有规定外，应为标示喷量的 $80\% \sim 120\%$。

凡进行每揿递送剂量均一性检查的气雾剂，不再进行每揿喷量检查。

6. 微细粒子剂量

雾滴（粒）分布和微细粒子剂量是评价吸入制剂质量的重要参数，即有效部位药物沉积量的测定。吸入制剂的雾滴（粒）大小，在生产过程中可以采用合适的显微镜法或光阻、光散射及光衍射法进行测定；但产品的雾滴（粒）分布，则应采用雾滴（粒）的空气动力学直径分布来表示。

品种项下未指明方法的，采用以下装置进行微细粒子空气动力学特性测定。见图 12-5。

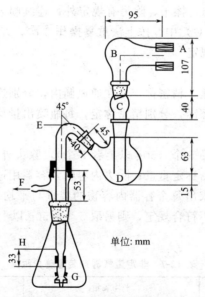

图 12-5　微细粒子剂量测定装置

A：吸嘴适配器，连接吸入装置。B：模拟喉部，由改进的 50mL 圆底烧瓶制成，入口为 29/32 磨口管，出口为 24/29 磨口塞。

C：模拟颈部。D：一级分布瓶，由 24/29 磨口 100mL 圆底烧瓶制成，出口为 14/23 磨口管。

E：连接管，由 14 口磨口塞与 D 连接。F：出口三通管，侧面出口为 14 口磨口塞，上端连接塑料螺帽

（内含垫片）使 E 与 F 密封。下端出口为 24/29 磨口塞。G：喷头，由聚丙烯滤器制成，底部有 4 个直径为

1.85mm±0.125mm 的喷孔，喷孔中心有一直径为 2mm、高度为 2mm 的凸出物。

H：二级分布瓶，24/29 磨口 250mL 锥形瓶

仪器安装于 $20 \sim 25$℃下，在通风橱内进行操作。在第一级分布瓶 D 中，加入各品种项下规定的溶剂 7mL 作为吸收液，在第二级分布瓶 H 中加入各品种项下规定的溶剂 30mL 作为接受液，连接仪器各部件，使二级分布瓶的喷头 G 的凸出物与瓶底恰好相接触。用铁夹固定二级分布瓶，并保持各部位紧密连接，整个装置应处在一个竖直的平面上，使 C 与 E 平行，保持装置稳定。出口 F 与真空泵相接，打开泵电源，调节装置入口处的气体流量为 $60L/min \pm 5L/min$。

测定法：将吸嘴适配器连接至喉部末端，驱动器插入后（深度约 10mm），驱动器吸嘴端应在喉部 B 的水平轴线上，驱动器另一端应朝上，且需与装置处于同一垂直面上。

取供试品 1 罐，在 22℃±2℃至少放置 1h，充分振摇后，弃去数喷，将驱动器插入吸嘴适配器内，开启真空泵，振摇铝罐 5s，将铝罐插入驱动器内，立即喷射 1 次；取下铝罐后，振摇铝罐 5s，重新插入驱动器内，喷射第 2 次；除另有规定外，重复此过程，直至完成 10 次喷射。在最后一次喷射后，取下驱动器和铝罐，计时，等待 5s 关闭真空泵，拆除装置。

用空白接受液清洗上述操作后的 F 接口及导入下部锥形瓶的导管内、外壁及喷头，洗液与第二级分布瓶 H 中的接受液合并，定量稀释至一定体积后，按品种项下的方法测定，所得结果除以取样次数，即为微细粒子剂量。应符合各品种项下规定。除另有规定外，微细药物粒子百分比应不少于每揿主药含量标示量的 15％。

二、非定量气雾剂的质量评价

1. 喷射速率

取供试品 4 瓶，除去帽盖，分别喷射数秒后，擦净，精密称定，将其浸入恒温水浴（25℃±1℃）中 30min，取出，擦干，除另有规定外，连续喷射 5s，擦净，分别精密称重，然后放入恒温水浴（25℃±1℃）中。按上法重复操作 3 次，计算每瓶的平均喷射速率（g/s），均应符合各品种项下的规定。

2. 喷出总量

取供试品 4 瓶，除去帽盖，精密称定，在通风橱内，分别连续喷射于已加入适量吸收液的容器中，直至喷尽为止，擦净，分别精密称定，每瓶喷出量均不得少于标示装量的 85％。

3. 装量差异

除另有规定外，取供试品 5 个（50g 以上者 3 个），除去外盖和标签，容器外壁用适宜的方法清洁并干燥，分别精密称定重量；除去内容物，容器用适宜的溶剂洗净并干燥，再分别精密称定空容器的重量，求出每个容器内容物的装量与平均装量，均应符合表 12-7 的有关规定。如有 1 个容器装量不符合规定，则另取 5 个（50g 以上者 3 个）复试，应全部符合规定。

表 12-7　非定量气雾剂装量差异限度

平均装量	平均装量	每个容器装量
20g 以下	不少于标示装量	不少于标示装量的 93％
20～50g	不少于标示装量	不少于标示装量的 95％
50g 以上	不少于标示装量	不少于标示装量的 97％

第十三章　膜剂与涂膜剂

第一节　膜剂

一、概述

（一）概念

二维码 64
膜剂（图片）

膜剂（films）系指原料药物与适宜的成膜材料经加工制成的膜状制剂。供口服或黏膜用。

膜剂可供口服、口含、舌下给药，也可用于眼结膜囊内或阴道内；外用可作皮肤和黏膜创伤、烧伤或炎症表面的覆盖。膜剂的厚度和面积视用药部位的特点和含药量而定，一般为 0.1～0.2mm，面积为 1cm² 者供口服，0.5cm² 者供眼用，5cm² 者供阴道用，其他部位应用可根据需要剪成适宜大小，通常膜剂的厚度不超过 1mm。

膜剂是近年来国内外研究和应用进展较快的剂型，很受临床欢迎，可用于口腔科、眼科、耳鼻喉科、创伤、烧伤、皮肤科及妇科等。一些膜剂尤其是鼻腔、皮肤用药膜亦可起到全身作用，加之膜剂本身体积小、重量轻，随身携带方便，故在临床应用上有取代部分片剂、软膏剂和栓剂的趋势。

膜剂的特点：①药物含量准确，稳定性好，疗效快。②应用方便，可以适合多种给药途径。③体积小，重量轻，便于携带、运输与贮存。密封在塑料薄膜或涂塑铝箔包装中，提高药物的稳定性，同时可节约大量的包装材料。④工艺简单，生产过程中没有粉尘飞扬。⑤可用多层复方膜剂代替复方片剂，便于解决药物之间的配伍禁忌及分析上的干扰检验问题。⑥采用不同的成膜材料及辅料可制成不同释药速率的膜剂，因此可制成缓释剂型。⑦成膜材料用量少，如将一些小剂量药片改成膜剂，可节约大量淀粉、蔗糖、糊精等。

膜剂的缺点是载药量小，只适合小剂量药物，故在品种上受到很大限制。

（二）膜剂的分类

1. 按膜剂的结构类型分类

（1）单层膜　药物分散在成膜材料中所形成的膜剂，分水可溶性膜剂和水不溶性膜剂两类。临床应用较多的就是这类膜剂，通常厚度不超过 1mm，膜的面积可根据药量来调整，一般用于口服的膜剂为 1cm² 以下。

（2）多层膜　又称复合膜，为复方膜剂，系由多层药膜叠合而成，解决药物配伍禁忌问题，另外也可制备成缓释和控释膜剂。

（3）夹心膜　即在两层不溶性的高分子膜中间，夹着含有药物的药膜，以零级速率释放药物。属于控释膜剂，是一类新型制剂。

2. 按膜剂的给药途径分类

（1）口服膜剂　指供口服、口含、舌下给药的膜剂。如安定膜剂（地西泮膜剂）、丹参膜剂，用法同口服片剂；舌下膜剂如硝酸甘油膜剂。

（2）口腔膜剂　是目前临床用得最多的一种膜剂，常用于口腔溃疡和牙周疾病。如甲硝唑牙用膜剂、口腔溃疡双层膜剂等。

（3）植入膜剂　埋植于皮下产生持久药效的膜剂。

（4）眼用膜剂　用于眼结膜囊内，延长药物在眼部的停留时间，并维持一定的浓度。克服滴眼液及眼药膏作用时间短及影响视力的缺点，以较少的药物达到局部高浓度，可维持较长的作用时间。如毛果芸香碱眼用膜剂等。

（5）阴道膜剂　包括局部治疗用和避孕药膜。主要用于治疗阴道疾患或用于避孕。如克霉唑药膜、避孕膜剂等。

（6）皮肤、黏膜用膜剂　用于皮肤或黏膜的创伤或炎症，膜剂既可起治疗作用又可起保护作用，有利于创面愈合。如止血消炎药膜、冻疮药膜等。

近年来，国内对中药膜剂进行了研究和试制，如复方青黛散膜及丹参、万年青苷等膜剂，其中某些品种已正式投入大量生产。

二、膜剂的成膜材料

膜剂中膜是药物的载体，因此成膜材料的性能、质量不仅与膜剂的成型工艺有关，而且对膜剂的质量及药效产生重要影响。

理想的成膜材料应具备以下条件：①必须生理惰性，无毒性、刺激性，不干扰机体的防御和免疫机能，外用应不妨碍组织的愈合过程，不过敏，能被机体代谢或排泄，长期应用无致畸、致癌等有害作用。②性质稳定，无不适臭味，不影响药物的疗效，同时不干扰药物的含量测定。③有良好的成膜、脱膜性能，制成的膜具有一定的抗拉强度和柔韧性。④根据膜剂的使用目的，如用于口服、腔道、眼用膜等，要求迅速溶解于水，能逐渐降解、吸收或排泄；如为外用则应能迅速、完全释放药物。⑤来源丰富，价格低廉。

常用的成膜材料有天然或合成的高分子化合物。

天然的高分子材料有明胶、虫胶、阿拉伯胶、淀粉、糊精、琼脂、海藻酸、玉米朊、纤维素等，多数可降解或溶解，但成膜、脱膜性能较差，故常与其他成膜材料合用。

合成的高分子材料有聚乙烯醇类化合物、丙烯酸共聚物、纤维素衍生物类、聚维酮、硅橡胶、聚乳酸等，此类成膜材料成膜性能优良，成膜后的抗拉强度和柔韧性均较好。经实验证明，成膜性及膜的抗拉强度、柔韧性、水溶性和吸水性等方面，以聚乙烯醇（PVA）为最好。水不溶性的乙烯-醋酸乙烯共聚物（EVA）则常用于制备复合膜的外用控释膜。下面具体介绍几种常用的成膜材料。

（1）聚乙烯醇（PVA）　本品为白色或淡黄色粉末状颗粒，是由醋酸乙烯在甲醇溶剂中进行聚合反应生成聚醋酸乙烯，然后再与甲醇发生醇解反应而得。其性质主要由其聚合度（分子量）和醇解度（降解的程度）来决定。分子量越大，水溶性越差，水溶液的黏度就大，成膜性能好。目前国内使用的 PVA 以 05-88 和 17-88 两种规格为多（前面一组数字×100 表示的是聚合度，即 500 和 1700；后面一组数字表示的是醇解度 88%）。这两种规格均能溶于水，两者比较，前者聚合度小，则水溶性大而柔韧性差；后者聚合度大，则水溶性小而柔韧性好。若两者以适当的比例

（如 1∶3）混合则能制得很好的膜剂。

PVA 的特点是毒性和刺激性都很小，其水溶液对眼组织不仅无刺激性，还是一种良好的眼球润湿剂，能在角膜表面形成保护膜，而且不会影响角膜的生理活性，不影响视力，不易被微生物破坏，也不易长霉菌，口服后在消化道很少吸收，48h 后 80% 的 PVA 随大便排出体外。它是目前国内最为常用的成膜材料，适用于制成各种途径应用的膜剂。

（2）聚乙烯吡咯烷酮（PVP） 本品为白色或淡黄色粉末，是一种新型高分子表面活性剂，它具有优良的溶解性、生物相容性、低毒性、成膜性及高分子表面活性、胶体保护能力和与许多化合物的复合能力，是性能优异、用途广泛的水溶性高分子化合物，对酸、盐及热较稳定，无毒、无刺激性，其水溶液黏度随着分子量的增加而提高，有着广泛的用途。

（3）乙烯-醋酸乙烯共聚物（EVA） 本品为无色粉末或颗粒，是乙烯和醋酸乙烯在过氧化物或偶氮异丁腈引发下共聚而成的（水不溶性）高分子聚合物，无毒、无刺激性，对人体组织有良好的适应性。它在加热熔融时具有良好的浸润性，在冷却固化时又具有良好的抗拉强度和柔韧性。

（4）羟丙基甲基纤维素（HPMC） 本品为白色粉末，具有良好的分散、乳化、增稠、黏合、保持水分等特性，是应用最广泛的纤维素成膜材料，产品溶解速率快，溶液透明度高，黏度恒定，质量稳定。其成膜性能好，坚韧而透明，不易吸湿，高温下不黏着，是抗热抗湿的优良材料。本品为多用途的药用辅料，可作为增稠剂、分散剂、乳化剂和成膜剂等。

此外，还有醋酸纤维素（CA）、羟丙基纤维素（HPC）、乙基纤维素（EC）等纤维素类衍生物。

三、膜剂的制备

（一）膜剂的制备方法

1. 膜剂的组成

膜剂中除主药和成膜材料外，还含有增塑剂、着色剂、表面活性剂、脱膜剂等辅助材料。一般组成如下。

主药	0～70%（质量分数）
成膜材料（PVA、PVP、EVA 等）	30%～100%
增塑剂（甘油、山梨醇等）	0～20%
表面活性剂（聚山梨酯 80、十二烷基硫酸钠、豆磷脂等）	1%～2%
填充剂（$CaCO_3$、SiO_2、淀粉、糊精等）	0～20%
着色剂（TiO_2、色素等）	0～2%
脱膜剂（状体石蜡、甘油、硬脂酸、聚山梨酯 80 等）	适量

2. 膜剂的制备

膜剂制备方法有三种：匀浆制膜法、热塑制膜法和复合制膜法。

（1）匀浆制膜法 又称流涎法、涂膜法，是目前国内制备膜剂常用的方法。系将成膜材料溶于适当的溶剂中滤过，与药物溶液或细粉及附加剂充分混合成药浆（必要时放置一段时间以除气泡），然后用涂膜机涂膜成所需要的厚度，烘干后根据主药含量计算出单位剂量膜的面积，剪切成单剂量的小格，包装即得。其工艺流程如下：

成膜材料加溶剂→成膜材料浆液→加入药物和其他辅料→混合液→脱泡→涂膜→干燥→脱膜→含量测

定→剪切包装→成品

小量制备时，可将药浆倾于洁净的平板玻璃上涂成宽厚一致的涂层即可。

大量制备时，采用涂膜机设备（图13-1），将已配好的含药成膜材料浆液置于薄膜机的料斗中，匀浆经流液嘴流出，涂布在预先抹有液状石蜡或聚山梨酯80的不锈钢循环带上，涂成宽度和厚度一定的涂层，经热风（80～100℃）干燥成药膜带，外面用聚乙烯膜或涂塑纸、涂塑铝箔、金属箔等包装材料烫封，按剂量热压或冷压划痕成单剂量的分格，再行外包装即得。

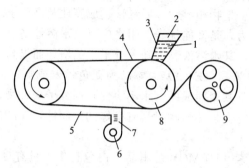

图13-1 流涎机涂膜示意图

1—流液嘴；2—含药成膜材料浆液；3—控制板；4—不锈钢循环带；5—干燥箱；
6—鼓风机；7—电热丝；8—主动机；9—卷膜盘

膜剂的干燥温度不宜过高，以免起泡，开始干燥的温度应在溶剂的沸点以下，而且应由低到高，以免引起药浆外干内湿的现象。另外药膜也不能过于干燥，以防剥离困难。常用的脱膜剂有液状石蜡、滑石粉等，可在涂膜前将液状石蜡均匀涂抹在玻璃板上，或撒上少许滑石粉，再用清洁的纱布除去，然后再涂上药浆。膜剂的附加剂还有增塑剂、着色剂、矫味剂、表面活性剂等。

（2）热塑制膜法 系将药物细粉和成膜材料如EVA颗粒相混合，用橡皮滚筒混炼，热压成膜，随即冷却，脱膜即得。或将热熔的成膜材料如聚乳酸等，在热熔状态下加入药物细粉，使其溶解或均匀混合，在冷却过程中成膜。本法的特点是可以不用或少用溶剂，机械生产效率高。

（3）复合制膜法 以不溶性的热塑性成膜材料如EVA为外膜，分别制成具有凹穴的膜带，另将水溶性的成膜材料如PVA用匀浆制膜法制成含药的内膜，剪切成单位剂量大小的小块，置于EVA的两层膜带中，热封即得。此法一般用来制备缓控释膜剂。

（二）膜剂的举例

【例1】 复方庆大霉素膜（口腔溃疡膜Ⅱ号）

处方：

硫酸庆大霉素	80万单位	醋酸强的松	1.6g
鱼肝油	13.2g	盐酸丁卡因	2.8g
羧甲基纤维素钠	14.8g	PVA17-88	33.2g
甘油	20g	聚山梨酯80	40g
淀粉	40g	糖精钠	0.4g
纯化水	加至1000mL		

制法：取羧甲基纤维素钠加适量水浸泡，放置过夜，制成胶浆，取醋酸强的松、聚山梨酯80、鱼肝油研磨混匀，加入胶浆中。另取PVA 17-88，加适量水浸泡，置水浴上加热溶

解，制成胶浆；再取盐酸丁卡因、糖精钠溶于水，加入甘油和硫酸庆大霉素混匀，加入此胶浆中。将上述两种胶浆混匀，加入用水湿润的淀粉，加水至足量，搅匀。涂于 12000cm² 的玻璃板上，控制膜厚度 0.15～0.2mm，自然干燥后，脱膜，切成 4cm×5cm 的面积小块，装塑料袋密封即得。

注：聚乙烯醇使用前要预先用 85% 的乙醇浸泡处理，干燥后使用。

【例 2】 毛果芸香碱眼用膜剂

处方：

硝酸（或盐酸）毛果云香碱	15g	PVA 05-88	28g
甘油	2g	纯化水	30mL

制法：称取 PVA 05-88 28g，加药用甘油 2g 作增塑剂，纯化水 30mL，搅拌膨胀后于 90℃ 水浴上加热使溶解，溶液趁热过滤（80 目筛网），滤液放冷后加入硝酸毛果芸香碱 15g，搅拌使溶解，然后在涂膜机上制成宽约 0.15mm，含主药约 30% 的药膜带，封闭包装在聚乙烯薄膜中，经含量测定后划痕分格（每格面积为 10mm×5mm），每格含毛果芸香碱 2.5mg（±10%），相当于同样含主药为 2% 的滴眼液 2～3 滴。最后用紫外灯消毒 30min（正反面各 15min）即得。

注：眼用膜多采用 PVA、PVP、CMC-Na、海藻酸及其盐类等可溶性高分子成膜材料制成单层薄膜。使用时药膜在眼结膜囊内被泪液逐渐溶解，形成黏稠液体附着在角膜上，不易流失，也减少从鼻泪管流失，因而能使药物在眼结膜囊中维持较长时间的高浓度，使药效明显持久。

四、 膜剂的质量评价

① 膜剂的外观应完整光洁，厚度一致，色泽均匀，无明显气泡。多剂量的膜剂，分格压痕应均匀清晰，并能按压痕撕开。

② 膜剂所用的包装材料应无毒性、易于防止污染，方便使用，且不与药物或成膜材料发生理化作用。

③ 除另有规定外，膜剂宜密封保存，防止受潮、发霉、变质，并应符合微生物限度检查。

④ 膜剂应检查重量差异，需符合药典规定。检查方法如下：除另有规定外，取膜片 20 片，精密称定总质量，求得平均质量，再分别精密称定各片的质量。每片质量与平均质量比较，超出质量差异限度的膜片不得多于 2 片，并不得有 1 片超出限度的 1 倍。见表 13-1。

表 13-1 膜剂的质量差异限度

平均重量	重量差异限度
0.02g 及 0.02g 以下	±15%
0.02g 以上至 0.20g	±10%
0.20g 以上	±7.5%

⑤ 微生物限度符合要求。

第二节　涂膜剂

一、 概述

涂膜剂（plastics）系指原料药物溶解或分散于含成膜材料的溶剂

二维码 65
涂膜剂（图片）

中，涂搽患处后形成薄膜的外用液体制剂。用时涂于患处，溶剂挥发后形成薄膜，对患处有保护作用，同时能逐渐释放所含药物起治疗作用。例如伤湿涂膜剂，冻疮、烫伤涂膜剂等。涂膜剂是近年来我国制剂工业中在硬膏剂、火棉胶剂及中药膜剂应用基础上发展起来的一种新剂型。制备工艺简单，不用裱褙材料，无需特殊的机械设备，使用方便，在某些皮肤病、职业病等防治上有较好的作用。一般用于慢性无渗出的皮损、过敏性皮炎、牛皮癣和神经性皮炎等。

二、 涂膜剂成膜材料及制备

涂膜剂的处方由药物、成膜材料和挥发性有机溶剂三部分组成。

常用的成膜材料有聚乙烯醇、聚乙烯吡咯烷酮、乙基纤维素、聚乙烯醇缩甲乙醛、聚乙烯醇缩甲丁醛等；增塑剂有邻苯二甲酸二甲酯、甘油、丙二醇、山梨醇等；挥发性溶剂有乙醇、丙酮、乙酸乙酯、乙醚等，或使用不同比例的混合溶液。

涂膜剂的制备：涂膜剂中所含的药物，如能溶于上述溶剂时可以直接加入溶解，如不溶可先用少量溶剂研细后再加入；如为中草药则先要制成乙醇提取液或其提取物的乙醇、丙酮溶液，再加到成膜材料溶液中。

【例】 癣净涂膜剂

处方：

水杨酸	400g	硼酸	40g
鞣酸	300g	苯甲酸	400g
薄荷脑	10g	月桂氮䓬酮	10mL
甘油	100mL	蒸馏水	400mL
苯酚	20g	聚乙烯醇-124	40g
95％（体积分数）乙醇	加至10000mL		

制法：取聚乙烯醇-124加入蒸馏水和甘油中充分膨胀后，在水浴上加热使完全溶解；另取水杨酸、苯甲酸、硼酸、鞣酸、苯酚及薄荷脑依次溶于适量95％乙醇中，加入月桂氮䓬酮，再添加乙醇使成500mL，搅匀后缓缓加至聚乙烯醇-124溶液中，随加随搅拌，搅匀后迅速分装，密封即得。

注：本制剂用于治疗手、足癣，体、股癣。其中水杨酸3％～6％浓度具有抗真菌、止痒作用，与苯甲酸配伍两者均能与蛋白质的氨基酸结合而增强杀灭真菌作用；鞣酸有良好的收敛和抗炎作用；硼酸、苯酚对皮肤及创面有消毒杀菌作用；薄荷脑能选择性地刺激皮肤或黏膜的冷觉感受器，产生冷觉反射而具清凉、止痒及轻微局麻的作用；薄荷脑和月桂氮䓬酮为渗透促进剂，对水杨酸的渗透均有促进作用；聚乙烯醇-124为优良的涂膜材料，成膜性能好，溶解快，易洗脱，不污染衣物等。

三、 涂膜剂的质量评价

涂膜剂应稳定，根据需要可加入抑菌剂或抗氧剂。除另有规定外，在制剂确定处方时，该处方的抑菌效力应符合规定。涂膜剂应避光、密闭贮存。启用后最多可用4周。

涂膜剂还应进行以下相应检查。

（1）装量差异 除另有规定外，取供试品5个（50mL以上者3个），开启时注意避免损失，将内容物转移至预经标化的干燥量筒中（量具的大小应使待测体积至少占其额定体积的40％），黏稠液体倾出后，除另有规定外，将容器倒置15min，尽量倾净。读出每个容器内容物的装量，并求其平均装量，均应符合表13-2的有关规定。如有1个容器装量不符合规定，则另取 5 个（50mL 以上者 3 个）复试，应全部符合规定。

表 13-2　涂膜剂的装量差异限度

平均装量	平均装量	每个容器装量
20mL 以下	不少于标示装量	不少于标示装量的 93%
20～50mL	不少于标示装量	不少于标示装量的 95%
50mL 以上	不少于标示装量	不少于标示装量的 97%

（2）无菌　除另有规定外，用于烧伤[除程度较轻的烧伤（Ⅰ°或浅Ⅱ°外）]或严重创伤的涂膜剂，应无菌。

（3）微生物限度　应符合微生物限度检查。

第十四章 药物新技术和新剂型

第一节 药物制剂新技术

一、 难溶性药物增溶技术

药物生物利用度受药物溶解性和渗透性共同影响，溶解性是保证生物利用度的前提条件。许多药理活性强的药物多为水难溶性，为了解决其水难溶性和低溶解速率问题，在剂型和处方上需要进行精心设计。常见的解决方法有：合成水溶性前体药物，选择适当的药物晶型，通过增溶、助溶和潜溶方式，药物微粉化、环糊精包合技术、固体分散技术，以及采用微乳和脂质体等新剂型等。

（一） 水溶性前体药物

前体药物（prodrug），也称前药、药物前体、前驱药物等，是指经过生物体内转化后才具有药理作用的化合物。前体药物本身没有生物活性或活性很低，经过体内代谢后变为有活性的物质，这一过程的目的在于增加药物的生物利用度，加强靶向性，降低药物的毒性和副作用。如抗癌药物紫杉醇的水溶性很差，影响药剂的制备和药效的发挥，制成易溶的紫杉醇氨基酸酯前药则解决了药物溶解度的问题。

（二） 晶型与溶解度

晶型（crystalline forms，polymorphs）是指结晶物质晶格内分子的排列形式。同一种物质的分子能够形成多种晶型的现象称为同质多晶现象（polymorphism）。当物质被溶解或熔融后晶格结构被破坏，多晶型现象也就消失。多晶型中最稳定的一种称为稳定型（stable form），而其他的晶型都划归为亚稳定型（metastable form）。除稳定性的差异以外，稳定型和亚稳定型在其他理化性质方面如熔点、密度、溶解度等都可能存在或大或小的差异。

一般来说，药物的稳定型结晶较亚稳定型结晶有更高的熔点和稳定性以及较小的溶解度和溶出速率，如吲哚美辛、布洛芬、卡马西平、无味氯霉素、醋酸可的松等均有类似情况。

二维码66 晶型和无定形（图片）

无定形在大多数场合都较晶型有更高的溶解度和溶出速率，例如《美国药典》规定头孢呋辛酯的原料即为无定形。影响无定形药物临床使用价值的主要因素是它们的加工稳定性和贮存稳定性问题。另外，在生产过程中，某些无定形粒子的松密度较小，表面自由能高，也容易造成凝聚、流动性差、弹性变形性强等一系列制剂问题，在使用时应妥为注意。

（三） 增溶、 助溶和潜溶剂

采用增溶技术、助溶剂和潜溶剂可以达到增加溶解度的作用。表面活性剂形成胶团后增加某些难溶性物质在溶剂中的溶解度并形成澄明溶液的过程称为增溶（solubilization）。具有增溶能力的表面活性剂称增溶剂，如吐温类、司盘类、十二烷基硫酸钠等。

助溶是指难溶性药物在水中，当加入第三种物质时能增加其溶解度；这种物质就称为助溶剂（solubilizers 或称 solubilizing agents）。助溶与增溶不同，其主要区别在于加入的第三种物质是低分子化合物，而不是胶体电解质或非离子型表面活性剂。如苯甲酸钠、水杨酸钠、乙酰胺等。

潜溶剂是混合溶剂的一种特殊的情况。药物在混合溶剂中的溶解度一般是各单一溶剂溶解度的相加平均值。在混合溶剂中各溶剂在某一比例时，药物的溶解度比在各单纯溶剂中溶解度出现极大值，这种现象称为潜溶（cosolvency），这种溶剂称为潜溶剂（cosolvent）。

（四） 微粉化

药物微粉化后，粒子可小到 $0.1\mu m$，根据 Noyes-Whitney 方程，药物粒径减小，比表面积增大，可显著提高水难溶性药物的溶解度和生物利用度，从而直接影响疗效。因此微粉化技术在制剂中的运用比较广泛，对于难溶性药物，首选通过微粉化技术达到增加溶出的目的。

传统方法一般是通过研磨过筛以获得微粉化的药物粒子，但在研磨过程中产生的局部过热现象会使一些药物分解，而且产生的粒子的粒径分布较宽，部分药物还存在静电作用大的问题。采用一些新型的微粉化方法则可以避免这些问题，目前气流粉碎机是工业化生产中最常用的微粉化手段之一。

二、 固体分散技术

（一） 固体分散体的概念

固体分散技术是指固体药物高度分散在固体载体（或基质）中的技术。通常是一种难溶性药物以分子、微晶或无定形状态分散在另一种水溶性载体材料中形成固体分散体，或分散在难溶性、肠溶性材料中呈固体分散体。目前利用固体分散技术生产且已上市的产品有联苯双酯丸、复方炔诺孕酮丸等。

以往多采用传统的机械粉碎法或微粉化等技术，使药物粒径减小，比表面积增加，以加速难溶性药物从制剂中的释放速率，提高其生物利用度。如果将药物形成固体分散体，能够将药物高度分散，以分子、胶体、微晶或无定形状态，高度分散在水溶性的载体中，可明显改善药物的溶出与吸收，从而提高其生物利用度，成为一种制备高效、速效制剂的新技术。如将药物分散在难溶性或肠溶性载体材料中制成固体分散体，则可具有缓释作用。

二维码 67
固体分散体
分类（图片）

固体分散体的主要特点是：

① 利用不同性质的载体使药物在高度分散状态下达到不同要求的用药目的；

② 将药物分散在亲水性材料中，可增加难溶性药物的溶解度和溶出速率，从而提高药物的生物利用度；

③ 利用药物分散在难溶性载体材料中可达到延长和控制药物释放的目的；

④ 利用载体的包蔽作用，可延缓药物的氧化和水解；

⑤ 可掩盖药物的不良气味或减小药物的刺激性；

⑥ 可将液体药物固体化。

固体分散体的主要缺点是药物的分散状态稳定性不高，贮存过程中易产生老化现象。

（二）固体分散体的作用机理

1. 速效作用

（1）药物的高度分散状态　药物在固体分散体中所处的状态是影响药物溶出速率的重要因素。药物以分子状态、胶体状态、亚稳定态、微晶态以及无定形态在载体材料中存在，载体材料可阻止已分散的药物再聚集粗化，有利于药物的溶出与吸收。其中以分子状态分散时，溶出最快。

药物分散于载体材料中的状态与药物的相对含量有关。例如倍他米松乙醇-PEG6000固体分散体，当倍他米松乙醇的含量<3%（质量分数）时为分子状态分散，含量为4%～30%时以微晶状态分散，而含量为30%～70%时药物逐渐变为无定形，含量达70%时以上药物转变为均匀的无定形。由于药物所处的分散状态不同，溶出速率也不同，分子分散时溶出最快，微晶最慢。

此外，药物分散于载体材料中可以多种状态分散。不同药物与不同载体材料形成无定形态的固体分散体，其速效程度也有差异。

（2）载体材料对药物溶出的促进作用

① 载体材料可提高药物的可润湿性　在固体分散体中，药物被可溶性载体材料包围，使疏水性或亲水性弱的难溶性药物具有良好的可润湿性，遇胃肠液后，载体材料很快溶解，药物被润湿，因此溶出速率与吸收速率均相应提高。如氢氯噻嗪-PEG6000、利血平-PVP（聚维酮）等固体分散体。

② 载体材料保证了药物的高度分散性　药物分散在载体材料中后，高度分散的药物被足够的载体材料分子包围，药物分子不易形成聚集体，从而保证了药物的高度分散性，加快了药物的溶出与吸收。如强的松龙在PEG-尿素混合载体材料中，以药物占10%时的分子状态分散为佳，溶出量最大，药物含量大于或小于10%均能使溶出量显著减少。

③ 载体材料对药物有抑晶性　由于氢键作用、络合作用或黏度增大，药物和载体材料（如PVP）在溶剂蒸发过程中，载体材料能抑制药物晶核的形成及成长，使药物呈非结晶性无定形状态分散于载体材料中，得共沉淀物。PVP与药物以氢键结合时，形成氢键的能力与PVP的分子量有关，分子量越小越易形成氢键，形成的共沉淀物的溶出速率也越高。

2. 缓释原理

药物用疏水性聚合物、肠溶性材料和脂质材料为载体制备的固体分散体具有缓释作用。其原理是载体材料形成网状骨架结构，药物以分子状态、微晶态分散于骨架内，药物的溶出必须先通过载体的网状骨架扩散，因而释放缓慢。以乙基纤维素（EC）为载体材料的固体分散中含药量越低、固体分散体的粒径越大、EC黏度越高，则溶出越慢，缓释作用越强。其缓释作用主要取决于载体材料。如将水溶性药物盐酸氧烯洛尔（OXP）用EC作为载体材料，加入不同比例的水溶性HPC制成固体分散体，在HPC含量为5%～10%时其缓释作用最为明显。这是由于HPC膨胀后，在EC骨架内对药物扩散起最大的阻碍作用，HPC量少时阻碍作用较小，HPC用量太大时蚀解同药物一起溢出。

（三）　固体分散体的载体

固体分散体所用的载体材料应具备下列条件：不与药物发生化学变化，不影响主药的化学稳定性，不影响药物的药效与含量检测，能使药物保持最佳的分散状态或缓释效果，无毒、无致癌性、价廉易得。

根据溶解特点，常用的载体材料可分为水溶性、难溶性和肠溶性三大类。几种载体材料可联合应用，以达到速释或缓释的效果。

1. 水溶性载体材料

常见的有高分子聚合物、表面活性剂、有机酸以及糖类等。

（1）聚乙二醇类（PEG）　聚乙二醇类具有良好的水溶性也能溶于多种有机溶剂，使药物以分子状态分散，且可阻止药物聚集。最常用的是 PEG4000、PEG6000，它们的熔点低（50～63℃），毒性较小，化学性质稳定（但 180℃以上分解），可与多种药物配伍，不干扰药物的含量测定，可促进药物在肠道中吸收，能提高药物的生物利用度。当药物为油类时，宜用 PEG12000 或 PEG6000 与 PEG20000 的混合物。采用滴制法制成固体分散丸时，常用 PEG6000，也可加硬脂酸调整其熔点。

（2）聚维酮类（PVP）　为无定形高分子聚合物，无毒，熔点较高，对热稳定（150℃时变色），易溶于水和多种有机溶剂，对许多药物有较强的抑晶作用，但成品对湿的稳定性差，贮存过程中易吸湿而析出药物结晶。PVP$_{K30}$（平均分子量约 4000）较常用，它与药物的配比可影响溶出。例如以 PVP$_{K30}$ 为载体制备硝苯地平固体分散体时，载体和药物的最佳比例为 10∶1，制备的固体分散体药物 4min 即可溶出 81.92%，而物理混合物中药物的溶出度仅为 50.75%。

（3）表面活性剂类　作为载体的表面活性剂多含聚氧乙烯基，可溶于水和有机溶剂，载药量大，在蒸发过程中可阻止药物产生结晶，是理想的速效载体材料。常用的有泊洛沙姆188（poloxamer188），为片状固体，毒性小，对黏膜的刺激性极小，可用于静脉注射。另外有聚氧乙烯（PEO）、聚羧乙烯（CP）等。

（4）有机酸类　这类载体材料的分子量较小，如枸橼酸、酒石酸、琥珀酸、胆酸及脱氧胆酸等，易溶于水而不溶于有机溶剂。这类载体不适用于对酸敏感的药物。

（5）糖类与醇类　常用的糖类载体材料有右旋糖酐、半乳糖和蔗糖等；醇类有甘露醇、山梨醇和木糖醇等。它们水溶性强，毒性小，可与药物以氢键结合生成固体分散体，适用于剂量小、熔点高的药物，尤以甘露醇最为理想。

2. 难溶性载体材料

（1）纤维素类　常用的是乙基纤维素，其特点是溶于乙醇、苯、丙酮等多数有机溶剂，含有烃基能与药形成氢键，有较大的黏性，载药量大，稳定性好，不易老化，无毒，无药理活性，是一种理想的药物载体。如盐酸氧烯洛尔-EC 固体分散体，其释药不受 pH 的影响。

（2）聚丙烯酸树脂类　含季铵基团的聚丙烯酸树脂类包括 Eudragit E、Eudragit RL 和 Eudragit RS 等几种。此类产品在胃液中可溶胀，在肠液中不溶，但不被吸收，对人体无害，广泛用于制备具有缓释性的固体分散体。适当加入水性载体材料如 PEG 或 PVP 等可调节药物的释放速率。

（3）其他类　常用的有胆固醇、棕榈酸甘油酯、胆固醇硬脂酸酯及蓖麻油蜡等脂质材料，可用于制备缓释性固体分散体，也可加入表面活性剂、糖类、PVP 等水溶性材料，改善载体润湿性，增加载体中药物释放孔道，适当提高释放速率，以达到满意的缓释效果。

3. 肠溶性载体材料

（1）纤维素类　常用的有邻苯二甲酸醋酸纤维素（CAP）、羟丙基甲基纤维素邻苯二甲酸酯（HPMCP）（其商品有两种规格：H950、H995）和羧甲基乙基纤维素（CMEC）等，均能溶于肠液中，可用于制备在胃液中不稳定的药物在肠道中释放和吸收、生物利用度高的固体分散体。由于它们化学结构不同，黏度有差异，释放速率也不相同。CAP 与 PEG 联用制成的固体分散体，可控制释放速率。

（2）聚丙烯酸树脂类　常用Ⅱ号及Ⅲ号聚丙烯酸树脂（国产），前者在 pH6.0 以上的介质中溶解，后者在 pH7.0 以上的介质中溶解，有时两者联合使用，可制成缓释速率较理想的固体分散体。

（四）固体分散体的制备方法

采用何种方法制备药物的固体分散体主要取决于药物性质和载体材料的结构、性质、熔点及溶解性能等，目前常用的有下列几种方法。

1. 熔融法

本法适用于对热稳定的药物。将药物与载体材料混合均匀，加热至熔融，在剧烈搅拌下迅速冷却成固体，或将熔融物倾倒在不锈钢板上成薄层，在板的另一面吹冷空气或用冰水，使骤冷成固体。再将此固体在一定温度下放置变脆成易碎物，放置的温度及时间视不同的品种而定。如药物-PEG 类固体分散体只需在干燥容器内室温放置 1 日到数日即可，而灰黄霉素-枸橼酸固体分散体需 37℃或更高温度下放置多日才能完全变脆。为了缩短药物的加热时间，也可先将载体材料加热熔融后，再加入已粉碎过 60～80 目筛的药物。多采用熔点低、不溶于有机溶剂的载体材料，如 PEG 类、枸橼酸、糖类等。注意必须由高温迅速冷却，以达到高的过饱和状态，使多个微晶核迅速形成而得高度分散的药物，而非粗晶。

2. 溶剂法

又称共沉淀法，本法适用于对热不稳定或易挥发的药物。将药物与载体材料共同溶于有机溶剂中，蒸去有机溶剂，使药物与载体材料同时析出，干燥后可得到药物与载体材料混合而成的共沉淀固体分散体。可选用能溶于水或多种有机溶剂、熔点高、对热不稳定的载体材料，如 PVP 类、半乳糖、甘露糖、胆酸类等。有机溶剂常用无水乙醇、氯仿、丙酮等。

PVP 熔化时易分解，只能采用溶剂法。本法由于使用有机溶剂的量大，故成本较高，且有时有机溶剂难以完全除尽。当固体分散体中含有少量有机溶剂时，除对人体有危害外，还易引起药物重结晶而降低药物的分散度。

不同有机溶剂所得的固体分散体的分散度也不同，如螺内酯在乙醇、乙腈、氯仿中，在乙醇中所得固体分散体的分散度最大，溶出速率也最高；在氯仿中所得固体分散体的分散度最小，溶出速率最低。

3. 溶剂-熔融法

本法适用于液态药物，如鱼肝油、维生素 A、维生素 D、维生素 E 等的制备，但只适用于用药剂量小于 50mg 的药物，将药物先溶于适当溶剂中，再加入已熔融的载体中搅拌均匀，按熔融法固化即得。药物溶液在固体分散体中所占的量通常不得超过 10%（g/g），否则难以形成脆而易碎的固体。

该法制备中除去溶剂的受热时间短，固体分散体稳定，质量好。但要注意：①选用毒性小的溶剂，与载体材料容易混合；②药物先溶于溶剂再与熔融载体材料混合，必须搅拌均匀，防止固相析出。

4. 溶剂-喷雾（冷冻）干燥法

将药物与载体材料共溶于溶剂中，然后喷雾或冷冻干燥，除尽溶剂即得。溶剂-喷雾干燥法可连续生产，溶剂常用 $C_1 \sim C_4$ 的低级醇或其混合物。溶剂冷冻干燥法适用于易分解、易氧化、对热不稳定的药物，如酮洛芬、红霉素等；常用的载体材料为 PVP 类、PEG 类、甘露醇、乳糖、水解明胶、纤维素类、聚丙烯酸树脂类等。

5. 研磨法

将药物与较大比例的载体材料混合后，强力持久地研磨一定时间，不需加溶剂而借助机械力降低药物的粒度，或使药物与载体材料以氢键相结合，形成固体分散体。研磨时间的长短因药物不同而异。常用的载体材料有微晶纤维素、乳糖、PVP 类、PEG 类等。

制备固体分散体时应注意下列问题：①固体分散体中药物含量不应太高，固体分散技术宜应用于剂量小的药物，药物重量占 5%～20%，液态药物在固体分散体中所占比例一般不宜超过 10%，否则不易固化成坚脆物，难以进一步粉碎。②固体分散体在贮存过程中可能会逐渐老化。贮存时固体分散体的硬度变大、析出晶体或结晶粗化，从而降低药物生物利用度的现象称为老化。如果制备方法不当或保存条件不适，老化过程会加快。老化与药物浓度、贮存条件及载体材料有关，因此必须选择合适的药物浓度、用混合载体材料、开发新型载体材料以及注意贮存条件等措施，防止或延缓老化，保持固体分散体的稳定性。

三、 包合物制备技术

（一） 包合技术的概念、 特点与分类

包合技术系指一种分子被包嵌于另一种分子的空穴结构内，形成包合物（inclusion compound）的技术。具有包合作用的外层分子称为主分子，被包合到主分子空间中的小分子物质称为客分子。主分子必须具有较大的空穴结构，客分子与主分子的空穴形状与大小要相适应，从而使主分子能足以将客分子容纳在内，形成分子囊。

1. 包合技术特点

药物作为客分子经包合后，溶解度增大，稳定性提高，液体药物可粉末化，可防止挥发性成分挥发，掩盖药物的不良气味或味道，调节释药速率，提高药物的生物利用度，降低药物的刺激性与毒副作用等。

主分子与客分子进行包合时，相互之间一般不发生化学反应，不存在离子键、共价键或配位键等作用。包合作用主要是一种弱的相互作用，如范德华力、氢键和偶极子间引力等，通常是几种力的协同作用。

2. 包合技术分类

包合物按主分子的构成可分为单分子包合物、多分子包合物和大分子包合物三种：①单分子包合物是由单一的主分子与单一的客分子包合而成。即单个分子的一个空洞包含一个客分子，如具有管状空洞的包合辅料环糊精。②多分子包合物是数个主分子以氢键连接，按照一定方向松散地排列形成晶格空洞，客分子嵌入空洞中形成包合物。包合辅料有硫脲、尿素、去氧胆酸等。③大分子包合物为天然或人工大分子化合物，可形成多孔结构，能容纳一定大小的分子。常见的有葡萄糖凝胶、纤维素、蛋白质等。

包合物按主分子形成空穴的几何形状又分为管状包合物、笼状包合物和层状包合物。

管状包合物是由一种分子构成管形或筒形结构，另一种分子填充其中而成。管状包合物在溶液中较稳定，如尿素、环糊精等均形成管状包合物。笼状包合物是客分子进入主分子构成的笼状晶格中而成，其空间完全闭合，重要的有对苯二酚包合物和邻百里酸三交酯包合物。

3. 包合材料

包合物中处于包合外层的主分子物质称为包合材料，通常可用环糊精、胆酸、淀粉、纤维素、蛋白质、核酸等作包合材料。制剂中目前常用的是环糊精及其衍生物，因而常称为环糊精包合物。

（二）环糊精及其衍生物

1. 环糊精

环糊精（cyclodextrin，CYD）系指淀粉用嗜碱性芽孢杆菌经培养得到的环糊精葡萄糖转位酶作用后形成的产物，是由 6~12 个 D-葡萄糖分子以 1，4-糖苷键连接的环状低聚糖化合物。为水溶性的非还原性白色结晶状粉末，结构为中空圆筒形，对酸不太稳定，易发生酸解而破坏圆筒形结构。常见 α、β、γ 三种，分别由 6 个、7 个、8 个葡萄糖分子构成。三种 CYD 中以 β-CYD 最为常用，它在水中的溶解度最小，易从水中析出结晶，随着温度升高溶解度增大，温度为 25℃时，100mL 水中的溶解度为 18.5g。

CYD 是环状中空圆筒形结构，呈现一系列特殊性质，可与某些小分子药物形成包合物。β-CYD、α-CYD 的结构分别见图 14-1、图 14-2。

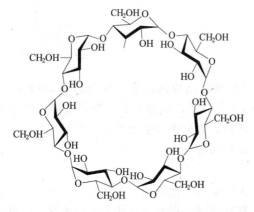

图 14-1　β-CYD 的环状结构

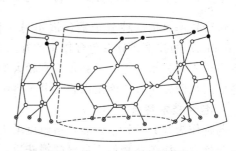

图 14-2　α-CYD 的立体结构

2. 环糊精衍生物

天然 β-环糊精的溶解度低，应用中产生毒副作用，尤其是不能注射给药。这些缺点限制了它在药剂学领域的应用。目前，已制备出一系列水溶性程度不同的环糊精衍生物，如二甲基-β-环糊精、羟丙基-β-环糊精等，这些环糊精衍生物具有较高的水溶性和安全性，尤其是后者，具有毒性低、溶血性小的特点，可作为注射给药的载体。

（1）二甲基-β-环糊精（DM-β-CYD）　本品为亲水性环糊精衍生物，既可溶于水，又可以溶解于有机溶剂中。在 25℃水中溶解度可达到 570g/L。对脂溶性药物如维生素 A、维生素 D、维生素 E 的包合作用增强，形成的包合物在水中有良好的溶解度和稳定性，为进一步开发新剂型和提高生物利用度提供了有利条件。但刺激性较大，不能用于注射与黏膜。

（2）22-羟丙基-β-环糊精（2HP-β-CYD）　本品极易溶于水，溶解度可达到 750g/L。是难溶性药物较理想的增溶剂，冷冻干燥粉末可直接压片。溶血性低，安全性好，可静脉给药；20％、40％、50％（g/mL）的 2HP-β-CYD 溶液，对皮肤、眼睛、肌肉均无刺激。

3. 环糊精及其衍生物包合作用的特点

（1）药物与环糊精的组成和包合作用　CYD 所形成的包合物通常都是单分子包合物，药物包入单分子空穴内，而不是在材料晶格中嵌入药物。单分子包合物在水中溶解时，整个包合物被水分子包围使其溶剂化比较完全，形成稳定的单分子包合物。大多数 CYD 与药物可以达到摩尔比 1：1 包合，若 CYD 用量少，药物包合不完全；若 CYD 用量偏多，包合物的含药量低。

（2）包合时对药物的要求　无机药物大多不宜用 CYD 包合。有机药物应符合下列条件之一：药物分子的原子数应大于 5；具有稠环结构的有机药物，其稠环数应小于 5；药物分子量在 100～400 之间；水中溶解度小于 10g/L，熔点低于 250℃。

（3）药物的极性或缔合作用影响包合作用　由于 CYD 空穴内为疏水区，非极性药物易进入而被包合，形成的包合物溶解度较小；极性药物可嵌在空穴口的亲水区，形成的包合物溶解度大；疏水性药物易被包合，非解离型的比解离型的药物易被包合。自身可缔合的药物往往先发生分解缔合，再嵌入到 CYD 空穴内。

（4）包合作用具有竞争性　包合物在水溶液中与药物呈平衡状态，如加入其他适当的药物或有机溶剂时，可将原包合物中的药物取代出来。

（三）环糊精包合物的制备

1. 饱和水溶液法

亦可称重结晶法或共沉淀法。将 CYD 配成饱和溶液，加入药物（难溶性药物可用少量有机溶剂如丙酮或异丙醇等溶解）混合 30min 以上，使药物与 CYD 起包合作用形成包合物，且可定量（主客分子以固定摩尔比）地将包合物分离出来。水中溶解度大的药物，可加入某些有机溶剂，促使包合物析出。将析出的包合物过滤，用适当的溶剂洗净、干燥即得。

【例 1】　吲哚美辛 β-CYD 包合物的制备

称取吲哚美辛 1.25g 加 25mL 乙醇，微温使溶解，滴入 75℃ 的 β-CYD 饱和水溶液 500mL，搅拌 30min，停止加热再搅拌 5h，得白色沉淀，室温静置 12h，滤过，将沉淀在 60℃ 干燥，过 80 目筛，经 P_2O_5 真空干燥，即得包合率在 98％ 以上的包合物。

2. 研磨法

取 β-CYD 加入 2～5 倍量的水中混合，研匀，加入药物（难溶性药物应先溶于有机溶剂中），充分研磨至糊状物，低温干燥后，再用适宜的有机溶剂洗净，再干燥，即得。

【例 2】　维 A 酸-β-CYD 包合物的制备

由于维 A 酸易被氧化，制成包合物可提高其稳定性。将维 A 酸与 β-CYD 按摩尔比 1：5 称量，将 β-CYD 在 50℃ 水浴中用适量蒸馏水研成糊状，维 A 酸用适量乙醚溶解后加入到上述糊状液中，充分研磨，乙醚挥发，将变成的半固体物置于遮光的干燥器中减压干燥数日，即得维 A 酸-β-CYD 包合物。

3. 冷冻干燥法

如果制成的包合物易溶于水、不易析出结晶，且在干燥过程中药物易分解变色，可用冷冻干燥法制备包合物。所得成品疏松，溶解度好，可制成粉针剂。

【例 3】　盐酸异丙嗪（PMH）β-CYD 包合物的制备

盐酸异丙嗪（PMH）易被氧化，故可用此法制成包合物。将 PMH 与 β-CYD 按摩尔比 1：1 称量，β-CYD 用 60℃ 以上的热水溶解，加入 PMH 搅拌 0.5h，冰箱冷却过夜再冷冻干燥，用氯仿洗去未包入的 PMH，最后除去残留氯仿，得白色包合物粉末，内含 PMH28.1％±2.1％，包合率为 95.64％。经影响因素试验（如光照、高温、高湿度等）和加速试验，均比原药 PMH 的稳定性提高。

4. 喷雾干燥法

此法适用于难溶性、疏水性药物。如用地西泮与 β-CYD 用喷雾干燥法制得的包合物中，地西泮的溶解度和生物利用度都得到了提高。

对于同一药物，选择的方法不同，条件不同，所得包合物的收率与包合率也不相同。在制备包合物时，一般根据药物性质来选择适宜的制备方法。

四、 微粒分散系统制备技术

（一） 微乳

对于某些水难溶性药物，加入表面活性剂、助表面活性剂和油相，将其制成 O/W 型乳剂或微乳，可增加药物的溶解度、加速药物的释放、促进吸收、提高生物利用度、增强药物疗效和减少个体间差异。

当采用蓖麻油和中等链长脂肪酸甘油酯的混合油相时，四氢西泮的溶解度较高，制备的乳剂稳定而且可高温灭菌。马玉坤等以三角相图法制备了吐温 80-乙醇-花生油-水的 O/W 型微乳体系（1∶1∶0.5∶9，质量比），槲皮素在其中的溶解度为水中的 50 倍以上。Kawakami 等通过制备水难溶性药物尼群地平微乳，同尼群地平的丙二醇二辛酸酯-甘油单辛酸酯（1∶1）的油溶液相比，大鼠口服生物利用度提高了 3 倍。

（二） 自微乳化给药系统

自微乳化系统是一种含药的油相和表面活性剂的混合物，遇到胃肠道介质时自发形成 O/W 型乳状液。采用自微乳化系统可以提高药物与胃肠道介质的界面面积，从而加速药物的释放、促进吸收。

二维码 68
微乳（图片）

Kim 等以 30％的吐温 85 和 70％的油酸乙酯制备了吲哚美辛的自微乳化系统，载药前后，乳滴粒径均在 150nm 以下。大鼠口服后，同吲哚美辛的甲基纤维素混悬液相比，AUC 0～12h 增加了 57％。将吲哚美辛的自微乳化系统装入明胶胶囊中对大鼠直肠给药，同吲哚美辛粉末明胶胶囊相比，AUC 0～12h 也提高了 41％。用醋酸琥珀酸羟丙基甲基纤维素（HPMCAS-LG）、滑石粉和 Aerosil200（一种亲水型气相法二氧化硅）制备了水不溶性油状药物姜黄油的自微乳化微球，同传统的由表面活性剂、油相和药物组成的自微乳化系统相比，增加了体内药物释放速率和药物分散度，生物利用度提高了近 60％。这种新的自微乳化微

二维码 69
自微乳化（图片）

球也可以用于油状药物的固体分散体的制备，以提高药物的溶解度和生物利用度。

（三） 脂质体

脂质体粒径小，组成脂质体的磷脂和胆固醇又是两亲性的，所以可以用来增溶水难溶性物质，以提高药物的吸收和生物利用度。另外，脂质体作为药物的载体，具有靶向性、缓释性，可增加疗效，降低药物的毒副作用。

Hu 等以 Compritol888ATO 为脂质体基质，采用高压均质法制备全反式维甲酸（all-transretinoicacid，ATRA）的脂质体，很大程度上提高了药物的吸收和生物利用度。紫杉醇水中溶解度极低（约为 0.001g/L），普通制剂处方由聚氧乙烯蓖麻油（Cremphor EL）和无水乙醇（1∶1，体积比）组成。Cremphor EL 能引起组胺释放，使用前需给予抗过敏类药物，即使如此仍有超过 2％的严重过敏反应发生，可引起死亡。将紫杉醇制备成脂质体后明显降低了毒性，且保持了与市售普通注射剂相同的抗癌活性。普通脂质体为液体剂型，易发生粒子聚集沉降、磷脂氧化分解和包封药物渗漏等问题，导致脂质体不稳定，而前体脂质体是一种固体制剂，可避免这些问题，其使脂质体以固态形式贮存，在临用前加入分散介质即可再分散形成脂质体。Potluri 等用二肉豆蔻酰-卵磷脂和吐温 80 混合胶束作为孕酮的前体脂质体处方，极大地提高了药物的溶解度和膜转运量。

二维码 70
自微乳化体
内过程（图片）

（四）纳米混悬液

纳米混悬液由药物和很少量的表面稳定剂组成，可以达到载药量高和毒性小的目的，同时也可以达到缓释和靶向的作用，可以增溶水难溶性药物用于口服和注射给药。纳米粒的粒径小于 100nm，静脉给药，可很好耐受，但纳米混悬液存在长期稳定性差的问题。目前制备纳米混悬液的方法主要有高压匀质法和溶剂-非溶剂法等。

二维码 71
自微乳化体内
机理（图片）

（五）微囊

微型包囊技术，简称微囊化，是近几十年应用于药物的新工艺、新技术。系利用天然的或合成的高分子材料（统称为囊材）作为囊膜壁壳，将固态药物或液态药物（统称为囊心物）包裹形成药库型微型胶囊的技术，简称微囊（microcapsule）。也可使药物溶解或分散在高分子基质中，形成微小球状实体的固体骨架物——微球。微囊和微球的粒径属微米级，微球将在相关章节介绍。

二维码 72　自微
乳化（文献）

近年来采用微囊化技术的药物已有 30 多种，如解热镇痛药、抗生素、多肽、避孕药、维生素等，上市的微囊化商品有红霉素片（美国）、β-胡萝卜素片（瑞士）等。药物微囊化后可以：①掩盖药物的不良气味及口味，如鱼肝油、氯贝丁酯、生物碱类以及磺胺类等；②提高药物的稳定性，如易水解的阿司匹林、易挥发的挥发油类、易氧化的 β-胡萝卜素等药物；③防止药物在胃内失活或减少对胃的刺激性，如红霉素、胰岛素等易在胃内失活，氯化钾、吲哚辛美等刺激胃易引起胃溃疡，微囊化后可克服这些缺点；④使液态药物固态化便于应用与贮存，如油类、香料、脂溶性维生素等；⑤减少复方药物的配伍变化，将药物分别包囊后可避免药物之间可能产生的配伍变化，如阿司匹林与扑尔敏配伍后可加速阿司匹林的水解，分别包衣后得以改善；⑥缓释、控释药物，可采用惰性物质、生物降解材料、亲水性凝胶等，制成微囊使药物缓释、控释，再制成缓释、控释制剂；⑦使药物浓集于靶区，如治疗指数低的药物或细胞毒素物（抗癌药）制成微囊的靶向制剂，可将药物浓集于肝或肺等靶区，提高疗效，降低毒副作用；⑧可将活细胞或生物活性物质包囊，如胰岛素、血红蛋白等，在体内可发挥生物活性作用，且有良好的生物相容性和稳定性。

二维码 73　脂质
胶体物理特
性（图片）

1. 囊心物

微囊的囊心物包括主药及附加剂。附加剂主要用于提高药物微囊化的质量，如稳定剂、稀释剂、控制释放速率的阻滞剂、促进剂以及改善囊膜可塑性的增塑剂等。囊心物可以是固体，也可以是液体。通常将主药与附加剂混匀后微囊化，也可先将主药单独微囊化，再加入附加剂。若有多种主药，可将其混匀再微囊化，亦可分别微囊化后再混合，这取决于设计要求、药物、囊材和附加剂的性质及工艺条件等。采用不同的工艺条件时，对囊心物也有不同的要求。相分离凝聚法中一般是水不溶性的囊心物，而相界面缩聚法中一般是水溶性的囊心物。此外，囊心物与囊材的比例要适当，如囊心物过少，易制成空囊。

二维码74　脂质胶束增溶改善吸收机理（图片）

2. 囊材

囊材系指用于包囊、制作微球或纳米球所需的材料。一般要求是：性质稳定；有适宜的释放速率；无毒、无刺激性；能与药物配伍，不影响药物的药理作用及含量测定；有一定的强度及可塑性，能完全包封囊心物；有符合要求的黏度、渗透性、亲水性、溶解性、降解性等特性。注射用微球囊材应具有生物降解性。

常用的囊材可分为天然的、半合成或合成的高分子材料。

（1）天然高分子囊材　天然高分子材料性质稳定、无毒、成膜性或成球性较好，是最常用的囊材与载体材料。常见的有明胶、阿拉伯胶、海藻酸盐、壳聚糖等。海藻酸盐系多糖类化合物，常用稀碱从褐藻中提取而得。海藻酸钠可溶于不同温度的水中，不溶于乙醇、乙醚等有机溶剂。不同分子量产品的黏度有差异，可与甲壳素或聚赖氨酸合用作复合材料，因海藻酸钙不溶于水，故海藻酸钠可用 $CaCl_2$ 固化成囊。壳聚糖可溶于酸或酸性水溶液，无毒、无抗原性，在体内能被溶菌酶等酶解，具有优良的生物降解性和成膜性，在体内可溶胀成水凝胶。

（2）半合成高分子囊材　作囊材的半合成高分子材料多系纤维素衍生物，毒性小、黏度大、成盐后溶解度增大。常见的有甲基纤维素（MC）、羟丙基甲基纤维素（HPMC）、羧甲基纤维素盐（CMC）、EC、CAP 等。

（3）合成高分子囊材　包括非生物降解的和可生物降解的两类。非生物降解且不受溶液 pH 值影响的囊材有聚酰胺、硅橡胶等，生物不降解、但在一定 pH 值条件下可溶解的囊材有聚丙烯酸树脂、聚乙烯醇等。可生物降解材料包括聚乳酸（PLA）、丙交酯乙交酯共聚物、聚乳酸-聚乙二醇嵌段共聚物（PLA-PEG）等，无毒、成膜性好、化学稳定性好，可用于注射。

3. 制备方法

微囊的制备方法有物理化学法、物理机械法和化学法三大类。根据药物和囊材的性质、微囊的粒径、释放性能以及靶向性的要求，可选择不同的微囊化方法。

（1）物理化学法　本法又称相分离法，是在囊心物与囊材的混合溶液中加入另一种不良溶剂，或采取其他适当手段使囊材的溶解度降低，自溶液中形成新相（凝聚相）。

根据形成新相方法的不同，相分离法分为单凝聚法、复凝聚法、溶剂-非溶剂法、改变温度法和液化干燥法。相分离法已成为药物微囊化的主要工艺之一，它所用设备简单，高分子材料来源广泛，适用于多种类别的药物微囊化。

① 单凝聚法　系用一种高分子化合物（明胶、CAP、EC 等）为囊材，将囊心物分散在囊材的溶液中，然后加入凝聚剂（降低溶解度），使之凝聚成微囊或微球。凝聚剂包括乙醇、丙酮等强亲水性非电解质或如硫酸钠、硫酸铵等强亲水性电解质。凝聚是可逆的，一旦解除促进凝聚的条件，就可发生解凝聚，使形成的微囊很快消失。制备时可利用这种可逆性经过几次凝聚与解凝聚，直到制成满意的微囊（可用显微镜观察），最后再通过固化使之成为不粘连、不凝结、不可逆的球形微囊。

② 复凝聚法　系利用两种相反电荷的高分子材料作复合囊材，在一定条件下囊心物分散在囊材溶液中，利用相反电荷相互交联形成复合囊材，溶解度降低，囊材自溶液中凝固析出成囊。常见的复合材料有明胶与阿拉伯胶（或 CMC、CAP 等多糖）、海藻酸盐与聚赖氨酸、海藻酸盐与壳聚糖等。适合于难溶性药物的微囊化。

③ 溶剂-非溶剂法　系指在囊材溶液中加入一种对该聚合物不溶的溶剂（非溶剂），引起相分离而将药物包成微囊的方法。常用囊材的溶剂与非溶剂的组合见表 14-1。使用疏水囊材，要用有机溶剂溶解。疏水性药物可与囊材混合，亲水性药物不溶于有机溶剂，可混悬在囊材溶液中。然后加入争夺有机溶剂的非溶剂，使材料降低溶解而从溶液中分离，滤过，除去有机溶剂即得微囊。

表 14-1　常用囊材的溶剂与非溶剂的组合

囊材	溶剂	非溶剂	囊材	溶剂	非溶剂
乙基纤维素 苄基纤维素 醋酸纤维素丁酯 聚氯乙烯	四氯化碳（苯） 二氯乙烯 丁酮 四氢呋喃（环己烷）	石油醚 丙醇 异丙醚 水（乙二醇）	聚乙烯 聚醋酸乙烯酯 苯乙烯马来酸共聚物	二甲苯 氯仿 乙醇	正己烷 乙醇 醋酸乙酯

④ 改变温度法　本法系通过控制温度成囊，而不需加凝聚剂。EC 作囊材时，可先在高温溶解，然后降温成囊。使用聚异丁烯（PIB）作稳定剂可改善微囊间的粘连。用 PIB 与 EC、环己烷组成的三元系统，在 80℃溶解成均匀溶液，缓慢冷却至 45℃，再迅速冷却至 25℃，EC 可凝聚成囊。

⑤ 液中干燥法　又称溶剂挥发法，系指从囊心物和囊材所形成的乳状液中去除挥发性溶剂以制备微囊的方法。液中干燥法的干燥工艺包括两个基本过程：溶剂萃取过程（两液相之间）和溶剂蒸发过程（液相和气相之间）。操作方法可分为连续干燥法、间歇干燥法和复乳法。前两者应用于 O/W 型、W/O 型、O/O 型（如乙腈/液状石蜡/丙酮/液状石蜡等）乳状液，复乳法应用于 W/O/W 型或 O/W/O 型复乳。它们都要先制备囊材的溶液，乳化后囊材溶液存在于分散相中，与连续相不相混溶，但囊材溶剂对连续相应有一定的溶解度，否则萃取过程无法实现。连续干燥法和间歇干燥法中，如所用囊材溶剂能溶解药物，则得到的是微球，反之得到的是微囊。复乳法制得的是微囊。

（2）物理机械法　物理机械法是将液体药物或固体药物在气相中进行微囊化的技术，主要有喷雾干燥法和流化床包衣法等，需要一定的设备条件。

① 喷雾干燥法　将囊心物分散在囊材的溶液中，喷雾到惰性热气流的雾化室中，使溶剂迅速蒸发，囊材固化，将囊心物包成 5000～6000pm 的类球形微囊。成品流动性好，质地疏松。

② 流化床包衣法　又称空气悬浮包衣法，利用垂直强气流使囊心物悬浮在包衣室中，囊材溶液通过喷雾附着于含有囊心物的微粒表面，通过热气流将囊材溶液挥去，囊心物包成膜壳型微囊。囊材可以是多聚糖、明胶、树脂、蜡、纤维素衍生物及合成聚合物。为防止药物微粒之间的粘连，在药物微粉化过程中加入适量的滑石粉或硬脂酸镁，然后再通过流化床包衣。

③ 其他方法　另外可采用多孔离心法、锅包衣法等。

水溶性和脂溶性的、固态或液态药物的微囊化均可以选用上述物理机械法中的任一种，其中以喷雾干燥法最常用。采用物理机械法时，囊心物通常有一定损失且微囊有粘连，但囊心物损失在5%左右、粘连在10%左右，认为是合理的。

（3）化学法　利用在溶液中单体或高分子通过聚合反应或缩合反应制备微囊的方法称为化学法。本法的特点是不加凝聚剂，通常是先将药物制成W/O型乳浊液，再利用化学反应交联固化。

① 界面缩聚法　亦称界面聚合法，是在分散相（水相）与连续相（有机相）的界面上发生单体的聚合反应。

② 辐射交联法　系将明胶或PVP等囊材在乳化状态下，经λ射线等照射发生交联，再处理制得粉末状微囊。该法的特点是工艺简单，成型容易。

4. 质量评价

目前微囊的质量评价，除制成制剂应符合《中国药典》有关制剂的规定外，还包括以下内容。

（1）微囊的囊形与粒径　微囊形态应为圆球形或椭圆形的封闭囊状物，可采用光学显微镜、扫描或电子显微镜观察形态并提供照片。

不同微囊制剂对微囊粒径有不同的要求。注射剂的微囊粒径应符合《中国药典》中混悬注射剂的规定；用于静脉注射起靶向作用时，应符合静脉注射的规定。

（2）微囊中药物含量的测定　微囊中药物含量的测定一般采用溶剂提取法。溶剂的选择原则是使药物最大限度地溶出而囊材很少溶解，溶剂本身不干扰测定。

（3）微囊中药物的载药量与包封率　对于粉末状微囊可以仅测定载药量：

$$微囊的载药量＝微囊内的药量/微囊的总重量×100\%$$

对于载液态介质中的微囊，用离心或滤过等方法将微囊分离后，称取一定重量的微囊，分别测定介质中与微囊内的载药量与包封率。微囊内的药量占投药总量的百分率称为药物的包封产率，对于评价微囊的质量意义不大，可用于评价工艺。

$$包封率＝微囊内的药量/微囊和介质中的总药量×100\%$$

微囊的包封率和载药量的高低取决于采用的工艺。喷雾干燥法和空气悬浮法可制得包封产率95%以上的微囊。但是用相分离法制得的微囊，包封率常为20%～80%。

（4）微囊中药物释放的速率　为了掌握微囊中药物的释放规律和释放机理等，必须对微囊进行释放速率的测定。根据微囊的特点，可采用《中国药典》2015年版四部溶出度测定法中第二法（桨法）进行测定，也可将试样置薄膜透析管内按第一法（转篮法）进行测定。如果条件允许，也可采用流池法测定。

（5）有机溶剂残留量　凡工艺中采用有机溶剂者，应测定有机溶剂残留量，并不得超过有关规定的限量。

第二节　缓控迟释、脉冲与定位给药系统

一、缓释、控释、迟释制剂

（一）缓、控、迟释制剂的概念和特点

1. 概念

普通制剂，常常一日口服或注射给药几次，不仅使用不便，而且血药浓度起伏很大，出

现 "峰谷" 现象，如图 14-3 所示。

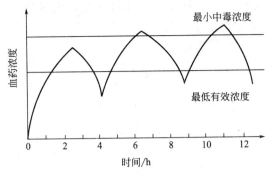

图 14-3　血药浓度峰-谷示意图

　　血药浓度高峰时，可能产生副作用，甚至出现中毒现象；低谷时可在治疗浓度以下，以致不能显现疗效。缓释、控释制剂则可较缓慢、持久地传递药物，减少用药频率，避免或减少血浓峰谷现象，提高患者的顺应性并提高药物药效和安全性。近 40 年来，缓释、控释制剂因其具有给药次数少、血药浓度峰谷波动小、胃肠道刺激反应轻、疗效持久安全等优点，越来越引起人们的重视和兴趣。目前缓释、控释制剂发展迅速，上市品种繁多，专利技术不断涌现。

　　缓释制剂系指口服后在规定释放介质中，按要求缓慢地非恒速释放药物的制剂。其与相应的普通制剂比较（见图 14-4），给药频率比普通制剂至少减少一半，或给药频率比普通制剂有所减少，且能显著增加患者的顺应性或疗效。其中药物释放主要是一级速率过程，对于注射型制剂，药物的释放可持续数天至数月；口服剂型的持续时间根据其在消化道的滞留时间，一般以小时计。如萘普生缓释片、硝苯地平缓释片及盐酸地尔硫䓬缓释片等。

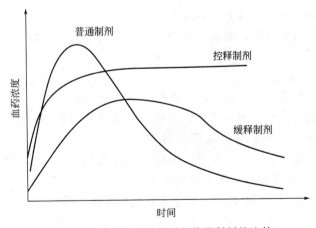

图 14-4　缓释、控释制剂与普通制剂的比较

　　控释制剂系指口服后在规定释放介质中，按要求缓慢地恒速或接近恒速释放药物的制剂。其与相应的普通制剂比较（见图 14-4），给药频率比普通制剂至少减少一半，或给药频率比普通制剂有所减少，且能显著增加患者的顺应性或疗效。如维拉帕米、氯化钾渗透泵片。

　　广义的控释制剂包括控制释药的速率、方向和时间，靶向制剂、透皮吸收制剂等都属于控释制剂的范畴。狭义的控释制剂则一般是指在预定时间内以零级或接近零级速率释放药物的制剂。

缓释与控释的主要区别在于缓释制剂是按时间变化先多后少地非恒速释放，即以一级动力学或其他规律释放药物，而控释制剂是按零级速率规律释放，即其释药是不受时间影响的恒速释放，可以得到更为平稳的血药浓度，"峰谷"波动更小，直至基本吸收完全。

迟释制剂系指在给药后不立即释放药物的制剂，如避免药物在胃内灭活或对胃的刺激，而延迟到肠内释放或在结肠定位释放的制剂，也包括在某种条件下突然释放的脉冲制剂。其中，肠溶制剂系指在规定的酸性介质中不释放或几乎不释放药物，而在要求的时间内，于pH6.8磷酸盐缓冲液中大部分或全部释放药物的制剂；结肠定位制剂系指在胃肠道上部基本不释放、在结肠内大部分或全部释放的制剂，即一定时间内在规定的酸性介质与pH6.8磷酸盐缓冲液中不释放或几乎不释放，而在要求的时间内，于pH7.5～8.0磷酸盐缓冲液中大部分或全部释放的制剂；脉冲制剂系指不立即释放药物，而在某种条件下（如在体液中经过一定时间或一定pH值或某些酶作用下）一次或多次突然释放药物的制剂。

缓释、控释制剂也包括眼用、鼻腔、耳道、阴道、直肠、口腔或牙用、透皮或皮下、肌内注射及皮下植入等，该类制剂使药物缓慢释放吸收，避免肝门静脉系统的"首过效应"。

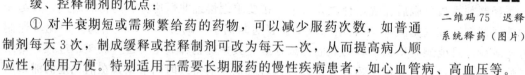

二维码75　迟释系统释药（图片）

2. 缓、控释制剂的特点

缓、控释制剂的优点：

① 对半衰期短或需频繁给药的药物，可以减少服药次数，如普通制剂每天3次，制成缓释或控释制剂可改为每天一次，从而提高病人顺应性，使用方便。特别适用于需要长期服药的慢性疾病患者，如心血管病、高血压等。

② 使血液浓度平稳，避免峰谷现象，有利于降低药物的毒副作用。特别适用于治疗指数较窄的药物。

③ 可减少用药的总剂量，因此可用最小剂量达到最大药效。

④ 某些有首过效应的药物，制备成缓释、控释制剂可能使生物利用度降低或升高，如心得安。

缓、控释制剂的不足：

① 在临床应用中对剂量调节的灵活性降低，如果遇到某种特殊情况（如出现较大副反应），往往不能立即停止治疗。有些国家增加缓释制剂品种的规格，可缓解这个缺点，如硝苯地平有20mg、30mg、40mg、60mg等规格。

② 缓释制剂往往是基于健康人群的平均动力学参数而设计，当药物在疾病状态的体内动力学特性有所改变时，不能灵活调节给药方案。

③ 制备缓、控释制剂所涉及的设备和工艺费用较常规制剂昂贵。

3. 分类

缓释、控释制剂按给药途径主要分为口服、透皮吸收、腔道黏膜、植入等类型。

根据设计原理的不同，缓、控释制剂主要有骨架型和膜控型缓释、控释制剂两种。

骨架型缓、控释制剂是指药物与一种或多种惰性固体骨架材料通过压制或融合技术制成的制剂。包括亲水凝胶骨架片、溶蚀性骨架片、不溶性骨架片和骨架型小丸等。

膜控型缓释、控释制剂系指药物被包裹在高分子聚合物膜内形成的制剂。包括微孔膜包衣片、膜控释小片、肠溶膜控释片、膜控释小丸等。

另外，缓释、控释制剂还包括渗透泵控释制剂、多层缓控释片、注射控释制剂、植入型缓控释制剂等。

4. 适合制备缓释、控释制剂的药物和条件

制备缓释、控释制剂的首选药物是抗心律失常药、抗心绞痛药、降压药、抗组胺药、支气管扩张药、抗哮喘药、解热镇痛药、抗精神失常药、抗溃疡药、铁盐、氯化钾等。如维拉帕米（$t_{1/2}=2.5\sim5.5h$）、普萘洛尔（$t_{1/2}=3.1\sim4.5h$）、茶碱（$t_{1/2}=3\sim8h$）、氯氮平等。

最佳条件：①一般是半衰期比较短的药物（如 $t_{1/2}=2\sim8h$）；②一次给药剂量 $0.5\sim1.0g$ 的药物；③油水分配系数适中的药物。

5. 不适宜制成缓释、控释制剂的药物

通常不适宜制成缓释、控释制剂的药物主要有：

① 生物半衰期很短（<1h）或很长（>24h）的药物不适合制成缓释、控释制剂。一般半衰期为 $3\sim8h$ 较适合，如格列吡嗪；在整个胃肠道吸收或小肠下端有效吸收的药物，如双氯芬酸钠，适于制成 24h 给药一次的缓释、控释制剂。

② 一次剂量很大的药物（普通制剂剂量>1g）不适合。一般缓释、控释制剂的剂量为普通剂型的 $2\sim4$ 倍，由剂量相加而成，若太大，压制成片剂时，吞服比较困难（且缓释、控释制剂需整片服用，否则骨架被破坏，导致毒副作用）。另外制备工艺复杂，胶囊剂每次需服几颗。

③ 溶解度太小、吸收无规则、吸收差或吸收受药物和机体生理条件影响的药物（如吸收受 pH 影响较大的药物）；具有特定吸收部位的药物，如维生素 B_2 只在小肠一段区域吸收、阿莫西林在胃及小肠上端吸收，它们制成口服缓释制剂的效果不佳。

④ 有些药物在治疗过程中，需要使血药浓度出现峰谷现象。如青霉素等抗生素类药物，制成缓控释剂型，则容易产生耐药性。但并不是没有此类制剂，目前已上市的抗生素类缓释、控释制剂有头孢氨苄缓释片等。

（二）缓、控释制剂释药机理

缓、控释制剂所涉及的释药原理主要有溶出、扩散、溶蚀、渗透压或离子交换作用。

1. 溶出原理

由于药物的释放受溶出的限制，溶出速率慢的药物显示缓释的性质。

据溶出速率公式，可采取以下方法达到缓释作用。

（1）将药物制成合适的盐或衍生物　如将青霉素制成溶解度小的普鲁卡因盐或二苄基乙二胺盐，疗效比青霉素钾（钠）盐显著延长；又如将毛果芸香碱与海藻酸结合成难溶性盐在眼用膜剂中的疗效比毛果芸香碱盐酸盐显著延长。

（2）控制粒子大小　药物的表面积与溶出速率有关，故增加难溶性药物的颗粒直径可使其释放减慢。例如，超慢性胰岛素中所含的胰岛素锌晶粒较粗（大部分超过 $10\mu m$），故其作用可长达 30h；含晶粒较小的半慢性胰岛素锌，作用时间为 $12\sim14h$。

（3）将药物与具有延缓溶出的载体混合　如将药物溶于或混合于脂肪、蜡类等疏水性基质中制成溶蚀性骨架片，或将药物溶于甲基纤维素、羧甲基纤维素钠、聚维酮等亲水性基质中制成亲水凝胶骨架片。其释放速率与基质的水解难易程度或胶溶膨胀过程有关。

2. 扩散原理

以扩散为主的缓控释制剂，药物首先溶解成溶液后再从制剂中扩散出来进入体液，其释药受扩散速率的控制。水不溶性包衣膜、含水性孔道的包衣膜等构成的缓控释制剂中药物的释放以扩散为主。

利用扩散原理达到缓控释作用的方法包括：包缓控释衣；制成微囊；不溶性骨架片；增加黏度以减小扩散系数；植入剂；药树脂和乳剂等。

（1）包衣　将药物小丸或片剂用阻滞材料包衣。如采用部分小丸包衣、片剂包衣或包裹不同厚度衣层的包衣技术可获得不同溶出速率的缓释制剂。

（2）制成微囊　使用微囊技术制备控释或缓释制剂是较新的方法。微囊膜为半透膜，在胃肠道中，水分可渗透进入囊内，溶解囊内药物，形成饱和溶液，然后扩散于囊外消化液中而被机体吸收。囊膜的厚度、微孔孔径的弯曲度等决定药物的释放速率。

（3）制成不溶性骨架片　以水不溶性材料，如无毒聚氯乙烯、硅橡胶等为骨架制备的片剂。影响其释药的主要因素是药物的溶解度，骨架的孔率、孔径和孔的弯曲程度。水溶性药物较适合制备这类片剂。药物释放完后，骨架随粪便排出。

（4）增加黏度以减小扩散速率　主要用于注射液或其他液体制剂。通过增加溶液黏度以延长药物的作用。如明胶用于肝素，PVP用于胰岛素等，均有延长药效的作用。

（5）制成植入剂　植入剂为固体灭菌制剂。系将水不溶性药物熔融后倒入模型中形成，一般不加赋形剂，用外科手术埋藏于皮下，药效可长达数月甚至数年。

（6）制成乳剂　对于水溶性药物，以精制羊毛醇和植物油为油相，临用时加入注射液，用力振摇，即成W/O乳剂型注射剂。在体内（肌内）水相中的药物向油相扩散，再由油相分配到体液，有长效作用。

3. 溶蚀与扩散、溶出结合

严格地讲，药物释放时不可能只是溶出或扩散某种单一过程，而往往是几种过程同时存在，如分散、吸附、键合。只是因为溶出或扩散机制大大超过其他过程，从而可以归类于溶出控制型或扩散控制型。某些骨架制剂，如生物溶蚀型骨架系统、亲水凝胶骨架系统，药物既可从骨架中扩散，且骨架本身又具有溶蚀过程。

此类释药系统的优点是：骨架材料的生物溶蚀性能，最后不会形成空骨架。缺点是受多种因素的影响，该溶蚀性骨架系统释药动力学很难控制。

通过化学键将药物和聚合物直接结合制成的骨架型缓释制剂，药物通过水解或酶反应从聚合物中释放出来。此类系统载药量很高，而且释药速率较易控制。

膨胀型控释骨架制剂为药物溶于膨胀型的聚合物中。释药时首先水进入骨架，药物溶解，从膨胀的骨架中扩散出来。其释药速率主要取决于聚合物膨胀速率、药物溶解度和骨架中可溶部分的大小。由于药物释放前，聚合物必须先膨胀，从而可减小突释效应。

4. 渗透压原理

利用渗透压原理制成的控释制剂，能均匀恒速地释放药物，比骨架型缓释制剂更优越。以口服单室渗透泵型片剂为例说明其原理和构造：片心为水溶性药物、水溶性聚合物和具有高渗透压的渗透促进剂，加其他辅料制成，外面用水不溶性聚合物的半渗透膜包衣，水可渗透进入膜内，而药物则不能渗出。然后用激光在片心包衣膜上开一个或一个以上的释药小孔（见图14-5），口服后胃肠道的水分通过半透膜进入片心，使药物溶解成饱和溶液或混悬液，加之具高渗透压辅料的溶解，故此种片剂膜内的溶液为高渗溶液，渗透压可达4053～5066kPa，而体液渗透压仅为760kPa左右。由于膜内外存在大的渗透压差，药物溶液则通过释药小孔持续流出，其流出量与渗透进入膜内的水量相等，直到片心的药物溶尽。

从小孔流出的溶液与通过半透膜的水量相等，只要片心中药物未被完全溶解，释药速率按恒速进行。当片心中药物逐渐低于饱和浓度，释药速率也逐渐下降至零。控制水的渗入速率即可控制药物的释放速率，而水的渗入速率取决于膜的通透性能和片心的渗透压。故渗透泵型片剂中药物以零级速率释放。胃肠液中的离子不会渗透进入半透膜，故渗透泵型片剂的释药速率与 pH 无关，在胃中与在肠中的释药速率相等。

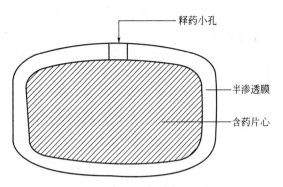

图 14-5　渗透型片剂渗透示意图

此类系统的优点在与其可传递体积较大，药物的释放与药物的性质无关（理论上）。但价格较贵，对溶液状态不稳定的药物不适用。

控制下述三个关键因素可影响渗透泵片释药：①通过半透膜包衣的渗透压差；②包衣膜对水的渗透性；③释药孔的大小。因此半透膜的厚度、孔径和孔率，片心的处方组成，以及释药小孔的直径，是制备渗透泵片剂的成败关键。释药小孔的直径太小，则释药速率减小；太大，则释药太快。

5. 离子交换作用

树脂的水不溶性交联聚合物链的重复单元上含有成盐基团，药物可结合于树脂上。当带有适当电荷的离子与离子交换基团接触时，通过交换将药物游离释放出来。

$$树脂^+ - 药物^- + X^- \longrightarrow 树脂^+ - X^- + 药物^-$$

或

$$树脂^- - 药物^+ + Y^+ \longrightarrow 树脂^- - Y^+ + 药物^+$$

X^- 和 Y^+ 为消化道中的离子，交换后游离的药物从树脂中扩散出来。药物从树脂中的扩散速率受扩散面积、扩散路径长度和树脂的刚性（为树脂制备过程中交联剂用量的函数）的控制。如阿霉素羧甲基葡聚糖微球，以 $RCOO^- NH_3^+ + R'$ 表示，在水中不释放，置于 NaCl 溶液中，则释放出阿霉素 $R'NH_3^+ Cl^-$，并逐步达到平衡。

$$RCOO^- - NH_3^+ R' + Na^+ Cl^- \longrightarrow R'NH_3^+ Cl^- + RCOO^- Na^+$$

该制剂可用于动脉栓塞治疗肝癌，栓塞到靶组织后，由于阿霉素羧甲基葡聚糖微球在体内与体液中阳离子进行交换，阿霉素逐渐释放，发挥栓塞与化疗双重作用。

（三）缓、控释制剂的设计

1. 影响口服缓释、控释制剂设计的因素

（1）理化因素

① 剂量大小　对口服给药系统的剂量，一般认为 0.5～1.0g 的单剂量是常规制剂的最大剂量，对缓释制剂同样适用。随着制剂技术的发展和异形片的出现，目前上市的缓释片剂中已有较多超过此限量，但作为口服制剂，其剂量仍不能无限增大。因此对于大剂量药物，有时可采用一次服用多片的方法，以降低每片含药量。此外，对于治疗指数窄的药物，必须考虑服用剂量太大可能产生的安全问题。

二维码76
缓控释剂型设
计选择（图片）

② 分配系数　当药物口服进入胃肠道后，穿过各种生物膜吸收后，才能在机体其他部位产生治疗作用。由于生物膜为脂质膜，药物的分配系数对能否有效地透过生物膜起决定性的作用。分配系数高的药物，其脂溶性大，水溶性小。如吩噻嗪是分配系数很低的药物，透过膜较困难，从而其生物利用度较差。

③ pK_a、解离度和水溶性　由于大多数药物是弱酸或弱碱，而非解离型的药物容易

通过脂质生物膜，因此药物的 pK_a 和吸收环境之间的关系密切。而扩散和溶出原理的给药系统，其药物的释放可能取决于药物在水性介质中的溶解度。许多剂型在体内吸收主要受环境中的 pH 影响，胃中呈酸性，小肠则趋向于中性。对许多药物而言，吸收最多的部位是小肠。

二维码77　常见的口服缓释技术比较（图片）

溶解度很小的药物（<0.01mg/mL）其本身具有缓释作用，药物制剂在胃肠道的吸收主要受溶出速率的限制，如地高辛等。

④ 稳定性　口服给药的药物要同时经受酸和碱的水解和酶降解作用。对固体状态药物，其降解速率减慢，因此，对于有稳定性问题的药物应选用固体剂型；在胃中不稳定的药物，可延长其在胃肠道的整个运行过程，将制剂的释药推迟至到达小肠后再开始更加有利；在小肠中不稳定的药物，服用缓释制剂后，其生物利用度可能降低，如丙胺太林和普鲁苯辛等药物。

（2）生物因素

① 生物半衰期　对于半衰期短的药物，制成缓释制剂可以减少用药频率，要维持缓释作用，每单位的药量必须很大，使剂型本身增大，不利于服用。一般生物半衰期 <1h 的药物，如呋塞米等不适宜制成缓释制剂。半衰期长的药物（$t_{1/2}$>24h），一般也不制成缓释制剂，因为其本身已有药效较持久的作用，如华法林等。而大多数药物在胃肠道的运行时间（从口服至回盲肠的交接处）大约 8～12h，因此要吸收相时间超过 8～12h 较困难，可采用结肠定位给药，增加药物吸收，则可能使药物释放时间增至 24h。

② 吸收　缓释制剂的释放速率必须比吸收速率慢很多。假定大多数药物在胃肠道的运行时间约 8～12h，故吸收的最大半衰期约 3～4h；否则，药物还未释放完，制剂已离开吸收最佳部位。本身吸收速率常数低的药物，不太适宜制成缓释、控释制剂。

此外，药物若是通过主动转运机制吸收，或者转运局限于小肠的某一特定部位进行，则制成缓释制剂不利于药物的吸收。如硫酸亚铁的吸收在十二指肠和空肠上端进行。另一方法是制备成胃内漂浮型缓释制剂，其可漂浮于胃液内，延迟制剂到达小肠的时间。适于在胃部吸收较好或用于治疗胃部疾患的药物；但在小肠段吸收好的药物采用延长胃排空时间的制剂不适合。

对吸收较差的药物，除延长其在胃肠道的滞留时间外，还可加入促进剂以改变生物膜的性能，可选用毒性较低的非离子型表面活性剂，加以改善。

③ 代谢　在吸收前有代谢作用的药物制成缓释剂型，生物利用度会大大降低。大多数肠壁酶系统对药物的代谢作用具有饱和性，当药物缓慢地释放到这些部位，使较多量的药物转换成代谢物。多巴脱羧酶在肠壁浓度高，可对左旋多巴产生肠壁代谢。如果将左旋多巴与能够抑制多巴脱羧酶的化合物一起制成缓释制剂，则既能使吸收增加，又能延长其治疗作用。

2. 缓释、控释制剂的设计

缓、控释制剂有以下设计要求。

（1）生物利用度　缓释、控释制剂的相对生物利用度一般应在普通制剂80％～120％的范围内。若药物吸收部位主要在胃与小肠，宜设计每12h服一次，若药物在结肠也有一定的吸收，则可考虑每24h服一次。为了保证缓释、控释制剂的生物利用度，除了根据药物在胃肠道中的吸收速率、控制适宜的制剂释放速率外，主要在处方设计时选用合适的材料以达到较好的生物利用度。

（2）峰浓度与谷浓度之比　缓释、控释制剂稳态时峰浓度与谷浓度之比应小于普通制剂，也可用波动百分数表示。根据此项要求，一般半衰期短、治疗指数窄的药物，可设计为每12h服一次，而半衰期长或治疗指数宽的药物则可24h服一次。若设计零级释放剂型，如渗透泵，其峰谷浓度比显著低于普通制剂，此类制剂血药浓度平稳。

（3）缓释、控释制剂的剂量计算　关于缓释、控释制剂的剂量，一般根据普通制剂的用法和剂量，例如某药普通制剂，每日2次，每次20mg，若改为缓释、控释制剂，可以每日1次，每次40mg。这是根据经验考虑，也可采用药物动力学方法进行计算，但涉及因素很多，如人种等因素，计算结果仅供参考。

（4）缓释、控释制剂的辅料　辅料是调节药物释放速率的重要物质。制备缓释和控释制剂，需要使用适当辅料，使制剂中药物的释放速率和释放量达到设计要求，确保药物以一定速率输送到病灶并在组织中或体液中维持一定浓度，获得预期疗效，减小药物的毒副作用。辅料对剂型的发展有密切的联系。对于常规剂型、缓控释制剂及透皮吸收制剂直至靶向给药系统，越来越显示出辅料的重要作用。

缓、控释制剂中多以高分子化合物作为阻滞剂（retardants）控制药物的释放速率。其阻滞方式有骨架型、包衣膜型和增黏作用等。骨架型阻滞材料有：①溶蚀性骨架材料，常用的有动物脂肪、蜂蜡、巴西棕榈蜡、氢化植物油、硬脂醇、单硬脂酸甘油酯等，可延滞水溶性药物的溶解、释放过程；②亲水性凝胶骨架材料，有MC、CMC-Na、HPMC、PVP、卡波姆（又称卡波普、卡波沫，Carbomer，Carbopol）、海藻酸盐、脱乙酰壳多糖（壳聚糖）等；③不溶性骨架材料，有EC、聚甲基丙烯酸酯、无毒聚氯乙烯、聚乙烯、乙烯-醋酸乙烯共聚物、硅橡胶等。

包衣膜阻滞材料有：①不溶性高分子材料，如用作不溶性骨架材料的EC等；②肠溶性高分子材料，如CAP、丙烯酸树脂L和S型、羟丙基甲基纤维素邻苯二甲酸（HPMCP）和醋酸羟丙基甲基纤维素琥珀酸酯等。主要利用其肠液中的溶解特性，在适当部位溶解。

增稠剂是一类水溶性高分子材料，溶于水后，其溶液黏度随浓度增大而增大，根据药物被动扩散吸收规律，增加黏度可以减慢扩散速率，延缓其吸收，主要用于液体药剂。常用的有明胶、PVP、CMC、PVA、右旋糖酐等。

控释或缓释，就材料而言，有许多相同之处，但它们与药物的结合或混合的方式或制备工艺不同，可表现出不同的释药特性。应根据不同给药途径，不同释药要求，选择适宜的阻滞材料和适宜的处方与工艺。

（四）缓释、控释制剂的制备工艺

1. 骨架型缓释、控释制剂

骨架型缓释、控释制剂中大多数骨架材料不溶于水，其中有的可以缓慢地吸水膨胀。骨架型制剂主要用于控制制剂的释药速率，一般起控释、缓释作用。多数的骨架型制剂可用常规的生产设备、工艺制备，也有用特殊的设备和工艺。例如微囊法、熔融法等。

骨架型制剂常为口服剂型。

（1）骨架片　包括亲水性凝胶骨架片、生物溶蚀性骨架片、不溶性骨架片。

① 亲水性凝胶骨架片　凝胶骨架片材料可分为四类，即：a. 天然凝胶如海藻酸钠、西黄蓍胶、明胶等；b. 纤维素衍生物，如HPMC、羟丙基纤维素（HPC）、羟乙基纤维素（HEC）、羧甲基纤维素钠（CMC-Na）等；c. 乙烯聚合物和丙烯酸树脂如聚乙烯醇和卡波

姆等；d. 非纤维素多糖如壳多糖、半乳糖、甘露聚糖和脱乙酰壳多糖。
主要用羟丙基甲基纤维素为骨架材料，HPMC 遇水后形成凝胶，水溶
性药物的释放速率取决于药物通过凝胶层的扩散速率，而水中溶解度小
的药物，释放速率由凝胶层的逐步溶蚀速率所决定，不管哪种释放机
制，凝胶骨架最后完全溶解，药物全部释放，故生物利用度高。在处方
中药物含量低时，可以通过调节 HPMC 在处方中的比例及 HPMC 的规

二维码78　骨架
片释放步骤（图片）

格来调节释放速率，HPMC 规格应在 4000cPa•s 以上，常用的 HPMC
为 K4M（4000cPa•s）和 K15M（15000cPa•s）。处方中药物含量高时，药物释放速率主要
由凝胶层溶蚀所决定。低分子量的甲基纤维素使药物释放加快，因其不能形成稳定的凝胶
层。阴离子型的羧甲基纤维素能够与阳离子型药物相互作用而影响药物的释放。

凝胶骨架片多数可用常规的生产设备和工艺制备，机械化程度高、生产成本低、重现性
好，适合工业大生产。制备工艺主要有直接压片或湿法制粒压片。

【例 1】　阿米替林缓释片（50mg/片）

将阿米替林 50mg 与 HPMC（K4M）160mg 和乳糖 180mg 混匀，加入含 10mg 柠檬酸
的乙醇，制成软材，制粒，干燥，整粒，加 2mg 硬脂酸镁混匀，压片即可。

② 生物溶蚀性骨架片　由药物与水不溶但可溶蚀（erodible）的蜡质材料制成，如巴西
棕榈蜡、硬脂醇、硬脂酸、氢化蓖麻油、聚乙二醇单硬脂酸酯、甘油三酯等物质混合制备的
缓释片。这类骨架片是通过孔道扩散与溶蚀控制药物释放，部分药物被不穿透水的蜡质包
裹，可加入表面活性剂以促进其释放。通常将巴西棕榈蜡与硬脂醇或硬脂酸结合使用。熔点
过低或太软的材料不易制成物理性能优良的片剂。药物从骨架中的释放是由于这些材料的逐
渐溶蚀。胃肠道的 pH、消化酶能明显影响脂肪酸酯的水解。

此类骨架片的制备工艺有三种。

a. 溶剂蒸发技术　将药物与辅料或分散体加入熔融的蜡质相中，然后将溶剂蒸发除去，
干燥混合制成团块，再制成颗粒，然后装胶囊或制备成片剂。

b. 熔融技术　将药物与辅料直接加入熔融的蜡质中，温度控制在略高于蜡质熔点，熔
融的物料铺开冷却、再固化、粉碎，或者倒入一旋转的盘中使成薄片，再研磨过筛制成颗
粒。若加入聚维酮（PVP）或聚乙烯月桂醇醚，则其体外释放呈零级过程。

c. 混合技术　将药物与十六醇在 60℃ 混合，团块用玉米朊乙醇溶液制粒，此法得到的
片剂释放性能稳定。

【例 2】　硝酸甘油缓释片

a. 将 3.1g PVP 溶于 0.26g（10% 乙醇溶液 2.95mL）硝酸甘油乙醇溶液中，加 0.54g
微粉硅胶混匀，加 6.0g 硬脂酸与 6.6g 十六醇，水浴加热到 60℃，使熔。将 5.88g 微晶纤
维素、4.98g 乳糖、2.49g 滑石粉的均匀混合物加入上述熔化的系统中，搅拌 1h。

b. 将上述黏稠的混合物摊于盘中，室温放置 20min，待成团块时，用 16 目筛制粒。
30℃ 干燥，整粒，加入 0.15g 硬脂酸镁，压片。本品开始 1h 释放 23%，12h 释放 76%，以
后释放接近零级。

③ 不溶性骨架片　是指用不溶于水或水溶性极小的高分子聚合物如聚乙烯、聚氯乙烯、
甲基丙烯酸-丙烯酸甲酯共聚物、乙基纤维素等与药物混合制成的骨架形片剂。胃肠液渗入
骨架孔隙后，药物溶解并通过骨架中错综复杂的极细孔径的通道，缓缓向外扩散而释放，在
药物的整个释放过程中，骨架几乎没有改变，随大便排出。适于制备不溶性骨架片的有氯化

钾、氯苯那敏、茶碱和曲马唑嗪等水溶性药物。此类片剂有时释放不完全，大量药物包含在骨架中，大剂量的药物也不宜制成此类骨架片。

此类骨架片的制备方法有：a. 药物与不溶性聚合物混合均匀后，可直接粉末压片；b. 湿法制粒压片，将药物粉末与不溶性聚合物混匀，加入有机溶剂作润湿剂，制成软材，制粒压片；c. 将药物溶于含聚合物的有机溶剂中，待溶剂蒸发后成为药物在聚合物的固体溶液或药物颗粒外层留一层聚合物层，再制粒，压片。

（2）缓释、控释颗粒（微囊）压制片　缓释、控释颗粒压制片在胃中崩解后，作用类似于胶囊剂，具有缓释胶囊的特点，并兼有片剂的优点。以下介绍缓释、控释颗粒压制片的三种制备方法。

① 制备具有不同释药速率的颗粒。将三种不同释药速率的颗粒混合后压片，如一种是以明胶为黏合剂制备的颗粒，另一种是醋酸乙烯为黏合剂制备的颗粒，第三种是用虫胶为黏合剂制备的颗粒，药物释放受颗粒在肠中的溶蚀作用所控制，明胶制的颗粒崩解释药速率最快，虫胶颗粒最慢。

② 微囊压制片。如阿司匹林结晶，采用阻滞剂乙基纤维素为载体进行微囊化，制备微囊，再压制成片剂。本方法适于药物含量高的处方。

③ 将药物制备成小丸，然后再压制成片剂，最后包薄膜衣。如先将药物与淀粉、糊精或微晶纤维素混合，用乙基纤维素水分散体包制成小丸，有时还可用熔融的十六醇与十八醇的混合物处理，再压片。再用 HPMC（5cPa·s）与 PEG400 的混合物水溶液包制薄膜衣，也可在包衣料中加入二氧化钛，使片子更加美观。

（3）胃内滞留片　胃内滞留片系指一类由药物和一种或多种亲水胶体及其他辅料制成，能滞留于胃液中，延长药物在消化道内的释放时间，改善药物吸收，有利于提高药物生物利用度的片剂。又称胃内漂浮片，即为一种不崩解的亲水性骨架片，与胃液接触时，亲水胶体便开始产生水化作用，在片剂的表面形成一水不透性胶体屏障膜，控制了漂浮片内药物与溶剂的扩散速率。为提高滞留或漂浮能力，可加入疏水性且相对密度小的酯类、脂肪醇类、脂肪酸类或蜡类，并滞留于胃内，直至所有的负荷剂量药物释放完为止。药物的释放速率受亲水性材料骨架种类和浓度的影响。它一般可在胃内滞留达 5～6h，而目前多数口服缓释或控释片剂在其吸收部位的滞留时间仅有 2～3h。此类片剂，实际上是一种不崩解的亲水性凝胶骨架片。为提高滞留能力，加入疏水性且相对密度小的酯类、脂肪醇类、脂肪酸类或蜡类，如单硬脂酸甘油酯、鲸蜡酯、硬脂醇、硬脂酸、蜂蜡等。加入乳糖、甘露糖等可加快释药速率，加入聚丙烯酸酯Ⅰ、Ⅱ等可减缓释药，有时还加入十二烷基硫酸钠等表面活性剂增加制剂的亲水性。片剂大小、漂浮材料、工艺过程及压缩力等对片剂的漂浮作用有影响，在研制时要针对实际情况进行调整。

【例3】　呋喃唑酮胃漂浮片

将100g呋喃唑酮、70g十六烷醇、40g丙烯酸树脂、适量十二烷基硫酸钠等辅料充分混合，用2%HPMC水溶液制软材，制粒，40℃干燥，整粒，加入硬脂酸镁混匀后压片。每片含主药100mg。

实验证明，本品以零级速率及 Higuchi 方程规律体外释药。在人胃内滞留时间为 4～6h，明显长于普通片（1～2h）。初步试验表明，其对幽门螺旋菌清除率为70%，胃窦黏膜病理炎症的好转率为75.0%。

（4）生物黏附片　生物黏附片系指采用生物黏附性的聚合物作为辅料制备并通过口腔、

鼻腔、眼眶、阴道及胃肠道的特定区段的上皮细胞黏膜输送药物，以达到治疗目的的片状制剂。通常生物黏附性聚合物与药物混合组成片心，然后由此聚合物围成外周，再加覆盖层而成。

由于该剂型加强了药物与黏膜接触的紧密性及持续性，因而有利于药物的吸收，而且容易控制药物吸收的速率及吸收量。生物黏附片既可安全有效地用于局部治疗，也可用于全身。口腔、鼻腔等局部给药可使药物直接进入大循环而避免首过效应。

生物黏附性高分子聚合物有卡波姆、羟丙基纤维素、羧甲基纤维素钠等。

【例4】 普萘洛尔生物黏附片

将 HPC（分子量 $3×10^5$，粒度 $190～460\mu m$）与卡波姆 940（粒度 $2～6\mu m$）以 1：2 磨碎混合。取不同量的普萘洛尔加入以上混合聚合物制成含主药 10mg、15mg、20mg 的三种黏附片。在 pH3.5 及 pH6.8 两种缓冲液中均能起到缓释长效作用。

（5）骨架型小丸　采用骨架型材料与药物混合，或再加入一些其他成型辅料如乳糖等，调节释药速率的辅料有 PEG 类、表面活性剂等，经用适当方法制成光滑圆整、硬度适当、大小均一的小丸，即为骨架型小丸。骨架型小丸与骨架片所采用的材料相同，同样有三种不同类型的骨架型小丸，此处不再重复。

亲水凝胶形成的骨架型小丸，常可通过包衣获得更好的缓、控释效果。骨架型小丸制备比包衣小丸简单，根据处方性质，可采用旋转滚动制丸法（泛丸法）、挤压-滚圆制丸法和离心-流化制丸法制备。此外还有喷雾冻凝法、喷雾干燥法和液中制丸法。可根据处方性质、制丸的数量和条件选择合适的方法制丸。与包衣小丸相比，骨架型小丸的制备工艺简单。

【例5】 茶碱骨架小丸

其主药与辅料之比为 1：1，骨架材料主要由单硬脂酸甘油酯和微晶纤维素组成。先将单硬脂酸甘油酯分散在热蒸馏水中，加热至约 80℃，在恒定的搅拌速率下，加入茶碱，直至形成浆料。将热浆料在行星式混合器内与微晶纤维素混合 10min，然后将湿粉料用柱塞挤压机以 30.0cm/min 的速率挤压成直径 1mm、长 4mm 的挤出物，以 1000r/min 转速在滚圆机内滚动 10min 即得圆形小九，湿丸置流化床内于 40℃ 干燥 30min，最后过筛，取直径为 1.18～1.70mm 者，即得。

2. 膜控型缓释、控释制剂

膜控型缓、控释制剂主要适用于水溶性药物，用适宜的包衣液，采用一定的工艺制成均一的包衣膜，达到缓释、控释目的。

包衣液由包衣材料、增塑剂和溶剂（或分散介质）组成，根据膜的性质和需要可加入致孔剂、着色剂、抗黏剂和遮光剂等。由于有机溶剂不安全，有毒、易产生污染，目前大多将水不溶性的包衣材料用水制成混悬液、乳状液或胶液，统称为水分散体，进行包衣。水分散体具有固体含量高、黏度低、成膜快、包衣时间短、易操作等特点。目前市场上有两种类型缓释包衣水分散体：一类是乙基纤维素水分散体；另一类是聚丙烯酸树脂水分散体。

（1）微孔膜包衣片　微孔膜控释剂型通常是用胃肠道中不溶解的聚合物，如醋酸纤维素、乙基纤维素、乙烯-醋酸乙烯共聚物、聚丙烯酸树脂等作为衣膜材料，包衣液中加入少量致孔剂，如 PEG 类、PVP、PVA、十二烷基硫酸钠、糖和盐等水溶性的物质，亦有加入一些水不溶性的粉末如滑石粉、二氧化硅等，甚至将药物加在包衣膜内既作致孔剂又是速释部分，用这样的包衣液包在普通片剂上即成微孔膜包衣片。水溶性药物的片心要求具有一定硬度和较快的溶出速率，以使药物的释放速率完全由微孔包衣膜控制。当微孔膜包衣片与胃肠液接触时，膜上存在的致孔剂遇水部分溶解或脱落，在包衣膜上形成无数微孔或弯曲小道，使衣膜具有通透性。胃肠道中的液体通过这些微孔渗入膜内，溶解片心内的药物到一定程度，片心内的药物溶液便产生一定渗透压，由于膜内外渗透压的差别，药物分子便通过这些微孔向膜外扩散释放。药物向膜外扩散的结果使片内的渗透压下降，水分又得以进入膜内溶解药物，如此反复，只要膜内药物维持饱和浓度且膜内外存在漏槽状态，则可获得零级或接近零级速率的药物释放。包衣膜在胃肠道内不被破坏，最后排出体外。

【例6】 磷酸丙吡胺缓释片

先按常规制成每片含丙吡胺100mg的片心（直径11mm，硬度4～6kg，20min内药物溶出80%）。然后以低黏度乙基纤维素、醋酸纤维素及聚甲基丙烯酸酯为包衣材料，PEG类为致孔剂，蓖麻油、邻苯二甲酸二乙酯为增塑剂，以丙酮为溶剂配制包衣液进行包衣，控制形成的微孔膜厚度（膜增重）调节释药速率。人体血药浓度研究表明各种包衣材料制成的包衣片均有缓释效果，其中以乙基纤维素包衣的缓释片血药浓度最平稳。

（2）膜控释小片 系将药物与辅料按常规方法制粒，压制成小片，其直径约为2～3mm，用缓释膜包衣后装入硬胶囊使用。每粒胶囊可装几片至20片不等，同一胶囊内的小片可包上具不同缓释作用的包衣或不同厚度的包衣。此类制剂无论在体外还是体内均可获得恒定的释药速率，是一种较理想的口服控释剂型。其生产工艺也比控释小丸简便，质量也易于控制。

【例7】 茶碱微孔膜控释小片

① 制小片 将无水茶碱粉末用5%CMC浆制成颗粒，干燥后加入0.5%硬脂酸镁，压成直径3mm的小片，每片含茶碱15mg，片重为20mg。

② 流化床包衣分别用乙基纤维素（采用PEG1540、Eudragit L或聚山梨酯20为致孔剂，两者比例为2：1，用异丙醇和丙酮混合溶剂）和Eudragit RL100与Eudragit RS100（不加致孔剂）为包衣材料进行包衣。最后将20片包衣小片装入同一硬胶囊内即得。体外释药试验表明，用聚丙烯酸树脂包衣的小片时滞短，释药速率恒定。狗体内试验表明，用10片不包衣小片和10片Eudragit RL包衣小片制成的胶囊既具有缓释作用，又有生物利用度高的特点。

（3）肠溶膜控释片 系将药物压制成片心，外包肠溶衣，再包上含药的糖衣层而得。含药糖衣层在胃液中释药，起速效作用。当肠溶衣片心进入肠道后，衣膜溶解，片心中的药物释出，因而延长了释药时间。

【例8】 普萘洛尔控释片

将60%的药物加入HPMC压制成骨架型片心。外包肠溶衣，其余40%的药物掺在外层糖衣中，包在肠溶衣外面。此片基本以零级速率在肠道缓慢释药，可维持药效12h以上。肠溶衣材料可用羟丙基甲基纤维素邻苯二甲酸酯，也可与不溶性膜材料如乙基纤维素混合包衣，制成在肠道中释药的微孔膜包衣片，在肠道中肠溶衣溶解，包衣膜上形成微孔，药物的释放则由乙基纤维素微孔膜控制。

（4）膜控释小丸 由丸心与控释薄膜衣两部分组成。丸心含药物和稀释剂、黏合剂等辅料，所用辅料与片剂的辅料大致相同，包衣膜有亲水薄膜衣、不溶性薄膜衣、微孔膜衣和肠溶衣等。

【例9】 酮洛芬小丸

丸心由微晶纤维素与药物细粉，用 1.5％CMC-Na 溶液为黏合剂，用挤压滚圆法制成。包衣材料为等量的 Eudragit RL 和 RS，溶剂用异丙醇：丙酮（60：40），加入相当于聚合物 10％的增塑剂组成 11％浓度的包衣液，将上述干燥丸心置于流化床内包衣，得平均膜厚度 50μm 的控释小丸。

3. 渗透泵型控释制剂

渗透泵片由药物、半透膜材料、渗透压活性物质和推动剂等组成。常用的半透膜材料有醋酸纤维素、乙基纤维素等。渗透压活性物质（即渗透压促进剂）起调节室内渗透压的作用，其用量多少往往关系到零级释放时间的长短。常用氯化钠，或乳糖、果糖、葡萄糖、甘露醇的不同混合物。推动剂亦称促渗透聚合物或助渗剂，能吸水膨胀，产生推动力，将药物层的药物推出释药小孔，常用分子量为 3 万～500 万的聚羟甲基丙烯酸烷基酯、分子量为 1 万～36 万的 PVP、分子量为 110 万～500 万的聚环氧乙烷等。药室中除上述组成外，还可加入助悬剂、黏合剂、润滑剂、润湿剂等。

【例10】 维拉帕米渗透泵片

① 片心制备 将片心处方中盐酸维拉帕米（40 目）2850g、甘露醇（40 目）2850g、聚环氧乙烷（40 目、分子量 500 万）60g 三种组分置于混合器中，混合 5min；将 120g PVP 溶于 1930mL 乙醇溶液中，缓缓加至上述混合组分中，搅拌 20min，过 10 目筛制粒，于 50℃干燥 18h，经 10 目筛整粒后，加入过 40 目筛的硬脂酸 115g 混匀，压片。制成每片含主药 120mg、硬度为 9.7kg 的片心。

二维码79 渗透泵给药系统比较（图片）

② 包衣 将醋酸纤维素（乙酰基值 39.8％）47.25g、醋酸纤维素（乙酰基值 32％）15.75g、羟丙基纤维素 22.5g、聚乙二醇 3350 4.5g、二氯甲烷 1755mL、甲醇 735mL 混合制成包衣材料，用空气悬浮包衣技术包衣，进液速率为 20mL/min，包至每个片心上的衣层增重为 15.6mg。将包衣片置于相对湿度 50％、50℃的环境中 45～50h，再在 50℃干燥箱中干燥 20～25 h。

二维码80 不同类型渗透泵图示（图片）

③ 打孔 在包衣片上下两面对称处各打一释药小孔，孔径为 254μm。此渗透泵片在人工胃液和人工肠液中的释药速率为 7.1～7.7mg/h，可持续释药 17.8～20.2 h。

二、 脉冲释药给药系统

脉冲释药系统是基于时辰药理学的理论，以制剂手段控制药物释放的时间及给药剂量以配合生理节律的变化，达到最佳的疗效。主要用于缺血性心脏病、哮喘、关节炎、溃疡病的预防与治疗。目的较多的是用于心血管病的预防和治疗，此类患者往往在凌晨时由于体内儿茶酚胺水平增高，因而收缩压、心率增高而发生心血管疾病。

三、 胃内漂浮给药系统、 结肠定位给药系统

胃内滞留漂浮片又称胃内滞留片、漂浮给药系统或水动力平衡系统，是借助高分子材料制备而成的胃内漂浮型制剂，能使药物在胃中缓慢释放，充分发挥药效，同时保证用药

安全。

结肠定位给药系统（oral colon specific drug delivery system，OCSDDS）又称为结肠迟释制剂，是 20 世纪 70 年代后期发展起来的新型给药系统。结肠部位由于 pH 条件温和，代谢酶少，在此部位释药可以减少胃肠道消化酶对药物的破坏作用，提高在结肠部位吸收药物的生物利用度，改善对结肠部病变（如溃疡性结肠炎、结肠癌等）的治疗，尤其适用于在胃肠道上段降解的蛋白质和肽类药物的给药。该给药系统的目的是避免口服药物在上消化道被破坏和释放，将药物直接输送到直肠，再以速释（脉冲）或缓释、控释给药，发挥局部或全身疗效。根据释药机制，结肠定位制剂可分为时滞型、pH 敏感型、酶解型和压力依赖型等。

第三节　靶向给药系统

一、概述

靶向制剂又称靶向给药系统（targeting drug system，TDS），系采用载体将药物通过循环系统浓集于或接近靶器官、靶组织、靶细胞和细胞内结构而发挥药物作用，从而提高疗效并显著降低药物对其他组织、器官及全身不良反应的给药系统。

靶向制剂从释药部位上可分为 3 类：一级靶向制剂，系进入靶部位的毛细血管床释药；二级靶向制剂，系进入靶部位的特殊细胞（如肿瘤细胞）释药；三级靶向制剂，系药物作用于细胞内的一定部位。

靶向制剂不仅要求药物选择性地到达特定部位的靶组织、靶器官、靶细胞甚至细胞内的结构，而且要求有一定浓度的药物滞留相当时间，以便发挥药效，而载体应无遗留的毒副作用。成功的靶向制剂应具备定位浓集、控制释药以及无毒可生物降解三个要素。

总体来说，靶向制剂可以提高药物制剂的药效，降低毒副作用，提高药品的安全性、有效性、可靠性。具体地说，靶向制剂可以解决药物在其他制剂给药时可能遇到的问题：如在药剂学方面提高药物制剂稳定性和增加溶解度；生物药剂学方面可改善药物的吸收或增强生物稳定性，避免药物受体内酶或 pH 值的影响等；药物动力学方面延长半衰期和提高药物特异性和组织选择性；提高药物临床应用的治疗指数（药物中毒剂量和治疗剂量之比）。

二、靶向制剂的作用机制与分类

药物的靶向从到达的部位讲可以分为三级：第一级指到达特定的靶组织或靶器官；第二级指到达特定的细胞；第三级指到达细胞内的特定部位。从方法上讲，靶向制剂可分为以下三类。

1. 被动靶向制剂

被动靶向制剂也称自然靶向制剂，系利用药物载体（即将药物导向特定部位的生理惰性载体），使药物被生理过程自然吞噬而实现靶向的制剂。载药微粒被单核-巨噬细胞系统的巨噬细胞（尤其是肝的 Kupffer 细胞）摄取，通过正常生理过程运送至肝、脾等器官。被动靶向的微粒经静脉注射后，在体内的分布主要取决于微粒的粒径大小。通常粒径在 2.5～10μm 时，大部分积集于巨噬细胞。小于 7μm 时一般被肝、脾中的巨噬细胞摄取，200～400nm 的纳米粒（包括纳米球与纳米囊）集中于肝后迅速被肝清除，小于 10nm 的纳米粒则缓慢积集于骨髓。大于 7μm 的微粒通常被肺的最小毛细血管床以机械滤过方式截留，被单核白细胞摄取进入肺组织或肺气泡。

除粒径外，微粒表面性质对分布也起着重要作用。带负电荷的微粒静注后易被肝的单核-巨噬细胞系统滞留而靶向于肝，带正电荷的微粒易被肺的毛细血管截留而浓集于肺。

这类靶向制剂主要有乳剂、脂质体、微球、纳米囊和纳米球等。

2. 主动靶向制剂

主动靶向制剂是用修饰的药物载体作为"导弹"，将药物定向地运送到靶区浓集发挥药效。如载药微粒经表面修饰后，不被巨噬细胞识别，或因连接有特定的配体可与靶细胞的受体结合，或连接单克隆抗体成为免疫微粒等原因，而能避免巨噬细胞的摄取，防止在肝内浓集，改变微粒在体内的自然分布而到达特定的靶部位；也可将药物修饰成前体药物，即能在活性部位被激活的药理惰性物，在特定靶区被激活发挥作用。如果微粒要通过主动靶向到达靶部位而不被毛细血管（直径 $4\sim7\mu m$）截留，通常粒径不应大于 $4\mu m$。

主动靶向制剂包括经过表面修饰的药物载体及前体药物两大类制剂。目前研究较多的为修饰的药物载体，包括长循环脂质体、免疫脂质体和免疫纳米球等。前体药物包括抗癌药及其他前体药物、脑部位和结肠部位等的前体药物等。

3. 物理化学靶向制剂

系指应用某些物理化学方法使靶向制剂在特定部位发挥药效。如应用磁性材料与药物制成磁导向制剂，在足够强的体外磁场引导下，通过血管到达并定位于特定靶区；或使用对温度敏感的载体制成热敏感制剂，在热疗机的局部作用下，使热敏感制剂在靶区释药；或利用对 pH 敏感的载体制备 pH 敏感制剂，使药物在特定的 pH 靶区内释药。用栓塞制剂阻断靶区的血供和营养，起到栓塞和靶向化疗的双重作用，也可属于物理化学靶向。

三、药物制剂靶向性的评价

靶向性是靶向制剂最重要的属性，对其靶向性进行考察，以明确是否具有特定部位浓集的作用。

1. 药动学法

经典方法是药动学实验，考察药物的组织器官分布情况。在传统给药中，假设药理反应与血浆药物浓度是成线性关系，由于靶向制剂在不同器官、组织中的到达、滞留和药物释放的时间不同，因此可以对模型动物给药后，在预定时间点取靶器官与非靶器官，组织匀浆法处理样品，测定药物含量，绘制血药曲线，评价药物制剂的靶向性。

为了评价制剂的靶向性，一般以靶向效率（TE）、相对靶向效率（RTE）、靶向指数（TI）来评价剂型改变后，药物在动物体内分布的靶向性特征及变化。TE、RTE、TI 计算公式分别为：

$$TE = \frac{(AUC_{0\to t})_1}{\sum\limits_{i=1}^{n}(AUC_{0\to t})_i} \times 100\%$$

$$RTE = \frac{TE_n - TE_s}{TE_s} \times 100\%$$

$$TI = \frac{(AUC_{0\to t})_n}{(AUC_{0\to t})_s} \times 100\%$$

式中　n——靶向制剂；

　　　s——非靶向制剂；

　　　l——靶组织；

　　　i——非靶组织。

用药动学程序，计算各组织的 $AUC_{0\sim t}$、c_{max} 及 MRT（平均滞留时间）值，按上述公式对靶向制剂的靶向性进行评价。

TE 反映了一个释药系统对靶组织和非靶组织的药物分布效率，RTE 反映的是同一药物对不同组织的趋向性差异，TE 越大，靶向性越好；RTE 为正值，说明靶向性增强；RTE 为负值，说明药物在该组织中无靶向性。TI 可以反映药物对组织的靶向性，TI>1 则表明药物在该组织中有靶向性，TI≤1 表明无靶向性，TI 越大靶向效果越好，药物在该组织中分布越多。因 TE、RTE 和 TI 都是以 AUC 作为比较单位而得到的参数，故能充分反映药物在体内的吸收、分布、代谢和排泄的全过程，因此可全面体现药物在整个实验时间段内分布的情况。

2. 放射性同位素测定技术

方法 1 是在微粒表面标记放射性同位素，进行实验动物整体自显影或活体动态显影，考察不同时间的药物在动物体内不同器官的分布情况，此技术虽能直观地看出分布概况，但定量程度低，不适宜进行分布的定量评价。

方法 2 是标记载体后制备微粒，给药后，在适宜时间处死实验动物，测定各组织或器官的放射性强度，考察体内过程，此方式是以微粒或载体的体内过程间接描述药物的体内过程。

方法 3 是放射性同位素标记药物后制备微粒，测定给药后不同时间动物体内各组织或器官中放射性强度以研究体内过程，该方法灵敏度高且重现性好。

3. 活体荧光成像系统

活体荧光成像（biofluorescence imaging，BFI）是一种非侵入性成像技术，可用于评价靶向制剂在体内的靶向性，无污染且操作较简单。对靶向制剂进行荧光标记，注射到动物体内后，利用光学检测设备对活体内的荧光信号进行实时、原位检测。由于红光对生物组织穿透能力强，成像信噪比高，所以近红外荧光是活体成像的最佳选择。常用的活体成像染料有 AlexaFluor、IRDyes、CY7、DIR 等。

Palframan 等用 BFI 技术对肿瘤坏死因子-α 抑制剂赛妥珠单抗、阿达木单抗、英夫利昔单抗在关节炎模型鼠中正常组织与炎症组织的分布进行了研究。Mérian 等报道过 2 种具有相同粒径，分别包载 DID、ICG 不同荧光染料的脂质纳米粒在小鼠体内分布，发现分布有所不同，所以需要用定量的方式来进一步确证纳米载体驱动药物在体内的分布。

4. 激光扫描共聚焦显微镜

激光扫描共聚焦显微镜（confocallaserscanningmicroscope，CLSM）可用于实时观测在细胞水平的释药行为，以评价靶向制剂的靶向性。

生活状态下的细胞以质膜的方式将大分子物质摄入细胞内，并由此引发相关界膜小泡的生成、融合、转运及分检等一系列连续过程，是靶向给药系统与相应靶细胞作用内化的一种最为基本而又十分重要的模式。Li 等使用 CLSM 技术观测了 SiO_2@AuNPs 在细胞质中 0～24h 的释药行为。可以通过动态比较细胞内药物的相对荧光值，来评价靶向制剂的靶向性。

5. 流式细胞术

流式细胞术（flow cytometry，FCM）是一种对快速直线流动状态中的单列细胞或生物颗粒进行逐个、多参数、快速的定性、定量分析或分选的技术。

Qing 等用流式细胞仪测定样品与阴性对照相比的荧光强度增量，来表示靶向药物细胞内化的相对量。Taghdisi 等制备并用 FCM 分析了配体-树枝状聚合物-表柔比星复合物在 MCF-7 与 C16 细胞（靶细胞）中的荧光强度显著大于游离的多柔比星（$p < 0.05$），而 MCF-7 细胞荧光强度显著小于 C16 细胞（$p < 0.05$），这说明靶向制剂可有效区分靶细胞与非靶细胞。

6. 邻位连接技术

邻位连接技术（proximity ligation assay，PLA）是一种新型的蛋白质检测技术，灵敏度高，可用于肿瘤标志物的检测。该技术是将一对寡核苷酸单链分别标记在靶蛋白结合试剂（如单克隆抗体）上作为邻位探针，当 2 个探针因为识别同一个靶蛋白而空间上靠近时，寡核苷酸自由末端拉近，在一个外加连接寡核苷酸作用下发生杂交实现邻位连接。然后连接酶以连接探针为模板将 2 条邻位探针的辅助核酸序列连接起来，从而形成一条完整的单链。加入引物、Taqman 探针和 Taq 酶后，上游引物以此条完整单链为模板合成互补链，形成 DNA 双链。之后便是一个完整的 Taqman 探针实时 PCR 过程，最后通过检测荧光信号便可知道被测蛋白质的存在及其含量。

Ohkubo 等用邻位连接技术评估了 HSP90 α 和 β 抑制剂 TAS-116 在细胞水平上对 HSP90 的选择性，数据显示在 0.3mmol/L 浓度水平时，TAS-116 能够抑制 HSP90。

7. PK/PD 模型的应用

将非临床有效性研究（包括体外模型和体内模型结果）、伴随的药动学研究结果与人体临床早期药代信息相结合，以合理预测临床有效浓度和给药剂量。

以阿西替尼为例，其研究就是根据在裸鼠移植瘤模型中进行的 TGI（肿瘤生长抑制率）研究以及非线性回归（sigmoidal 剂量-效应）曲线分析，估计其药理学有效性浓度（c_{eff}）。再根据其人血浆蛋白结合率，推算出人的总 c_{eff}。假设患者的 PD 参数与小鼠 MV522 肿瘤相似，结果预计 5～10mg 的阿西替尼（BID）可达到 40%～60%TGI。

采用 PK/PD 模型进行人体剂量方案探索是目前国外靶向治疗药物早期开发中常采用、用于提高临床开发成功性的新的有效方法。对将来国内此类药物开发的指导意义较大，建议逐步系统研究并指导国内应用。

四、 新型肿瘤靶向给药系统

靶向药物制剂作为新一代肿瘤治疗的方法，具有广阔的前景。

（一） 被动靶向

被动靶向制剂（即自然靶向），通过载体的粒径、表面性质、形状等特殊性，使药物通过正常的生理过程，在体内特定靶点或部位富集，主要是未经配体或抗体修饰的纳米粒、脂质体、聚合物胶束等。DaunoXome、Doxil、Marqibo Kit、力朴素等均为脂质体，其中力朴素是国内批准的第一个脂质体药物，也是国际首个上市的注射用紫杉醇脂质体药物。对 On-caspar、Genexol-PM 等进行表面改性，增加循环时间。

被动靶向制剂的作用机理——EPR 效应：健康血管的内皮细胞壁由内皮细胞紧密连接排列组成，可以防止血液中的大颗粒渗漏出血管。在实体瘤无限制增殖过程中，由于营养供应限制，会诱导血管再生。在肿瘤病理学中，血管再生或血管新生会导致血管膜孔变大（可达到 600nm）和淋巴引流障碍，即肿瘤的高通透性和滞留效应（enhanced permeability and retention effect，EPR），被动靶向制剂通过对流或扩散从肿瘤毛细血管漏窗转运到肿瘤间质或细胞，小于200nm的微粒首先在肿瘤间质积累。

微粒粒径对肿瘤靶向的影响：循环时间、蛋白质吸收、生理分布、免疫原性、内化、胞内运输、降解等微粒在体内的几项重要功能都取决于粒径。在体循环中，不同粒径的微粒累积部位不同。在一定范围内，粒径越小，对实体瘤的穿透能力越强，而在肿瘤部位的滞留能力则小于大粒径微粒。通过粒径智能化调节，可实现被动靶向制剂同时具有良好的肿瘤滞留性和渗透性，即利用EPR效应使大粒径制剂在肿瘤部位滞留，然后通过环境响应性使粒径降低，提高其在肿瘤部位的穿透性。

微粒表面性质对肿瘤靶向的影响：通常微粒在体内循环时间越长，靶向累积效果越好。用PEG链、两性离子聚合物或肽对微粒进行表面改性，可以伪装微粒使其获得隐身特性；这可以阻止血清蛋白的调理作用与被Kupffer细胞或肝细胞吸收，增加循环时间。

微粒形状对肿瘤靶向的影响：同一种微粒，形状不同，在体内运输行为也不同。在小鼠体内E0771乳腺肿瘤细胞中，长44nm[纵横比（AR）＝9]的纳米棒比纳米微球（33～35nm）穿过血管壁快4倍，渗透作用高1.7倍。

国内外已经上市的被动靶向制剂见表14-2。

表 14-2　国内外已经上市的被动靶向制剂

编号	药物名称	商品名	上市公司	靶点/效应	适应证
1	枸橼酸柔红霉素脂质体	DaunoX-ome	Galen	DNA 嵌合 + EPR 效应	急性骨髓性白血病
2	盐酸多柔比星脂质体	Doxil/Caelyx	Janssen	DNA 嵌合 + EPR 效应	卡巴士瘤、复发性乳腺癌、卵巢癌
3	多柔比星脂质体	Myocet	Teva	DNA 嵌合 + EPR 效应	转移性乳腺癌
4	硫酸长春新碱脂质体	Marqibo Kit	Talon	抑制微管聚合＋EPR 效应	费城染色体阴性急性、淋巴细胞白血病
5	紫杉醇脂质体	力扑素	南京绿叶思科药业有限公司	抑制微管聚合＋EPR 效应	卵巢癌、乳腺癌、非小 细胞肺癌
6	米伐木肽脂质体	Mepact	IDM Pharma	EPR 效应	骨肉瘤
7	阿糖胞苷脂质体	Depocyt	Pacira	EPR 效应	淋巴瘤并发症淋巴瘤性脑膜炎
8	顺铂脂质体	Lipopla-tin	Regulon	诱发 DNA 交联＋EPR 效应	晚期卵巢上皮癌、胰腺癌、非小细胞肺癌
9	白蛋白结合型紫杉醇纳米粒	Abrax-ane	Abraxis Bioscience	有丝分裂抑制剂＋EPR 效应	转移性乳腺癌
10	PEG-PLA 紫杉醇胶束	Genexol-PM	Samyang	抑制微管聚合＋EPR 效应	乳腺癌、肺癌
11	长春新碱脂质体	OncoTCS	INEX	EPR 效应	霍奇金淋巴瘤

1. 乳剂

乳剂的靶向性的特点在于它对淋巴的亲和性。油状药物或亲脂性药物制成O/W型乳剂及O/W/O型复乳静脉注射后，油滴经巨噬细胞吞噬后在肝、脾、肾中高度浓集，油滴中溶解的药物在这些脏器中蓄积也高。水溶性药物制成W/O型乳剂及W/O/W型复乳经肌内或皮下注射后易浓集于淋巴系统。

一般认为，药物的体内过程只有通过血液为媒介，才能随体循环而发生转运。通常血液流速比淋巴液快200～500倍。人体内流入血液的总淋巴液为1.0～1.6mg/（kg·h）。动物愈高级，淋巴系统的分化愈发达，它在调节体循环、排泄废物、回收有效成分方面发挥着重要作用，且与物质转运有关，如脂肪、胆固醇、维生素 A、酶类的转运等。

乳剂在肠管吸收后经淋巴转运，避免了经肝的首过效应，可以提高药物的生物利用度。如果淋巴系统可能含有细菌感染与癌细胞转移等病灶，将药物送到淋巴更有必要。如 5-氟尿嘧啶的 W/O 型乳剂经口服后，在癌组织及淋巴组织中的含量明显高于血浆。

W/O 型乳剂经肌内、皮下或腹腔注射后，易聚集于附近的淋巴器官，是目前将抗癌药转移至淋巴器官最有效的剂型。将抗癌药物制成 W/O 型乳剂，可抑制癌细胞经淋巴管的转移，或局部治疗淋巴系统肿瘤。

W/O 型和 O/W 型乳剂虽然都有淋巴定向性，但两者的程度不同。如丝裂霉素 C 乳剂在大鼠肌内注射后，W/O 型乳剂在淋巴液中的药物浓度明显高于血浆，且淋巴液、血浆浓度比随时间延长而增大；O/W 型乳剂则与水溶液差别较少，药物浓度比在 2 上下波动。

乳剂中药物的释放机制主要有透过细胞膜扩散、通过载体降低药物的亲水型，使其易透过油膜或通过复乳中形成的混合胶束转运等。

影响乳剂释药特性与靶向性的因素有：乳滴粒径；油相的比例、黏度、种类；乳化剂的种类与用量；乳剂的类型等。静注的乳剂乳滴在 $0.1\sim0.5\mu m$ 时，被肝、脾、肺和骨的单核-巨噬细胞系统所清除；$2\sim12\mu m$ 时，可被毛细血管摄取，其中 $7\sim12\mu m$ 粒径的乳剂可被肺机械性滤取。

2. 脂质体

脂质体（liposome）系指将药物包封于类脂质双分子层内而形成的微型泡囊体。具有类细胞膜结构，在体内可被网状内皮系统视为异物识别、吞噬，主要分布在肝、脾、肺和骨髓等组织器官，从而提高药物的治疗指数。

（1）脂质体的组成与结构　脂质体是由磷脂、胆固醇为膜材以及相关附加剂组成的双分子层结构，类似"人工生物膜"，易被机体消化分解。胆固醇具有调节膜流动性的作用，故可称为脂质体的"流动性缓冲剂"。磷脂包括天然的卵磷脂、脑磷脂、大豆磷脂以及合成磷脂如二棕榈酰-DL-α-磷脂酰胆碱等。磷脂双层构成一个封闭小室，内部包含水溶液，小室中水溶液被磷脂双层包围而独立，磷脂双室形成泡囊又被水相介质分开。脂质体可以是单层磷脂双层形成的泡囊，称为单室脂质体，见图 14-6；也可以是多层的磷脂双层的泡囊，称为多室脂质体，见图 14-7。在电镜下，脂质体的外形常见有球形、椭圆形等，直径从几十纳米到几微米之间。

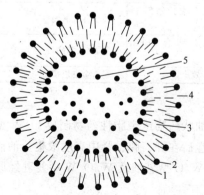

图 14-6　单室脂质体结构示意图
1,2—亲油基团；3—类脂质双分子层；
4—脂溶性药物；5—水溶性药物

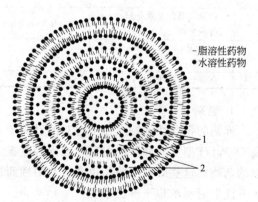

图 14-7　多室脂质体结构示意图
1—类脂质双分子层（三层）；2—水膜

（2）脂质体的特点　脂质体是一种药物载体，既可包封脂溶性药物，也可包封水溶性药物，药物被脂质体包封后其主要特点如下。

① 靶向性　载药脂质体进入体内可被巨噬细胞作为外界异物而吞噬，主要被单核-巨噬细胞系统的巨噬细胞所吞噬而摄取，形成肝、脾等网状内皮系统的被动靶向性。脂质体可用于治疗肝肿瘤和防止肿瘤扩散转移，以及肝寄生虫病、利什曼病等单核-巨噬细胞系统疾病。如抗肝利什曼原虫药锑酸葡胺被脂质体包封后，药物在肝中的浓度提高 200～700 倍。脂质体经肌内、皮下或腹腔注射后，可首先进入局部淋巴结中。

② 细胞亲和性与组织相容性　因脂质体是类似生物膜结构的泡囊，对正常细胞和组织无损害和抑制作用，有细胞亲和性与组织相容性，并可长时间吸附于靶细胞周围，使药物能充分向靶细胞、靶组织渗透，脂质体也可通过融合进入细胞内，经溶酶体消化释放药物。如将抗结核药物包封于脂质体中，可将药物载入细胞内杀死结核菌，提高疗效。

③ 缓释作用　将药物包封成脂质体，可减少肾排泄和代谢，延长药物在血液中的滞留时间，使药物在体内缓慢释放，从而延长了药物的作用时间。如按 6mg/kg 剂量静注阿霉素和阿霉素脂质体，两者在体内过程均符合三室模型，两者的消除半衰期分别为 17.3h 和 69.3h。

④ 降低药物毒性　药物被脂质体包封后，有效地在肝、脾和骨髓等单核-巨噬细胞较丰富的器官中浓集。将对心、肾有毒性的药物或对正常细胞有毒性的抗癌药包封于脂质体后，可明显降低药物的毒性。如两性霉素 B，它对多数哺乳动物的毒性较大，制成两性霉素 B 脂质体，可使其毒性大大降低，而不影响抗真菌活性。

⑤ 提高药物稳定性　一些不稳定的药物被脂质体包封后，可受到脂质体双层膜的保护。如青霉素 G 盐对酸不稳定，口服易被胃酸破坏，制成脂质体则可提高其稳定性和口服吸收的效果。

（3）脂质体的制备

① 注入法　将磷脂与胆固醇等类脂质及脂溶性药物共溶于有机溶剂中（一般多采用乙醚），然后将此药液经注射器缓缓注入加热至 50～60℃（并用磁力搅拌）的磷酸盐缓冲液（可含有水溶性药物）中，加完后，不断搅拌至乙醚除尽为止，即制得脂质体，其粒径较大，不适宜静脉注射。再将脂质体混悬液通过高压乳匀机两次，所得的成品大多为单室脂质体，少数为多室脂质体，粒径绝大多数在 2μm 以下。

如亚油酸脂质体，称取 1g 精制大豆磷脂、1g 胆固醇、1g 亚油酸及 2g 油酸山梨坦溶于 30mL 乙醚中，然后滴注于 100mL 60℃的磷酸盐缓冲液，继续用磁力搅拌器搅拌，加适量缓冲盐溶液至 100mL 即得。

② 薄膜分散法　将磷脂、胆固醇等类脂质及脂溶性药物溶于氯仿（或其他有机溶剂）中，然后将氯仿溶液在玻璃瓶中旋转蒸发，使在烧瓶内壁上形成薄膜；将水溶性药物溶于磷酸盐缓冲液中，加入烧瓶中不断搅拌，即得脂质体。

如 5-氟尿嘧啶脂质体，将磷脂（卵磷脂或脑磷脂）、胆固醇与磷酸二鲸蜡酯按摩尔比 7：2：1（或 4.8：2.8：1）配成氯仿溶液，真空蒸发除去氯仿，使在器壁上形成薄膜，加入 0.01mol/L 的 pH6.0 磷酸盐等渗缓冲溶液，其中含 5-氟尿嘧啶 77mmol/L 类脂质在缓冲液中的浓度为 50～70mmol/L，加玻璃珠数枚，搅拌 2min，在 25℃放置 2h，使薄膜吸胀；再在 25℃搅拌 2h，得到粒径为 0.5～5μm 的脂质体。

③ 超声波分散法　将水溶性药物溶于磷酸盐缓冲液，加入磷脂、胆固醇与脂溶性药物共溶于有机溶剂的溶液，搅拌蒸发除去有机溶剂，残液经超声波处理，然后分离

出脂质体，再混悬于磷酸盐缓冲液中，制成脂质体混悬型注射剂。凡经超声波分散的脂质体混悬液，绝大部分为单室脂质体。多室脂质体只要经超声处理后亦能得到相当均匀的单室脂质体。

如肝素脂质体的制备：取肝素 30～50mg 溶于 pH7.2 的磷酸盐缓冲液中，在氮气流下加入到由磷脂 26mg、胆固醇 4.4mg、磷酸二鲸蜡酯 3.11mg 溶于 5mL 氯仿制成的溶液中，蒸发除去氯仿、残液经超声波分散，分离出脂质体，重新混悬于磷酸盐缓冲液中。可供口服或注射给药。

④ 逆相蒸发法　系将磷脂等膜材溶于氯仿、乙醚等有机溶剂中，加入待包封药物的水溶液（有机溶剂用量是水溶液的 3～6 倍）进行短时间超声处理，直到形成稳定的 W/O 型乳剂，然后减压蒸发除去有机溶剂，达到胶态后，滴加缓冲液，旋转使器壁上的凝胶脱落，在减压下继续蒸发，制得水性混悬液，通过凝胶色谱法或超速离心法，除去未包入的药物，即得大单室脂质体。

本法特点是包封的药物量大，体积包封率可大于超声波分散法 30 倍，它适合于包封水溶性药物及大分子生物活性物质，如各种抗生素、胰岛素、免疫球蛋白、碱性磷酸酶、核酸等。

如超氧化物歧化酶（SOD）脂质体的制备：取卵磷脂 100mg 和胆固醇 50mg 溶于乙醚中，加入 4mmol/L 磷酸盐缓冲溶液（PBS）配成 SOD 溶液，超声处理 2min（每处理 0.5min，间歇 0.5min），立即在水浴中减压旋转蒸发至呈现凝胶状，漩涡振荡使凝胶转相，再继续蒸发除尽乙醚，超速离心（35000r/min，30min）分离除去未包衣的 SOD，用水洗涤沉淀 2 次，离心，用 10mmol/L PBS 稀释沉淀即得。

⑤ 冷冻干燥法　用超声将磷脂分散于缓冲盐溶液中，加入冻结保护剂（如甘露醇、右旋糖酐、海藻酸等）冷冻干燥后，再将干燥物分散到含药物的缓冲盐溶液或其他水性介质中，即可形成脂质体。此法适合包封对热敏感的药物。

如维生素 B_{12} 脂质体：取卵磷脂 2.5g 分散于 67mmol/L 的 pH7.0 的磷酸盐缓冲液与 0.9%NaCl（1：1）混合液中，超声处理，与甘露醇混合真空冷冻干燥，用含 12.5mg 维生素 B_{12} 的上述缓冲溶液分散，超声处理，即得维生素 B_{12} 脂质体。

（4）脂质体作为药物载体的应用

① 抗肿瘤药物载体　利用脂质体的靶向性，可提高抗癌药物的选择性，降低化疗药物的毒副作用，提高化疗药物的治疗指数。同时脂质体能够增加药物与癌细胞的亲和力，克服或延缓耐药性，增加癌细胞对药物的摄入量，降低用药剂量，提高疗效。

② 抗寄生虫药物载体　脂质体具有被动靶向性，静脉注射后，可迅速被网状内皮细胞摄取，达到治疗相关疾病的目的。例如利什曼病和疟疾是由某种寄生虫侵入网状内皮系统所引起的疾病。

③ 抗菌药物载体　将抗生素包封于脂质体，利用其与细胞膜的特异性亲和力，可提高抗菌作用。如将庆大霉素制成脂质体后能显著提高肺炎模型小鼠体内血药浓度，对肺炎球菌的抑制作用明显高于游离药物组，提高小鼠存活率。

④ 激素类药物载体　脂质体包封抗炎甾体激素后，可使药物与血浆蛋白的结合率下降，血浆中游离药物浓度增大；脂质体将药物浓集在炎症部位，通过吞噬和融合作用释放药物，使药物在低剂量下达到治疗作用，降低剂量，减少了激素的毒副作用。

3. 纳米粒

纳米粒（nanopartices）包括纳米囊和纳米球。纳米囊属药库膜壳型，纳米球属基质骨架型。它们均是由高分子物质组成的固态胶体粒子，粒径多在 10～1000nm 范围内，可分散在水中形成近似胶体的溶液。药物制成纳米囊或纳米球后,具有缓释、靶向、提高药物稳定性、提高疗效和降低毒副作用等特点。注射纳米粒,不易阻塞血管,可靶向肝、脾和骨髓。纳米粒亦可由细胞内或细胞间穿过内皮壁到达靶部位,有些纳米粒具有在某些肿瘤中聚集的倾向,有利于抗肿瘤药物的应用。

纳米囊和纳米球的制备方法有乳化聚合法、天然高分子法、液中干燥法和自动乳化溶剂扩散法等。

4. 微球

微球(microsphere)系指药物溶解或分散在高分子材料中形成的微小球状实体,亦称基质型骨架微粒。药物制成微球后具有缓释长效和靶向作用。靶向微球多数是生物降解材料,如蛋白质类(明胶、白蛋白等)、糖类(琼脂糖、淀粉、葡聚糖、壳聚糖等)、聚酯类(如聚乳酸、丙交酯乙交酯共聚物等)。此外,少数非生物降解材料如聚丙烯也用作微球载体。

微球粒径通常在 $1\sim250\mu m$ 之间,一般制成混悬剂供注射或口服给药。小于 $7\mu m$ 时一般被肝、脾中的巨噬细胞摄取,大于 $7\sim10\mu m$ 的微球常被肺的最小毛细血管以机械方式截留,被巨噬细胞摄取进入肺组织或肺气泡。

微球中药物的释放机制与微囊基本相同,即扩散、材料的溶解和材料的降解三个过程。

根据载体材料不同微球可分为天然高分子微球(白蛋白微球、明胶和淀粉微球)和合成聚合物微球(聚乳酸微球)等。

理想微球应为大小均匀的球形,分散性好,互不粘连。微球的制备有:

(1) 加热固化法 白蛋白作载体时,利用白蛋白受热固化凝固的性质,在 $100\sim180℃$ 条件下加热使内相固化并分离制备微球。将药物与载体溶液混合后,加入含乳化剂的油相中制成油包水(W/O)型初乳,搅拌下注入 $100\sim180℃$ 的油中,使白蛋白乳滴固化成球。

(2) 交联剂固化法 对于受热不稳定的水溶性药物,先溶解或均匀分散于载体材料中,采用化学交联剂如甲醛、戊二醛等使内相固化经分离制备微球。

(3) 溶剂蒸发法 将水不溶性载体材料溶解在有机溶剂中,再与药物混匀后,加入水相中,超声乳化制成 O/W 型初乳,继续搅拌至有机溶剂蒸发使成微球。

(4) 凝聚法 制备原理与微囊中的相分离-聚集法一致。即将药物与载体材料的混合物溶液,通过外界物理化学因素的影响使载体材料溶解度发生改变,聚集包囊药物而自溶液中析出。常用的载体包括明胶和阿拉伯胶。

(二) 主动靶向

主动靶向制剂是通过作用于特定靶点抑制肿瘤细胞增殖和生长,主要包括小分子靶向制剂、单克隆抗体、抗体偶联药物以及靶向纳米载药系统。目前,研究较多的是抗体偶联药物(antibody drug conjugates,ADC)与靶向纳米载药系统。国内外已经上市的主动靶向制剂见表14-3。

表 14-3 国内外已经上市的主动靶向制剂

编号	药物名称	商品名	上市公司	靶点/效应	适应证
1	吉非替尼	Iressa	Astrazeneca	抑制表皮生长因子受体	非小细胞肺癌
2	厄洛替尼	Tarceva	Osi Pharms	抑制表皮生长因子受体	非小细胞肺癌
3	阿法替尼	Gilotrif	Boehringer Ingelheim	抑制表皮生长因子受体	非小细胞肺癌

编号	药物名称	商品名	上市公司	靶点/效应	适应证
4	拉帕替尼	Tykerb	Novartis Pharms	EGFR/HER2 双重激酶抑制剂	HER2 阳性的乳腺癌
5	索拉菲尼	Nexavar	Bayer Hlthcare	抑制血管内皮生长因子受体	原发性肾癌、晚期原发性肝癌
6	舒尼替尼	Sutent	Cppi CV	抑制血管内皮生长因子受体	胃肠道间质瘤、晚期肾细胞癌
7	帕唑替尼	Votrient	Novartis Pharms	抑制血管内皮生长因子受体	肾细胞癌
8	凡德他尼	Caprelsa	Genzyme	抑制血管内皮生长因子受体	甲状腺癌
9	阿西替尼	Inlyta	PF PRISM CV	抑制血管内皮生长因子受体	晚期肾细胞癌
10	瑞格非尼	Stivarga	Bayer Hlthcare	抑制血管内皮生长因子受体	胃肠道间质瘤
11	乐伐替尼	Lenvima	Eisai Inc	抑制血管内皮生长因子受体	甲状腺癌
12	维罗非尼	Zelboraf	Hoffmann La Roche	抑制 B-Raf 活性	BRAF（V600）、变异体阳性的黑色素瘤
13	达拉非尼	Tafinlar	Novartis Pharms	抑制 B-Raf 活性	黑色素瘤
14	曲美替尼	Mekinist	Novartis Pharms	MEK 抑制剂	黑色素瘤
15	伊马替尼	Gleevec	Novartis	Pharms Bcr-Abl 激酶抑制剂	慢性髓性白血病
16	吉利德	Zydelig	Gilead Sciences	PI3Kδ 抑制剂	慢性淋巴细胞白血病、滤泡型 B 细胞非霍奇金淋巴瘤
17	依维莫司	Afinitor	Novartis Pharms	mTOR 抑制剂	晚期肾癌
18	西罗莫司	Torisel	PF PRISM CV	mTOR 抑制剂	晚期肾癌
19	硼替佐米	Velcade	Millennium Pharms	蛋白酶体抑制剂	多发性骨髓瘤
20	卡非佐米	Kyprolis	Onyx Therap	蛋白酶体抑制剂	多发性骨髓瘤
21	Belinostat	Beleodaq	Spectrum Pharms	组蛋白脱乙酰酶抑制剂	多发性骨髓瘤、T 细胞淋巴瘤
22	贝伐单抗	Avastin	Genentech	抑制血管内皮生长因子 A（VEGF-A）	转移性结肠癌
23	西妥昔单抗	Erbitux	Imclone	抑制表皮生长因子受体	转移性结直肠癌、头颈癌
24	帕尼单抗	Vectibix	Amgen	抑制表皮生长因子受体	结直肠癌
25	曲妥珠单抗	Herceptin	Genentech	人源化抗 HER2 的 IgG1	乳腺癌
26	泊妥珠单抗	Perjeta	Genentech	表皮生长因子受体-2	乳腺癌
27	德诺苏单抗	Prolia/Xgeva	Amgen	细胞核因子 κB 受体激活剂配基抑制剂	肿瘤骨转移
28	托西莫单抗	Bexxar	Smithkline Beecham	抗 CD20	复发性或难治性低分度滤泡状或已变形的非霍奇金淋巴瘤
29	易普利姆玛单抗	Yervoy	Bristol Myers Squibb	抗 CTLA-4	转移性黑色素瘤
30	Ramucirumab	Cyramza	Eli Lilly and Company	靶向 VEGFR2	转移性非小细胞肺癌

编号	药物名称	商品名	上市公司	靶点/效应	适应证
31	Ofatumumab	Arzerra	Glaxo Group Ltd	抗 CD20	慢性淋巴细胞性白血病
32	Obinutuzumab	Gazyva	Genentech	抗 CD20	慢性淋巴细胞性白血病
33	Blinatumomab	Blincyto	Amgen	双特异性抗体，抗 CD19，抗 CD3	费城阴性复发或难治性早期 B 细胞型急性淋巴细胞性白血病
34	利妥昔单抗	Rituxan	Genentech /Idec Pharmaceuticals	嵌合或鼠抗 CD20 免疫球蛋白 1	CD20 阳性的淋巴瘤和慢性淋巴细胞白血病
35	阿伦单抗	Campath	Genzyme	结合 CD52	慢性淋巴细胞白血病（CLL）、皮肤 T 细胞淋巴瘤（CTCL）、T 细胞淋巴瘤
36	替伊莫单抗	Zevalin	Spectrum Pharms	抗体结合 CD20 抗原，通过 ADCC 与 CDC 触发细胞死亡	复发或难治疗肿瘤
37	Trastuzumab	Emtansine（T-DM1）	Kadcyla Genentech	曲妥珠单抗靶向 HER2，TDM1 为细胞毒制剂	HER2 阳性转移性乳腺癌（MBC）
38	Brentuximab	Vedotin（SGN-35）	Adcetris Seattle Genetics	CD30	霍奇金淋巴瘤、系统性间变性大细胞淋巴瘤
39	Gemtuzumab	Ozogamicin	Mylotarg Wyeth Pharms Inc	与 CD33 链接后释放细胞毒抗肿瘤抗生素刺孢霉素	复发性急性粒细胞性白血病
40	载基因纳米粒（突变细胞周期控制基因）	Rexin-G	Epeius Biotechnologies	细胞周期调节因子	胰腺癌
41	地尼白介素（白介素 2 与白喉毒素偶联）	Ontak	Eisai Inc	白喉毒素与 IL-2 靶向消除 T 淋巴细胞	T 细胞淋巴瘤

主动靶向制剂的作用机制如下。

小分子靶向制剂，如吉非替尼、阿法替尼、索拉非尼等激酶抑制剂可以进入细胞内，与相应的靶点结合，抑制血管的生成与肿瘤细胞的增殖，从而产生抑瘤效果。

单克隆抗体特异性识别受体胞外区，干扰信号转导途径，调控参与癌细胞增殖的原癌基因。此外，单克隆抗体与受体的结合还可以激发补体介导的细胞杀伤效应（complement dependent cytotoxicity，CDC）和抗体依赖的细胞杀伤效应（antibody-dependent cell-mediated cytotoxicity，ADCC），发挥间接抗肿瘤作用。

抗体偶联药物由抗体、细胞毒药物、偶联链三部分组成，抗体作为递送载体与肿瘤相关抗原特异性结合，使细胞毒药物送至靶部位。

靶向纳米载药系统是在药物载体表面修饰抗体、糖蛋白、脂蛋白、转铁蛋白、多肽类、叶酸、核酸等适当基团，使其与靶细胞的受体或抗原特异性结合，在被动靶向基础上，将药物浓集于靶部位。

1. 修饰的药物载体

药物载体经修饰后可将疏水表面由亲水表面代替，就可以减少或避免单核-巨噬细胞系统的吞噬作用，有利于靶向于肝脾以外的缺少单核-巨噬细胞系统的组织，又称为反向靶向。利用抗体修饰，可制成定位于细胞表面抗原的免疫靶向制剂。

（1）修饰性脂质体

① 长循环脂质体　脂质体的表面经适当修饰后，可避免单核-巨噬细胞系统的吞噬，减少了载药脂质体脂膜与血浆蛋白的相互作用，延长了药物在体内的循环时间，称为长循环脂质体。用 PEG 修饰，可降低被巨噬细胞识别和吞噬的可能性，从而延长在循环系统的滞留时间，有利于肝脾以外的组织或器官的靶向性。如将配体或抗体结合在 PEG 的末端，则既可保留肠循环，又可保持对靶体的识别。

② 免疫脂质体　在脂质体表面接上某种抗体，具有对靶细胞分子水平上的识别能力，可提高脂质体的专一靶向性。免疫脂质体可以提高人体免疫功能，加快免疫应答，增强脂质体结合于靶细胞释药的能力，同时具有载药量大、体内滞留时间长的特点。

③ 糖基修饰的脂质体　不同糖基结合在脂质体表面，在体内可产生不同的分布。半乳糖基脂质体可被肝实质细胞摄取，氨基甘露糖的衍生物能集中分布于肺内。

（2）修饰的纳米乳　修饰后的纳米乳表面性质改变，在循环系统中存在的时间延长，药物在炎症部位的浓度提高。

（3）修饰的微球　用聚合物将抗原或抗体吸附或交联形成的微球，称免疫微球。可用于抗癌药的靶向治疗，也可用于标志和分离细胞作诊断和治疗，亦可使免疫微球带上磁性提高靶向性和专一性，还可用免疫球蛋白处理红细胞得免疫红细胞，它是体内免疫反应很小的、靶向于肝脾的免疫载体。

（4）修饰的纳米球　包括聚乙二醇修饰的纳米球与免疫纳米球。经聚乙二醇修饰的纳米球的药物半衰期延长，在病变部位的分布量增多，并随着时间增加而增加，对病变部位的抑制作用增强。

2. 前体药物和药物大分子复合物

（1）前体药物　前体药物是指活性药物衍生而成的惰性物质，能在体内经化学反应或酶反应，使活性的母体药物再生而发挥其治疗作用。

前体药物在特定的靶向部位再生为母体药物的基本条件是：①使前体药物转化的反应物或酶仅在靶部位才存在或表现出活性；②前体药物能同药物的受体充分接触；③酶需有足够的量以产生足够量的活性药物；④产生的活性药物应能在靶部位滞留，而不漏入循环系统产生毒副作用。

常用的前体药物类型有：抗癌的前体药物；脑部靶向前体药物；结肠靶向前体药物。

① 抗癌的前体药物　某些抗癌药制成磷酸酯或酰胺类前体药物可在癌细胞定位，因为癌细胞比正常细胞含较高浓度的磷酸酯酶和酰胺酶；若干肿瘤能产生大量的纤维蛋白酶原激活剂，可活化血清纤维蛋白溶酶原成为纤维活性蛋白溶酶，故将抗癌药与合成肽联结，成为纤维蛋白溶酶的底物，可在肿瘤部位使抗癌药再生。

② 脑部靶向前体药物　脑部靶向释药对治疗脑部疾病意义较大。因为只有强脂溶性药物可通过血脑屏障，而强脂溶性药物对其他组织的分配系数也很高，从而引起明显的毒副作用。因此必须采取一定的措施，让药物仅在脑部发挥作用。如口服多巴胺的前体药物 L-多巴；进入脑部纹状体的 L-多巴经再生而发挥治疗作用，但进入外围组织的多巴再生后会引起许多不良反应。可用抑制剂如芳香氨基脱羧酶-卡比多巴抑制进入外围组织的 L-多巴的再生，使不良反应降低。由于卡比多巴不能进入脑组织，因而不妨碍 L-多巴在脑组织的再生。

③ 结肠靶向前体药物　结肠释药对治疗结肠局部病变如结肠癌、溃疡性结肠炎等特别有用。其主要原因是因为结肠有特殊菌落产生的酶，可使苷类、酯类和肽类在结肠酶解，从而具有结肠靶向性。

（2）药物大分子复合物　指药物与聚合物、抗体、配体以共价键形成的分子复合物，主要用于肿瘤靶向研究。

（三）物理化学靶向制剂

物理化学靶向制剂能够自主或在外力控制下到达理想位置释药。利用靶区微环境的变化，如 pH、酶活性、氧化还原反应，或者给予外力，如光照、超声、磁场等来影响载药微粒的位置，进而实现药物的靶向释放。

如 ThermoDox 是一种将多柔比星包裹在脂质体内的热敏抗癌药，该脂质球体被加热到特定温度时，其外壳的物理结构被快速改变，形成多个小开口，抗癌药物即可从中快速释放出来，目前已用于肝癌与乳腺癌的临床研究中。

1. 磁性微球

制备磁性微球时可以将磁性物质加入包囊材料，然后按照微球制备法制备而成。也可以先制成微球，再将微球磁化。常用的磁性物质为超细磁流体，磁性材料为 FeO 或 Fe_2O_3。将微囊注入病灶部位血管，在外界磁场的作用下，可将药物导向靶组织器官。

磁性微球的形态、粒径分布、溶胀能力、体外磁效应、载药稳定性及应用均有一定要求。

2. 栓塞微球

动脉栓塞是将导管插入病灶部位的动脉中，通过注射将含药物的微球输送到靶组织，微球可以阻断对靶区的供血和营养，使靶区的肿瘤细胞缺血坏死；同时微球逐渐释放药物，杀死肿瘤。因此栓塞微球具有栓塞和靶向化疗的双重作用。

3. 热敏感脂质体

利用在相变温度时，脂质体的类脂质双分子层膜从胶态过渡到液晶态、脂质膜的通透性增加、药物释放速率增大的原理可制成热敏脂质体。例如将不同比例的二棕榈酸磷脂（DP-PC）和二硬脂酸磷脂（DSPC）混合，可制得不同相变温度的脂质体。如将制成的 ^3H 甲氨蝶呤热敏脂质体，注入荷 Lewis 肺癌小鼠的尾静脉，然后用微波加热肿瘤部位至 42℃，4h 后病灶部位的放射性强度明显高于非热敏脂质体对照组。

4. pH 敏感脂质体

利用肿瘤间质的 pH 比周围正常组织细胞显著低的特点，选择对 pH 敏感性的类脂材料，如二棕榈酸磷脂或十七烷酸磷脂为膜材，可制备载药的 pH 敏感脂质体。其原理是：当脂质进入肿瘤部位时，由于 pH 的降低导致脂肪酸羧基的质子化，形成六方晶相的非相层结构，从而使膜融合，加速释药。

五、 脑靶向给药系统

脑是人体的重要器官，很多疾病的发生都与脑组织的病变有关，例如中枢神经系统疾病（老年性痴呆、帕金森病）、脑血管病变和脑肿瘤等。据文献统计，目前全世界约有 15 亿人患有不同程度的中枢神经系统疾病，已经成为危害人类生命和健康的重大疾病。其中，阿尔茨海默症尤为多见，其发病率呈逐年上升的趋势，已经成为继心脑血管疾病、癌症之后的第 3 位致死病因。帕金森病是以震颤、肌肉僵直、行动迟缓为临床特征的神经退行性疾病，目前也缺乏理想的治疗药物和方法。另外，血脑屏障（BBB）的存在限制了很多药物的脑内转运，严重影响了脑部疾病的治疗效果。近年来，脑靶向递药系统的发展为脑部疾病的治疗带来了希望，其主要通过受体介导、吸附介导或转运体介导等方式实现跨 BBB 转运；此外，经鼻给药也是一种可供选择的脑内递药途径。

（一） 受体介导的脑靶向递药系统

通过受体介导转运递送药物入脑是目前最为成熟的脑靶向策略之一。脑毛细血管内皮细胞上存在多种特异性的受体，如转铁蛋白受体、低密度脂蛋白受体、N-乙酰胆碱受体和胰岛素受体等。采用上述受体的配体或抗体为靶向分子，构建纳米载药系统或药物复合物，有望通过与受体的特异性结合介导药物入脑。

1. 转铁蛋白受体（TfR） 介导的脑靶向

转铁蛋白受体广泛表达于脊椎动物的各类细胞，在肿瘤细胞和 BBB 的表达尤为丰富，其天然配体为转铁蛋白（Tf）。早在 1987 年，就已证明 Tf 可以通过 TfR 介导跨越 BBB。阿霉素聚合物泡囊（Tf-PO-DOX）荷胶质瘤模型鼠的药动学研究表明，泡囊表面修饰 Tf 可显著增加阿霉素在脑组织和脑肿瘤的摄取，提高脑肿瘤的治疗效果。

2. 低密度脂蛋白受体及相关蛋白质介导的脑靶向

低密度脂蛋白受体家族由 10 种不同的受体组成，分布在不同的组织，其特异性配体为低密度脂蛋白和载脂蛋白（Apo）等。

3. N -乙酰胆碱受体介导的脑靶向

烟碱型乙酰胆碱受体广泛表达于脑组织，包括脑毛细血管内皮细胞。已有研究报道，狂犬病毒糖蛋白能够特异性地与神经元细胞上的 nAChR 结合，介导狂犬病毒进入神经元细胞。

4. 胰岛素受体和胰岛素样生长因子受体介导的脑靶向

胰岛素受体是一种分子量为 30000 的糖蛋白，存在于脑毛细血管内皮细胞膜。受体的天然配体是胰岛素，放射自显影证实，胰岛素与人脑毛细血管的结合位点有高亲和性。但胰岛素因在血液中快速降解且可能引起低血糖，不宜直接作为脑靶向分子。有研究者利用胰蛋白酶消化胰岛素得到胰岛素活性片段，其与胰岛素受体保持高亲和性，但不易引起低血糖反应。

（二） 双级靶向递药系统

脑靶向递药系统能提高脑部疾病的治疗效果，但入脑药物浓度的提高也可能增加中枢神经系统的毒性作用及不良反应。双级靶向是在递药系统表面同时修饰两类靶向分子，其中一类靶向分子亲和 BBB，可以靶向递药入脑；另一类靶向分子亲和脑内病灶细胞，能够进一步递送药物至病灶组织，因此有望提高脑部疾病的治疗效果，降低中枢神经系统的毒性作用及不良反应，是一种更为理想的脑靶向递药系统。

（三） 吸附介导的脑靶向递药系统

BBB 荷负电，如基膜侧的硫酸乙酰肝素和腔面侧的唾液酸等，其与阳离子蛋白接触后能够通过静电吸附而引发吸附介导的胞吞转运，其中阳离子化清蛋白是该类阳离子蛋白的代表，可以作为脑靶向分子。β-内啡肽通过二硫键与阳离子化牛血清清蛋白结合，其透过 BBB 的速率和程度显著高于游离 β-内啡肽。碱性多肽和蛋白质生理条件下带正电荷，目前已证实多种碱性多肽和蛋白质可以通过吸附介导入脑，如依比拉肽、TAPA 肽、组蛋白、亲和素、麦胚凝集素、蓖麻凝集素 I、鱼精蛋白和人碱性纤维细胞生长因子等。

（四）转运体介导的脑靶向递药系统

脑组织需要大量营养物质维持生理功能，这些物质可以通过 BBB 中的转运体介导入脑。脑毛细血管内皮细胞存在 30 多种特异性的转运体，按易化扩散和主动转运机制运送氨基酸和糖类等。将药物制成氨基酸、己糖等的类似物，或与其制成复合物，也可通过转运体系统介导入脑。

1. 己糖转运体系统

该系统的生理功能主要是转运葡萄糖及其类似物，如 2-脱氧-D-葡萄糖、甘露糖和半乳糖等。通过酯键、酰胺键或糖苷键将药物与糖分子连接，可经己糖转运体介导药物入脑。例如多巴胺-D-葡萄糖能经己糖转运体介导通过 BBB。Met 5-脑啡肽的 L-丝氨酰-β-D-葡萄糖苷类似物的脂溶性比其母体多肽小，但腹腔注射后可穿透 BBB 发挥镇痛作用；而非葡萄糖化的母体多肽镇痛效果较差。

2. 单羧酸转运体系统

其生理功能主要是转运乳酸、丙酮酸、3-羟基丁酸等内源性代谢物质，将药物与上述物质结合也能介导入脑。例如，苄星青霉素与乳酸结合后能够提高脑内转运效率。

3. 氨基酸转运体系统

该系统通常介导必需氨基酸和部分非必需氨基酸如苯丙氨酸、亮氨酸、异亮氨酸和色氨酸等。如将氮芥制成苯丙氨酸-氮芥复合物，能够通过中性氨基酸转运体介导，显著提高脑内的氮芥浓度；加巴喷丁与苯丙氨酸制成复合物后也能增加脑内递送。

（五）经鼻腔途径的脑内递药

我国古代就有鼻腔给药治疗脑部疾病的记载。早在汉代，张仲景的《伤寒杂病论》中载有"薤捣汁，灌鼻中"，治疗昏迷猝死；《本草纲目》中用巴豆油纸捻燃烟熏鼻治疗脑卒中；《中国药典》采用"通关散"鼻腔给药，可起到通关开窍的作用。张奇志等证实了尼莫地平鼻腔给药后能够由嗅黏膜吸收，经嗅球、嗅区向其他脑组织转运。目前，双氢麦角胺、曲普坦类药物等鼻用制剂已在临床应用。

药物经鼻黏膜吸收入脑主要有 3 条通路：嗅黏膜上皮通路、嗅神经通路和血循环通路。近年发现，还有较多药物能够通过鼻黏膜下的三叉神经通路入脑。

近年来，脑靶向递药研究越来越受到关注，靶向策略也有很大的发展和提高，但总体来说还处于初期阶段，主要存在如下问题。

第一，靶向效率低、组织选择性差是目前脑靶向研究的普遍问题，也是最大问题。与临床应用药物或普通非靶向递药系统相比，脑靶向系统的脑内递药效率通常仅有数倍提高，尚未达到"质"的突跃。另外，多数脑靶向递药系统在提高药物脑内递释的同时可能更大程度增加其他组织的药物浓集。

脑靶向的效率及其组织选择性主要取决于靶向分子与靶标的亲和性以及靶标在各组织分布的专属性。目前文献报道的靶向分子在上述方面存在一定的缺憾，因此，新靶点的探寻和新型靶向分子的优选是解决上述问题的重要措施。

第二，目前的脑靶向基本关注如何提高药物的脑内递释，至于药物入脑后如何分布却关注不多。实际上，脑组织是人体的中枢，药物到达脑病灶部位可以提高治疗效果，而到达非病灶部位就有可能产生更严重的中枢系统不良反应，这显然不符合脑靶向的初衷。因此，如何在提高药物入脑后进一步使其在脑内病灶浓集，具有更加重要的研究价值和临床意义。针对 BBB 和脑病灶受体，分别构建双级靶向递药系统，有利于系统在透过 BBB 后进一步浓集于病灶组织，提高治疗效果，降低毒性作用及不良反应。

第三，脑肿瘤尤其是脑胶质瘤的治疗显著难于也更复杂于其他组织的实体瘤。对于脑肿瘤治疗与 BBB 的关系目前众说纷纭，就研究现状分析，脑肿瘤与 BBB 既有一定的关联，也有相对独立性。当脑肿瘤形成实体后，由于新生血管丰富，其渗透和滞留增强效应明显，BBB 的屏障作用相应减弱甚至消失；但在脑肿瘤形成初期，或在肿瘤与脑组织的浸润部位，新生血管相对稀少，BBB 对于药物和靶向系统的递送通常起到很大的屏障作用；而对于脑肿瘤手术后的化疗，由于新生血管受到手术一定程度的破坏，BBB 的屏障作用也应该被考虑。此外，对于不同恶性程度（级别）的脑肿瘤，BBB 对其靶向治疗的影响也各不相同。因此，对于脑肿瘤的靶向治疗应该根据不同情况采取相应的靶向策略。

第四节　经皮给药系统

一、概述

（一）经皮吸收制剂的概念

经皮吸收制剂又称经皮治疗系统（transdermal therapeutic system，TTS）或称经皮给药系统（transdermal drug delivery system，TDDS），是经皮肤敷贴方式给药，药物透过皮肤由毛细血管吸收进入全身血液循环达到有效血药浓度，并在各组织或病变部位起治疗或预防疾病作用的制剂。经皮吸收制剂的最常用剂型为贴剂（dermal patch）。另外还可以包括软膏剂、硬膏剂、膜剂、涂剂、气雾剂、贴片等。

皮肤是一个防御与排泄器官，主要抵御外来物质侵入机体及防止体内水分和营养成分的丧失，因此皮肤用药过去主要是治疗皮肤局部疾病。然而，自 1974 年美国上市第一个 Transderm-Scop 镇晕剂东莨菪碱经皮给药系统和 1981 年抗心绞痛硝酸甘油透皮吸收制剂用于临床以来，出现了许多具有全身治疗作用的经皮吸收制剂，包括硝酸甘油、雌二醇、芬太尼、烟碱、可乐定、睾酮、硝酸异山梨酯、左炔诺孕酮、尼群地平等经皮给药系统商品。

（二）经皮给药制剂的特点

经皮给药制剂的研究和经皮给药系统开发的迅猛发展是由于经皮给药具有其独特的优点：①可避免口服给药产生的肝脏首过效应和药物在胃肠道的降解，药物的吸收不受胃肠道因素的影响，减少了用药的个体差异。②一次给药可以长时间使药物以恒定速率进入体内，减少用药次数，延长给药间隔。③可按需要的速率将药物输入体内，维持恒定的最佳血药浓度或生理效应，避免了口服给药等引起的血药浓度峰谷现象，减少了毒副作用。④使用方便，可以随时中断给药，去掉给药系统后，血药浓度下降，特别适于婴儿、老人或不宜口服给药的病人。

TDDS 作为一种全身用药的新剂型具有许多优点，同时也有其局限性：①由于皮肤屏障作用，供应用的药物限于强效类；②起效较慢，且多数药物不能达到有效治疗浓度；③对皮肤可能有刺激性和过敏性；④TDDS 的剂量较小，一般认为每日超过 5mg 的药物就已经不容易制备成理想的 TDDS；⑤生产工艺和条件较复杂。

（三）经皮吸收制剂的分类和组成

根据目前生产及临床应用现状，经皮吸收制剂可大致分为以下四类。

1. 膜控释型经皮给药系统

膜控释型经皮给药系统（membrane-moderated type TDDS）的基本构造如图 14-8 所示，主要由无渗透性的背衬层、药物贮库、控释膜层和黏胶层四部分组成，黏胶层上有一层保护膜。硝酸甘油、东莨菪碱、雌二醇、可乐定的透皮给药系统均为膜控释型的 TDDS。

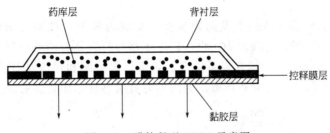

图 14-8　膜控释型 TDDS 示意图

背衬层是用于支持药库或压敏胶等的薄膜，通常以软铝塑材料或不透性塑料薄膜如聚苯乙烯、聚乙烯、聚酯等制备，应对药物、胶液、溶剂、湿气和光线等有较好的阻隔性能，同时应柔软舒适，并有一定强度，易于与控释膜复合，背面方便印刷商标、药名和剂量等文字。

药物贮库层可以采用多种方法和多种材料制备，例如将药物分散在聚异丁烯压敏胶中涂布而成，也可以混悬在对膜不渗透的黏稠流体如硅油或半固体软膏基质中，或直接将药物溶解在适宜溶剂中等。

控释膜层则是由聚合物材料加工而成的微孔膜或无孔膜，例如乙烯-醋酸乙烯共聚物、聚丙烯都是较常用的膜材。

黏胶层所用黏胶剂是指可以使同种或不同种物质相结合的材料，可以应用各种压敏胶（PSA，系指那些在轻微压力下即可实现黏贴同时又容易剥离的一类胶黏材料），如硅橡胶类、丙烯酸类、聚异丁烯类等。

防黏层所用材料主要用于 TDDS 黏胶层的保护，为了防止压敏胶从药库或控释膜上转移到防黏材料上，材料的表面能应低于压敏胶的表面能。常用的防黏材料有聚乙烯、聚苯乙烯、聚丙烯等，有时也使用表面经石蜡或甲基硅油处理过的光滑厚纸。

2. 黏胶分散型经皮给药系统

黏胶分散型经皮给药系统的基本结构与膜控释型经皮给药系统相同，药物贮库层及控释层均由压敏胶组成，如图 14-9 所示。药物分散或溶解在压敏胶中成为药物贮库，均匀涂布在不渗透的背衬层上。为了增强压敏胶与背衬层之间的黏结强度，通常先用空白压敏胶先行涂布在背衬层上，再覆以含药胶，在含药胶层上再覆以具有控释能力的胶层。由于药物扩散通过的含药胶层的厚度随释药时间延长而不断增加，故释药速率随之下降。为了保证恒定的给药速率，可以将黏胶分散型系统的药库按照适宜浓度梯度制备成多层含不同药量及致孔剂的压敏胶层，随着浓度梯度的增加或孔隙率的增加，因厚度变化引起的速率减低可因之得以补偿。

3. 骨架扩散型经皮给药系统

药物均匀分散或溶解在疏水或亲水的聚合物骨架中，然后分剂量成固定面积大小及一定

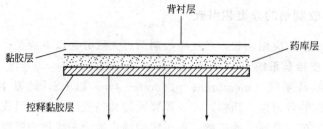

图 14-9 黏胶分散型 TDDS 示意图

厚度的药膜,与压敏胶层、背衬层及防黏层复合即成为骨架扩散型 TDDS,如图 14-10 所示。压敏胶层可直接涂布在药膜表面,也可以涂布在与药膜复合的背衬层。"Nitro-Dur"硝酸甘油 TDDS 就属于该类型,其骨架系由聚乙烯醇、聚维酮和羟丙基纤维素等形成的亲水性凝胶,制备成圆形膜片,与涂布压敏胶的圆形背衬层黏合,加防黏层即得。

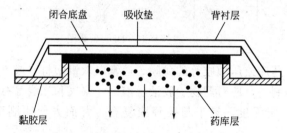

图 14-10 骨架扩散型 TDDS 结构示意图

4. 微贮库型经皮给药系统

微贮库型系统兼具膜控制型和骨架型的特点,如图 14-11 所示。其一般制备方法是先把药物分散在水溶性聚合物(如聚乙二醇)的水溶液中,再将该混悬液均匀分散在疏水性聚合物中,在高切变机械力下,使形成微小的球形液滴,然后迅速交联疏水聚合物分子使之成为稳定的包含有球形液滴药库的分散系统,将此系统制成一定面积及厚度的药膜,置于黏胶层中心,加防黏层即得。

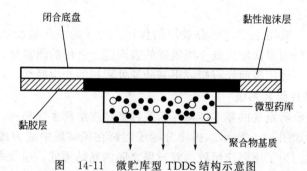

图 14-11 微贮库型 TDDS 结构示意图

(四) 经皮给药系统实例

1. 芬太尼 TDDS

芬太尼临床上常用枸橼酸盐,为强效麻醉性镇痛药,镇痛强度约为吗啡的 80 倍,体内半衰期是 2~3h。

(1) 充填封闭型芬太尼给药系统 TDDS 基本组成:聚酯膜作为背衬膜,药物贮库由芬太尼、30％乙醇和2％羟乙基纤维素组成，乙醇作为芬太尼的经皮吸收促进剂，每 $10cm^2$ 释药表面积内含乙醇 0.1mL，控释膜为乙烯-醋酸乙烯共聚物，控释膜外是含药的聚硅氧烷压敏胶，保护膜为硅化纸。

（2）胶黏剂骨架型芬太尼给药系统　基本组成：用 $6.5\mu m$ 厚的聚酯膜作背衬膜，在其上有 $75\mu m$ 厚的胶黏层，由聚硅氧烷压敏胶组成，内含 7.8％的芬太尼、1.2％～5％的丙二醇单月桂酸酯和 2％硅油，胶黏层上覆盖硅化氟碳聚酯膜。

2. 可乐定 TDDS

可乐定是强效降压药，还可防治偏头痛与治疗开角型青光眼。常用剂型为注射剂与片剂，口服每日维持剂量在 0.15～2mg 之间，该药的常见副作用有口干、嗜睡、乏力、便秘、心动徐缓等。可乐定 pK_a 是 8.25，具有一定的水溶性与较高的亲脂性，体内半衰期 6h，因此适宜制备成经皮给药系统。

【例1】　膜控释型可乐定给药系统

基本组成：背衬膜是聚酯膜，药物贮库含可乐定、液状石蜡、聚异丁烯和胶态二氧化硅，控释膜是微孔聚丙烯膜，胶黏层含有与贮库层相同的组分。膜控释型可乐定给药系统应用于皮肤上后能持续 7 天以恒定的速率给药。该系统厚 0.2mm，面积大小分 $3.5cm^2$、$7.0cm^2$ 和 $10.5cm^2$ 三种。

3. 雌二醇 TDDS

雌二醇临床上用于卵巢功能不全或卵巢激素不足引起的各种症状，主要用于治疗妇女更年期综合征。常用肌内注射，每次 0.5～1.5mg，每周 2～3 次。雌二醇难溶于水，溶于乙醇、丙酮、氯仿，辛醇/水分配系数为 490。

【例2】　充填封闭型雌二醇给药系统

由羟丙基纤维素乙醇溶液形成的凝胶作为贮库介质，其中的乙醇作为经皮吸收促进剂，乙烯-醋酸乙烯共聚物为控释膜，胶黏层是聚异丁烯压敏胶，厚为 0.5mm。它有三种规格，雌二醇含量分别为 2mg、4mg 和 8mg；释药面积 $5cm^2$、$10cm^2$ 和 $20cm^2$。

4. 硝酸甘油 TDDS

硝酸甘油是一种有效的心绞痛治疗剂，常用片剂舌下黏膜吸收给药，但由于生物半衰期小，作用时间短，需频繁给药。当血药浓度高时，出现头痛、头胀等副作用，所以硝酸甘油控释制剂的研究具有广泛的意义。硝酸甘油为无色油状液体，略有挥发性，稍溶于水（1：800），易溶于乙醇，消除半衰期约 3min，口服给药首过效应达 60％，其物理性质与药物动力学性质均适合于经皮给药。

【例3】　硝酸甘油经皮给药系统

硝酸甘油贴剂有六层结构，最下层为铝箔膜覆盖层；第二层为药物骨架：硝酸甘油加乳糖分散在 PVA 和 PVP（介质为甘油和水）中；第三层为圆形铝塑膜；第四层为黏胶层：黏胶部分涂于背衬层内侧的外周；第五层为海绵垫，吸附用药过程中产生的液体；最上层为背衬层。

（五）经皮吸收制剂的质量评价

经皮吸收制剂（TDDS）的质量评价可分为体外和体内评价。体外评价包括含量测定、体外释放度检查、体外经皮透过性的测定和黏着性能的检查。体内评价主要是指生物利用度的测定和体内外相关性的研究。

1. 释放度

释放速率是 TDDS 重要的质量指标。按 TDDS 设计要求，TDDS 释放速率应小于药物透皮速率。释放度测定方法在各国药典中均有规定，这些方法确定的基础主要是固体缓释及控释制剂。

2. 黏性

黏性是 TDDS 制剂的重要性质之一。TDDS 制剂必须具有足够的黏性，才能牢固地粘贴于皮肤表面上并释放药物。通常黏性胶带在使用过程中要测定下列三种力：黏附力、快黏力和内聚黏力。黏合特性可参考各国药典对胶布的要求，并根据 TDDS 的应用提出特殊要求。

3. 经皮吸收制剂生物利用度的测定

经皮给药制剂的生物利用度的测定有血药法、尿药法和血药加尿药法。常用方法是对受试者的生物样品，如血样或尿样进行分析。经皮给药系统生物利用度测定的关键是体液中药物浓度的测定，由于药物经皮吸收的量小，血药浓度往往低于一些分析方法的检测限度，因此有时用 ^{14}C 或 ^{3}H 标记的化合物来测定。如果分析方法具有足够的灵敏度，可以用适宜的方法，如 HPLC、高效液相串联质谱仪法，直接测定血浆或尿中的原形药物的量，求出 AUC 计算生物利用度。

二、 药物经皮吸收途径及其影响因素

（一） 皮肤的基本生理构造

皮肤包裹着身体，与外界环境接触，起保护、感觉、调节体温、分泌和排泄作用。它保护机体内各种器官和组织免受外界环境中机械的、物理的、化学的和生物的有害因素的损害，也能阻留机体内体液和生理必需成分的损失，同时具有汗液和皮脂的排泄机体代谢产物的作用。皮肤含有许多神经感觉末梢，能感知冷、热、痛、触及压力等刺激。

结构上皮肤可简单地分为四个主要层次，即角质层与生长表皮、真皮、皮下脂肪组织以及皮肤附属器。角质层和生长表皮合称表皮。

1. 表皮

人体皮肤最外层角质层是由死亡的角化细胞组成，厚度随身体不同部位而异，一般额部、腹部等部位较薄，掌部等最厚。角质细胞膜为脂质、蛋白质和非纤维蛋白等相互镶嵌组成的致密交联结构而成为外来物质渗透的屏障，细胞间主要是由类脂形成的双分子层结构。一般认为，对于脂溶性较强的药物，角质层的屏障作用相对较小，主要的限速因素是由角质层向生长表皮的转运过程，而分子量较大的药物、极性或水溶性较大的药物则较难透过，在角质层中的扩散是它们的主要限速过程。

生长表皮处于角质层和真皮之间，厚度约 $50\sim100\mu m$，系由活细胞组成，细胞膜为类脂双分子层结构。细胞内主要是蛋白质水溶液，水分含量约占 90%，药物较易通过，但在某些情况下，可能成为脂溶性药物的渗透屏障。

2. 真皮和皮下组织

真皮厚度约达 $2000\sim3000\mu m$，系由纤维蛋白形成的疏松结缔组织，含水量约 30%。因为在该组织中分布有丰富的毛细血管、毛细淋巴管、毛囊和汗腺，从表皮转运至真皮的药物可以很快地被吸收。皮下组织是一种脂肪组织，具有皮肤血液循环系统、汗腺和毛孔，一般

不成为药物吸收屏障。

3. 皮肤附属器

皮肤附属器包括汗腺、毛囊、皮脂腺。毛孔、汗腺和皮脂腺从皮肤表面一直到达真皮层底部。毛孔、汗腺和皮脂腺总面积与表皮总表面积相比小于1%，在大多数情况下不成为主要吸收途径，但大分子药物以及离子型药物可能由此途径转运。

（二）药物在皮肤内的转运

药物透过皮肤进入体循环有两条途径：一是透过角质层和表皮进入真皮被毛细血管吸收进入体循环，即表皮途径，是药物经皮吸收的主要途径。在这条途径中，药物可以透过角质层细胞到达活性表皮，也可以通过角质层细胞间到达活性表皮。由于角质层细胞扩散阻力大，所以药物分子主要由细胞间扩散通过角质层，角质层间类脂分子烃链部分形成疏水区，类脂分子的亲水部分结合水分子形成亲水区。这样极性药物分子经角质层细胞间的水性区渗透，而非极性药物通过疏水区渗透。

药物透过皮肤的另一条途径是通过皮肤附属器吸收，即通过毛囊、皮脂腺和汗腺。药物通过皮肤附属器的穿透率要比表皮途径快，但皮肤附属器在皮肤表面所占面积较小，因而不是药物经皮吸收的主要途径。当药物渗透开始时，药物首先通过皮肤附属器途径被吸收，当药物通过表皮途径到达血液循环后，药物经皮渗透达到稳态，则附属器途径的作用被忽略。对于一些离子型药物及水溶性的大分子，由于难以通过富含类脂的角质层，表皮渗透途径很慢，因此附属器途径是重要的。

离子导入过程中，皮肤附属器是离子型药物通过皮肤的主要通道。药物应用到皮肤上后，药物从制剂中释放到皮肤表面。皮肤表面溶解的药物分配进入角质层，扩散穿过角质层到达活性表皮的界面，药物从角质层分配进入水性的活性表皮，继续扩散通过活性表皮到达真皮，被毛细血管吸收进入体循环。在整个渗透过程中，富含类脂的角质层起主要的屏障作用。当皮肤破损时，药物很容易通过活性表皮被吸收。

（三）影响药物经皮吸收的生理因素

1. 皮肤的水合作用

角质细胞能够吸收一定量的水分，自身发生膨胀和降低结构的致密程度，高程度的水合作用最终可使细胞膜破裂。水合作用使药物的渗透变得更容易。角质层含水量达50%以上时，药物的渗透性可增加5~10倍，水合作用对水溶性药物的促进吸收作用较脂溶性药物显著。

2. 角质层的厚度

人体不同部位角质层的厚度不同，大致顺序为：足底和手掌＞腹部＞前臂＞背部＞前额＞耳后和阴囊。不同药物的渗透可能有部位选择性，东莨菪碱TDDS的用药最佳部位在耳后，乙酰水杨酸对皮肤渗透性大小顺序是：前额＞耳后＞腹部＞臂部，硝酸甘油这类渗透性很强的药物在人体许多部位的渗透性差异并不大。角质层厚度的差异也与年龄、性别等多种因素有关。老人和男性的皮肤较儿童、女性的渗透性低，在青年人和老年人的相同部位上应用睾酮TDDS一天后，青年人皮肤透过量是老年人的3倍。

3. 皮肤条件

角质层受损时其屏障功能也相应受破坏，湿疹、溃疡或烧伤等创面上的渗透有数倍至数十倍的增加。氢化可的松在正常皮肤的渗透量仅为给药量的1%~2%，一旦除去角质层后，渗透量增加至 78%～90%。用有机溶剂对皮肤预处理亦有类似效果，可能是因角质层中类脂的溶解或被提取后形成渗透通路。

另外，随着皮肤温度的升高，药物的渗透速率也升高。一般温度每升高 10℃，皮肤透过速率增加 1.4～3.0 倍。

某些皮肤疾病如牛皮癣、老年角化病等使皮肤角质层致密，减少药物的透过性。

4. 皮肤的结合与代谢作用

皮肤结合作用是指药物与皮肤蛋白质或脂质等的结合，而且是可逆性结合。结合作用可延长药物透过的时间，也可能在皮肤内形成药物贮库。药物与组织结合力愈强，时滞和贮库的维持时间也愈长，如二醋酸比氟拉松用后 22 天仍可从角质层中测出药物。

药物可在皮肤内酶的作用下发生氧化、水解、结合和还原作用等，但是皮肤内酶含量很低，且 TDDS 的面积很小，故酶代谢对多数药物的皮肤吸收不产生明显的首过效应。

（四）影响药物经皮吸收的剂型因素与药物的性质

1. 药物剂量

TDDS 一般选剂量小、作用强的药物，日剂量最好在几毫克的范围内，不超过 10～15mg。如硝酸甘油 TDDS 在 24h 内吸收量为 5～12.5mg。雌二醇 TDDS 日剂量为 0.1～0.25mg。虽然一些药物可通过增加释药面积以增加渗透量，但面积过大以及长期使用，患者不易接受。

2. 分子大小及脂溶性

分子量大于 600 的物质较难通过角质层。药物的扩散系数与分子量的平方根或立方根成反比，分子量愈大，分子体积愈大，扩散系数愈小。

熔点愈高的药物和水溶性或亲水性的药物，在角质层的透过速率较低。但脂溶性很强的药物，生长表皮和真皮的分配也可能会成为主要屏障。所以，用于经皮吸收的药物在水及油中的溶解度最好比较接近，而且无论在水相或是在油相均应有较大的溶解度。

3. pH 与 pK$_a$

离子型药物一般不易透过角质层，而非解离型药物具有相对较高的渗透性。表皮内为 pH4.2～5.6 的弱酸性环境，而真皮内的 pH 值约为 7.4，故可根据药物的 pK$_a$ 值来调节 TDDS 介质的 pH 值，使其离子型和分子型的比例发生改变，提高其透过性。

4. TDDS 中药物的浓度

药物在皮肤中的扩散是依赖于浓度梯度的被动扩散，驱动力是皮肤两侧的浓度梯度。TDDS 中的药量的渗透速率与药物浓度有关，提高药物浓度，渗透速率相应提高。例如氟氢可的松的浓度从 0.01% 增加至 0.25% 时，渗透增加 2.5 倍，但若浓度从 1% 增加至 2.5% 时，渗透速率几乎没有改变。

（五）TDDS 中的经皮吸收促进剂

经皮吸收促进剂（penetration enhancers）亦称渗透促进剂，是指那些能降低药物通过皮肤的阻力，加速药物渗透穿过皮肤的物质。理想的经皮吸收促进剂应对皮肤及机体无药理作用，无毒，无刺激性，无过敏反应，理化性质稳定，与 TDDS 中药物及材料无反应，具有良好的相容性，起效快，作用时间长。

目前，常用的经皮吸收促进剂可分为如下几类。

1. 表面活性剂

表面活性剂可分为阳离子型、阴离子型、两性离子型、非离子型。表面活性剂自身可以渗入皮肤，并可能与皮肤成分相互作用，改善其渗透性质。

在各种类型的表面活性剂中，离子型表面活性剂与皮肤的相互作用较强，但在连续应用后会引起红肿、干燥或粗糙化。应用较多的是月桂醇硫酸钠（SLS），它促进水、氯霉素、萘普生和纳洛酮等的经皮渗透。

非离子型表面活性剂主要增加角质层类脂流动性，对皮肤的刺激性比离子型表面活性剂小，但对皮肤渗透性的影响也较小。常用吐温类，如吐温 80 能增加氯霉素、氢化可的松和利多卡因的透皮速率。聚氧乙烯脂肪醇醚和聚氧乙烯脂肪酸酯能促进纳洛酮、灰黄霉素、醋酸双氟拉松、氟灭酸的经皮吸收。

2. 二甲基亚砜（DMSO）及其类似物

DMSO 是应用较早的一种促进剂，有较强的促渗透作用。其机理是与角质层脂质相互作用和对药物的增溶性质。但 DMSO 对皮肤有刺激性和恶臭，长时间及大量使用甚至引起肝损坏和神经毒性等，美国 FDA 禁用，仅供研究。

一种新的促进剂癸基甲基亚砜（DCMS）获 FDA 批准，DCMS 在低浓度即有促渗活性，对极性药物的渗透促进效果大于非极性药物。DCMS 不分配进入皮肤脂质，故其作用受载体性质影响很大。

3. 月桂氮䓬酮

也称氮酮，国外商品名为 Azone，系国内批准应用的一种促进剂。为无色澄明液体，不溶于水，与多数有机溶剂混溶，与药物水溶液混合振摇可形成乳浊液，在霜剂或洗剂中有增加润滑性的作用。凡士林会降低其渗透促进作用。Azone 对亲水性药物的渗透促进作用强于对亲脂性药物。Azone 与其他促进剂合用效果更佳，如与丙二醇、油酸等都可混合使用。

4. 醇类化合物

醇类化合物包括各种短链醇、脂肪醇及多元醇等。结构中含 2～5 个碳原子的低级醇类在经皮给药制剂中用作溶剂，它们既可增加药物的溶解度，又能促进药物的经皮吸收，如乙醇、丁醇等。但短链醇只对极性类脂有较强的作用，而对中性类脂作用较弱。

丙二醇（PG）、甘油及聚乙二醇等多元醇也常作为渗透促进剂，但一般与其他促进剂合用，在增加药物及促进剂溶解度的同时还发挥协同作用，例如 PG 与 2％ Azone 及 PG 与15％DCMS 能显著改善甘露醇的经皮吸收，但高浓度的 PG 水溶液可能对皮肤产生刺激和损害。甘油及聚乙二醇与其他促进剂的协同作用较丙二醇弱。

5. 其他渗透促进剂

尿素能增加角质层的水化作用，与皮肤长期接触后可引起角质溶解，制剂中用作渗透促进剂的尿素一般浓度较低。临床用的制剂中，如一些激素类霜剂，一般的浓度为 10％。

挥发油具有较强的渗透促进能力和刺激皮下毛细血管的血液循环。研究发现，薄荷醇能增大吲哚美辛、可的松的经皮渗透系数。桉油精对 5-FU 的促进效果可与 Azone 相当，皮肤刺激性则明显小于 Azone，且与丙二醇合用时也有明显的协同作用。

氨基酸以及一些水溶性蛋白质能增加药物的经皮渗透，其作用机理可能是增加皮肤角质层脂质的流动性。

三、贴剂

贴剂系指药材提取物或化学药物与适宜的高分子材料制成的一种薄膜状贴膏剂，属于透皮制剂的一种。贴剂可用于完整皮肤表面，也可用于有疾患或不完整的皮肤表面。其中用于完整皮肤表面，能将药物输送透过皮肤进入血液循环系统的贴剂称为透皮贴剂。透皮贴剂透过皮肤扩散而起作用，药物从贮库经扩散直接进入皮肤和血液循环，若有控释膜层和黏贴层则通过上述两层进入皮肤和血液循环。透皮贴剂的作用时间由其药物含量及释药速率所定。

贴剂有背衬层、有（或无）控释膜的药物贮库、黏贴层及临用前需除去的保护层。透皮贴剂的背衬层，活性成分不能透过，通常水也不能透过。透皮贴剂的贮库可以是骨架型或控释膜型。保护层起防黏和保护制剂的作用，通常为防黏纸、塑料或金属材料，当除去时，应不会引起贮库及黏贴层等的剥离。

贴剂常用压敏胶基质，是经皮吸收系统中的关键材料，是指在轻微压力下即实现黏贴，同时又容易剥离的一类胶黏材料，从而保证释药面与皮肤紧密接触、药库稳定和控释作用。高分子材料的分子量及分子量分布、结晶与结晶度、交联度、玻璃化转变温度对药物的透皮吸收有重要影响。一般根据药物在压敏胶基质中的溶解度、分散系数和渗透系数来选择各种压敏胶。

贴剂的物理性状，除受原料、基质配方配比的影响外，制备工艺也是影响其物理性状的重要因素之一。由于贴剂制备过程中，基质的搅拌时间、炼合温度和基质添加的顺序对所制得的贴剂样品的黏度、外观、均匀性、膜残留性、剥离强度等均有较大的影响，因此贴剂制备前需进行实验，以感观分析、剥离强度、释放度等为衡量指标，进行最佳工艺条件的优选。

四、微针

微针辅助药物经皮给药系统（micro-needle assisted transdermal drug delivery system，MN-assisted TDDS）是指利用微针对皮肤进行预处理，微针穿透角质层形成微孔通道，然后给予经皮给药制剂使药物通过微孔通道渗透进入皮肤的给药方式。与单独使用透皮制剂相比，微针辅助经皮给药可以明显提高药物经皮吸收的速率，并且能促进蛋白质、多肽等大分子物质以及水溶性药物的透皮吸收，因此在经皮给药系统研究领域有良好应用前景。

Gerstel 和 Place 在 1976 年首先提出了微针经皮给药的概念。但是直到 20 世纪 90 年代，随着微加工技术的发展，低成本大批量的微针生产才成为现实。理论上微针的长度只需要 $15\sim20\mu m$ 就可以刺穿人的皮肤角质层，但是由于皮肤具有良好的弹性及可伸缩性，而且不同年龄的人以及不同皮肤部位的皮肤角质层厚度差异比较大，因此为了保证微针可以有效地刺穿不同类型的皮肤，实现有效的经皮给药，微针的长度一般长于 $20\mu m$ 且小于 1mm。微针的材料也由最初的金属微针逐渐发展为由可溶性材料制作的可溶解微针。

在实际运用中，可根据中心是否有微型通道将微针分为实心微针和空心微针。实心微针按给药方式不同又可分为可溶性载药微针、不溶性药物涂层微针、组织预处理微针。此外，还可分为生物微针与人造微针、异面微针与同面微针等。

第五节　植入剂

一、概述

植入剂系将不溶性药物熔融后倒入模型中成型，或将药物密封于硅橡胶等高分子材料制成的小管中制成的固体灭菌制剂。通过外科手术埋植于皮下，药效可长达数月甚至数年。如孕激素的避孕植入剂。主要为用皮下植入方式给药的植入剂，药物很容易到达体循环，因而其生物利用度高；另外，给药剂量比较小、释药速率慢而均匀，成为吸收的限速过程，故血药水平比较平稳且持续时间可长达数月甚至数年；皮下组织较疏松，富含脂肪，神经分布较少，对外来异物的反应性较低，植入药物后的刺激、疼痛较小；而且一旦取出植入物，机体可以恢复，这种给药的可逆性对计划生育非常有用。其不足之处是植入时需在局部（多为前臂内侧）作一小的切口，用特殊的注射器将植入剂推入，如果用非生物降解型材料，在终了时还需手术取出。

二、 植入剂释药机制

植入剂按其释药机制可分为膜控型、骨架型、渗透压驱动释放型。主要用于避孕、治疗关节炎、抗肿痛、胰岛素、麻醉药拮抗剂等。

三、 植入剂制备方法

植入式给药制剂的常用制备方法有直接灌装法、溶剂浇铸法、压模成型法和熔融成型法。

【例】 左炔诺酮植入剂

商品名为 Norplant，系将左炔诺酮微晶密封装入医用硅橡胶管内，药物与硅橡胶的比例为 50∶50，外面包上硅橡胶薄膜。经环氧乙烷灭菌制得。每组 6 根，每根长 4.4cm，外径 2.4mm，两根为一组，总药量 216mg。通常植入妇女的左上臂或前臂内侧，6 根呈扇形排列，有效期为 5 年。

四、 应用前景

早在 19 世纪，就有人将药物制成小丸植入皮下达到长期、连续给药的目的。20 世纪 30 年代，Deanesly 和 Parkes 首先提出了可植入给药制剂的概念。

植入剂具有定位给药、减少用药次数、给药剂量小、长效恒释作用及可采用立体定位技术等优点，适用于半衰期短、代谢快尤其是不能口服的药物，此剂型药物的治疗指数也相应提高，不仅能提供给患者优良的治疗效果，还能使患者的生活质量得以提高，是一类具有广阔发展前景的给药系统。尽管植入控释给药系统的研究已达一定水平，但在制备工艺、体外释放实验等方面仍需加以完善，对"突释"现象发生的机理也需进一步探讨。近年来随着材料科学的不断发展，设备、制备工艺等的不断更新，植入式给药制剂从简单的被动扩散控制释放，过渡到利用各种外部因素如几何形状、降解性、电磁、超声、电场、pH 等活化的控制释放；甚至从单一依赖于上述外部因素发展至结合人体生物因素，如酶反应、葡萄糖结合等自动反馈调节控制释放，此外还发展了体外便携型、体内植入型机械-电子输注制剂以及导入制剂，所用超声波频率及功率均为医用理疗范围，所用载体为生物可降解，因此使用更方便，安全性更好。

1. 眼部给药

眼睛是人体最敏感的器官之一，故制剂学上对眼用制剂的要求并不亚于注射剂，目前临床应用的剂型以滴眼液为主。环孢素（CsA）广泛应用于器官移植和自身免疫疾病患者，目前用于治疗眼部疾病常以滴眼剂为主，但因环孢素分子量大，呈疏水性，在眼内通透性差，且受泪液稀释冲洗等因素影响，难以达到眼内有效治疗浓度。CsA 眼用植入剂除可避免全身用药所带来的不良反应外，还具有剂量准确、缓释长效、能有效提高 CsA 生物利用度等特点，可用来治疗需长期用药的多种眼科慢性疾病。CsA 为有效的免疫抑制剂，已应用于抑制角膜移植性排斥反应，抑制新生血管生成，治疗葡萄膜炎、增殖性玻璃体视网膜病变及巨细胞病毒性视网膜炎等眼科疾病，但植入剂仅限于动物实验研究，还没有临床方面的报道。

2. 抗肿瘤药物

植入式化疗药物控释剂体积较小，植入后不会引起肿瘤内明显的压力改变，可在较长时间内以一定的速率持续地释放药物，明显提高了化疗的效果，并显著减少了毒副作用。植入剂还拓展了用于脑瘤化疗的药物范围，如卡铂、环磷酰胺等经体外试验证明对胶质瘤有效的药物，因不能透过血脑屏障而使应用受到限制，可通过将其包埋入高分子基质中直接植入颅内进行化疗。目前，国内已经研制出化疗药物顺铂、氟尿嘧啶、甲氨蝶呤、丝裂霉素的植入缓释剂型，在动物研究和部分临床研究均收到较好效果。

3. 胰岛素给药

胰岛素是胰腺 β 细胞分泌的一种蛋白质类激素，具有降血糖的作用，自 1923 年开始应用于治疗糖尿病以来，已有 70 多年的历史，一直主要以注射途径给药，给长期用药的病人带来诸多不便和痛苦，且普通胰岛素注射液存在起效慢的缺点，长效胰岛素则由于释药不稳定易产生低血糖症状。用皮下植入给药，药物容易到达体循环，因而生物利用度高；另外，应用控释给药，给药剂量低，控释速率均匀且常比吸收速率慢，故血药浓度比较平稳且维持时间长。

4. 血吸虫病

血吸虫病是一种由血吸虫感染所引起的严重危害人类健康和社会经济发展的人畜共患寄生虫病。吡喹酮（PZQ）为广谱驱虫药，是目前抗血吸虫的首选药物，也是迄今为止对感染人体的 5 种血吸虫均有效的药物。吡喹酮系杂环吡嗪异喹啉衍生物，该化合物首过效应强，代谢产物基本无活性，口服剂量大，生物利用度低，对血吸虫童虫作用不明显，严重限制了其推广应用。PZQ 植入剂可以避免首过效应，降低给药剂量，延长治疗时间，减少给药频率。将 PZQ 原药与控释材料硫化硅橡胶、交联剂和催化剂等按一定比例经双辊混炼机混匀、挤压机挤出制得长 2cm、外径 2mm 的 PZQ 缓释包埋剂。每根含 PZQ 原药 30mg，小鼠植入药棒后 4 周感染尾蚴。感染后 7 周解剖观察，预防保护率为 40.2%，肝虫卵减少率为 64.3%。每克粪便虫卵数减少率为 70.5%。PZQ 植入剂在体内维持较长的存效血药浓度。对疫区动物的血吸虫感染可以起到有效的防治作用。

5. 抗成瘾治疗

成瘾性需使用抗成瘾药物进行较长期的治疗，缓释植入给药的应用既可减少给药次数，又可消除患者对是否继续用药的困惑。多年来，美沙酮和纳曲酮被用于治疗阿片成瘾。Yamaguchi 等研究了纳曲酮埋植剂的生物相容性，在该剂型中，纳曲酮可以恒速释放，长达 4 周。

第六节　原位凝胶给药系统

一、概述

原位凝胶，又称在位凝胶，是一类以溶液状态给药后，能在用药部位立即发生相转变，由液态转化形成非化学交联半固体凝胶的制剂。

药物与凝胶材料可以制成均一、混悬的乳胶稠厚液体或半固体的凝胶剂。与传统的给药系统相比，原位凝胶制剂有着显著的优点：①对接触环境的改变作出物理的或化学的响应，根据响应值的大小调整制剂的理化性状（如相转变程度等）以及药物在体内的状态（如释放、滞留等），以适应病情的及时有效治疗；②将药物溶解或均匀分散于环境敏感性高分子材料中即可制成凝胶剂，它能较长时间与作用部位发生紧密接触，有较好的生物黏附性，并可提高药物从接触部位的吸收，避开首过效应，提高药物的生物利用度；③具有高度亲水性的三维网状结构，将其中的药物或药物-辅料初级制剂（如乳剂、脂质体、纳米粒等）束缚于其中或其间隙中，可以控制药物的释放，并可以稳定其中的药物或药物-辅料初级制剂；④具有特殊的理化性能，如溶胶-凝胶转变过程，在体外条件下，具有一定的流动性，易灌装，便于工业化生产；⑤适用于原位凝胶剂的药物范围很广，原位凝胶可用于局部作用药物、全身作用药物、亲水性药物、疏水性药物、酸性药物、阳离子药物、大分子药物、细胞组织等；⑥具有良好的组织相容性，且使用方便，易被患者接受，可以从多种给药途径给药。

原位凝胶剂作为一种新型的药物剂型，广泛用于缓释、控释及脉冲释放等新型给药系统，原位凝胶可应用于皮肤、眼部、鼻腔、口腔、阴道、直肠等多种途径给药。现今，原位凝胶给药系统已成为药剂学与生物技术领域的一个研究热点。

二、 形成机制与分类

原位凝胶的形成机制是利用高分子材料对外界刺激的响应，使聚合物在生理条件下发生分散状态或构象的可逆变化，完成溶液与凝胶间的互变过程。根据其作用机制可分为温度敏感型、离子敏感型、pH 敏感型和光敏感型等。见表 14-4。

表 14-4　不同类型原位凝胶研究概述

分类	主要材料	评价方法
温度敏感型	泊洛沙姆 407、Ranscutal HP 及 Solutol HS 等	形态、粒径、表面电位、载药量、体外释放等
温度敏感型	泊洛沙姆 407、油酸聚乙二醇甘油酯、聚卡波非、甘油等	外观性状、铺展性、体外释药、胶凝时间与温度等
温度敏感型	泊洛沙姆 407 与泊洛沙姆 188	动态黏度、体外释放、胶凝时间与温度等
温度敏感型	壳聚糖、泊洛沙姆 407、泊洛沙姆 188	胶凝时间、体外释放特性
温度敏感型	泊洛沙姆 407 与泊洛沙姆 188	转变温度
温度敏感型	普朗尼克 F127 与普朗尼克 F68	胶凝时间、胶凝温度
温度敏感型	泊洛沙姆 407、泊洛沙姆 188	胶凝温度、胶凝时间、黏度、成胶能力和相变动力学参数
温度敏感型	壳聚糖、泊洛沙姆 407 与泊洛沙姆 188	体外无膜释放、鼻黏膜释放
离子敏感型	去乙酰化结冷胶、泊洛沙姆 407	临界相变温度、临界相变阳离子强度、喷雾粒度、黏膜黏附力、体外释放等
离子敏感型	海藻酸钠、羟苯乙酯、氯化钠	性状评价、质量标准
离子敏感型	去乙酰化结冷胶、丙二醇、聚山梨酯 80 等	胶凝性、相变临界离子浓度、体外释放等
离子敏感型	结冷胶	流变学特性(黏度)、眼内滞留时间和局部刺激性
pH 敏感型	泊洛沙姆 407 与卡波姆 940、甘油等	胶凝温度、黏度、质量标准
pH 敏感型	卡波姆、HPMC	体外黏度、释放特性,离体黏膜毒性,体内药效评价
pH 敏感型	卡波姆 940、HPMC K40	黏度、眼内滞留时间、离体角膜透过性与刺激性
包合物温敏型	羟丙基-β-环糊精、泊洛沙姆 407、泊洛沙姆 188	相转变温度、黏度、体外溶蚀与释放

分类	主要材料	评价方法
纳米脂质体型	N-三甲基壳聚糖、泊洛沙姆 407	形态观察、粒径、Zeta 电位测定、眼刺激性试验、眼球表面接触角测定与滞留时间
纳米混悬型	泊洛沙姆 407	体外释放
纳米囊泡型	普朗尼克 F127、普朗尼克 F68	胶凝温度、流变学特性、体外溶蚀与释放
纳米粒温敏型	壳聚糖、泊洛沙姆 407 与泊洛沙姆 188	胶凝温度、体外释放
微乳离子型	结冷胶、海藻酸钠	理化特性粒径、渗透压、黏度、澄清度、pH、胶凝温度、体外释放

1. 温度敏感型凝胶

温度敏感型原位凝胶的形成机制有多种，一般是由于温度改变后氢键或疏水作用的改变而导致聚合物的物理状态发生改变。近几年，国内学者通过体内外方法对其新材料应用、凝胶基质处方构成与体外评价进行研究，主要包括原位凝胶的形态、粒径、表面电位、载药量、延伸性、体外释放等；其中常用的温敏材料是泊洛沙姆，另加其他保湿剂（如甘油）、增黏剂（CS）、调节剂（状体石蜡）等。

2. 离子敏感型凝胶

离子敏感型原位凝胶主要是利用多糖类衍生物形成的高分子溶液在人体内的液体环境中与其含有的大量的 K^+、Na^+、Ca^{2+} 等阳离子反应后发生构象改变，从而在用药部位形成凝胶。常用的材料有海藻酸钠、去乙酰结冷胶，另外加入调节剂，如增黏剂、防腐剂等。

3. pH 敏感型凝胶

由于高分子骨架在人体酸碱 pH 值发生变化时，能从周围环境接收或者释放质子，发生电离作用而发生胶凝反应，缓慢持久地释放药物。常用的材料是邻苯二甲酸醋酸纤维素、丙烯酸类聚合物、壳聚糖及其衍生物等，另加入调节剂。

4. 光敏感型凝胶

在光敏感型原位凝胶中，前聚物通过注射进入所需部位，并由光纤维的作用在原位发生胶凝，这种胶凝方式可以使聚合物在体温下更快地发生胶凝。Hubbell 等描述了一种可生物降解的光致交联水凝胶作为药物的控释载体，这种系统可以作为水溶性药物和酶的载体并控制药物的释放速率，以氩激光作为光源可以加深聚合反应的程度，缩短聚合反应的时间，并可以改进聚合物的物理性质。

还有一种原位凝胶的形成是由于溶剂的扩散。这种给药系统是由水不溶性的可生物降解的聚合物构成的。聚合物溶解于可与水混溶且生理相容的溶剂中，一旦注入体内的液体环境中，溶剂扩散到周围的水中，而水扩散到聚合物基质中，因聚合物是水不溶性的，故沉降为固体植入剂。但由于这些非水溶剂如二甲基亚砜、丙酮等具有毒性，目前这种机制的原位凝胶应用不多。

三、 原位凝胶的基质

卡波姆是一种 pH 依赖的聚合物，由于大量羧基基团的存在，可在水中溶解形成低黏度的溶液。在碱性溶液中羧基离子化，负电荷间的排斥作用使分子链膨胀、伸展并相互缠结形成凝胶。形成原位凝胶若单独使用卡波姆则需要较高的浓度，易对机体产生刺激。制备氧氟沙星的 pH 敏感眼用原位凝胶系统，其中加入 HPMC 可以降低卡波姆的发生胶凝转变的浓度，并可以提高凝胶强度。所得制剂 pH 值为 6.0，而在 pH7.4 时（泪液 pH 值）变成凝胶。体外释放实验表明药物可达 8h 缓释。

海藻酸盐是离子敏感型凝胶的一个典型代表，它是一种天然的聚合物，当与二价阳离子如钙离子接触时立即形成凝胶。人眼中的氯化钙浓度为 0.008g/100mL，足以使海藻酸盐胶凝。Cohen 等的一项研究表明，海藻酸钠的水溶液可以在眼中形成凝胶而不用另外添加钙离子或其他离子，聚合物胶凝的程度及药物的释放程度取决于聚合物骨架中古洛糖醛酸（G）残基所占的百分比，当 G 残基的百分含量超过 65％时，一旦滴入泪液中聚合物立即形成凝胶。但由于在其他组织部位没有足够的钙离子，故需要经过设计另外添加钙离子，如 Sho zo Miy azaki 等用海藻酸钠为基质制备的胆茶碱的液体口服制剂。

温敏型凝胶是目前研究最为广泛的一种敏感型凝胶，其基质包括天然聚合物、修饰的天然聚合物、N-异丙烯酰胺共聚物、聚乙二醇/聚乳酸羟基乙酸（PEG/PLGA）嵌段共聚物、聚乙二醇/聚氧丙烯（PEG/PPO）嵌段共聚物及其衍生物等。一些纤维素的衍生物呈现反向胶凝性质，即随温度升高而由溶液变成凝胶；纤维素本身为不溶于水的，当引入一些亲水的基团时就有一定的水溶性。当其亲水基团与疏水基团比例合适时便可以在水溶液中发生凝胶转变，随着温度的升高，水对聚合物的溶解能力降低，聚合物之间的相互作用成为主导作用，从而形成凝胶。

四、 原位凝胶给药系统体内外评价方法

由于原位凝胶是一种新的给药系统，对其进行制剂评价和应用效果评价，非常有必要而且重要，这样才能够保证该类给药系统制剂的安全性和有效性；但评价的实验方法和质量控制方法，并不是很完善，需要进一步的研究。该类制剂的评价方法主要包括：①制剂成型的理化性质和形态评价，主要是关于凝胶成型的形态学性质、流变学性质、热力学特性以及其他的影响制剂成型的理化参数，如外观形态、粒径、表面电位、黏度、铺展性等；②制剂基本质量评价，主要是对该类制剂整体质量监控项，即制剂质量检查项，如凝胶的形态、胶凝温度、胶凝时间、相转变温度、相转变离子强度及制剂载药量进行评价；③制剂体外释放的评价，主要是对原位凝胶在体外释放药物的特征与机制的考察评价，如释放度试验、溶蚀试验、离体角膜透过试验等；④制剂在体评价，主要包括在体局部评价、在体药效学评价、在体药动学评价，其中局部评价，主要是评价凝胶在局部给药后的释药特性以及影响，如在眼内滞留时间、局部刺激性、眼球表面接触角等；在体的药动研究与药效学评价，是利用整体动物模型考察该类制剂的在体的治疗作用和作用特点。另有人利用新的在体荧光技术对原位凝胶的体内滞留进行研究。有人对 DSC 技术对原位凝胶制剂的热力学参数进行了研究，还有人利用电镜显微技术对其进行研究，为以后重要的研究新方向。

原位成型凝胶作为一种新的给药系统，具有很多传统制剂不具备的优势，在医药领域是一个具有极大发展前景的新型给药形式。但该类制剂本身存在一定的问题，需不断去研究解决，如材料安全性问题、制剂的质量控制问题、制剂的机制问题、给药新型与途径问题等都有待进一步研究。

第七节　生物技术药物制剂

一、 概述

（一） 生物技术药物制剂的基本概念

1. 生物技术药物制剂的定义

生物技术药物制剂系指应用药物制剂手段将生物技术药物加工而成的具有一定规格剂型

的制剂。目前研究和开发的均属于肽类与蛋白质类药物制剂。而生物技术药物是指采用DNA重组技术或单克隆抗体技术或其他新生物技术研制的基因、核糖核酸、酶、蛋白质、多肽、多糖药物。

生物技术（biotechnology）也称生物工程，是应用生物体（包括微生物、动物及植物细胞）或其组成部分（细胞器和酶），在最适条件下，生产有价值的产物或进行有益过程的技术。现代生物技术主要包括基因工程、细胞工程、酶工程、发酵工程（微生物工程）和生化工程。基因工程又称遗传工程，它是经体外非同源DNA重组，使基因转移到宿主细胞中，使后者获得纯品，为生产低耗、廉价产品开辟了一条新途径。细胞工程包括基因、基因组、染色体、细胞质、细胞融合工程。细胞融合技术也称细胞杂交技术，是生产单克隆抗体类试剂或药物的主要手段。酶工程是将水溶性的固相酶，使在酶促反应中以固相状态作为底物，产生纯酶。

2. 生物技术药物制剂的特点

① 药理活性强，给药剂量小，药物本身毒副作用小。

② 分子量大、稳定性差、吸收性差、半衰期短。

③ 提取、纯化工艺复杂，极易染菌、腐败而失活，并产生热原或致敏物质，生产过程要求低温、无菌操作。

3. 生物技术药物制剂的发展

随着生物技术渗入传统的经典制药工业，使医药产品的发展进入了一个新的时期。过去，胰岛素、生长激素、干扰素、白细胞介素等药物主要从人或动物体有关脏器、组织、血液或尿等排泄物中提取，成本高、产量低，且质量有时难以保证。利用生物技术则甚至可利用原核细胞和真核细胞作为生物工厂来生产胰岛素、生长激素、干扰素、病毒抗原等大量的外源蛋白。如治疗侏儒症的人生长激素，一名患儿一年所需的用量，需由50具新鲜尸体脑下垂体中提取，若采用基因工程，则可以从1～2L细菌培养液中提取到同样数量的生长激素，而且产品安全可靠。

（二）生物技术药物制剂新的给药系统

目前多数生物技术药物制剂的给药途径是注射给药，但在治疗慢性病时，需要长期甚至终生用药，这就给患者带来很大痛苦和不便。因此研制用药方便、可以自行给药的制剂一直是热点，同时，针对新的注射给药系统的研究也在不断发展。

1. 非注射途径新的给药系统

非注射给药可以增加病人的顺应性，用药方便，同时也有利于开拓生物技术药物制剂的新用途与市场。多肽及蛋白质类药物非注射途径给药的方式主要包括鼻腔、口服、直肠、口腔、透皮和肺部给药，其中鼻腔给药似乎最有发展前途，但口服给药是目前最受欢迎的给药途径，有待进一步研究。根据药物性质与临床需要也可考虑其他给药系统。

（1）鼻腔给药系统　由于鼻腔黏膜中动、静脉和毛细淋巴管分布十分丰富，鼻腔呼吸区细胞表面具有大量微小绒毛，鼻腔黏膜的穿透性较高而酶相对较少，对药物的分解作用比胃肠道低，有利于蛋白质类药物的吸收并直接进入体内血液循环。目前已经有一些上市的鼻腔给药系统，主要剂型有滴鼻剂和喷鼻剂，如促黄体激素释放激素（LHRH）激动剂布舍瑞林、去氨加压素、降钙素、催产素等。

鼻腔给药系统当前存在的主要问题是有些分子量大的药物常出现吸收重现性差、局部刺激性、影响鼻纤毛运动和长期用药带来的毒性等问题，因而使应用受到限制，随着制剂处方的改进，该给药系统的发展前景看好。

（2）口服给药系统　多肽、蛋白质类药物口服给药面临的主要问题是：胃酸对药物的降解；酶对药物的降解；药物对胃肠道黏膜的穿透性差；肝脏对药物的首过作用。以胰岛素为代表的口服给药系统，一直是研究的重点，因为目前胰岛素主要靠注射给药，给病人带来痛苦与不便。下面是胰岛素研制中的几种主要剂型。

① 微乳制剂　以蛋黄磷脂、甘油单油酸酯、胆固醇、油酸、抗氧剂和防腐剂等为油相；胰岛素、枸橼酸、抑肽酶等溶于乙醇为水相，加入乳化剂聚氧乙烯（40）硬脂酸酯，经高压乳匀机制成 W/O 型微乳，或再将制成的微乳喷于羟丙基纤维素或羧甲基纤维素表面，经干燥装入胶囊中口服，经几十例临床试用效果较好。

② 纳米囊　1988 年 Damge 等将胰岛素制成聚氰基丙烯酸异丁酯纳米囊，其平均粒径为220nm。动物试验表明效果较好，药效维持时间较长，可防止酶对药物的降解，可穿透肠壁上皮细胞，吸收部位主要在回肠。目前国内也有这方面的一些研究。纳米囊尚处在动物试验阶段，还未见有临床研究的报道，至于其体内吸收机制及作用时间还待探索。

③ 胰岛素肠溶软胶囊　采用 pH 依赖的聚合物（如 Eudragit RS 与 S 或 Eudragit RS 与L 的丙酮溶液）包衣；可使胰岛素在 pH 值大于 7 的十二指肠区释放，而不会被胃酸降解。

（3）直肠给药系统　直肠内水解酶活性比胃及十二指肠等处低，pH 值接近中性，因而对药物破坏较少，还可避免肝的首过效应，直接进入血液循环，同时也不像口服药物受到胃排空及食物的影响，这是口服制剂难以相比的。

加入吸收促进剂可提高直肠吸收药物的效果，常用的吸收促进剂如水杨酸、5-甲氧基水杨酸、去氧胆酸钠等。

（4）口腔黏膜给药系统　口腔黏膜较鼻黏膜厚，但无角质层，由于面颊部血管丰富，药物吸收后可经颈静脉、上腔静脉直接进入全身循环，因而可避免胃肠消化液的影响与肝的首过作用。但与肌内注射相比，口腔黏膜吸收仍很少，如用 HPC 与卡波姆制成胰岛素的口腔黏膜黏附制剂，动物实验表明，其生物利用度仅为注射剂的 0.5%。要提高药物在口腔黏膜的吸收，需要改进药物的膜穿透性和抑制药物的代谢，可加入吸收促进剂。吸收促进剂对黏膜的影响比口服要少。

（5）经皮给药系统　皮肤的穿透性低是多肽与蛋白质类药物透皮吸收的主要障碍，但皮肤的水解酶活性相当小，这给多肽与蛋白质类药物透皮吸收创造了条件。目前主要研究通过筛选新的吸收促进剂及透皮能力强的药物载体、使用离子导入技术、超声技术、激光技术等来解决这一问题。离子导入技术是指使电荷或中性分子在电场作用下迁移进入皮肤的技术，该项技术的应用使大分子量、荷电和亲水性多肽和蛋白质类药物能透过皮肤角质层。如胰岛素、精氨酸加压素等的透皮吸收的研究均取得了一定的进展。它们的透皮速率依赖于 pH、离子强度、处方中电解质的浓度和应用的电压。

（6）肺部给药系统　据报道三种治疗用多肽——亮丙瑞林（9 个氨基酸）、胰岛素（51个氨基酸）、生长激素（192 个氨基酸）均可从肺部吸收，生物利用度在 10% ～ 25%。胰岛素采用吸入粉雾剂，现已进入临床实验阶段。但肺部给药系统存在着很多问题：长期给药后的安全性评估；肺吸收分子大小的限制；促进吸收的措施；稳定的蛋白质药物的处方设计方法等。

目前，蛋白质类药物非注射途径给药时存在的主要问题是药物穿透黏膜能力差，易受酶和酸的降解，致使其生物利用度很低。为了提高其生物利用度可采取：①对药物进行化学修饰或制成前体药物；②应用吸收促进剂，如为提高药物鼻腔给药的生物利用度，可加入吸收促进剂如胆酸盐类、脂肪酸及其酯类、糖苷类（如皂苷）、醚类等；③使用酶抑制剂；④皮肤给药采用离子电渗法等。

2. 注射途径新的给药系统

很多蛋白质类药物的体内血浆半衰期短，清除率高，因而需要延长其血浆半衰期；同时有些药物需要制成非零级的脉冲式释药系统。为满足这些要求，可以对蛋白质分子药物进行化学结构修饰，以抑制其药理清除，或通过控制蛋白质进入血流的释放速率，从而达到延长其血浆半衰期的目的。这方面的研究有控释微球制剂与脉冲式给药系统。

（1）控释微球制剂　用生物可降解的材料制成微球给药系统可达到控制蛋白质类药物释放的目的。常见材料有聚乳酸、聚丙交酯-乙交酯和聚乳酸乙醇酸共聚物等。美国 FDA 批准的醋酸亮丙瑞林聚丙交酯-乙交酯微球就是一种蛋白质类药物微球，改变丙交酯与乙交酯的比例或分子量，可得到不同时间生物降解性质的材料。醋酸亮丙瑞林聚丙交酯-乙交酯微球供肌内注射，用于治疗前列腺癌，可控制释药达 30 天之久，改变了普通注射剂需每天注射的不便。

【例】　亮丙瑞林 PLGA 微球

制备：取醋酸亮丙瑞林 500mg，明胶 80mg，水 1mL，混合加热至 60℃为水相，PLA 或 PLGA 400mg 溶于二氯甲烷 5.5mL 为油相，边搅拌边将油相慢慢倒入水相，制成 W/O 型微乳，冷却至 15℃，在 5000r/min 下用喷嘴将微乳加入到 400mL 0.5% 的聚乙烯醇水溶液中搅拌 2min，使成 W/O/W 型复乳，在 30℃下缓慢搅拌 2h 或旋转蒸发除去二氯甲烷，得硬化的圆形控释微球。

（2）脉冲式给药系统　肝炎、破伤风、白喉等疾病所使用疫苗或类毒素均为抗原蛋白，全程免疫至少需要进行三次接种，才能确证免疫效果。由于种种原因，全世界不能完成全程免疫接种而发生的辍种率达 70%，为提高免疫接种的覆盖率，减少一些重大疾病的死亡率，采用脉冲式控释给药系统将多剂量疫苗发展为单剂量控释疫苗。如将破伤风类毒素制成 PLGA 脉冲式控释微球制剂，可根据 PLGA 中乳酸和羟乙酸的不同比例、微球大小不同、分子量不同，一次注射后可在 1～14 天、1～2 个月和 9～12 个月内分三次脉冲式释放，从而达到全程免疫的目的。

二、蛋白质和多肽类药物制剂

生物技术药物多为蛋白质类和多肽类，这些药物的化学结构相当复杂，理化性质很不稳定。要制得稳定、安全、高效的多肽与蛋白质类药物制剂，必须了解其结构特性与理化性质。

（一）蛋白质分子的结构特点

1. 蛋白质的组成

蛋白质是由 20 种氨基酸按一定排列顺序通过肽键相连并盘曲折叠形成的具有一定空间结构的大分子物质，分子量一般在 $5 \times 10^3 \sim 5 \times 10^6$。蛋白质的肽链结构包括氨基酸组成、肽链数目、末端组成、氨基酸排列顺序及二硫键的位置等。一个氨基酸的羧基可以和另一个氨基酸的氨基缩合失去 1 分子水而生成肽，两个氨基酸缩合后即生成二肽，10 个以上氨基酸组成的肽称多肽。

2. 蛋白质的结构

蛋白质结构分为一级结构和空间结构，一级结构系指蛋白质多肽链中氨基酸残基的排列顺序，维持一级结构稳定的化学键称为酰胺键，也称肽键，是连接蛋白质中氨基酸的最基本的共价键。一级结构是蛋白质的初级结构，包括肽链数目和二硫键位置。

空间结构包括二、三、四级结构，又称高级结构，高级结构和二硫键与蛋白质的生物活性有关。二级结构指蛋白质分子中多肽链骨架的折叠方式，即肽链主链有规律的空间排布，一般有α-螺旋（α-helix）、β-折叠（β-pleated sheet）、β-转角和无规则卷曲（见图14-12）。

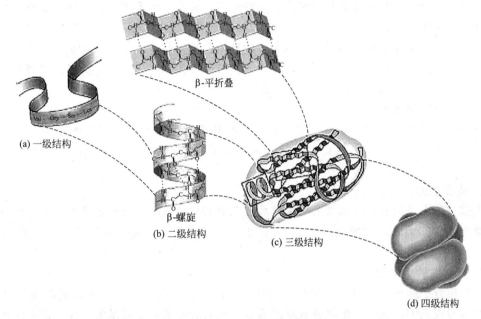

图 14-12　蛋白质的结构

在二级结构的基础上，由于氨基酸残基 R 侧链基团的相互作用使多肽链进一步折叠、盘曲，形成的包括主、侧链在内的整条肽链的空间排布，称为蛋白质的三级结构。各 R 基团间相互作用产生的化学键，如疏水键、氢键、盐键、二硫键、范德华力等维持三级结构的稳定。其中，疏水键是维持三级结构稳定的最主要的作用力。

由两个或两个以上的具有独立三级结构的多肽链借非共价键缔合而成的复杂的空间结构称为蛋白质的四级结构。每条具有独立三级结构的多肽链是构成蛋白质四级结构的单位，称为亚基或亚单位。蛋白质的四级结构体现了其分子中各亚基的空间排布和亚基间的相互关系，且各亚基间相互作用形成的次级键是维持四级结构稳定的力量，其中疏水键是主要的作用力。

3. 蛋白质结构与功能的关系

蛋白质的一级结构是空间结构的基础，因而也是蛋白质功能最根本的基础。蛋白质一级结构不同，则生物学功能各异，如加压素和催产素都是九肽激素，二者仅存在两个氨基酸残基的差异，但生理功能却截然不同。

蛋白质生物学功能不仅与一级结构有关，与空间结构关系更为密切，空间构象是蛋白质实现其功能的基础，空间构象改变功能也随之发生相应的变化，只有一条多肽链或虽有几条多肽链但多肽链间通过共价键相连的蛋白质必须具备三级结构才有生物学活性，亚基间以非共价键相连的蛋白质必须具备四级结构才有生物学活性。用蛋白质变性剂尿素和二硫键还原剂巯基乙醇处理核糖核酸酶，由于氢键的破坏和二硫键的断裂，致使空间构象破坏，核糖核酸酶的生物学活性丧失，如果用透析法除去尿素和巯基乙醇，并在有氧条件下使—SH 缓慢氧化成二硫键，则该酶又可以恢复原来的构象和生物学活性。

（二）　蛋白质的理化性质

1. 亲水胶体性

蛋白质水溶液是一种较稳定的亲水胶体。使其稳定的基本因素有两方面：一是蛋白质颗粒表面具水化层；二是蛋白质分子表面具同种电荷。疏水键的形成使得蛋白质的疏水基团内包，而亲水基团位于分子表面，亲水基团易与水产生水合作用，使蛋白质颗粒表面形成较厚的水化层，从而相互隔开，不易聚集沉淀；同种蛋白质颗粒在 pH 值偏离等电点的溶液中带同性电荷，相互排斥，因而不易聚集沉淀。若蛋白质表面的水化层和电荷层遭到破坏，蛋白质颗粒就会因为分子间引力增加而聚集沉淀。

2. 蛋白质的旋光性

蛋白质分子的总体旋光性是由各个氨基酸和螺旋结构引起的旋光度的总和。通常是右旋，变性后失去旋光性。影响旋光性的因素有温度、pH 值、离子强度和金属离子缔合作用等。

3. 蛋白质的紫外吸收

大部分蛋白质均含有带苯核的苯丙氨酸、酪氨酸与色氨酸，这些氨基酸残基的侧链具有吸收紫外光的能力，最大吸收峰在 280nm 处，故可测此波长处的吸收值而对蛋白质进行定量。

4. 蛋白质的带电性

蛋白质分子除两端的氨基和羧基可解离外，侧链上的某些基团，如谷氨酸残基的 γ-羧基，赖氨酸残基的 ε-氨基，精氨酸残基的胍基和组氨酸残基的咪唑基等，在一定条件下都可解离成带负电荷或正电荷的基团，故蛋白质是两性电解质，蛋白质在溶液中的带电情况主要取决于溶液 pH 值。蛋白质在溶液中解离成正、负离子的趋势相等即净电荷为零时溶液的 pH 值称为蛋白质的等电点（isoelectic point，pI）。各种蛋白质都具有特定的等电点，这与其所含的氨基酸的种类和数目有关，一般来说，含酸性氨基酸较多的蛋白质，等电点偏酸；含碱性氨基酸较多的蛋白质，等电点偏碱。由于蛋白质粒子表面电荷的相互排斥作用，正常情况下不会凝聚而沉淀。但当溶液的 pH 值达到蛋白质的等电点时，蛋白质所带的正、负电荷数值相等，其分子的总电荷为零，分子间无电荷的排斥作用，相互碰撞后极易凝聚而沉淀，此时溶解度最小。

（三）　蛋白质类药物的制备工艺

蛋白质类药物可制成口服、外用或注射制剂，由于这类药物的不稳定性，使得口服制剂的制备相当困难，因此目前绝大多数都以注射方式给药。

1. 蛋白质类药物的提取和纯化

一些蛋白质以可溶形式存在于细胞外，可按其性质选择适当的溶剂直接提取。但多数蛋白质存在于细胞内，并结合在一定的细胞器上，故需先破碎细胞，然后以适当的溶剂提取。一般用超声波、电动搅拌器、匀浆器破坏动物组织和细胞，用加砂研磨、高压挤压、纤维素酶破碎植物组织和细胞。选择的提取条件既要尽量提取所需蛋白质，又要防止蛋白酶的水解和其他因素对蛋白质特定构象的破坏。

蛋白质的粗提液可用：①盐析法；②低温有机溶剂沉淀法；③等电点沉淀法；④透析法；⑤超滤法；⑥凝胶过滤法；⑦电泳法；⑧离子交换色谱法等进一步分离纯化并用凯氏定

氮法、福林-酚试剂法、双缩脲法和紫外分光光度法等进行含量测定。

2. 蛋白质类药物注射剂的制备工艺

目前应用于临床的蛋白质类药物注射剂有两类：一类为溶液型注射剂；另一类为冷冻干燥型注射剂。前者使用方便，但需在低温（2～8℃）下保存；后者比较稳定，但制备工艺较为复杂。

上述两种类型的蛋白质类药物注射剂，其制备工艺与小分子化合物溶液型注射剂和粉针剂的制备工艺基本一致，各工序的室内空气洁净度必须达到 GMP 的要求。

在冻干或喷雾干燥的工艺过程中，为防止蛋白质的失活，必须注意以下几点：

① 必须重视在冻干过程中蛋白质的水合膜除去后是否会使立体结构改变，再加水是否能恢复原来的折叠状态。

② 由于温度变化，处方中配伍的盐和缓冲体系会使 pH 值改变，从而导致蛋白质失活。

③ 所选择的用来增加蛋白质类药物体积的填充剂最好同时具有稳定剂的作用。如用甘露醇、山梨醇、葡萄糖等。

④ 必须严格控制水分含量。因为含水量的多少与块状物的物理状态有关，即形成无定形还是结晶。无定形一般含水量高，水分含量较高可能使块状物在贮存过程中发生坍塌，也可能影响化学稳定性。

⑤ 当蛋白质药物剂量很小时，要注意滤膜滤过时的吸附损失。可用人血清白蛋白作为保护剂，其机理可能是滤膜、容器等的表面首先吸附此白蛋白而饱和，使蛋白质药物不再被吸附。

（四） 蛋白质、 多肽类药物制剂的不稳定性

1. 蛋白质的吸附性

蛋白质与多肽溶液在制备过程中，可被容器、滤器或输送体系的材料表面吸附。当溶液浓度很低时，药物的损失相对较高。影响吸附的因素有 pH 值、离子强度和材料的表面疏水性等。膜滤过是现行蛋白质药物制剂灭菌滤过最常用的方法，必须注意膜对蛋白质药物的吸附，研究表明，不同材料的滤过膜对蛋白质的吸附量不同，以硝酸纤维与尼龙膜吸附量最多，其后依次为聚砜、二醋酸纤维素和亲水性的聚偏氟乙烯。

2. 蛋白质的水解

蛋白质可被酸、碱和蛋白酶催化水解，使蛋白质分子断裂，分子量逐渐变小，完全水解时蛋白质全部变为氨基酸；在酶或稀酸等较温和条件下发生不完全水解，生成肽段与氨基酸。

3. 蛋白质的氧化

含有甲硫氨酸、半胱氨酸等的蛋白质中具有芳香侧链的氨基酸，可以在一些氧化剂，如分子氧、过氧化氢、过甲酸、氧自由基等作用下发生氧化。如甲硫氨酸可氧化成甲硫氨酸亚砜而使一些多肽类激素和蛋白质失去活性。影响氧化的因素有温度、pH 值、缓冲介质、催化剂的种类和氧化剂的强度等，如巯基的氧化在碱性条件下特别是在金属离子存在时容易发生。蛋白质的空间结构影响氧化反应及其结果，如氧化的巯基暴露在蛋白质的表面，接着形成分子间的二硫键导致蛋白质聚集。

4. 蛋白质的变性

在某些理化因素作用下，蛋白质的空间构象发生改变或破坏，导致其生物学活性的丧失和一些理化性质的改变，这种现象称为蛋白质的变性作用。使蛋白质变性的因素有加热、紫

外线、剧烈搅拌、强酸、强碱、有机溶剂、重金属盐等。现代分析研究的结果表明：蛋白质变性的本质是外界因素破坏了维持蛋白质空间构象的次级键导致蛋白质分子空间构象的改变和破坏，而不涉及一级结构的改变或肽键的断裂。

蛋白质变性的最主要特征是生物学活性的丧失，酶的催化能力、蛋白质类激素的代谢调节功能、抗原与抗体的反应能力、血红蛋白运输 O_2 和 CO_2 的能力皆会丧失。此外，某些理化特征也会改变，如溶解度降低，黏度增加、扩散系数降低，易被蛋白酶水解等。

影响蛋白质变性的物理因素有加热、剧烈振摇、暴晒、紫外线照射、高压等；化学因素有酸、碱、盐、有机溶剂、表面活性剂等。而在制备药物制剂时，常常要加热灭菌，添加酸、碱、盐或表面活性剂等附加剂，因此如何达到既完成制剂制备，又不使蛋白质类药物变性，是需要不断探索的问题。

不同蛋白质对各种因素的敏感度不同，因而变性程度各异，如除去变性因素后，蛋白质的构象可恢复者称可逆变性，构象不能恢复者称不可逆变性。在研制有关制剂时，必须考虑如何保护所需要的蛋白质不变性，或利用可逆变性除去杂质及杀灭致病菌，或使变性恰到好处，以便制成有用的制剂，如疫苗。

（五）液体剂型蛋白质类药物制剂的稳定化

在液体剂型中蛋白质类药物的稳定化方法分为两类：①改造其结构；②加入适宜辅料。蛋白质类药物的稳定剂有以下几类。

1. 缓冲液

采用适当的缓冲系统，可以提高蛋白质在溶液中的稳定性。例如红细胞生成素采用枸橼酸钠-枸橼酸缓冲剂，人生长激素在 5mmol/L 的磷酸盐缓冲液中可减少聚集。缓冲盐类除了影响蛋白质的稳定性外，其浓度对蛋白质的溶解度与聚集均有很大影响。组织纤溶酶原激活物在最稳定的 pH 值条件下，药物的溶解度不足以产生治疗效果，因此加入带正电荷的精氨酸以增加蛋白质在所需 pH 值下的溶解度。

2. 表面活性剂

在蛋白质药物，如组织纤溶酶原激活物等制剂中均加入少量非离子型表面活性剂，如吐温 80 来抑制蛋白质的聚集，其机理可能是因为表面活性剂倾向于排列在气-液界面上，从而使蛋白质离开界面来抑制蛋白质的变性。

3. 糖和多元醇

糖和多元醇属于非特异性蛋白质稳定剂。蔗糖、海藻糖、甘油、甘露醇、山梨醇（浓度1%～10%）最常用。糖和多元醇的稳定作用与其浓度密切相关，不同糖和多元醇的稳定程度取决于蛋白质的种类。还原糖与氨基酸有相互作用，因此应避免使用。

4. 盐类

盐可以起到稳定蛋白质的作用，有时也可以破坏蛋白质的稳定性，这主要取决于盐的种类、浓度、离子相互作用的性质及蛋白质的电荷。低浓度的盐通过非特异性静电作用提高蛋白质的稳定性。如 SO_4^{2-}、HPO_4^{2-}、$CHCOO^-$、$(CH_3)N^+$、NH_4^+、K^+、Na^+ 等能增加溶液的离子强度，提高疏水作用，降低疏水基团的溶解度，使蛋白质发生盐析。此外它们使水分子聚集在蛋白质周围被优先水化，所有这些都使蛋白质更加紧密稳定。经常使用的盐NaCl 在稳定蛋白质中起关键作用，实验表明它能提高牛血清白蛋白（BSA）的变性温度和热熵。

5. 聚乙二醇类

高浓度的聚乙二醇类常作为蛋白质的低温保护剂和沉淀结晶剂。研究表明不同分子量的 PEG 作用不同，如 PEG300 浓度 0.5% 或 2% 可抑制重组人角化细胞生长因子的聚集；PEG200、PEG400、PEG600 和 PEG1000 可稳定 BSA 和溶菌酶。

6. 金属离子

一些金属离子，如钙、镁、锌与蛋白质结合，使整个蛋白质结构更加紧密、结实、稳定。不同金属离子的稳定作用视离子的种类、浓度不同而异，应通过稳定性实验选择金属离子的种类和浓度。

（六）固体状态蛋白质类药物的稳定性

在一些蛋白质药物不能采用溶液型制剂时，往往用冷冻干燥与喷雾干燥的工艺解决这类制剂的稳定性问题，这两种工艺均可用于热敏感药物的脱水以延缓溶液中常见的分解作用。

冷冻干燥制备蛋白质类药物制剂主要考虑：①选择适宜的辅料，优化蛋白质类药物在干燥状态下的长期稳定性。②考虑辅料对冷冻干燥过程一些参数的影响，如最高与最低干燥温度、干燥时间、冷冻干燥产品的外观等。

喷雾干燥可以控制颗粒大小与形状，生产出流动性很好的球状颗粒。此项工艺对制备蛋白质类药物的控释制剂，特别是发展新的给药系统是很有用的。在喷雾干燥过程中也可加入稳定剂。喷雾干燥的缺点是操作过程中损失大，特别是小规模生产，水分含量高。

近年来也有研究用其他一些方法来稳定化，如将蛋白质类药物制成环糊精包合物，可提高其溶解度和稳定性；加入某些物质可阻止蛋白质的聚集，这些物质有蔗糖、葡萄糖、氯化钠、甘氨酸、精氨酸、谷氨酰胺、天冬氨酸、甘露醇、山梨醇、聚乙二醇、环糊精和人血清白蛋白等。

（七）蛋白质类药物制剂的评价方法

1. 制剂中药物的含量测定

制剂中蛋白质类药物的含量测定可根据处方组成确定，如紫外分光光度法和高效液相色谱法常用于测定溶液中蛋白质的浓度，但必须进行方法的适用性试验。也可采用反相高效液相色谱法（RP-HPLC）、离子交换色谱法（IEC）与分子排阻色谱法（size exclusion chromatography，SEC）测定。

2. 制剂中药物的活性测定

蛋白质类药物制剂中药物的活性测定是评价制剂工艺可行性的重要方面，活性测定方法有药效学方法（如细胞病变抑制法）和放射免疫测定法。前一种方法是利用体外细胞与活性蛋白质多肽的特异生物学反应，通过剂量（或浓度）效应曲线进行定量（绝对量或比活性单位），该方法具有结果可靠、方法重现性好的特点，是制定药物制剂质量标准最基本的方法。后一种方法是建立在蛋白质类药物的活性部位与抗原决定簇处在相同部位时实施的一种方法，否则活性测定会产生误差。此外也可采用十二烷基硫酸钠-聚丙烯酰胺凝胶电泳法（SDS-PAGE）测定蛋白质类药物活性。

3. 制剂中药物的体外释药速率测定

测定控缓释制剂中蛋白质类药物的体外释药速率时考虑到药物在溶出介质中不稳定，多采用测定制剂中未释放药物量的方法。具体方法（以微球为例）是将数个试验组的微球（每个试验组设置数个取样点）置于一定量的溶出介质中，放入 37℃ 振动孵箱中，定时取样离心分离测定微球中药物含量。蛋白质从微球中的释放受介质 pH 值、离子强度、赋形剂以及转速、温度等条件的影响。

4. 制剂的稳定性研究

蛋白质类药物制剂的稳定性研究应包括制剂的物理稳定性和化学稳定性两个方面，物理稳定性研究应包括制剂中药物的溶解度、释放速率以及药典规定的制剂常规指标的测定，化学稳定性包括药物的聚集稳定性、降解稳定性和生物活性测定。试验方法可参照药物制剂稳定性章节，检测手段根据不同药物的特性选择光散射法、圆二色谱法、电泳法、分子排阻色谱法和细胞病变抑制法等进行测定。

5. 体内药动学研究

由于蛋白质类药物剂量小，体内血药浓度检测的灵敏度要求高，常规体外检测方法不能满足体内血药浓度测定，此外药物进入体内后很快被分解代谢，因此选择合适的检测方法是进行体内药动学研究的关键。对于非静脉给药的控缓释制剂的体内药动学试验可考虑选择放射标记法测定血浆中药物的量，该方法灵敏度高，适合多数蛋白质类药物体内血药浓度的测定。如果药物血药浓度与药效学呈线性关系，也可用药效学指标代替血药浓度进行体内吸收和药动学研究。

6. 刺激性及生物相容性研究

与其他类型药物制剂研究一样，刺激性及生物相容性研究是蛋白质类药物制剂（特别是各类注射剂）研究与开发的重要一环，根据我国药品监督管理局药品注册管理办法规定，皮肤、黏膜及各类腔道用药需进行局部毒性和刺激性试验，各类注射（植入）途径给药剂型除进行局部毒性和刺激性试验外还需进行所用辅料的生物相容性研究，以确保所用辅料的安全性。

三、 基因药物传递系统

随着基因组学的发展和多种疾病发病基因机制的阐明，基因药物在人类心血管疾病、单基因病症、感染性疾病，特别是癌症的治疗领域受到广泛关注。研究发现，几乎所有的 DNA，编码或非编码的 RNA 都可以经改造后以外源核酸的形式进入细胞发挥治疗作用。在过去的 20 年里，虽然有大量的基因药物进入临床研究，但鲜有成功的案例，其中一个重要原因是基因药物传递过程中存在大量的技术障碍。基因药物属于带负电的生物大分子，具有体内外稳定性差、缺乏靶向性、难入胞、在细胞内难以释放等一系列障碍和挑战。因此，要实现基因药物在体内有效传递需构建能克服这些障碍的药物传递系统。

目前，常用的基因载体系统主要有病毒载体和非病毒载体两大类。虽然进入临床试验的基因治疗药物大多采用病毒载体，但病毒载体安全性低，基因荷载量有限，免疫原性高，制备困难，使得其临床应用受到很大的限制。非病毒载体则由于基因荷载大，免疫原性低，便于大规模生产，特别是安全性高，受到研究者越来越多的青睐。

随着材料科学和纳米科技的发展，大量新型载体被用于基因药物传递，以解决基因传递过程中面临的一系列障碍。

基因药物包括 DNA、小干扰 RNA（siRNA）和微小 RNA（microRNA）等，它们都属于带负电的生物大分子，很难透过同样带负电的细胞膜进入细胞发挥疗效；此外，它们易被核酸酶降解，很难完整地到达靶部位。因此，需借助相应的载体系统，才能将基因药物传递到治疗部位。

使用非病毒载体将基因药物传递至相应的靶部位，需要跨过如下屏障。①经静脉注射的基因载体首先应能通过血液循环系统，穿过毛细血管壁，到达靶器官或靶组织。据报道，分子量小于 80000 的物质易通过肾小球而被排出体外，粒径大于 5nm 的载体难以透过毛细血管内皮细胞而被保留在循环系统中，粒径在 200nm 左右的载体则易到达具有特殊毛细血管结构的脾、肝脏和肿瘤等组织。②经静脉注射的载基因纳米粒穿过毛细血管壁后，还需穿过细胞外基质才能到达靶细胞。有研究显示，在细胞外基质和细胞表面存在大量的多糖和纤维蛋白（如硫酸乙酰肝素和硫酸软骨素），它们能与纳米载体相互作用，阻碍纳米载体的传递，同时还会导致核酸药物的提前释放，导致核酸药物入胞效率低下。③载有基因药物的纳米载体经内吞被细胞摄取后仍需克服细胞内的多重屏障。细胞内化后，非病毒基因载体面临的一个关键障碍就是基因药物在溶酶体内的降解，由于溶酶体内 pH 低，多种酶处于激活状态，极易导致核酸药物的降解。④在基因载体克服了在血液的非特异性解离，并且从溶酶体的弱酸和酶环境中逃逸出来后，能否在细胞内的靶部位有效释放出核酸也是其能否发挥治疗作用的关键所在。

治疗基因需要跨越多重物理屏障才能到达作用部位，因此传递系统需要为其提供保护以避免血浆核酸酶的降解和免疫系统的清除作用，同时提高基因药物在靶部位的富集和靶细胞的摄取，此外，良好的传递系统还应具备溶酶体逃逸能力，最终提高基因药物的治疗效果。

（一）提高基因药物到达靶部位或靶细胞的效率

1. 增加基因药物在血液中的稳定性

基因药物进入体内后，需克服酶的降解作用和机体的清除作用，才能有效传递至病灶组织。由于血液和细胞内存在大量的水解酶，尤其是核酸酶，以松散结构存在的裸 DNA 分子极易被核酸酶催化降解。此外，大多数基因药物如 DNA、siRNA、mRNA 等都具有免疫原性，进入体内后易引起免疫反应。因此，研究人员通常用适当的载体将基因药物包裹起来，以保护它们不被核酸酶降解同时避免引起免疫反应。

常用的基因药物载体有阳离子脂质体和阳离子聚合物载体两大类，它们可以通过静电作用与带负电的基因药物形成复合物。脂质体是由磷脂双层构成的具有水相内核的脂质微囊，具有靶向性好、无免疫原性、缓释时间长、毒副作用低及载药率高等优点；其疏水基团能在基因药物周围形成一层保护膜，避免核酸酶对基因药物的降解。阳离子聚合物是一类带正电的聚合物，不仅免疫原性低，而且能与 DNA 紧密结合，保护 DNA 免受核酸酶降解，同时便于进行靶向性及生物适用性改性等。常用的阳离子聚合物包括聚乙烯亚胺（polyethylenimine，PEI）、多聚赖氨酸 [poly（L-lysine），PLL]、壳聚糖（chitosan，CS）等。

基因-载体复合物经静脉注射后，还面临着机体的清除作用。由于血浆中的许多成分（白蛋白、脂蛋白、IgG 等）都带有负电荷，而多数基因载体带正电，两者易产生相互作用，导致电荷中和及微粒体积增加，从而引起复合物的聚沉。此外，阳离子载体还能激活补体系统，导致复合物被非特异性地清除。针对以上问题，可适当地降低复合物的表面电荷，减小粒径，避免静电作用和网状内皮系统吞噬作用，延长其在血液中的循环时间并提高稳定性。例如，可采用具有较强亲水性、无毒且无免疫原性的材料如聚乙二醇（polyethylene glycol，PEG）对载体进行修饰，从而有效提高载体的亲水性，掩盖其表面电荷，减少载体与血浆中血清蛋白的接触，避免网状内皮系统的清除，延长体内循环时间，实现基因药物至靶部位的高效递送。

2. 促进基因药物在靶细胞的摄取

细胞摄取是非病毒载体递送基因药物进入细胞的第 1 步，摄取效率的大小直接影响其递送效率，以下方法可提高细胞对非病毒基因载体复合物的摄取。

（1）连接靶向配体　与正常细胞相比，许多特殊细胞，如癌细胞表面存在大量特异性或高表达性的受体，可以利用配体与受体的特异性识别与结合性质，在非病毒基因载体上连接配体，将复合物主动靶向到目标细胞，增加细胞对复合物的摄取，从而增强基因传递效率。目前研究较多的配体-受体系统有去唾液酸糖蛋白、转铁蛋白、叶酸、半乳糖、甘露糖及胰岛素、生长因子等。

（2）穿膜肽修饰载体　载体材料是携带基因到达靶细胞的运输工具，其结构及性质决定了基因的运载效率。对载体进行适当的结构修饰，如将穿膜肽 TAT、iRGD 等通过共价键连接到基因载体上，不仅能促使基因载体材料在肿瘤的蓄积，而且能增强载体与细胞膜的作用，提高基因载体进入细胞的能力，从而提高基因转染效率。

（3）合成生物响应性材料　带正电的非病毒载体/基因药物复合物经静脉注射后，易与血液中带负电成分发生非特异性的作用而聚集，并很快从循环系统中被清除，导致其在靶器官的分布减少。据报道，用 PEG 修饰非病毒载体可以延长非病毒载体在血液中的循环时间，减少其与血清蛋白的聚集，降低毒性。但是到达靶部位后，PEG 化会阻碍复合物的细胞摄取以及溶酶体逃逸，从而降低基因传递的效率。合成具有生物响应性的材料对复合物进行可逆的 PEG 修饰即可克服这一缺点。例如，用对细胞外特有的酶敏感化学键连接 PEG 和载体材料，使 PEG 在血液循环中发挥保护功能，然后在靶组织的特有酶作用下断开并离去，避免其对细胞摄取的阻碍，从而提高基因传递效率。目前，已有研究者利用肿瘤部位具有高浓度的基质金属蛋白酶（MMP）这一特点，用对 MMP 敏感的可断裂肽将二油酰基磷脂酰乙醇胺（DOPE）与 PEG 相连，所制备的多功能纳米颗粒（MEND）可有效地将 siRNA 靶向传递到肿瘤细胞。为了增加纳米粒的内吞，有研究者在纳米粒的表面引入了具有 pH 敏感性的膜融合肽 GALA，大大提高了纳米粒在体内外实验中的转染效率。

（二）促进基因药物的溶酶体逃逸

大多数基因载体复合物都是以内吞途径穿过细胞膜进入细胞质，并以内涵体形式在细胞质内转运。进入内涵体的外源物质通常会被转运到溶酶体或细胞膜。通常，向细胞膜转运的外源物会被排出细胞外，向溶酶体转运的物质会被溶酶体内的酸和各种酶类物质降解。因此，如何使粒子从细胞内环境的酸性细胞器中逃逸十分重要，也是实现基因药物靶向输送的关键技术难点。常用的有以下几种方案。

1. 加入抑制溶酶体中水解酶活性的物质

氯喹是一类常用的抑制溶酶体中水解酶活性的物质，其易在溶酶体的酸性环境积累，提高溶酶体内的 pH，破坏溶酶体与细胞质之间的 pH 梯度，导致水分子的渗透性流入，使溶酶体肿胀破裂，从而促进复合物被释放到细胞质。然而，氯喹缺乏选择性，它不仅能使复合物所在的溶酶体破裂，同时也会导致细胞质内的其他溶酶体破裂，表现出较大的细胞毒性，因此，要实现其广泛应用仍需要进行大量的研究。

2. 加入质子缓冲材料

提高基因转染效率的另一种方法是将质子缓冲材料作为载体进行基因递送，质子缓冲物质能够缓冲溶酶体中的酸性环境，抑制溶酶体酶的活性，保护基因不受降解，同时促进基因从溶酶体释放到细胞质中，从而有效提高基因转染效率。PLL、PEI 等具有氨基的阳离子聚合物在弱酸性环境如内体或溶酶体中易被质子化，从而使其所在环境中的渗透压急剧增加，导致内体或溶酶体的膜被胀破，即"质子缓冲效应"。与氯喹不同的是，这些质子缓冲材料仅破坏其所进入的溶酶体，因而其细胞毒性比氯喹小很多。

此外，一些 pH 敏感树枝状聚合物，如聚酰胺-胺（PAMAM），因其含有丰富的叔胺基团，可以通过静电作用使阴离子囊泡膜弯曲，最终也可导致溶酶体破裂。

3. 融合肽修饰

融合肽不具有质子缓冲效应，但 pH 的变化可以导致其构型的变化，使其疏水区域暴露而插入到内体膜中以实现逃逸。例如，病毒融合肽 GALA 从中性环境转移到酸性环境时，由随机线团结构变成两亲性的 α-螺旋结构，并组装成多聚体。该多聚体可在膜上穿孔形成通道，破坏膜的完整性，从而将载体释放到细胞质中。有研究者将融合肽 mHA_2 与一端经甘露糖（Gal）修饰的阳离子聚合物聚（L-鸟氨酸）（pOrn）相连，制备具有肝细胞靶向的聚合物 Gal-pOrn-mHA_2。结果显示，经静脉注射后，与未连接融合肽的复合物相比，DNA/Gal-pOrn-mHA_2 复合物在体内肝实质细胞中的转染效率提高了 2 倍。

4. 可逆的 PEG 化

将 PEG 通过酸敏感的腙键或缩醛键与非病毒载体相连，在内体的酸性环境中可发生去 PEG 化，从而促进非病毒载体从溶酶体的逃逸。如将聚[2-(二甲基氨基)乙基甲基丙烯酸酯]与 PEG 通过酸敏感的酯键相连后所得的嵌段共聚物在弱酸性环境中能发生有效的去 PEG 化，从而极大地提高了基因转染。

（三）促进基因药物与载体在细胞内的解离

治疗基因被载体传递至靶细胞后，需与载体解离才能发挥疗效，所以治疗基因在细胞内的释放效率最终决定其基因转染效率。许多数据显示，细胞内聚合物的解离是一个效率相对较低的过程。因此，需通过一些特殊的设计来增加复合物的解离以获得较高的基因传递效率。

1. 设计酸敏感载体

各种酸敏感键已被用于制备非病毒载体，以便在细胞内释放核酸。pH 敏感的二嵌段共聚物聚[2-(甲基丙烯酰氧基)乙基磷酰胆碱]-聚[2-(二异丙基氨基)-乙基甲基丙烯酸酯]（PMPC-PDPA）在生理 pH 条件下可与核酸形成稳定的复合物，但在弱酸性环境（pH5～6）中，PDPA 上的叔胺质子化，使其变成不溶的共聚物而很快与核酸发生解离。有人将分子量为 2000 的 PEI（PEI2k，以下简写以此类推）与谷氨酸醛通过酸敏感的亚胺键连接在一起得到在酸性环境下可降解的聚合物，其在 pH5 的溶酶体中可以很快地降解为低毒的分子量较小的聚合物，从而释放出目的基因，在体外的转染效率与商品化的 PEI25k 相当。

2. 设计还原性环境可降解载体

各种二硫键交联的聚合物被用来促进核酸在细胞内的释放。有研究者将阳离子聚合物和含硫醇基团的聚天冬酰胺相连制备成在还原性环境中可降解的含硫聚合物，用于与 DNA 复合来传递 DNA。这种非病毒基因载体可以选择性地在细胞内释放 DNA，与线性 PEI22k 相比显著提高了基因转染效率。

第三部分
调剂基础知识和技能

第十五章　生物药剂学

第一节　概述

一、生物药剂学基本概念

生物药剂学（biopharmaceutics，biopharmacy）是 20 世纪 60 年代迅速发展起来的药剂学新分支，主要研究药物及其剂型在体内的吸收、分布、代谢与排泄过程，阐明药物的剂型因素、用药对象的生物因素与药效三者之间的关系。为正确评价药物制剂质量、设计合理的剂型和制备工艺以及指导临床合理用药提供科学依据，以确保用药的有效性和安全性。它对指导给药方案的设计，探讨人体生理及病理状态对药物体内过程的影响，疾病状态时的剂量调整，剂量与药理效应间的相互关系及对药物相互作用的评价等有着重要的作用。

二、药物在生物体内代谢

药物使用后，除了血管内给药没有吸收过程外，其他途径的给药通常都经过吸收、分布与消除过程。吸收（absorption）是指药物从给药部位进入血液循环的过程，药物在此过程中的迁移变动称为转运（transport）。除局部作用外，药物只有吸收进入体循环，在血中达到一定的浓度，才会出现生理效应，因此，吸收是药物发挥作用的前提。由于药物剂型及给药方式的不同，药物吸收的途径及影响因素也不同，药物的吸收是生物药剂学研究的重点。药物吸收后随即在体内的各过程总称为配置（disposition），它由分布（distribution）和消除（elimination）组成。分布是指药物由血液循环运送至各个脏器和组织的过程。由于药物理化性质及生理因素的差异，药物在体内的分布是不均匀的，仅有一小部分到达靶组织及产生药理作用。消除是指药物从体内的不可逆消失，包括代谢与排泄过程。代谢（metabolism）是指药物在体内发生化学结构变化的过程，通常是在酶参与下的生物转化过程。排泄（excretion）是指体内药物或代谢物通过排泄器官排出体外的过程，主要通过尿液、胆汁和粪便排泄，有些药物还可以通过呼吸道、唾液、乳汁和汗液排泄。

三、 生物药剂学研究内容

1. 剂型因素的研究

研究药物剂型因素和药效之间的关系，这里所指的剂型不仅是指片剂、注射剂、软膏剂等剂型概念，还包括跟剂型有关的各种因素，如药物的理化性质（粒径、晶型、溶解度、溶解速率、化学稳定性等）、制剂处方（原料、辅料、附加剂的性质及用量）、制备工艺（操作条件）以及处方中药物配伍及体内相互作用等。

2. 生物因素的研究

研究机体的生物因素（如年龄、生物种族、性别、遗传、生理及病理条件等）与药效之间的关系。

3. 体内吸收机理等的研究

研究药物在体内的吸收、分布、代谢和排泄的机理对药效的影响，保证制剂有良好的生物利用度和安全有效。

四、 生物药剂学的发展

生物药剂学涉及的知识面很广，它与生物化学、药理学、物理药学、药物动力学、药物治疗学等有密切关系，并相互渗透、相互补充。但生物药剂学作为药剂学的一个分支，着重研究的是给药后药物在体内的过程，它与药理学、生物化学在研究重点上有所区别。它既不像药理学那样主要研究药物对机体某些部位的作用方式和机制，也不像生物化学那样把药物如何参加机体复杂的生化过程作为中心内容。生物药剂学与药物动力学的关系更为密切。

第二节　口服给药的吸收及其影响因素

一、 生物药剂学分类系统

（一） BCS 分类

生物药剂学分类系统（biopharmaceutics classification system，BCS）是基于药物水溶性及肠道渗透性的药物分类的科学架构。当以药品溶出度作为考量时，BCS 关注影响口服速溶剂吸收速率和程度的三个主要因素：溶出度、溶解性和肠道渗透性。BCS 根据药物的溶解度和肠道渗透性将其分成 4 类，这 4 类的定义如下：Ⅰ类为高溶解性、高渗透性药物；Ⅱ类为低溶解性、高渗透性药物；Ⅲ类为高溶解性、低渗透性药物；Ⅳ类为低溶解度、低渗透性药物。

高溶解性的药物是指在 37℃，pH 值在 1～7.5 范围内，剂量/溶解度比值小于 250mL 的药物。药物在人体的吸收大于给药量的 90% 即可定义为"高渗透性"药物。在研发初期，可以采用 Caco-2 细胞或 MDCK 细胞系或人工膜测定药物的渗透性，以预测药品从肠腔进入血液的渗透性。

（二） 根据 BCS 分类进行处方设计

一般而言，BCS Ⅰ类药物的处方设计完全可以采用常规方法。而 BCS Ⅱ类、Ⅲ类和Ⅳ类药物，则需根据药物的理化性质和生物药剂学特性精心设计处方，使难溶性药物达到口服生物利用度要求。

1. BCS Ⅰ类药物的处方

BCS Ⅰ类药物具有高溶解度和高渗透性的特点，如美托洛尔、依那普利、茶碱等。BCS Ⅰ类药物没有口服吸收的限速过程，在胃肠道易于溶解并吸收，因此可制成速释的固体口服剂型，如片剂、胶囊剂。

2. BCS Ⅱ类药物的处方

BCS Ⅱ类具有低溶解度和高渗透性的分子特性，如环孢素、灰黄霉素、依曲康唑等。一般来说，BCS Ⅱ类药物的生物利用度受其溶出度的限制，即使较小的溶出速率的增加都会使生物利用度大幅提高。因此，药物的溶出速率是影响 BCS Ⅱ类药物生物利用度的关键因素。根据 Noyes Whitney 方程，影响药物溶出速率的因素有扩散系数、有效表面积、扩散层的厚度、溶解度、溶解药物的量及溶出介质的体积。通过处方前研究和处方设计可提高药物溶解度，增加其有效表面积，从而提高药物的溶出速率。

常用的有效改善 BCS Ⅱ类药物溶出度的方法有晶型修饰，减小粒径，自乳化和制成无定形药物。

3. BCS Ⅲ类药物的处方

高溶解性和低渗透性的药物被归为 BCS Ⅲ类，如阿替洛尔、西咪替丁和二甲双胍等。BCS Ⅲ类药物在胃肠道的生物利用度受膜透过率的限制。从理论上讲，药物从肠腔进入血液的转运途径有 3 种：载体介导的主动转运或易化扩散被动转运及旁路转运。大多数口服药物通过被动转运吸收。在这种情况下，药物脂溶性强弱是决定药物吸收的关键因素，脂溶性较高的药物其膜渗透性更好。药物脂溶性主要由药物本身的化学结构决定，因此可通过优化其化学结构的方法来增加脂溶性，从而提高其渗透性。部分亲水性药物可经旁路转运透过肠膜。此类药物可通过在处方中加入渗透促进剂的方法来提高其渗透性。常用的渗透促进剂有脂肪酸、胆盐、表面活性剂、多糖等。

4. BCS Ⅳ类药物的处方

BCS Ⅳ类药物具有溶解度和渗透性均较低的特性，因此溶解度和渗透性均成为其吸收的限速过程。一些生理因素，如胃排空时间和胃肠道转运时间，能显著影响 BCS Ⅳ类药物的吸收。因此，在吸收上 BCS Ⅳ类药物的个体差异较大，这些吸收上的差异使得 BCS Ⅳ类药物的研发及其处方设计极具挑战性。

二、胃肠道生理机制

胃肠道系统主要由胃、小肠和大肠三大部分组成，其中小肠包括十二指肠、空肠和回肠，大肠包括盲肠、结肠和直肠。

1. 胃

胃由胃底、胃体和胃窦组成，根据运动的特征，又可将胃分成两大运动区域：胃近端运动区和胃远端运动区。胃近端运动区包括胃底和 1/3 的胃体，以容受性舒张为主，它的生理意义是使胃的容量适应于大量食物的涌入，完成贮存食物的机能。胃远端运动区则以蠕动为主，其生理意义在于使食物和胃液充分混合，将食物磨碎成适合排空的颗粒（大小通常为

2mm），并推进胃内容物通过幽门向十二指肠移行。食物由胃排入十二指肠的过程称为排空，影响胃排空的因素可影响药物的吸收。

胃的主要功能是贮存和消化食物，由于胃黏膜上缺少绒毛，所以胃的吸收面积十分有限，且食物在胃部的停留时间较短，故胃不是药物主要的吸收部位。但一些弱酸性药物可在胃中吸收，特别是以溶液剂给药时，由于与胃壁接触面积大，有利于药物通过胃黏膜上皮细胞，故吸收较好。一般情况下弱碱性药物在胃中几乎不被吸收。

2. 小肠

小肠是消化道中最长的一部分，盘曲在腹腔中部，是消化食物、吸收营养物质的主要器官。小肠黏膜表面有环状皱襞和成千上万的指状突起绒毛，绒毛表面上的每个吸收细胞还可伸出约 600 个微绒毛，因此小肠的有效吸收面积极大，可达 $100m^2$。其中绒毛和微绒毛最多的是十二指肠，向下逐渐减少，故食物和药物一般在小肠的上部吸收。

二维码 81　肠上皮细胞示意图（图片）

药物通过微绒毛后，进入固有层，固有层内含有毛细血管、淋巴管以及神经纤维。药物可通过毛细血管被血流带走，或透过中央乳糜管到达淋巴管。由于绒毛中的血流速率比淋巴液快 500～1000 倍，故淋巴系统在整个药物吸收中只占一小部分，但对于大的以乳糜小滴形式存在的甘油三酯的吸收来说是十分重要的通路。小肠是药物的主要吸收部位，也是药物主动转运吸收的特异性部位。

3. 大肠

大肠约长 1.7m，由直肠、结肠（升结肠、横结肠、降结肠、乙状结肠）和盲肠等组成。与胃一样，大肠黏膜上也无绒毛，有效吸收面积比小肠少得多，吸收也比小肠差。大肠的主要功能是吸收水分和无机盐，以及形成和贮存粪便。除直肠给药和结肠定位给药外，只有那些吸收很慢、在胃和小肠未被有效吸收的药物，才呈现在此部位的吸收。但直肠下端接近肛门部分，血管相当丰富，是直肠给药的良好吸收部位，且部分药物可不经肝脏即进入大静脉，从而避免了肝脏的首过效应。

三、 影响口服给药后药物吸收的因素

吸收是指药物从给药部位向循环系统转运的过程。药物的给药部位主要有胃肠道、口腔、直肠、阴道、静脉、肌内、皮下、皮肤、肺、眼等。静脉给药直接进入血液循环，无吸收过程，而胃肠道给药应用最多，影响因素也最为复杂。

（一） 药物在机体内吸收的机制

1. 被动扩散

被动扩散（passive diffusion）是指药物由高浓度的一侧通过生物膜扩散到低浓度一侧的过程，大多数药物都以此种机制吸收。被动扩散的动力是膜两侧的药物浓度差和电位差，不需要载体，不消耗能量，不受共存的类似物的影响，即无饱和现象和竞争抑制现象。其扩散速率符合 Fick 第一扩散定律。

被动扩散药物透过生物膜的途径有两种。

（1）溶解扩散　由于生物膜为磷脂双分子层，脂溶性药物可以溶于液态磷脂膜中，因此更容易穿过生物膜，对于弱酸或弱碱性药物，这个过程与 pH 值存在依赖性，因为 pH 值影响药物的存在形式（离子型或非离子型）。但是脂溶性太大时，由于受不流动水层的影响，转运亦可减少。

（2）膜孔转运　生物膜上有许多含水的 0.1～0.8nm 的微孔，水溶性的小分子物质及水可由此微孔扩散通过。

2. 主动转运

主动转运（active transport）是指借助载体的帮助，药物由低浓度区域向高浓度区域转运的过程，机体必需的一些物质如 K^+、Na^+、葡萄糖、氨基酸等均以此机制吸收。主动转运的特点是：逆浓度梯度转运，需消耗能量，故与细胞内代谢有关，可被代谢抑制剂阻断，温度下降使代谢受抑可使转运减慢；需载体参与，对转运物质有结构特异性要求，结构类似物可产生竞争抑制，有饱和现象。主动转运还具有部位专属性，某种药物只限在某一部位吸收，如胆酸和维生素 B_2 的主动转运只在小肠上段进行，而维生素 B_{12} 则在回肠末端被吸收。

3. 促进扩散

促进扩散（facilitated diffusion）又称易化扩散，是指一些物质在细胞膜载体的帮助下，由膜的高浓度一侧向低浓度一侧扩散或转运的过程。因其转运需要载体参与，所以具有载体转运的各种特征，如对转运的药物有专属性要求，可被结构类似物竞争性抑制，也有饱和现象等。促进扩散是顺着浓度梯度转运，不消耗能量，通常载体转运的速率大大快于被动扩散。D-木糖、季铵盐类的吸收即属此类。

4. 胞饮或吞噬

黏附于细胞膜上的某些药物如蛋白质、甘油三酯等，随着细胞膜的向内凹陷而被包入小泡内，该小泡随即与细胞膜断离而进入细胞内，这种过程称为胞饮（pinocytosis），它是细胞摄取物质的一种形式。吞噬（phagocytosis）往往指的是摄取固体颗粒状物质。该过程与细胞表面的特殊受体及被内吞物质所带电荷和粗糙程度有关，故也存在吸收部位的特殊性，如蛋白质和脂肪颗粒等常在小肠下段被吸收。

药物的吸收机理比较复杂，具体药物究竟以何种机制吸收与药物的特性、部位特征以及生物环境因素有密切关系。一种药物可能以某种吸收机理为主，但也可能存在着几种吸收途径共存的现象。然而，大多数药物作为机体的异物，往往以类脂途径的被动扩散为主。

（二）影响药物胃肠道吸收的因素

1. 生理因素

（1）胃肠道 pH 值　胃液的 pH 值通常为 1～3，空腹为 1.2～1.8，食后可增至 3 或更高，十二指肠的 pH 值为 4～5，空肠 pH 值为 6～7，大肠为 7～8。某些疾病和用药会影响胃肠液的 pH 值，如十二指肠溃疡患者胃液的 pH 值比正常人低，服用抑制胃酸分泌及中和胃酸的药物如西咪替丁、阿司匹林等能使胃液的 pH 值升高。

吸收部位的 pH 值对药物的吸收有重要影响。首先，pH 值影响药物的溶解度，由于大部分的药物为弱酸弱碱性药物，其溶解受到 pH 值的影响；其次，pH 值还影响许多固体制剂的溶出度；再次，pH 值影响药物的解离度，由于大多药物的吸收属于被动扩散过程，故只有分子形式存在的才易透过生物膜吸收，而胃肠道的 pH 值和药物的 pK_a 决定了分子型药物的比例。

需要指出的是，胃肠道各区域的吸收与 pH 值之间虽有一定的规律性，但变动因素较多。胃肠道的 pH 值往往只影响被动扩散吸收，对主动转运的影响较少。

（2）胃肠道的运动

① 胃排空速率　单位时间内胃内容物的排出量称胃排空速率，其反映了药物在胃中停留的时间和达到小肠的快慢。胃排空速率慢，药物在胃中停留时间延长，对主要在胃中吸收的药物（弱酸性药物）的吸收机会增加，故吸收好。但对大多数药物，吸收的主要部位在小肠，胃排空速率加快，到达小肠部位所需的时间缩短，有利于药物吸收，产生药效的时间也加快。另外，胃排空速率的增加对在胃中不稳定的药物和希望速效的药物更有利，但对有部位特异主动转运的药物（如维生素 B_2）的吸收量降低。

影响胃排空速率的因素主要有：a. 食物的组成和性质。固体食物的排空比液体食物慢，含大量脂肪的饮食能延迟胃排空 3~6h，而淀粉类食物胃排空时间约 1.5~3.5h。b. 内容物的黏度和渗透压，随着内容物的黏度和渗透压的增高，胃排空速率减小。c. 胃内容物的体积，胃排空速率随胃内容物的增大而增大，当胃中充满胃内容物时，对胃壁产生较大的压力，胃所产生的张力也大，因而促进胃排空，但是由于内容物的体积大，全部排空所需的时间也要延长。d. 一些药物对胃排空速率有很大的影响，如普鲁苯辛抑制胃排空，而灭吐灵促进胃排空。e. 身体所处的姿势，向右侧横卧胃排空速率快，左侧横卧排空速率慢，走动时排空速率更快。

② 肠运动　肠运动主要有两种形式：推进和混合。推进运动亦即蠕动，它决定肠内容物的运行速率，从而影响药物在肠中的滞留时间，运行速率越快，药物在肠内滞留时间越短，则制剂中药物溶出与吸收的时间越短。肠内的运行速率对于缓控释制剂的药物吸收有重要的影响。混合运动是小肠收缩的结果，使内容物与分泌液充分混合，并为药物与肠表面上皮接触提供条件。肠皱襞上绒毛随混合运动产生"挤压作用"，可使淋巴液从中央乳糜淋巴管进入淋巴系统。混合运动有助于难溶性药物的溶出。

（3）食物　食物可在多方面对药物的吸收造成影响。首先，食物影响胃排空速率。其次，食物影响胃肠道中的水分，常使胃肠内的体液减少，增加胃肠道的黏度和渗透压，妨碍药物向胃肠道壁的扩散，并使固体制剂的崩解、药物的溶出变慢，从而使药物的吸收变慢。再次，食物中含有的一些成分可能影响药物的吸收，如食物中的脂肪可促进胆酸的分泌，可增加难溶性药物的吸收。

（4）循环状况　循环系统包括血液循环和淋巴循环。淋巴液的流速很慢，远小于血液流速，故淋巴循环对一般药物的胃肠道吸收所起作用不大。但对大分子药物或与脂肪类似药物的吸收，淋巴系统可能发挥重要作用。淋巴液是由胸导管注入锁骨下静脉进入全身循环，因此经淋巴系统吸收的药物不经门静脉，故无肝脏的首过作用，这对在肝中易代谢的药物具有很大的临床意义。脂肪能加速淋巴循环，使药物的淋巴系统转运量增加。

通常药物在消化道中的吸收主要通过毛细血管向循环系统转运，因此消化道黏膜血流与药物的吸收有较为复杂的关系。血流速率下降，吸收部位运走药物的能力降低，膜两侧浓度梯度下降，药物吸收减慢。对一些难吸收药物，其膜透过速率比血流转运速率小，吸收为膜限速过程，血流速率对其影响较小；而对一些高脂溶性和可自由通过膜孔的小分子药物，其膜透过速率比血流转运速率大，吸收为血流限速过程，血流速率对其影响较大。由于小肠血流丰富，药物血流转运能力较大，血流量的少量增减对吸收速率影响不大。但胃血流的改变对药物在胃中的吸收影响较大，如饮酒能加快胃黏膜的血流速率，从而增加对巴比妥酸等药物的吸收。

（5）胃肠分泌物　胃肠液中含有胆盐、酶类及黏蛋白等物质，它们可能影响药物的吸收。一般黏蛋白对大多数药物的吸收没有明显的影响，但某些药物可与之结合，使吸收不完全（如链霉素）或不能吸收（如庆大霉素）。胆汁中的胆酸盐对一些难溶性药物有增溶作用，可促进吸收，但也能与一些药物（如新霉素和卡那霉素等）生成不溶性物质而影响吸收，还可使制霉菌素、多黏菌素和万古霉素失效。胃肠液中含有各种酶类，催化药物发生各种代谢和转化，从而影响进入体循环的药物量。

2. 药物的理化性质

（1）解离度和脂溶性　由于胃肠道上皮细胞膜的结构主体为类脂质双分子层，对于以被动扩散机制吸收的药物来说，脂溶性大的易于通过细胞膜，未解离的分子型药物比离子型药物易于通过细胞膜，因此药物的吸收常受未解离型药物的比例及其脂溶性大小的影响，而未解离型药物的比例由吸收部位 pH 值支配。这种药物吸收取决于解离状况（随 pH 值而变）以及油/水分配系数（衡量脂溶性程度）的学说，称为 pH-分配学说（pH-partition hypothesis）。

多数治疗药物为有机弱酸或弱碱，在胃肠液中离子型和未解离型药物的比例与吸收部位的 pH 值和药物的 pK_a 有关，可用 Handerson-Hasselbalch 方程式来表示。

弱酸性药物：
$$pK_a - pH = \lg \frac{c_u}{c_i} \tag{15-1}$$

弱碱性药物：
$$pK_a - pH = \lg \frac{c_i}{c_u} \tag{15-2}$$

式中　c_u，c_i——分别表示未解离型（分子型）和解离型药物浓度。

从式（15-1）和式（15-2）可看出，pH 值增加，弱酸性药物的未解离型比例减小，而弱碱性药物未解离型的比例增加，因此，酸性药物在酸性溶液中的吸收较好，而碱性药物从碱性溶液中的吸收较好。如水杨酸的 $pK_a = 3$，在胃液中（pH=1.0）按式（15-1）计算，$c_u/c_i = 100$，即 99% 以上的药物为未解离型，故在胃中吸收良好。弱碱性药物奎宁的 $pK_a = 8.4$，在胃中的未解离型只有千万分之一，几乎全部呈解离状态，故在胃中不被吸收。随着胃肠道 pH 值的增加，未解离型的比例大大增加，在 pH=7 的肠液中，未解离型和解离型的比例为 25:1，远远大于胃中的浓度，所以奎宁在小肠中有较好的吸收。表 15-1 列举了几种药物在不同 pH 值条件下的吸收，结果与 pH-分配学说相一致。

表 15-1　不同 pH 值下药物从大鼠小肠吸收的比较

药物	pK_a	吸收			
		pH4	pH5	pH6	pH7
酸性药物					
水杨酸	3.0	64	35	30	10
乙酰水杨酸	3.5	41	27	—	
苯甲酸	4.2	62	36	35	5
碱性药物					
氨基比林	5.0	21	35	48	52
奎宁	8.4	9	11	41	54

某些药物口服后，即使以大量的未解离型存在时，吸收仍然不佳，原因是药物的脂溶性差。pK_a 大小相仿的药物，脂溶性大的易被吸收。药物的脂溶性可用油/水分配系数表示，即药物在有机溶剂（如氯仿、正庚烷、辛醇和苯等）和水中达平衡时的浓度比。通常油/水分配系数大的药物，其吸收较好，故某些脂溶性小而吸收不好的药物可进行结构改造，增加脂溶性。例如林可霉素制成氯林可霉素，增加其脂溶性而增加药物吸收；红霉素制成红霉素丙酸酯，增加了药物的油/水分配系数，血药浓度提高数倍。但油/水分配系数与吸收程度并

不成简单的线性关系，油/水分配系数过大，有时吸收反而不好，这是因为脂溶性太强的药物进入生物膜后可与磷脂强烈结合，不易转运至水性体液中。

需要说明的是，由于药物在胃肠道的吸收机制极为复杂，pH-分配学说预测的结果有时与实际相差较大。如在小肠中有大量解离的酸性药物也能较快地从小肠吸收，这可能是由于小肠的吸收表面积远大于胃。

（2）溶出速率　口服药物在吸收前，必须先溶解于胃肠液中。因而药物溶解的快慢直接影响药物吸收的速率和程度，对难溶性药物尤其是这样。可溶性药物溶解速率快［特性溶出速率大于 $1mg/(min \cdot cm^2)$］，吸收的限速步骤是生物膜的通透过程，故溶出速率对吸收影响较少。对难溶性药物或溶解缓慢的药物［特性溶出速率小于 $0.1mg/(min \cdot cm^2)$］，其溶解至胃肠液中的速率小于胃肠吸收的速率，溶出过程成为吸收的限速步骤，溶出速率对药物的吸收有重要的影响。

药物的溶出速率可用 Noyes-Whitney 方程表示：

$$\frac{dc}{dt} = \frac{SD}{Vh}(c_s - c) \tag{15-3}$$

式中　dc/dt——溶出速率；

　　　　s——固体药物的表面积；

　　　　D——扩散系数，与介质温度成正比，与介质黏度成反比；

　　　　V——溶出介质体积；

　　　　h——扩散层的厚度；

　　　　c_s——固体药物的溶解度；

　　　　c——t 时刻溶出介质中药物浓度。

从式（15-3）可知影响药物溶出速率的因素主要有：①粒径，粒径越小，表面积越大，溶出越快；②溶解度，溶解度增加则溶出增加，可用成盐的方法，增加酸性和碱性药物的溶解度，也可选择多晶型药物中的亚稳定型、无定形或选择无水物等来增加药物的溶出；③降低介质的黏度或升高温度，有利于药物的溶出。

① 粒度　难溶或溶解缓慢的药物，其粒径是影响吸收的重要因素。相同重量的药物粉粒越细，与体液接触面积就越大，溶出速率也就越快，吸收就越好。如平均粒径为 $2.6\mu m$ 的灰黄霉素的吸收率为平均粒径为 $10\mu m$ 产品的 2 倍；螺内酯通过微粉化后制成的口服制剂比原先的疗效约提高了 20 倍。因此，为了增加某些难溶性药物的溶出速率和吸收，可采用微粉化、固体分散体等方法。我国药典现已对多种药物的粒度作了检查规定。

但不是所有的难溶性药物都需微粉化，在胃中不稳定的药物如青霉素、红霉素等，粒子越细越易分解，反而降低疗效。另外，对胃肠道有刺激性的药物如呋喃妥因等，微粉化虽能提高吸收，但同时也大大增加了胃肠的刺激性，故不宜用过细的粉末制备制剂。

② 晶型　化学结构相同的药物，可因结晶条件不同而得到数种晶格排列不同的晶型，这种现象称为多晶现象。晶型不同化学性质虽相同，但它们的物理性质如密度、硬度、熔点、溶解度、溶出速率等可能不同，因而呈现不同的生物活性及稳定性。在一定温度和压力下，只有一种晶型是稳定的，其熵值最小、熔点最高、溶解度小、化学稳定性好，其他为亚稳定型和不稳定型，它们最终可以转化为稳定型。亚稳定型的熵值较高，熔点低，溶解度大，溶出速率也较快，因此药物可因晶型不同而呈现不同的生物利用度。在保证药物贮存稳定的前提下，对一些难溶性的药物，可选用亚稳定型为制剂原料，常能取得较高的溶出速率

和较好的治疗效果。

另外，有些药物几乎无结晶度，以无定形粉末存在。由于无定形药物的溶解不需破坏晶格能，因而溶出速率常大于结晶型。如无定形新生霉素的溶解度和溶出速率比结晶型大 10 倍，口服结晶型新生霉素无效，而无定形有显著的活性。氯霉素棕榈酸酯有 A、B、C 三种晶型及一种无定形，其中 B 型和无定形有效，而 A、C 两种晶型无效。

③ 成盐　在胃肠道水性环境中，许多弱有机酸或弱有机碱的盐比其游离母体化合物更易溶解，因此，可将其制成可溶性盐以增加吸收。如将青霉素 V 制成钾盐后，口服时产生的血浆浓度要比游离酸高得多。萘普生最初投入临床应用是以游离酸制成制剂来治疗类风湿关节炎和骨关节炎，后开发出钠盐口服制剂，吸收更有效，可用于中度疼痛和痛经。但是，有些药物制成盐后，溶解度和溶出速率会减小，如弱酸的铝盐、弱碱的双萘水杨酸盐等，当其暴露于碱性或酸性环境中，会形成不溶性膜，覆盖在待溶固体表面，阻止其进一步溶解，减慢药物的吸收，延长药物作用时间。这一点在缓控释制剂中有很好的应用。

（3）药物在胃肠道中的稳定性　很多药物在胃肠道中不稳定。一方面由于胃肠道 pH 值的影响，可促进某些药物的分解，如红霉素在酸性环境下迅速失活，在胃液 5min 仅存 3.5％ 的活性。另一方面是由于药物不能耐受胃肠道中的各种酶，出现酶解作用使药物失活，结果使有效吸收大大减少。

二维码82　酸性药物的盐在胃肠道的溶出（图片）

利用肠溶材料包衣等方法能防止某些胃酸中不稳定药物的降解和失活，与酶抑制剂合用可以阻止药物的酶解。制成药物衍生物也是有效的方法之一，如将青霉素衍生为氨苄青霉素在胃酸中较稳定，可口服给药。还可将药物制成前体药物，以改善其在胃肠液中的稳定性，以达到有效地吸收。

二维码83　成盐案例分析（图片）

3. 剂型因素

剂型是为药物应用所设计的给药形式，也是一种给药体系。药物制成各种剂型的同时，也赋予药物一定的特性，诸如各种剂型及其制剂可以有不同的用药部位和吸收途径，有不同的处方组成、理化性质和释药性能，少数药物还有不同的药物作用目的。这些都会影响到药物的体内过程（图 15-1）及生物利用度。实际上，任何一个药物由于剂型和处方因素的不同，其吸收速率和程度有时可有数倍的差异，有时相差甚远，如螺内酯的吸收，好的制剂与差的制剂可相差 60 多倍。常用口服剂型吸收速率的大致顺序是：溶液剂＞混悬液＞散剂＞胶囊剂＞片剂＞包衣片剂。

（1）溶液剂　溶液剂中药物以分子或离子状态分散，在胃肠道中吸收较其他口服制剂快，生物利用度高。影响药物从溶液中吸收的因素有溶液的黏度、渗透压、络合物的形成、胶团的增溶作用及化学稳定性等。

口服液体制剂中常加入一些增加黏度或改善臭味的物质，可能影响药物的吸收，如安乃近的水溶液和糖浆剂给家兔口服后测定血药浓度表明，糖浆剂的血药浓度峰值和药物浓度-时间曲线下面积减小，即生物利用度低。这是由于糖浆剂的黏度和渗透压高，降低药物在胃肠中的扩散速率，减慢药物的吸收。但对主动转运的药物，黏度的增加可导致药物在肠吸收部位滞留时间的延长，而有利于吸收。

某些难溶性药物制成溶液剂时，常使用混合溶剂、成盐、加入助溶剂或增溶剂等方法以增加溶解度。当服用此类溶液时，由于胃肠液的稀释或胃酸的影响，一些药物可能析出沉淀。通常这些沉淀离子很细，仍可迅速溶解，对药物的吸收影响不大。但有时沉淀的粒子较

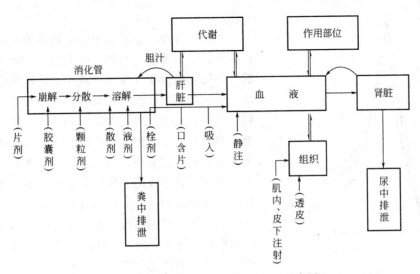

图 15-1　常见剂型的药物体内过程示意图

大，就可能减慢溶出，从而降低药物的吸收。

口服药物油溶液的吸收必须将药物从油溶液中转移到胃肠液中才能进行，因此它的吸收受药物油/水分配系数影响。如亲油性强的药物，油/水分配系数大，难以转移到胃肠液中，吸收速率慢。若将其制成 O/W 型乳剂，减小了油相颗粒的大小，增加了药物与胃肠液接触面积，从而能增加药物吸收。

（2）乳剂　口服乳剂具有生物利用度较高的优点。如吲哚克索制成混悬剂或胶囊剂应用时吸收不完全，将其制成 O/W 型乳剂，药物的吸收量可提高 2～3 倍。乳剂促进药物吸收可能有以下几方面的原因：①乳剂分散作用好，有效表面积大，有利于药物的释放、溶解和吸收；②乳剂中含有乳化剂，有表面活性作用，可改善胃肠黏膜性能，促进药物吸收；③乳剂中的油脂吸收后可促进胆汁分泌，增加血液和淋巴液的流速，有助于药物溶解和吸收；④乳剂中的油脂经消化后生成亚油酸和油酸，可以抑制胃肠道的蠕动，延长药物在小肠停留的时间；⑤乳剂中的油脂性物质还可能通过淋巴系统转运吸收。

大鼠以体循环法研究 O/W 型乳剂的口服吸收表明，溶于油中的药物主要是通过水相吸收的，分配到水相中的药物量是影响药物吸收的主要因素。

（3）混悬剂　混悬剂中药物的吸收主要取决于药物的溶出速率、油/水分配系数及在胃肠道中的分散性。混悬剂中药物颗粒小，与胃肠液接触面积大，所以混悬剂的吸收速率比胶囊剂和片剂快。口服青霉素 V 的各种剂型后，血药浓度如图 15-2 所示，从中可知混悬剂的吸收情况要优于胶囊剂和片剂。

影响混悬剂中药物溶出速率的因素主要有药物颗粒大小、晶型、附加剂、分散溶剂种类、黏度及各组分间的相互作用等。为了增加混悬液动力学稳定性，常加亲水性高分子物质作为助悬剂以增加黏度，但黏度增大，扩散系数减小，从而影响了药物的溶解和吸收。如含甲基纤维素的呋喃妥因水混悬液，其吸收程度和速率均比不含甲基纤维素的要低。

（4）散剂　散剂比表面积大，容易分散，服用后不需崩解过程和分散过程，因此，溶出和吸收较快，是吸收较快的固体剂型，通常生物利用度比相同剂量的其他固体制剂高。

影响散剂药物生物利用度的因素有粒子大小、溶出速率快慢、药物和稀释剂或其他组分间的相互作用以及贮存变化等。由于散剂比表面积较大，容易吸湿或风化，常会发生湿润、结块、失去流动性等物理变化，有的还会发生变色、分解或效价降低等化学变化，因此影响药物的有效性。

（5）胶囊剂　胶囊剂中的药物不像片剂或丸剂那样压紧，故只要囊壳在胃内破裂后，药物可迅速地分散，以较大的面积暴露于胃液中，溶解速率快，吸收好。影响胶囊剂吸收的因素较多，如胃内容物、药物颗粒大小、晶型、附加剂（稀释剂、润滑剂等）种类、药物与附加剂的相互作用、空胶囊的质量及贮藏条件等。但对胶囊剂，特别是含有疏水性药物的胶囊剂，影响药物吸收的主要因素是稀释剂。疏水性的稀释剂能阻碍水和吸收部位体液对药物的润湿，而水溶性和亲水性稀释剂能增大体液透入胶囊内速率，减少药物粉粒与体液接触后结块的现象，使粉粒的有效面积增大，从而促进药物的释放和吸收。

润滑剂对药物的吸收也有影响，目前胶囊充填中常用的润滑剂主要为疏水性的物质，常能影响颗粒的湿润，妨碍药物的溶出。因而正确地把握硬脂酸镁等润滑剂对药物溶出的影响，已成为胶囊剂处方设计的重要课题。

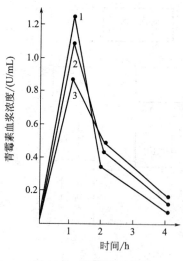

图 15-2　青霉素 V 的各种剂型血药浓度示意图

1—混悬剂；2—胶囊剂；3—片剂

胶囊壳对药物的溶出起着屏障作用，故与散剂相比，胶囊剂中药物的吸收要推迟 10～20min，但对大多数药物影响不大。另外，胶囊剂的保存时间和条件对药物的释放有一定的影响。

（6）片剂　片剂应用最为广泛，也是存在生物利用度问题最多的一种制剂。其主要原因是片剂表面积较小，含有大量辅料，并经制粒、压片、包衣等工艺，使得药物的释放过程减慢，从而影响药物的吸收。片剂中的药物被吸收进入机体的过程见图 15-3。

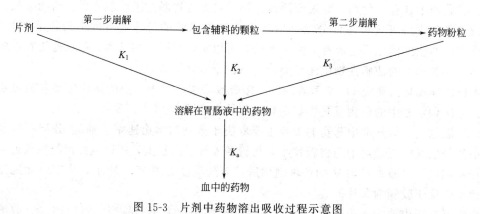

图 15-3　片剂中药物溶出吸收过程示意图

K_1 为药物从片剂中溶出的溶解速率常数；K_2 为药物从包含辅料的颗粒中溶出的溶解速率常数；
K_3 为药物从药物粉粒中溶出的溶解速率常数；K_a 为药物吸收速率常数

不难理解 $K_1 \ll K_2 \ll K_3$，因此，片剂的两次崩解对药物的吸收起主要作用。如果片剂在胃肠道中崩解缓慢或崩碎后颗粒过大，常会导致药物吸收缓慢。一般情况下，片剂第一次崩解过程比药物从颗粒中溶出的过程快很多，所以对大多数片剂来说，药物吸收的限速过程是药物从含辅料的药物颗粒和纯药物粉粒中的溶出。但对主药易溶且溶出速率很大的片剂来说，其崩解过程的快慢可能成为影响吸收的限速步骤。影响片剂崩解和溶出速率的因素很多，除了药物的理化性质之外，颗粒的大小与松紧、片剂的压力和硬度、辅料的亲水性和疏水性、制备工艺条件与贮存时间等都会对片剂的崩解和溶出过程造成很大的影响。

包衣片剂比一般片剂更复杂。糖衣片中药物溶解之前，首先是衣层的溶解，而砂糖的结晶强烈抵抗这种溶解过程，因而需一定时间药物才能崩解，继而溶出或溶解。薄膜衣片，其衣料的性质及厚度均可影响药物的溶出速率。肠溶衣片，在给药后的前1~3h内几乎无药物吸收，主要受包衣材料、胃排空速率及食物种类、生理病理条件等因素的影响。肠衣片涉及的因素较多，因而给药吸收的波动较大，在个体之间甚至同一个人体内的吸收相差较大。

（7）添加剂　为了增加主药的均匀性、有效性和稳定性，制剂中常需添加各种辅料（赋形剂）。随着生物药剂学的发展，人们发现这些辅料对药物的吸收也有重要的影响。赋形剂对药物吸收的影响主要表现在两个方面：

① 赋形剂可以影响药物的理化性状，从而影响药物在体内的释放、溶解、扩散、渗透及吸收过程。如某些稀释剂可增加药物与体液的接触面积，加快药物的吸收，但有些稀释剂吸附药物后，延缓药物的释放和吸收；片剂制粒过程中加入的黏合剂增加粒子间的黏结能力，有时会降低药物的溶出速率；疏水性润滑剂的加入，可阻止药物与体液的接触，妨碍药物的润湿，延缓药物的崩解、释放和吸收。

② 赋形剂与药物之间可能会发生某些物理、化学或生物方面的作用。如以硬脂酸镁作阿司匹林片的润滑剂可使其分解，苯丙胺与羧甲基纤维素形成难溶性的络合物，使其生物利用度大大降低。

表面活性剂在药剂中使用较为广泛，对药物吸收影响的研究也较多。表面活性剂对药物吸收的影响较为复杂，其可促进药物的吸收，也可延缓药物的吸收，主要因使用浓度、化学性质、与生物膜可能发生的相互作用及药理的潜在作用不同而异。表面活性剂能降低药物与介质间的界面张力，增进难溶性药物的润湿和溶出，从而促进吸收。当表面活性剂在溶液中的浓度达到临界胶团浓度以上时，可形成胶团，脂溶性药物可进入胶团中，使游离的药物浓度降低，使药物的吸收下降，但如果药物从胶团相向水相的分配过程很快，也能使吸收增加。另外，表面活性剂能溶解消化道上皮细胞膜的脂质，改变其通透性，使本来按被动扩散难以吸收的药物，由于添加表面活性剂（吸收促进剂）而吸收增大。如月桂醇硫酸钠能促进头孢噻吩、四环素、肝素等在肠道的吸收。

（8）制备工艺　药物制剂的制备工艺对药物的溶出和吸收有很大的影响。在药物与辅料的混合中，如将药物溶于适宜的溶剂中再与辅料混匀有利于溶出，混合时药物与辅料持久研磨也能加快溶出。在制粒操作中，黏合剂的性质与用量、颗粒的大小与密度、物料与黏合剂的混合时间、制粒方法、湿颗粒的干燥温度与时间等都可影响片剂的崩解、溶出和吸收。在压片过程中，因压力能使物料聚结成片，增加密度，减少颗粒总表面积，通常压力增加，溶出速率减慢。但当压力太大时颗粒也可能被压碎成更小的粒子，甚至暴露出药物结晶，导致表面积增加而溶出增加。因此，压力对片剂崩解和释放的影响较为复杂，今后应进一步加强压力对片剂质量影响的研究，以期找到一些有规律性的东西，使压制的片剂更符合设计的要求。

第三节　非口服给药的吸收及其影响因素

一、注射给药

1. 给药部位与吸收途径

口服不吸收、在胃肠道降解、首过效应大、胃肠道刺激性大的药物常以注射给药，急救用药或不能吞咽的患者也往往采用注射给药。注射途径有静脉、肌内、皮下、鞘内与关节腔内注射等。注射途径不同，允许药物的分散状态及吸收的快慢不同。除关节腔内注射及局部麻醉药外，注射给药一般产生全身作用。静脉注射药物直接进入血液循环，无吸收过程，生物利用度为 100%。

肌内注射有吸收过程，药物经结缔组织扩散，再由毛细血管和淋巴吸收进入血液循环。肌内注射可以是溶液剂、混悬剂或乳剂，所用溶剂有水、复合溶剂或油等，容量一般为 2～5mL。长效注射剂常是油溶液或混悬剂，注射后在局部形成储库，缓慢释放药物达到长效目的。

药物皮下注射的吸收较肌内注射慢，因皮下组织血管较少及血流速率比肌肉组织慢。一些需延长作用时间的药物可采用皮下注射，如治疗糖尿病的胰岛素。植入剂常植入皮下。

皮内注射是将药物注射到真皮中，此部位血管稀且小，吸收差，只用于诊断与过敏试验，注射量在 0.2mL 以内。

动脉内注射将药物或诊断药直接输入靶组织或器官。如抗肿瘤药经动脉作区域性滴注，用于肿瘤治疗，可提高疗效和降低毒性。

2. 影响注射给药吸收的因素

影响药物吸收的因素主要有注射部位的生理因素、药物理化性质、制剂处方组成等。血管外注射时，注射部位的血流状态影响药物的吸收快慢，血流丰富部位药物吸收快。三角肌、大腿外侧、臀部的血流量依次减小，吸收速率也依次减慢。肌内或皮下注射后，注射部位的按摩与热敷亦能促进药物的吸收。运动使肌肉血管扩张，使血流加快，药物吸收加快。

药物的理化性质能影响药物的吸收，分子量很大的药物难以通过毛细血管的内皮细胞膜和毛细血管壁的细孔，只能以淋巴系统为主要吸收途径。淋巴液的流速亦会影响水溶性大分子药物或油溶剂注射液的吸收。混悬型注射液中药物的溶解度可能是药物吸收的限速因素，非水溶剂注射液的溶剂被吸收或遇水性组织液析出沉淀时，药物的溶解度亦可能是影响吸收的主要因素。

体液中含有蛋白质等大分子，它们可能与药物产生结合。当药物与蛋白质产生吸附或结合作用后，扩散通过生物膜的游离药物浓度降低。药物与蛋白质的结合可能是可逆的平衡过程，当药物与蛋白质结合物的解离速率小于药物扩散通过生物膜的速率时，蛋白质结合能显著影响药物的吸收。

各种注射剂中药物的释放速率按以下次序排列：水溶液＞水混悬液＞油溶液＞O/W 型乳剂＞W/O 型乳剂＞油混悬液。油为溶剂的注射剂注射后，溶剂与组织液不相溶，在注射部位形成储库。药物的溶解度与脂水分配系数影响药物从油相向水性组织液的分配过程，从而影响药物的吸收。混悬型注射剂中药物的结晶状态与粒径大小等因素影响药物吸收的快慢，助悬剂增加黏度，延缓药物的吸收。

二、吸入给药

吸入给药能产生局部或全身治疗作用，剂型有吸入气雾剂、供雾化用的液体制剂和吸入粉雾剂等。呼吸道的结构复杂，影响药物到达作用或吸收部位的因素较多。

（一）呼吸器官的结构与生理

人体的呼吸器官由鼻、咽、喉、气管、支气管、细支气管、终末细支气管、呼吸细支气管、肺泡管及肺泡囊组成。从气管至肺泡，气道逐级分支，气道的直径和长度变小，但气道的数量却呈几何倍数增加，使肺部血管与空气交换的表面积大大增加。正常人的肺部大约有几亿个肺泡，肺部总表面积约为 100m²。肺泡由单层扁平上皮细胞构成，厚度仅 0.1～0.5mm，细胞间隙存在致密的毛细血管。肺泡腔至毛细血管腔间的距离仅约 1mm，是气体交换和药物吸收的部位。巨大的肺泡表面积、丰富的毛细血管和极小的转运距离，决定了肺部给药的迅速吸收，吸收后的药物直接进入血液循环，不受肝首过效应的影响。

（二）影响肺部药物吸收的因素

1. 生理因素

上呼吸道气管壁上的纤毛运动可使停留在该部位的异物在几小时内被排出。呼吸道越往下，纤毛运动越弱。粒子在支气管可停留数小时至 24h；而在无纤毛的肺泡，粒子停留时间可达 24h 以上。药物到达肺深部的比例越大，被纤毛运动清除的量越小。病理状况下上呼吸道的黏液分泌、纤毛运动减弱，使粒子的停留时间延长。

呼吸道的直径影响药物粒子到达的部位。药物粒子向肺深部运动中，随着支气管分支增加，易因撞击等原因而被截留。支气管病变的患者，腔道往往较正常人窄，更易截留药物。不同治疗目的的药物，要求达到不同部位。支气管扩张剂和皮质激素类治疗哮喘的药物，要求到达下呼吸道。一些抗生素药物，如头孢类抗生素和抗病毒药如利巴韦林，希望在上呼吸道感染部位停留。

呼吸道黏膜中存在多种代谢酶，如磷酸酯酶和肽酶。药物可能在肺部上皮组织被代谢，从而失去活性，因而酶代谢亦是肺部药物吸收的屏障因素之一。

此外，患者对吸入性药物喷雾药械的使用方法，如气雾剂阀门揿压与吸入协调性，使用时的呼吸类型，对药物的吸入量与吸入深度有明显影响。不能熟练使用气雾剂的患者，往往使阀门的揿压与吸气不同步，结果药物大部分停留在咽喉部，这种情况尤易在儿童身上发生。使用喷雾给药时，患者的呼吸量、给药频率和药物类型与气雾剂粒子到达呼吸道的部位相关。一般快而短的吸气使药物粒子停留在气管部位，细而长的吸气可使药物到达深部如肺泡等部位。

2. 药物的理化性质

呼吸道上皮细胞为类脂膜，药物的脂溶性（脂水分配系数）影响药物的吸收。小分子药物吸收快，大分子药物吸收相对慢。分子量小于 1000 时，分子量对吸收速率的影响不明显。

肺部给药时，药物粒子大小影响药物到达的部位，大于 10mm 的粒子沉积于气管中，2～10mm 的粒子可到达支气管与细支气管，2～3mm 的粒子可到达肺泡。粒径太小的粒子不能停留在呼吸道，容易通过呼气排出。

药物的吸湿性影响粉末吸入剂的吸收，吸湿性强的药物，在呼吸道运行时由于环境的湿度，使它易在上呼吸道截留。

3. 制剂因素

制剂的处方组成、吸入装置的结构影响药物雾粒或粒子大小和性质、粒子的喷出速率等，因而影响药物的吸收。

三、经皮给药

皮肤给药常用于皮肤疾患的治疗或起保护皮肤的作用。药物应用于皮肤上后，可以渗透通过皮肤进入血液循环。大部分药物经皮渗透速率很小，只能起到皮肤局部的治疗作用。当药物治疗剂量小，经皮渗透速率大时，有可能产生全身治疗作用或副作用。皮肤给药无论起局部治疗作用，还是作为全身给药的途径，药物均需通过皮肤外层的屏障进入皮肤。

应用到皮肤上的药物，先从制剂中释放到皮肤表面，溶解的药物分配进入角质层，扩散通过角质层到达活性表皮，继续扩散到达真皮，被毛细血管吸收进入血液循环。药物渗透通过皮肤进入血液循环的主要途径是通过角质层和活性表皮进入真皮被毛细血管吸收进入血液循环，即表皮途径。药物可以穿过角质层细胞到达活性表皮，也可以通过角质层细胞间隙到达活性表皮。由于角质层细胞扩散阻力大，药物分子主要由细胞间隙扩散通过角质层。

皮肤的附属器毛囊、皮脂腺和汗腺是药物通过皮肤的另一条途径。药物通过皮肤附属器的速率比表皮途径快，但皮肤附属器在皮肤表面所占的面积约为 0.1%，因此不是药物经皮吸收的主要途径。离子型药物及水溶性大分子药物难以通过富含类脂的角质层，则附属器途径显得重要。

影响药物经皮渗透的因素主要有生理因素和剂型因素。

生理因素包括皮肤的水合作用、角质层厚度、皮肤的屏障功能完整性、皮肤温度及活性表皮内代谢酶代谢作用及角质层的角蛋白结合作用等因素。

剂型因素与药物经皮渗透速率关系密切。药物经皮渗透速率与药物理化性质有关，脂溶性大的药物，即脂水分配系数大的药物容易分配进入角质层，因而透皮速率大；药物分子体积大，通过角质层的扩散系数小；低熔点的药物容易渗透通过皮肤；分子型药物容易渗透通过皮肤，而离子型药物分配进入角质层困难，其透皮速率小。剂型能影响药物的释放性能，药物从给药系统中容易释放，有利于药物的经皮渗透。常用的经皮给药剂型有凝胶、乳膏、涂剂和透皮贴片等，药物从这些剂型中的释放速率往往有显著差异。同一剂型不同的处方组成，药物的透皮速率亦可能有很大的不同。

四、 黏膜给药

口腔黏膜给药可发挥局部或全身治疗作用，口腔黏膜吸收能够避免胃肠道中的酶解和酸解作用，也可避开肝脏的首过效应。局部作用剂型多为溶液型或混悬型漱口剂、气雾剂、膜剂，全身作用常采用舌下片、黏附片、贴片等剂型。

口腔黏膜的结构与性质具有分布区域差别，给药部位不同，药物吸收速率和程度也不同。口腔黏膜作为全身用药途径主要指颊黏膜吸收和舌下黏膜吸收。颊黏膜和舌下黏膜上皮均未角质化，血流量较大，不会成为药物吸收的限速因素，有利于药物全身吸收。舌下黏膜渗透能力强，药物吸收迅速，给药方便，许多口服首过效应强或在胃肠道中易降解的药物，如甾体激素和硝酸甘油舌下给药能显著提高生物利用度。舌下给药的主要缺点是易受唾液冲洗作用影响，保留时间短。颊黏膜表面积较大，但药物渗透能力比舌下黏膜差，一般药物吸收和生物利用度不如舌下黏膜。颊黏膜受口腔中唾液冲洗作用影响小，能够在黏膜上保持相当长时间，有利于多肽、蛋白质类药物吸收，有利于控释制剂的释放。

唾液中酶活性较低，其 pH 值为 5.8～7.4，缓冲能力较差，药物制剂本身可能改变口腔局部环境的 pH 值。口腔黏膜给药对药物的味觉要求较高，舌背侧分布有许多味蕾，使一些具有苦味的药物和赋形剂应用受到限制。

药物可以通过细胞内和细胞间两种途径透过口腔黏膜。药物的理化性质影响透过途径，亲脂性药物分配系数大，膜渗透系数较高，透过脂质膜吸收速率较快。亲水性药物由于分配系数小，很难透过细胞脂质屏障，只能通过细胞间亲水性孔道，由于细胞间质表面积小，渗透路径曲折，药物渗透速率较低，吸收较慢。颊黏膜渗透性能相对较差，制剂处方中常加入吸收促进剂，常用的吸收促进剂有：金属离子螯合剂，脂肪酸，胆酸盐，表面活性剂等。

五、 眼部给药

眼部给药主要用于发挥局部治疗作用，如缩瞳、散瞳、降低眼压、抗感染。常用制剂有各类灭菌的水溶液、水混悬液、油溶液、油混悬液、眼膏和眼用膜剂等。

（一）眼部药物吸收途径

1. 角膜渗透

角膜渗透是眼局部用药的有效吸收途径，药物与角膜表面接触并渗入角膜，进一步进入房水，经前房到达虹膜和睫状肌，药物主要被局部血管网摄取，发挥局部作用。

2. 结膜渗透

药物经结膜吸收，并经巩膜转运至眼球后部，球结膜和巩膜的渗透性能比角膜强，药物在吸收过程中可经结膜血管网进入体循环。

（二）影响眼部吸收的因素

1. 角膜的通透性

大多数眼用药物，如散瞳、扩瞳、抗青光眼药物，需要透过角膜进入房水发挥作用。角膜由上皮、内皮及两层之间的亲水实质层组成，上皮和内皮的脂质含量高，实质层由水化胶原构成，因此角膜组织类似脂质-水-脂质结构。角膜上皮对于大多数亲水性药物是扩散限速屏障，亲脂性很高的药物又难以透过实质层，因此药物分子需具有适宜的亲水亲油性才容易透过角膜。

角膜上皮层是一个有效的屏障，损伤的角膜使得药物通透性增大，可能造成局部过高浓度；导致不良反应的发生。

2. 制剂角膜前流失

眼用制剂角膜前流失是影响其生物利用度的重要因素。滴眼剂滴眼后大部分溢出眼外，部分药液经鼻泪导管从口、鼻流失或经胃肠道吸收进入体循环，只有一部分药物能透过角膜进入眼内部。液体剂型滴入结膜囊中保留时间为 $4\sim10$min。降低药物流失方法有增加制剂黏度、减少给药体积和应用软膏、膜剂等剂型。应用甲基纤维素和聚乙烯醇等亲水性高分子材料增加水溶液黏度、可以延长保留时间，减少流失。混悬型滴眼剂中的药物微粒在结膜囊内，能不断地溶解提供药物透入角膜，因而能够产生较高的药物浓度。混悬液中的粒子大小是影响药物吸收的重要因素，粒度过大可引起眼部刺激、流泪、药物易于流失。眼膏和膜剂与角膜接触时间都比水溶液长，作用也延长。眼膏可能的缺点是，如果药物在油脂性基质中的溶解度大于角膜上皮层，药物就不容易进入角膜内，另外油脂性基质不易与泪液混合，因而妨碍药物的吸收。一般眼膏的吸收慢于水溶液及水混悬液。眼用膜剂在结膜囊内被泪液缓慢溶解，形成黏稠溶液，不容易流失，且可黏附在角膜上延长接触时间，维持较长的药效。

3. 药物理化性质

脂溶性药物容易经角膜渗透吸收，亲水性药物及多肽蛋白质类药物不易通过角膜，因而主要通过结膜途径吸收。亲水性药物的渗透系数与其分子量相关，分子量增大，渗透系数降低。

4. 制剂的 pH 值和渗透压

眼用药物大多是有机弱碱形成的水溶性盐，制剂中为增加药物溶解度和稳定性，pH 值常调节至弱酸性，滴入结膜囊中有可能刺激泪液分泌，造成药物流失。如为了提高药物的分子型浓度和增加角膜渗透速率，弱碱性药物滴眼剂的 pH 值应适当调高。滴眼液 pH 值在中性时刺激性小，泪液分泌少，所以不论解离型或分子型药物，在 pH 值中性附近吸收都增加。

正常眼能耐受相当于 0.8%～1.2%NaCl 溶液的渗透压。高渗溶液容易导致泪液分泌增加，从而使药物损失的比例提高，影响其生物利用度。等渗和低渗溶液对流泪无明显影响，但低渗溶液易引发角膜组织膨胀而引起疼痛。

第四节　药物的分布、代谢与排泄及其影响因素

一、药物的分布

药物的分布（distribution）是指药物吸收进入体循环后，随血液向体内各个脏器和组织转运的过程。

如果药物分布的主要器官和组织正是药物的作用部位，则药物分布与药效之间有密切联系；如果药物分布于非作用部位，则往往与药物在体内的蓄积和毒性有密切关联。因此，了解药物的体内分布特征，对于预测药物的药理作用、体内滞留程度和毒副作用，保证安全用药和新药开发等都具有十分重要的意义。

（一）表观分布容积

药物进入机体后，实际上是以不同浓度分布于各组织。在进行药物动力学计算时，可设想药物是均匀地分布于各种组织与体液中，且其浓度与血液中相同，在这种假想条件下药物分布所需要的容积，称为表观分布容积。

表观分布容积等于药物在体内的总量与血药浓度之比，它是药物动力学的一个主要参数，每种药物都有其固定数值。

假设体内药物量为 D，血浆和组织间达平衡后，血浆中的药物量为 c，则表观分布容积 V：

$$V = \frac{D}{c}$$

若药物静脉注射后立即达到分布平衡，则在开始时体内药物量基本上等于静注剂量 X_0，此时血药浓度为 c_0，则：

$$V = \frac{X_0}{c_0}$$

表观分布容积是假定药物在体内均匀分布情况下求得的药物分布容积，是通过理论计算得到的，而实际上药物在各组织中的浓度和血液浓度并不相等，因此，表观分布容积不是机体的真实容积，不具有生理学和解剖学意义，仅表示药物在体内的分布程度。如果药物不向组织分布时，其值等于血浆容积；倘若药物向组织液均匀分布时，其值等于体液总容积；大多数药物向组织液呈中、低程度分布，其值介于血浆和体液总容积之间；有些药物在组织中高度分布，其值可大于体液总容积，如地高辛的表观分布容积可达 600L（而一般体重 60kg 的成人总体液约为 36L）。

（二）组织分布

1. 组织分布过程

药物进入血液后，将与血浆成分发生不同程度的结合，成为结合型药物，但只有游离部分的药物才能向各组织转运。很多组织毛细血管内皮细胞间有许多大小不同的膜孔，分子量

为 100～300 的游离药物分子可以很容易的通过。脂溶性药物还可通过细胞通路（被动扩散）透过血管上皮细胞膜。药物穿过毛细血管壁后，进入组织外液中，再进一步通过组织细胞膜，进入组织细胞内，有时还与细胞内成分结合，最后完成分布过程。

2. 影响分布的因素

（1）组织血流量　进入血液循环的药物须随左心室输出的血流转运至不同的组织器官中，所以流经各组织器官的动脉血流量是影响分布的一个重要因素。血流量大、血液循环好，随血液到达组织的药物量多，药物从血液向组织液的扩散较快捷、方便，药物转运量也相应较大。反之，血流量少的组织或器官，药物转运速率较慢，转运量也相应减少。

（2）毛细血管及组织细胞膜的通透性　药物要进入组织器官中，必须先通过血管壁进入组织液，再通过细胞膜进入组织细胞。药物从血液向组织液的转运主要是通过被动扩散进行，扩散速率的大小主要取决于毛细血管壁两侧的药物浓度差，同时也受毛细血管通透性、扩散距离、温度以及药物的理化性质等因素的影响。毛细血管通透性大、扩散距离短、温度高、药物脂溶性大、解离度小或分子较小，则扩散的速率就快。毛细血管的通透性由膜孔大小和扩散界面面积大小决定。如肝脏中的肝窦即使对较大的分子也比较容易通过，而脑毛细血管的内壁结构致密，膜孔极小，药物的膜孔扩散较困难。又如，水溶性药物只能通过毛细血管壁的小孔进行扩散，相对来说，扩散面积较小，扩散速率较慢。而脂溶性药物除膜孔扩散外，还可直接通过毛细血管壁内皮细胞进行扩散（即类脂途径扩散），此时整个毛细血管壁都成为其扩散的界面，因此毛细血管通透性大，扩散速率极快。与脂溶性相比，药物分子量对膜孔扩散的影响相对较小，分子量在 200～800 范围内，扩散速率差别不大，但对于以膜孔扩散为主要转运方式的水溶性物质而言，在同一组织，其影响扩散的其他因素都不变时，扩散速率与其分子量大小成反比，即分子越小，扩散越快。

（3）药物-血浆蛋白结合率　一些药物进入血液后，将与血浆的成分发生结合，其中主要是白蛋白和 α-酸性糖蛋白，结合后的药物分子变大，妨碍了药物的转运和分布。当药物-血浆蛋白结合率较高时，意味着能自由向体内各组织器官转运的游离药物大大减少。另一方面，许多难溶于水的药物，只有与蛋白质结合后才能在血液中转运，由于药物与血浆蛋白结合的可逆性，通过结合与游离的动态平衡，使游离药物不断地透过生物膜转运至各自组织器官。因此药物-血浆蛋白结合率对药物的组织分布有极大的影响，并可进一步影响到药物在作用部位的疗效、药物的代谢和排泄过程。

影响蛋白质结合率的因素较多。如很多疾病可以使白蛋白合成减少，或降解增加；疾病引起的电解质平衡失调可能改变蛋白质的空间结构，从而影响结合强度和结合率；内源性物质（如游离脂肪酸等）以及某些药物可以竞争性地与血浆蛋白结合；种属、性别和年龄不同时，蛋白质结合率也有较大差异；药物的结构和理化特性也有重要影响，如四环素类药物随脂溶性增加蛋白质结合率增加。

（4）药物与组织成分结合　药物除能与血浆蛋白结合外，还能与组织细胞内的蛋白质、脂肪、酶以及黏多糖等高分子物质发生非特异性结合，其原理与药物和血浆蛋白结合的原理相同。组织结合一般也是可逆的，药物在组织与血液间仍保持着动态平衡关系。由于结合物不易透出细胞膜，因此当药物与组织蛋白结合程度高于与血浆蛋白结合程度时，其组织中浓度就可能比血浆中浓度高（包括游离药物与结合药物的总浓度）。研究表明，阿霉素在体内的分布受各组织细胞核中 DNA 含量的影响，含量高则分布多。弱碱性药物可与酸性磷脂结合，从而在酸性磷脂含量高的组织中分布更多。

3. 淋巴系统转运

体循环由血液循环和淋巴循环构成。由于血液流速比淋巴液流速快200~500倍,故药物在体内的分布主要由血液系统来完成。但药物的淋巴系统转运,在某种意义上也是十分重要的:有些药物如脂肪、蛋白质等大分子药物必须依赖淋巴系统的输送;有些疾病情况下(如免疫疾病、炎症和癌转移)需要将药物输送至淋巴系统;淋巴系统还可使药物免受肝脏的首过代谢。

淋巴系统由淋巴细胞和淋巴器官组成。在周边的末梢组织中有大量的与毛细血管共存的淋巴毛细管,比毛细血管粗2~10倍,由单层内皮细胞组成。由于内皮细胞间隙较大,淋巴毛细管的通透性远高于毛细血管,较大的分子也可通过。当血液流经毛细血管时,有一部分液体成分从毛细血管内滤出,进入组织间隙,称为组织液。组织液与细胞进行物质交换后,其中大部分经毛细血管静脉端回流入血;另一部分则进入到毛细淋巴管成为淋巴,淋巴沿淋巴管向心流动,最后注入静脉(图15-4)。

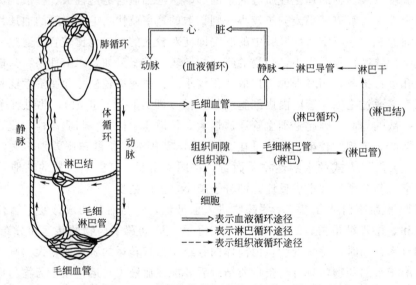

图15-4 哺乳动物的血液循环与淋巴循环

药物向淋巴系统的转运随给药途径不同而异。静脉注射时药物全部进入血液,后经组织液再转运到淋巴管内。肌内注射、皮下注射以及其他组织间隙注射时,药物可通过组织液进入毛细血管,也可通过组织液进入毛细淋巴管,究竟采用何种途径主要依赖于药物的性质。一般认为,分子量在5000以上的大分子物质,经淋巴管转运的选择性倾向性很强;分子量在5000以下的低分子物质,几乎全部由血管转运。口服或直肠给药时,药物通过消化道黏膜细胞被吸收后,由于血液和淋巴液两种循环流速的显著差异,一般98%以上的药物直接进入血液循环转运,只有2%以下很少一部分药物进入淋巴管转运。

4. 血脑屏障

脑和脊髓毛细血管的内皮细胞被一层致密的神经胶质细胞包围,细胞间联结致密,细胞间隙极少,形成了连续性无膜孔的毛细血管壁,对外来物质的摄取具有高度的选择性。脑组织的这种对外来物质的选择能力被称为血脑屏障,其功用在于保护中枢神经系统使其具有更加稳定的内环境。

药物从血液向脑内转运的机制与其他组织一样,仍以被动扩散为主,扩散速率与其脂溶性和解离度有关。脂溶性强、未解离的药物容易向脑脊液转运,如吩噻嗪类安定药能迅速转运至脑内，而水溶性的及在血浆 pH7.4 时能大量解离的抗生素不能进入脑脊液。但当脑内感染（如脑膜炎）存在时，膜通透性变大，使氨苄青霉素、青霉素 G、头孢噻吩钠等都能透入脑脊液，起到治疗作用。另外，一些身体必需物质（如葡萄糖、氨基酸和镁离子等）是通过主动转运机制进入脑内。当血液中某种氨基酸浓度高时，则能抑制其他氨基酸向脑内转运。如氨基酸代谢异常的苯酮尿症，由于病人血中存在高浓度苯丙氨酸，使其他必需氨基酸向脑内的转运受到抑制，并影响大脑的发育。

5. 胎盘屏障

胎盘绒毛组织与子宫血窦间的屏障称为胎盘屏障，其通透性与其他生物膜相似，作用过程类似于血脑屏障。研究药物向胎内的转运，对于了解母体与胎儿之间营养物质、生理物质和药物的交换，防止药物对胎儿的致畸等副作用，有着十分重要的意义。

大部分的药物仍以被动转运通过胎盘。非解离型、脂溶性药物容易通过，分子量 600 以下的药物容易通过，而分子量 1000 以上的水溶性药物难于透过，脂溶性低、高离子化的药物如季铵盐类转运极少。葡萄糖等可按促进扩散的方式转运，一些金属离子（如 Na^+、K^+ 等）、内源性物质（如氨基酸等）和维生素类等可按主动转运的方式通过胎盘。

6. 脂肪组织的分布

脂肪组织占体重的 10%～20% 左右，脂肪组织内的药物分布可影响体内其他组织的分布和作用。由于脂肪组织中血管较少，故药物向脂肪组织的转运较慢。影响药物在脂肪组织中分布的因素，主要有药物的解离度、脂溶性及蛋白质结合率等。药物的脂溶性越大，在脂肪组织中的分布和蓄积越多，脂肪组织对脂溶性药物起着贮藏和调节药效的作用。如硫喷妥是脂溶性很高的药物，静脉注射小剂量的硫喷妥，其麻醉作用仅仅 5～19min 即消失。若用较大剂量，药物可缓缓从脂肪组织中释放出来，麻醉作用可持续 4～5h。

二、 药物的代谢

药物在体内吸收、分布的同时，经常伴随着化学结构上的转变即药物代谢，它是在酶参与下的生物转化过程。药物代谢产物通常比原药物的极性增大，更易被排泄。多数药物代谢后活性减弱或丧失，但有些药物经代谢后活性增强，如非那西丁在体内转化为对乙酰氨基酚，还有一些药物本身无活性，经代谢后产生药理活性物质，前体药物就是利用该原理设计而成。

药物代谢主要在肝脏内进行，因此，许多胃肠道给药的药物经吸收后，都经门静脉进入肝脏，使得某些药物进入大循环前就受到较大的损失，这种作用即为肝脏的首过作用。药物的代谢过程可分为两个阶段：第一阶段通常是在药物分子中引入可结合极性基团的反应，是母体药物分子本身通过氧化、还原和水解等途径引入羟基、氨基、羧基等极性基团的过程。第二阶段往往是结合反应，即上述的极性基团与体内的葡萄糖醛酸、硫酸、甘氨酸等结合，形成水溶性更大、极性更强的化合物，以使药物有效地被排出体外。某些药物如杜冷丁等经第一阶段代谢后，其水溶性足以使之排泄，则不发生第二阶段反应。但大多数药物须经第二阶段的结合反应，才能使药物分子的水溶性满足排泄的要求。当然，也有不少药物不经代谢以原形排泄。除肝脏之外，药物代谢也可能发生在胃肠道、肺、皮肤等部位。

机体内药物的代谢几乎都是在酶参与下完成的，很多化合物可影响酶的作用，从而影响药物的代谢。现已发现，当机体长时间使用某一药物时，会使药酶的活性增加，使自身（或其他药物）的代谢加快，产生耐受性，并且使其他依赖药酶消除的药物作用时间缩短，药效降低，停药后可恢复，这种作用称为酶诱导作用，具有这种作用的药物称为酶诱导剂。如连续使用苯巴比妥后，其疗效显著下降，还能促进口服抗凝剂的代谢。还有些药物能抑制药物代谢酶，尤其是细胞色素 P450 的活性，使药物的代谢减慢，这种现象称为酶抑作用，具有这样作用的药物称为酶抑制剂。如双香豆素等可使甲磺丁脲的半衰期延长。药酶的多种底物共存时也可出现竞争性抑制现象。这些在合并用药时必须充分重视。

用药对象的生理因素如种族、性别、年龄、生理病理等差异对药物的代谢也有不同程度的影响。如不同种属的人种药物代谢酶的活性可能有较大的差异；女性多数比男性对药物较为敏感；老年人由于各种器官功能逐渐衰减而对药物的代谢、排泄能力下降，正处在生长发育时期的少年儿童，尤其是幼儿，其代谢酶的活性比成人要低得多；肝功能不全时将会降低药物的代谢与解毒功能。还有饮食等对药物的代谢也有一定的影响。

另外，剂型因素也会影响药物的代谢。同一药物不同的给药途径和方法往往因有无首过作用而产生代谢过程的差异，如口服水杨酰胺产生的血药浓度比静脉注射要小得多，这是因为口服给药时，有 60％以上在消化道中发生结合反应。由于体内的药物代谢酶的量是有限的，药物的代谢反应具有饱和性，因此，剂量或剂型的不同也可能会使药物的代谢不同。如在水杨酰胺溶液剂和颗粒剂口服试验中，发现颗粒剂尿硫酸酯回收量（73.0％）比溶液剂（29.7％）要多。这是因为溶液剂吸收较快，尿硫酸酯结合反应会出现饱和，导致尿硫酸酯生成减少。

三、 药物的排泄

排泄是指体内药物以原形或代谢物的形式通过排泄器官排出体外的过程。机体对药物的排泄与内源性物质排泄方式基本相同，主要的排泄途径是经肾排泄，其次是胆汁排泄。还可经唾液、乳汁、呼吸道及汗腺等排泄，但排泄量较少。药物排泄过程的正常与否直接关系到药物在体内的浓度和持续时间，从而影响到药物的药理效应。

1. 肾排泄

肾脏可将废物或毒性的代谢产物等排出体外，因此肾排泄对药物的体内过程、有效性、安全性有着十分重要的作用。药物从肾的排泄是肾小球的滤过、肾小管的分泌和重吸收的综合结果，即肾排泄率＝滤过率＋分泌率－重吸收率。

（1）肾小球的滤过　肾小球是动静脉交汇的毛细血管团，其血压较身体其他部位高，管壁上又有较大的微孔（直径约 7～10nm），故除血细胞和血浆蛋白以外的一般物质均可无选择性滤过。药物以膜孔扩散方式滤过，滤过率较高。但药物如与血浆蛋白结合，则不能滤过。因此药物血浆蛋白结合率会在很大程度上影响到以肾排泄为主的药物的排泄速率。

（2）肾小管的分泌　肾小管的分泌过程是指药物由血管一侧通过上皮细胞侧底膜摄入细胞，再从细胞内通过刷状缘膜向管腔一侧流出。近曲小管中分别具备有机阴离子和有机阳离子输送系统。因此有机酸类药物如磺酸类、青霉素类以及有机碱如组胺、普鲁卡因等都在肾小管内分泌。这一过程是主动转运过程，是逆浓度梯度转运，需要载体和能量，有饱和与竞争抑制现象。对主动分泌较多的药物如氨苄青霉素和头孢菌素Ⅳ，其主动分泌率明显大于肾小球滤过率。

（3）肾小管的重吸收　肾小管的毛细血管具有类脂膜的特性。大多数情况下，药物从肾小管远曲小管的重吸收与在消化道时一样，按被动扩散方式进行，并符合 pH-分配学说。因此脂溶性药物、未解离型药物吸收更多。尿液的 pH 值和尿量等因素也有影响。另外，也发现了某些药物在近曲小管通过与体内必需物质相同的转运途径而重吸收，如头孢菌素Ⅳ等具有氨基和羟基的两性离子型 β-内酰胺类抗生素，是通过二肽输送系统而重吸收的。

（4）影响药物肾排泄的因素　影响药物肾排泄的主要因素有以下几个方面。

① 药物的血浆蛋白结合　药物血浆蛋白结合率高，则肾排泄速率下降，另外，如果合并用药可与血浆蛋白竞争结合，会极大影响非结合型药物的浓度，从而影响肾排泄速率。

② 尿液 pH 值和尿量　弱酸和弱碱性药物的解离度随尿液的 pH 值而变化，从而影响药物在肾小管近曲小管的重吸收，尿量的多少影响到药物浓度，也会影响排泄速率。

③ 合并用药　如果同时使用在肾近曲小管中经同一转运系统主动分泌的药物时，出于竞争性抑制，可使肾小管分泌下降，如丙磺舒对有机酸药物的主动分泌是较强的抑制剂。

④ 药物代谢　药物代谢后，大多水溶性增加，肾小管重吸收下降，有利于从肾脏排出，但甲基化反应可使代谢物极性下降，不利于药物排泄。

⑤ 肾脏疾病　肾脏疾病对药物的肾排泄影响较大。

2. 胆汁排泄

胆汁排泄也是药物排泄的重要途径，某些药物如脂溶性维生素、性激素、甲状腺素等药物及其代谢产物在胆汁中的排泄非常显著。向胆汁转运的药物也是通过细胞膜的转运现象，转运机制也有被动扩散和主动转运等。被动扩散排泄的药物，其速率受药物分子大小、脂溶性等因素的影响。胆汁排泄的主动转运也有饱和现象和竞争性抑制。

某些药物或代谢物经胆汁进入十二指肠后，可在小肠重吸收返回肝脏，形成肠肝循环。这些药物多数以葡萄糖醛酸结合物的形式从胆汁中排泄，在肠道内被细菌丛的 β-葡萄糖醛酸水解酶水解，成为原形药物，脂溶性增大，故在小肠中被重新吸收。由于肠肝循环的存在，药物在血中持续时间延长，因此在给药方案设计时应充分给予考虑，否则可能产生毒性。如果使用抗生素（如林可霉素）抑制肠道菌丛，可以影响到药物的肠肝循环。

3. 其他途径排泄

除了上述途径外，尚有唾液、汗腺、眼泪、呼出气和肠道排泄等，这些途径排出药量较少，在药物消除中作用不大。一般唾液排泄对药物的消除没有临床意义，但可以利用唾液和血浆药物浓度比相对稳定的规律，以唾液药物浓度作为血药浓度的指标，研究药物的代谢动力学。绝大多数药物在乳汁中排出的量是小的，但由于婴儿的肝肾功能未发育完全，对药物的代谢和排泄能力低，有可能造成一些药物在婴儿体内蓄积，发生严重的毒副作用，因此，哺乳期妇女应禁用或慎用某些药物，在新药的开发中常需进行乳汁排泄试验。

第五节　药物的相互作用

临床上联合用药的现象非常普遍。药物联合应用不可避免地会产生药物间的相互作用。药物相互作用（drug-drug interactions，DDI）是指两种或两种以上药物同时或序贯使用时，药物之间产生相互影响，使药物的理化性质、药效学、药动学等情况发生变化，导致药物疗效及毒副作用发生改变（增加或减少）。通常，狭义的药物相互作用主要指药物和药物之间的相互作用。广义的药物相互作用还包括药物与内源性物质、添加剂、烟酒、食物等之间的相互作用。

药物相互作用虽然有各种各样的表现，但根据其作用结果可以归纳为有益的（beneficial）、不良的（adverse）和无关紧要的（inconsequential）相互作用三种。其中，无关紧要的相互作用占大多数，有益的相互作用是人们所期望的，不良或有害的相互作用是值得重点关注和力求避免的。有益的药物相互作用常产生药效相加（summation）或协同作用（synergism）。临床上经常利用其来达到增强药物疗效，减少毒副作用，延缓耐药性的产生，提高治疗效果的目的。如雌激素与孕激素一起制成避孕药；L-多巴与脱羧酶抑制剂合用治疗帕金森病；利尿药与β受体阻断剂合用治疗高血压；铁剂与叶酸合用预防妊娠贫血；磺胺药与三甲氧苄氨嘧啶合用提高抗感染作用等。不良的药物相互作用会产生拮抗作用（antagonism），导致药物疗效降低，不良反应发生率增高或程度加重，有时甚至带来严重的、危及生命的后果。如单胺氧化酶抑制剂（优降宁、呋喃唑酮等）与拟肾上腺素药（麻黄碱、间羟胺、哌醋甲酯）、去甲肾上腺素合成前体物（酪胺、左旋多巴）、三环类抗抑郁症药、胍乙啶及其同类抗高血压药合用，会引起去甲肾上腺素的大量堆积，出现高血压危象。氯丙嗪与氢氯噻嗪、呋塞米、依他尼酸等合用，这些利尿药均有降压作用，可以明显增强氯丙嗪的降压反应，引起严重的低血压。药物相互作用已成为影响临床合理用药的一个非常重要的因素。

根据发生机理不同，药物相互作用分为体外药物相互作用（extraorgan drug interactions）、药动学相互作用（pharmacokinetic interactions）和药效学相互作用（pharmacodynamic interactions）三种方式。体外药物相互作用主要借助环境因素，发生的是理化性质的改变。药动学和药效学相互作用主要借助机体的因素，包括药物体内吸收、分布、代谢和排泄过程相关的酶、转运蛋白以及与药物效应相关的受体等因素，属于体内药物相互作用。由于体外和药效学方面的相互作用比较明显，临床药师和医师相对容易掌握和趋利避害。临床常见的药物相互作用多发生在药动学方面，即发生在药物吸收、分布、代谢和排泄等环节，从而成为人们关注的重点。

药物相互作用的发生，影响因素众多，如种族、年龄、生理病理、营养状况、遗传因素、合并用药的种类和数目，以及给药剂量、途径和方式等。其中，发生相互作用的药物可以通过相同或不同的途径，同时或序贯给药。

据国外的研究资料，DDI 的发生频率因试验设计、方法和定义的不同，可从 2.2%～70.3%，而患者有临床症状的药物相互作用发生率为 11.1%。1992 年初英国报道了阿斯咪唑和特非那丁引起心脏病的事件，同年，英国药物安全委员会（CSM）共收到了 94 份有关阿斯咪唑的心血管不良反应报告，其中 3 份与严重的室性心律不齐有关，因此反复警告使用阿斯咪唑不要超过推荐剂量，并且不要与红霉素和酮康唑合用。

1993 年日本发生了 5-氟尿嘧啶（5-Fluorouracil，5-Fu）和索立夫定（Sorivudine）药物相互作用的事件，导致 15 位并发带状疱疹的癌症患者死于 5-Fu 中毒。索立夫定在肠道菌群中代谢为乙烯基尿嘧啶（BVU），BVU 在体内被二氢嘧啶脱氢酶（dihydropyrimidine dehydrogenase，DPD）代谢为二氢-BVU，DPD 可以与二氢-BVU 不可逆地结合而失活。DPD 是 5-Fu 代谢的限速酶，因此导致 5-Fu 中毒。

拜斯亭（西力伐他汀钠）事件又一次敲响了 DDI 的警钟。拜斯亭是拜耳公司于 1997 年在德、美等国推出的降胆固醇的新药，它是一种脂溶性较强的 HMGCoA 还原酶抑制剂，其本身能导致罕见的横纹肌溶解，当与吉非贝齐（主要降低甘油三酯）合用时，可以明显加重肌毒性。尽管厂家已经提醒禁止这两种药物合用，但是在美国 31 宗与拜斯亭有关的命案中，仍有 12 宗同时使用了拜斯亭和吉非贝齐。

因此，了解药物相互作用的产生机理和影响因素，具有重要的临床意义，有利于人们在临床用药和制定给药方案时，充分利用有益的药物相互作用，尽量避免或降低不良的药物相互作用，确保药物应用的安全性和有效性，提高用药水平，实现合理用药。

一、药物在体外的相互作用

（一）配伍禁忌

体外药物相互作用（extraorgan drug interaction）是指在患者用药之前，配伍应用的药物之间发生直接的可见或不可见的理化反应，导致药物性质和作用发生改变，即一般所称的配伍禁忌（incompatibility），属于药剂学范畴。有些药物配伍使治疗作用减弱，导致治疗失败；有些药物配伍使副作用或毒性增强，引起严重不良反应；还有些药物配伍使治疗作用过度增强，超出了机体所能耐受的能力，也可引起不良反应，乃至危害病人等。这些配伍均属配伍禁忌。

配伍禁忌包括物理配伍禁忌和化学配伍禁忌。物理配伍禁忌（physical incompatibility）是指药物配伍时发生了物理性质的改变，一般属于外观上的变化，如出现浑浊、沉淀、气泡、颜色变化、黏度改变、分层、结晶等现象，使药物应用造成困难。如水溶剂与油溶剂配合时，由于密度不同且不互溶而易出现分层。因此临床药物合用时，应注意药物的溶解特点，避免水溶剂与油溶剂的配伍。此外，一些药物配伍应用时，由于溶剂的改变与溶质的增多，药物在超饱和状态下易析出沉淀。如樟脑乙醇溶液和水混合，由于溶剂的改变，而使樟脑析出沉淀。化学配伍禁忌（chemical incompatibility）则是指药物之间发生了化学反应，不但改变了药物的性状，更重要的是使药物药理作用改变，导致药物减效、失效或毒性增强。化学性配伍禁忌常见的外观现象有变色、产气、沉淀、水解、燃烧或爆炸等，但也有许多药物的氧化、水解、分解、取代、聚合、加成等化学反应难以从外观看出来。配伍禁忌往往是物理与化学的因素的相互影响造成的，导致药物疗效降低，消失或产生新的毒性。

（二）注射剂的配伍变化

配伍禁忌多发生于液体制剂，尤其是注射剂。注射给药在临床上广泛采用，而且常常是多种注射剂配伍应用，因此容易引起输液剂与添加药物、注射剂与注射剂之间的相互作用，产生配伍变化。引起注射剂产生配伍变化的因素如下。

1. 溶剂的改变

注射剂有时为了有利于药物溶解、稳定而采用非水性溶剂如乙醇、丙二醇、甘油等。当这些非水溶剂注射剂加入输液（水溶液）中时，会由于溶剂组成的改变而析出药物。安定、氯霉素、复方丹参注射液等被稀释时由于溶剂改变而容易出现沉淀、析出结晶。有些药物本身的溶解度很小，在制备注射剂时需加入增溶剂。此类注射剂加入到输液剂中时，由于增溶剂被稀释而使药物析出。如氢化可的松注射剂为含50％乙醇溶液，与其他水溶性注射剂混合时，乙醇被稀释，氢化可的松的溶解度降低可发生不易觉察的沉淀，引起不良反应。

2. pH值的改变

pH值是影响药物稳定性的重要因素。输液剂本身pH值是直接影响混合后pH值改变的因素之一。当pH值改变时，有些药物会产生沉淀或加速分解。许多抗生素在不同pH值条件下其分解速率不同。如青霉素G在pH值为4.5的溶液中4h内损失10％的效价；而在pH3.6的溶液中，4h损失40％的效价。乳糖酸红霉素在0.9％氯化钠中（pH值约6.45）24h分解3％，而在葡萄糖氯化钠中（pH值约5.5）24h则分解32.5％。20％磺胺嘧啶钠注射液（pH9.5～11）与10％葡萄糖注射液（pH3.5～5.5）混合，可使前者析出结晶，随血液进入微血管可致栓塞。

3. 电解质的盐析作用

亲水胶体或蛋白质类药物可自液体中被脱水或因电解质的影响而凝集析出。两性霉素B、乳糖酸红霉素、胰岛素、血浆蛋白等与强电解质注射液，如氯化钠、氯化钾、乳酸钠、钙剂等配伍时由于盐析作用而产生沉淀。氟罗沙星、培氯沙星、依诺沙星等，遇强电解质如氯化钠、氯化钾会发生同离子效应析出沉淀，因而禁与含氯离子的溶液配伍。

4. 组分间的化学反应

某些药物可直接与注射液中成分发生化学反应。

（1）络合反应　头孢菌素与含 Ca^{2+}、Mg^{2+} 的药物，四环素与含 Ca^{2+}、Fe^{2+}、Al^{3+}、Mg^{2+} 的输液配伍，由于发生络合反应形成络合物而产生沉淀或变色。

（2）酸碱中和反应　磺胺嘧啶钠与氯化钙注射液，盐酸氯丙嗪与氨茶碱、苯妥英钠、肝素钠、氨苄青霉素钠，头孢哌酮与 5% 葡萄糖之间由于发生酸碱中和反应而产生配伍禁忌。

（3）水解反应　盐酸普鲁卡因、氯化琥珀酰胆碱、青霉素类药物易发生水解反应。如外科手术时将肌松药氯化琥珀酰胆碱与麻醉药硫喷妥钠混合，前者在碱性溶液中水解失效。

（4）氧化还原反应　盐酸肾上腺素、维生素 B_6、维生素 C 与氧化性药物，奥美拉唑与酚磺乙胺等配伍由于发生氧化还原反应而使注射液颜色变红。

（5）聚合反应　有些药物在溶液中发生聚合反应，可形成聚合物。有人认为青霉素的变态反应与形成聚合物有关。

（6）结合反应　一些药物如青霉素能与蛋白质类药物结合。这种结合可能会增加变态反应。所以这类药物加入蛋白质输液中使用是不妥当的。

5. 离子作用

有些离子能加速某些药物的水解反应。如乳酸根离子能加速氨苄青霉素的分解，混合4h 后可损失 20%。

6. 其他因素

（1）配合量　配合量的多少影响到浓度，药物在一定浓度下才出现沉淀。如阿拉明注射液与氢化可的松琥珀酸钠注射液，在 0.9% 氯化钠或 5% 葡萄糖注射液中浓度均为 100mg/L 时，观察不到变化。但当氢化可的松琥珀酸钠浓度为 300mg/L、阿拉明浓度为 200mg/L 时则出现沉淀。

（2）反应时间　许多药物在溶液中的反应有时很慢，个别注射剂混合数小时后才出现沉淀，所以短时间内使用完毕是可以的。如用量较大，则可分为几次输入，随配随用，减少注射液被污染的机会。

（3）混合顺序　有些药物混合时产生沉淀现象，可通过改变混合顺序来克服。有些药物混合时可先稀释再混合，则不会析出沉淀。

（4）成分的纯度　有些制剂在配伍时发生的异常现象，并不是由于成分本身而是由于原辅料含有杂质所引起。此外注射剂中常含有各种附加剂，如缓冲剂、助溶剂、抗氧剂等，它们之间或它们与药物之间往往会发生反应而出现配伍变化。

二、 药代动力学相互作用

机体对药物的处置是药物与机体相互作用的一个重要组成部分，这一体内过程包括吸收、分布、代谢和排泄四个环节。这四个环节上均有可能发生药物的药动学相互作用。药动学相互作用（pharmacokinetic interactions）主要是指一种药物能使另一种药物的吸收、分布、代谢和排泄等体内环节发生变化，从而影响另一种药物的血浆浓度，进一步改变其作用强度或毒性。药动学相互作用改变的仅是药理效应的大小及持续时间，而药理效应的类型并不改变。通常根据各个药物的药动学知识或通过对病人的临床体征以及血药浓度的监测，可以对药动学相互作用加以预测。

根据发生机制不同，药动学相互作用可表现为药物胃肠道吸收的改变、血浆蛋白结合、代谢酶抑制或诱导、肾脏的竞争性排泄等。其中代谢方面的药动学相互作用发生率最高，约占全部药动学相互作用的 40%，具有非常重要的临床意义，已成为人们关注的重点。

在过去的 20 多年中，药物的药动学相互作用日益受到重视。在此期间一些新的、作用独特的新药进入临床。如选择性 5-羟色胺再吸收抑制剂（selective serotonin reuptake inhibitor，SSRI）、新型抗抑郁剂（antidepressants）、新型氮杂环抗真菌药（antifungal agents）、新型大环内酯抗菌药（macrolide antimicrobial agents）以及用于治疗艾滋病的高活性抗逆转录病毒治疗剂（antiretroviral therapies，HAART）等。这些药物主要用于治疗一些严重的，甚至危及生命的疾病。这些药物多具有人细胞色素 P450（Cytochrome P450，CYP）酶诱导或抑制作用，具有重要的临床意义。

1. 吸收环节的药物相互作用

药物通过不同的给药途径被吸收入血，因此，药物在给药部位的相互作用影响其吸收。影响药物的吸收因素众多，既取决于药物本身的理化性质，如溶解度、油水分配系数、解离度、吸附与络合等，又取决于机体的生理、生化因素，如消化液 pH 值、胃肠蠕动、血液循环、空腹与饱食等。

2. 分布环节的药物相互作用

药物在分布环节的相互作用可表现为药物相互竞争蛋白结合部位、改变游离型药物的比例，或者改变药物在某些组织的分布量，从而影响其消除。

3. 代谢环节的药物相互作用

药物代谢的部位包括肝脏、胃肠道、血液、肺、皮肤、肾脏、脑等。其中，肝脏是药物代谢的主要部位和最重要器官。药物的代谢反应大致可以分为氧化（oxidation）、还原（reduction）、水解（hydrolysis）和结合（conjugation）四种类型。氧化、还原和水解为 I 相代谢（phase I metabolism），主要涉及细胞色素 P450 酶系（cytochrome P450，CYP）；结合反应为 II 相代谢（phase II metabolism），主要涉及尿苷葡萄糖醛酸转移酶（UDP-glucuronosyltransferases）、谷胱甘肽 S-转移酶（glutathione S-transferases）、磺基转移酶（sulfotransferases）、N-乙酰转移酶（N-acetyltransferases）等。通常情况下，一种药物要经过多个药酶代谢，仅仅少数药物经单一的药酶代谢。

一些药物与其他药物联合应用后，可促进酶的合成、抑制酶的降解或药物之间与代谢酶竞争结合，导致药物的代谢发生变化。根据对药物代谢酶的作用结果，将药物具有引起药酶活性或浓度增加，促进药物本身或其他药物代谢的作用称为药物代谢的酶诱导作用（enzyme induction）或酶促反应（enzymic reaction），该药物称为酶诱导剂（enzyme inducers）。而药物具有引起药酶活性或浓度降低，抑制药物本身或其他药物代谢的作用称为酶抑制作用（enzyme inhibition），该药物称为酶抑制剂（enzyme inhibitor）。

一般来说，酶抑制作用的临床意义远远大于酶诱导作用，约占全部相互作用的 70%，酶诱导作用仅占 23%。在药物相互作用中，代谢被改变的药物称为受变药（recipient drug），促使其他药物代谢改变的药物，称为促变药（precipitant drug），包括酶抑制剂和诱导剂。

代谢环节的药物相互作用是药动学相互作用的重要环节，一直都是人们关注的重点，它与临床合理用药密切相关。

4. 排泄环节的药物相互作用

药物经机体吸收、分布及代谢等一系列体内过程，最终排出体外。排泄（excretion）是指吸收进入体内的药物以及代谢产物从体内排出体外的过程。药物的排泄与药效、药效维持时间及毒副作用等密切相关。当药物的排泄速率增大时，血中药物量减少，药效降低以致不能产生药效；由于药物相互作用或疾病等因素影响，排泄速率降低时，血中药物量增大，此时如不调整剂量，往往会产生副作用，甚至出现中毒现象。

肾脏是药物排泄的主要途径，一般药物及其代谢产物大部分通过肾由尿排出。有些药物可以部分地通过胆汁分泌进入肠道，最后随粪便排出。药物及其代谢产物还可以通过汗腺、唾液腺、乳腺及泪腺等途径排泄。挥发性药物如吸入性麻醉剂等可通过呼吸系统排出体外。

大多数药物及其代谢产物的排泄属于被动转运，少数药物属于主动转运（如青霉素）。在排泄或分泌器官中药物或代谢产物浓度较高时既具有治疗价值，同时又会造成某种程度的不良反应（如氨基糖苷类抗生素原形由肾脏排泄，可治疗泌尿系统感染，但是也容易导致肾毒性）；药物的主要排泄器官功能障碍时均能引起排泄速率减慢，使药物蓄积、血浓度增加而导致中毒，此时应根据排泄速率减慢程度调整用药剂量或给药间隔时间。

肾脏是药物排泄的最主要器官。药物及其代谢物在肾的排泄是肾小球滤过（glomerular filtration）、肾小管主动分泌（active tubule secretion）和肾小管重吸收（tubule reabsorption）的综合作用结果。当两种药物联合应用时，一种药物可能会增加或降低另一种药物的肾排泄量或速率。多种药物相互作用机制可能影响肾排泄，如肾小管竞争性分泌、pH值依赖性肾小管转运等。药物相互作用主要表现在肾小管重吸收和分泌方面。排泄过程中的药物相互作用对于那些体内排泄很少，以原形排出的药物影响较大。

三、 药效学相互作用

药效学相互作用（pharmacodynamic interactions）是指药物联合应用时一种药物改变了机体对另一种药物的敏感性或反应性，导致药物出现相加（或协同）或相反（拮抗）的药理效应。这种相互作用一般对血药浓度无明显的影响，而主要是影响药物与受体作用的各种因素。

（一） 药效学相互作用机制

根据发生机制不同，药效学相互作用可分为受体的竞争性结合，影响神经递质释放，组织或受体对药物的敏感性增强，药理效应的协同等具体形式。

1. 受体的竞争性结合

阿托品拮抗 M 胆碱受体激动剂（如毛果芸香碱），盐酸普萘洛尔拮抗 β-肾上腺素受体激动剂（如肾上腺素、麻黄碱等），酚妥拉明拮抗 α-肾上腺素受体激动剂（去甲肾上腺素、阿拉明等），纳洛酮拮抗吗啡等，致使联用药物的药理作用减弱或无效。酚妥拉明竞争阻断 α 受体，使肾上腺素引起的升压作用翻转为降压作用；氨基糖苷类抗生素能阻断终板膜上 N_2 受体，并阻断运动神经末梢释放乙酰胆碱，如与筒箭毒合用，肌松作用增强，特别是在乙醚麻醉下更容易发生呼吸肌麻痹。

2. 改变作用部位的递质及酶活力

单胺氧化酶抑制剂（如优降宁等）与麻黄素、间羟胺等药物合用，可使去甲肾上腺素从贮存部位大量释放而引起血压升高，甚至高血压危象。单胺氧化酶抑制剂与三环类抗抑郁药

（如阿米替林、多塞平等）、左旋多巴合用亦能引起高血压危象。有机磷农药中毒，主要是由于乙酰胆碱酯酶活性降低或失活，造成乙酰胆碱不能被水解而积聚，胆碱酯酶复活剂（解磷定、氯解磷定、双复磷等）可使胆碱酯酶复活，水解乙酰胆碱，阿托品可阻断 M 胆碱受体，使未水解的乙酰胆碱不能与受体结合，二者合用提高解毒效果。

3. 增敏受体

一种药物可使受体对另一种药物的敏感性增强，即产生敏感化现象。例如排钾利尿药可使血钾减少，从而使心脏对强心苷敏感化，容易发生心律失常。应用利血平或胍乙啶后能导致肾上腺素受体发生类似去神经性超敏感现象，从而使具有直接作用的拟肾上腺素药如去甲肾上腺素或肾上腺素的升压作用增强。氟烷使 β 受体部位敏感性增加，手术时用氟烷静脉麻醉容易引起心律失常，可合用 β 受体阻断剂预防或治疗。

4. 药理效应的协同

药理效应相同的两药合用时，它们的效应可以协同，如不减量使用，有可能中毒。如阿托品与氯丙嗪合用时，可引起胆碱能神经功能过度低下的中毒症状；氨基糖苷类抗生素与硫酸镁合用，可加强硫酸镁引起的呼吸麻痹；氨基糖苷类抗生素联用，抗菌作用相加，但耳、肾毒性亦增加。

（二）药效学相互作用类型

根据相互作用结果，药效学相互作用又可分为相加（或协同）作用和拮抗作用。

1. 相加或协同作用

药理效应相同或相似的药物，如合用可发生相加或协同作用，表现为联合用药的效果等于或大于单用效果之和，即为药物效应的相加或协同作用。

同时应用两种中枢神经系统抑制药（如抗焦虑药、抗精神病药或某些抗组胺药、含乙醇饮料）可能引起相加作用，出现过度镇静和疲劳。虽然许多人联用这些药物没有出现严重问题，但老年病人却特别敏感，可随之出现跌倒或受伤的危险。

2. 拮抗作用

药物效应相反，或发生竞争性或生理性拮抗作用的药物合用，表现为联合用药时的效果小于单用效果之和，即为药理效应的拮抗作用。

有时两种药物的拮抗效应可能不容易检测到。例如噻嗪类利尿药的高血糖作用可能对抗胰岛素或口服降糖药降低血糖的作用，联用时需要注意调整给药剂量。

第六节　生物利用度与生物等效性

一、药时曲线与体内药动学参数

1. 血药浓度-时间关系

静脉注射给药后，药物能立即分布在体内。然而大部分药物是以口服、肌注和其他途径给药，药物不是瞬时进入血液循环，而是有一个吸收过程。血药浓度-时间曲线是一条具有峰的抛物线，如图 15-5 峰值为峰浓度，记作 c_{max} 或 c_m，达到峰浓度的时间为达峰时间，记作 t_p 或 t_m。

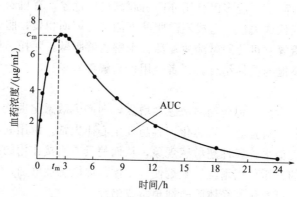

图 15-5　血管外给药的血药浓度-时间曲线

2. 峰浓度与达峰时间

具有一级吸收过程的药物的血药浓度-时间曲线都具有一个峰。峰值也即是最大的血药浓度称峰浓度 c_m，达到峰浓度的时间称达峰时间 t_m。峰浓度和达峰时间具有一定的临床意义。峰浓度如超过最小中毒浓度会产生毒性反应，达峰时间又与药物起效的快慢有关。

3. 血药浓度-时间曲线下面积

血药浓度-时间曲线下面积（AUC）是生物利用度的指标，它表示药物的吸收程度。AUC_0^t 是从时间 0 到时间 t 时曲线下面积，AUC_0^∞ 是从时间 0 到无穷大的曲线下面积。血药浓度-时间曲线下面积亦可用梯形规则法计算。

药物的疗效不但与吸收量有关，而且也与吸收速率有关。如果一种药物的吸收速率大，在体内不能产生足够高的治疗浓度，即使药物全部被吸收，也达不到治疗效果。图 15-6 中 A、B、C 三种制剂具有相同的 AUC，但制剂 A 吸收快，达峰时间短，峰浓度大，已超过最小中毒浓度，因此临床上应用可能会出现中毒反应。制剂 B 达峰时间比制剂 A 稍慢，血药浓度有较长时间落在最小中毒浓度与最小有效浓度之间，因此可以得到较好的疗效。制剂 C 的血药浓度一直在最小有效浓度以下，所以在临床上可能无效。因此，制剂的生物利用度应该用峰浓度 c_m、达峰时间 t_m 和血药浓度-时间曲线下面积 AUC 三个指标全面地评价，它们是制剂

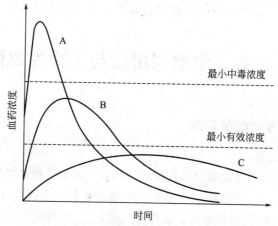

图 15-6　三种制剂血药浓度-时间曲线的比较

生物等效性评价的三个主要参数。

二、 生物利用度

（一） 生物利用度的概念

生物利用度（BA）是指药物被吸收进入血液循环的速度与程度。大量研究资料已经表明，制剂的处方与制备工艺等因素能影响药物的疗效，含有等量相同药物的不同制剂、不同药厂生产的同一种制剂，甚至同一制剂不同批号的药物的临床疗效都有可能不一样。生物利用度就是衡量制剂疗效差异的重要指标。

生物利用度包括生物利用速率和生物利用程度。生物利用速率即药物进入血液循环的快慢，它可用吸收速率常数 K_a 表示。生物利用程度即药物进入血液循环的多少，可通过血药浓度-时间曲线下面积表示，因为它与药物吸收的总量成正比。

生物利用度研究是新药研究和开发工作中的一个重要内容。当一个新药完成制剂工艺、质量标准、药理毒理和稳定性等研究工作后，往往需要进行生物利用度研究。对口服制剂进行剂型改革而不改变给药途径时，可用生物利用度研究代替临床研究。仿制产品和改变制剂处方或生产工艺都要进行与原制剂比较的生物利用度研究。用于预防或治疗严重疾病的药物，生物利用度差异可能会造成严重的后果；治疗指数小的药物，生物利用度差异也可能会引起中毒或治疗无效。因此，对这两类药物进行生物利用度研究特别必要。

（二） 生物利用度的研究方法

生物利用度的研究方法有血药浓度法、尿药数据法和药理效应法等，方法的选择取决于研究目的、测定药物的分析方法和药物的药代动力学性质。

1. 血药浓度法

血药浓度法是生物利用度研究最常用的方法。受试者分别给予试验制剂与参比制剂后，测定血药浓度，估算生物利用度。

2. 尿药数据法

如果药物大部分经尿排泄，而且药物在尿中的累积排泄量与药物吸收总量的比值保持不变，则可用药物在尿中排泄的数据估算生物利用度。因为影响因素较多，新药研究开发中很少使用尿药数据法，只有当不能用血药浓度法时才采用该法。尿药数据法有它的优点，除不必取血样外，尿中的药物浓度比血药浓度高，且尿中无蛋白质等成分对药物分析方法的干扰。尿药数据法需要收集 7 个半衰期以上的尿样。如果药物半衰期较大，则收集尿样时间较长。

三、 生物等效性试验

1. 生物等效性试验的概念

生物利用度是反映药物活性成分吸收进入体内的程度和速率的指标。过去出现的一些由于制剂生物利用度不同而导致的不良事件，使人们认识到确有必要对制剂中活性成分生物利用度的一致性或可重现性进行验证，尤其是在含有相同活性成分的仿制产品要替代它的原创制剂进入临床使用的时候。鉴于药物浓度与治疗效果相关，假设在同一受试者，相同的血药浓度-时间曲线意味着在作用部位能达到相同的药物浓度，并产生相同的疗效，那么就可以药代动力学参数作为替代的终点指标来建立等效性，即生物等效性（bioequivalence，BE）。

生物等效性是指一种药物的不同制剂在相同的实验条件下，给予相同剂量，其吸收速率和程度没有明显的差异。它是通过相对生物利用度研究，评价同种药物不同制剂内在质量是否相等。生物等效性是药政管理部门批准新药的重要依据。

如果两制剂含等量的相同活性成分，具有相同的剂型，符合同样的或可比较的质量标准，则可以认为它们是药学等效的。药学等效不一定意味着生物等效，因为辅料的不同或生产工艺差异等可能会导致药物溶出或吸收行为的改变。

如果两制剂含有相同活性成分，并且临床上显示具有相同的安全性和有效性，可以认为两制剂具有治疗等效性（therapeutic equivalence）。如果两制剂中所用辅料本身并不会导致有效性和安全性问题，则生物等效性研究是证实两制剂治疗等效性最合适的办法。如果药物吸收速率与临床疗效无关，吸收程度相同但吸收速率不同的药物也可能达到治疗等效。而含有相同的活性成分只是活性成分化学形式不同（如某一化合物的盐、酯等）或剂型不同（如片剂和胶囊剂）的药物制剂也可能治疗等效。如果两个制剂具有等量且符合同一质量标准的药物活性成分，具有相同剂型，并且经过证明具有生物等效性，则两个制剂可以认为是基本相似药物。从广义上讲，这一概念也应适用于含同一活性成分的不同的剂型，如片剂和胶囊剂。与原创药基本相似药物是可以替换原创药使用的。

2. 生物利用度试验与生物等效性试验的关系

BA 和 BE 均是评价制剂质量的重要指标，BA 强调反映药物活性成分到达体内循环的相对量和速率，是新药研究过程中选择合适给药途径和确定用药方案（如给药剂量和给药间隔）的重要依据之一。BE 则重点在于以预先确定的等效标准和限度进行的比较，是保证含同一药物活性成分的不同制剂体内行为一致性的依据，是判断后研发产品是否可替换已上市药品使用的依据。

BA 和 BE 研究在药品研发的不同阶段有不同作用：在新药研究阶段，为了确定新药处方、工艺合理性，通常需要比较改变上述因素后制剂是否能达到预期的生物利用度；开发了新剂型，要对拟上市剂型进行生物利用度研究以确定剂型的合理性，通过与原剂型比较的 BA 研究来确定新剂型的给药剂量，也可通过 BE 研究来证实新剂型与原剂型是否等效；在临床试验过程中，可通过 BE 研究来验证同一药物的不同时期产品的前后一致性，如早期和晚期的临床试验用药品，临床试验用药品（尤其是用于确定剂量的试验药）和拟上市药品等。在仿制生产已有国家标准药品时，可通过 BE 研究来证明仿制产品与原创药是否具有生物等效性，是否可与原创药替换使用。药品批准上市后，如处方组成成分、比例以及工艺等出现一定程度的变更时，研究者需要根据产品变化的程度来确定是否进行 BE 研究，以考察变更后和变更前产品是否具有生物等效性。以提高生物利用度为目的研发的新制剂，需要进行 BA 研究，了解变更前后生物利用度的变化。

3. BE 研究方法

目前推荐的生物等效性研究方法包括体内和体外的方法。按方法的优先考虑程度从高到低排列为：药代动力学研究方法、药效动力学研究方法、临床比较试验方法、体外研究方法。

（1）药代、药效动力学研究 即采用人体生物利用度比较研究的方法。通过测量不同时间点的生物样本（如全血、血浆、血清或尿液）中药物浓度，获得药物浓度-时间曲线（concentration-time curve）来反映药物从制剂中释放吸收到体循环中的动态过程。并经过适当的数据，得出与吸收程度和速率有关的药代动力学参数如曲线下面积（AUC）、达峰浓度（c_{max}）、达峰时间（T_{max}）等，通过统计学比较以上参数，判断两制剂是否生物等效。药效动力学研究在无可行的药代动力学研究方法建立生物等效性研究时（如无灵敏的血药浓度检测方法、浓度和效应之间不存在线性相关），可以考虑用明确的可分级定量的人体药效学指标通过效应-时间曲线（effect-time curve）与参比制剂比较来确定生物等效性。

（2）临床比较试验　当无适宜的药物浓度检测方法，也缺乏明确的药效学指标时，也可以通过以参比制剂为对照的临床比较试验，以综合的疗效终点指标来验证两制剂的等效性。然而，作为生物等效研究方法，对照的临床试验可能因为样本量不足或检测指标不灵敏而缺乏足够的把握度去检验差异，故建议尽量采用药代动力学研究方法。通过增加样本量或严格的临床研究实施在一定程度上可以克服以上局限。

（3）体外研究　一般不提倡用体外的方法来确定生物等效性，因为体外并不能完全代替体内行为，但在某些情况下，如能提供充分依据，也可以采用体外的方法来证实生物等效性。根据生物药剂学分类证明属于高溶解度、高渗透性、快速溶出的口服制剂可以采用体外溶出度比较研究的方法验证生物等效性，因为该类药物的溶出、吸收已经不是药物进入体内的限速步骤。对于难溶性但高渗透性的药物，如已建立良好的体内外相关关系，也可用体外溶出的研究来替代体内研究。

4. 研究具体要求

以药代动力学参数为终点指标的研究方法是目前普遍采用的生物等效性研究方法。一个完整的生物等效性研究包括生物样本分析、实验设计、统计分析、结果评价四个方面内容。

（1）生物样本分析方法的建立和确证　生物样品一般来自全血、血清、血浆、尿液或其他组织，具有取样量少、药物浓度低、干扰物质多以及个体差异大等特点，因此必须根据待测物的结构、生物介质和预期的浓度范围，建立适宜的生物样品定量分析方法，并对方法进行确证。生物样本分析方法的选择宜尽量选择可行的灵敏度高的方法。建立可靠的和可重现的定量分析方法是进行生物等效性研究的关键之一。为了保证分析方法可靠，必须进行充分的方法确证，一般应进行以下几方面的考察。

① 特异性（specificity）　特异性是指样品中存在干扰成分的情况下，分析方法能够准确、专一地测定分析物的能力。必须提供证明所测定物质是受试药品的原形药物或特定活性代谢物，生物样品所含内源性物质和相应代谢物、降解产物不得干扰对样品的测定，如果有几个分析物，应保证每一个分析物都不被干扰。应确定保证分析方法特异性的最佳检测条件。对于色谱法至少要考察 6 个来自不同个体的空白生物样品色谱图、空白生物样品外加对照物质色谱图（注明浓度）及用药后的生物样品色谱图反映分析方法的特异性。对于以软电离质谱为基础的检测法（LC-MS、LC-MS-MS）应注意考察分析过程中的介质效应，如离子抑制等。

② 标准曲线和定量范围（calibration curve）　标准曲线反映了所测定物质浓度与仪器响应值之间的关系，一般用回归分析方法（如用加权最小二乘法）所得的回归方程来评价。应提供标准曲线的线性方程和相关系数，说明其线性相关程度。标准曲线高低浓度范围为定量范围，在定量范围内浓度测定结果应达到试验要求的精密度和准确度。

③ 定量下限（lower limit of quantitation，LLOQ）　定量下限是标准曲线上的最低浓度点，表示测定样品中符合准确度和精密度要求的最低药物浓度。LLOQ 应能满足测定 3～5 个消除半衰期时样品中的药物浓度或能检测出 c_{max} 的 1/20～1/10 时的药物浓度。其准确度应在真实浓度的 80%～120% 范围内，相对标准差（RSD）应小于 20%。应至少由 5 个标

准样品测试结果证明。

④ 精密度与准确度（prcision and accuracy） 精密度是指在确定的分析条件下，相同介质中相同浓度样品的一系列测量值的分散程度。通常用质控样品的批内和批间 RSD 来考察方法的精确度。一般 RSD 应小于 15％，在 LLOQ 附近 RSD 应小于 20％。

准确度是指在确定的分析条件下，测得的生物样品浓度与真实浓度的接近程度（即质控样品的实测浓度与真实浓度的偏差），重复测定已知浓度分析物样品可获得准确度。一般应在 85％～115％范围内，在 LLOQ 附近应在 80％～120％范围内。

⑤ 样品稳定性（stability） 根据具体情况，对含药生物样品在室温、冰冻或冻融条件下以及不同存放时间进行稳定性考察，以确定生物样品的存放条件和时间。还应注意考察储备液的稳定性以及样品处理后的溶液中分析物的稳定性，以保证检测结果的准确性和重现性。

⑥ 提取回收率 从生物样本基质中回收得到分析物质的响应值除以纯标准品产生的响应值即为分析物的提取回收率。也可以说是将供试生物样品中分析物提取出来供分析的比例。应考察高、中、低 3 个浓度的提取回收率，其结果应当精密和可重现。

⑦ 微生物学和免疫学方法确证 上述分析方法确证主要针对色谱法，很多参数和原则也适用于微生物学或免疫学分析，但在方法确证中应考虑到它们的一些特殊之处。微生物学或免疫学分析的标准曲线本质上是非线性的，所以应尽可能采用比化学分析更多的浓度点来建立标准曲线。结果的准确度是关键的因素，如果重复测定能够改善准确度，则应在方法确证和未知样品测定中采用同样的步骤。

（2）实验设计与操作

① 交叉设计 交叉设计是目前应用最多最广的方法，因为多数药物吸收和清除在个体之间均存在很大变异，个体间的变异系数远远大于个体内变异系数，因此生物等效性研究一般要求按自身交叉对照的方法设计。把受试对象随机分为几组，按一定顺序处理，一组受试者先服用受试制剂，后服用参比制剂；另一组受试者先服用参比制剂，后服用受试制剂。两顺序间应有足够长的间隔时间，为清洗期（wash-out period）。这样，对每位受试者都连续接受两次或更多次的处理，相当于自身对照，可以将制剂因素对药物吸收的影响与其他因素区分开来，减少了不同试验周期和个体间差异对试验结果的影响。

② 受试者入选条件 受试者的选择应当尽量使个体间差异减到最小，以便能检测出制剂间的差异。试验方案中应明确入选和剔除条件。一般情况应选择男性健康受试者。特殊作用的药品，则应根据具体情况选择适当受试者。选择健康女性受试者应避免怀孕的可能性。如待测药物存在已知的不良反应，可能带来安全性担忧，也可考虑选择患者作为受试者。年龄：一般 18～40 周岁，同一批受试者年龄不宜相差 10 岁以上。体重：正常受试者的体重一般不应低于 50kg。按体质指数（body mass index，BMI）＝体重（kg）/身高^2（m^2）计算，一般应在标准体重范围内。同一批受试者体重（kg）不宜过于悬殊，因为受试者服用的药物剂量是相同的。受试者应经过全面体检，身体健康，无心、肝、肾、消化道、神经系统、精神异常及代谢异常等病史；体格检查显示血压、心率、心电图、呼吸状况、肝功能、肾功能和血象无异常，避免药物体内过程受到疾病干扰。根据药物类别和安全性情况，还应在试验前、试验期间、试验后进行特殊项目检查，如降糖药应检查血糖水平。为避免其他药物干扰，试验前两周内及试验期间禁服任何其他药物。实验期间禁烟、酒及含咖啡因的饮料，或某些可能影响代谢的果汁等，以免干扰药物体内代谢。受试者应无烟、酒嗜好。如有吸烟史，在讨论结果时应考虑可能的影响。如已知药物存在遗传多态性导致代谢差异，应考

虑受试者由于慢代谢可能出现的安全性等问题。受试者例数应当符合统计学要求，对于目前的统计方法，18～24例可满足大多数药物对样本量的要求，但对某些变异性大的药物可能需要适当增加例数。必须采用随机方法分组，各组间应具有可比性。

③ 受试制剂和参比制剂（test product and reference product，T and R）　参比制剂的质量直接影响生物等效性试验结果的可靠性，一般应选择国内已经批准上市相同剂型药物中的原创药。在无法获得原创药时，可考虑选用上市主导产品作为参比制剂，但须提供相关质量证明（如含量、溶出度等检查结果）及选择理由。若为完成特定研究目的，可选用相同药物的其他药剂学性质相近的上市剂型作为参比制剂，这类参比制剂亦应该是已上市的且质量合格的产品。参比制剂和受试制剂含量差别不能超过5%。对于受试制剂，应为符合临床应用质量标准的中试/生产规模的产品。应提供该制剂的体外溶出度、稳定性、含量或效价测定、批间一致性报告等，供试验单位参考。个别药物尚需提供多晶型及光学异构体的资料。参比制剂和受试制剂均应注明研制单位、批号、规格、保存条件、有效期。

④ 给药剂量　进行药物制剂生物利用度和生物等效性研究时，给药剂量一般应与临床单次用药剂量一致，不得超过临床推荐的单次最大剂量或已经证明的安全剂量。受试制剂和参比制剂一般应服用相等剂量，需要使用不相等剂量时，应说明理由并提供所用剂量范围内的线性药代动力学特征依据，结果可以剂量校正方式计算生物利用度。

一般情况下普通制剂仅进行单剂量给药研究即可，但在某些情况下可能需要考虑进行多次给药研究，如：a. 受试药单次服用后原形药或活性代谢物浓度很低，难以用相应分析方法精密测定血药浓度时；b. 受试药的生物利用度有较大个体差异；c. 药物吸收程度相差不大，但吸收速率有较大差异；d. 缓控释制剂。进行多次给药研究应按临床推荐的给药方案给药，至少连续3次测定谷浓度确定血药浓度达稳态后选择一个给药间隔取样进行测定，并据此计算生物利用度。

⑤ 取样　取样点的设计对保证试验结果可靠性及药代动力学参数计算的合理性，均有十分重要的意义。通常应有预试验或参考国内外的药代文献，为合理设计采样点提供依据。应用血药浓度测定法时，一般应兼顾到吸收相、平衡相（峰浓度）和消除相。在药物浓度-时间曲线各时相及预计达峰时间前后应有足够采样点，使浓度-时间曲线能全面反应药物在体内处置的全过程。服药前应先取空白血样。一般在吸收相部分取2～3个点，峰浓度附近至少需要3个点，消除相取3～5个点。尽量避免第一个点即为c_{max}，预试验将有助于避免这个问题。采样持续到受试药原形或其活性代谢物3～5个半衰期时，或至血药浓度为c_{max}的1/20～1/10，$AUC_{0-t}/AUC_{0-\infty}$通常应当大于80%。对于长半衰期药物，应尽可能取样持续到足够比较完整的吸收过程，因为末端消除项对该类制剂吸收过程的评价影响不大。多次给药研究中，对于一些已知生物利用度受昼夜节律影响的药物，则应该连续24h取样。

当受试药不能用血药浓度测定方法进行生物利用度检测时，若该药原形或活性代谢物主要由尿排泄（大于给药剂量的70%）时，可以考虑尿药法测定，以尿样中药物的累积排泄量来反映药物摄入量。试验药品和试验方案应当符合生物利用度测定要求。尿样的收集采用分段收集法，其采集频度、间隔时间应满足估算受试药原形药或活性代谢物经尿的排泄程度。但该方法不能反映药物吸收速率，误差因素较多，一般不提倡采用。

某些药物在体内迅速代谢无法测定生物样品中原形药物，也可采用测定生物样品中主要代谢物浓度的方法，进行生物利用度和生物等效性试验。

⑥ 药代动力学参数计算　一般用非房室数学模型分析方法来估算药代动力学参数。用

房室模型方法估算药代参数时，采用不同的方法或软件其值可能有较大差异。研究者可根据具体情况选择使用，但所用软件必须经确证并应在研究报告中注明所用软件。在生物等效性研究中，其主要测量参数 c_{max} 和 T_{max} 均以实测值表示。$AUC_{0 \to t}$ 以梯形法计算，故受数据处理程序影响不大。

⑦ 研究过程标准化　整个研究过程应当标准化，以使得除制剂因素外，其他各种因素导致的体内药物释放吸收差异减少到最小，包括受试者的饮食、活动都应控制。试验工作应在Ⅰ期临床试验观察室进行。受试者应得到医护人员的监护。受试期间发生的任何不良反应，均应及时处理和记录，必要时停止试验。

（3）数据处理及统计分析　BA 和 BE 研究必须提供所有受试者各个时间点受试制剂和参比制剂的药物浓度测定数据、每一时间点的平均浓度（mean）及其标准差（SD）和相对标准差（RSD），提供每个受试者的浓度-时间曲线（c-t 曲线）和平均 c-t 曲线以及 c-t 曲线各个时间点的标准差。不能随意剔除任何数据。脱落者的数据一般不可用其他数据替代。

① 药代动力学参数　单次给药的 BA 和 BE 研究，提供所有受试者服用受试制剂和参比制剂的 $AUC_{0 \to t}$、$AUC_{0 \to \infty}$、c_{max}、T_{max}、$t_{1/2}$、CL、V_d、F 等参数及其平均值和标准差。c_{max} 和 T_{max} 均以实测值表示。$AUC_{0 \to t}$ 以梯形法计算；$AUC_{0 \to \infty}$ 按公式计算：$AUC_{0 \to \infty} = AUC_{0 \to t} + c_t / \lambda_z$（$t$ 为最后一次可实测血药浓度的采样时间；c_t 为末次可测定样本药物浓度；λ_z 系对数浓度-时间曲线末端直线部分求得的末端消除速率常数，可用对数浓度-时间曲线末端直线部分的斜率求得）；$t_{1/2}$ 用公式 $t_{1/2} = 0.693 / \lambda_z$ 计算。以各个受试者受试制剂（T）和参比制剂（R）的 $AUC_{0 \to t}$ 按下式分别计算其相对生物利用度（F）值。

当受试制剂和参比制剂剂量相同时：

$$F = AUC_T / AUC_R \times 100\%$$

式中　AUC_T，AUC_R——分别为 T 和 R 的 AUC。

受试制剂和参比制剂剂量不同时，若受试药物具备线性药代动力学特征，可按下式以剂量予以校正：

$$F = AUC_T \times D_R / (AUC_R \times D_T) \times 100\%$$

式中　D_R，D_T——分别为 R 和 T 的剂量。

对于多次给药的 BA 和 BE 研究，提供受试制剂和参比制剂的三次谷浓度数据（c_{min}），达稳态后的 AUC_{ss}、c_{ss-max}、c_{ss-min}、T_{ss-max}、$t_{1/2}$、F、DF 等参数。当受试制剂与参比制剂剂量相等时，F 值按下式计算：

$$F = AUC_{ssT} / AUC_{ssR} \times 100\%$$

式中　AUC_{ssT}，AUC_{ssR}——分别为 T 和 R 稳态条件下的 AUC。

② 统计分析　评价 BE 的药代动力学参数 $AUC_{0 \to t}$ 和 c_{max} 在进行等效性检验前必须作对数转换。当数据有偏倚时经对数转换可校正其对称性。此外，统计中数据对比宜用比值法而不用差值法，通过对数转换，可实现将均值之比置信区间转换为对数形式的均值之差的计算。

当前普遍采用主要药代参数经对数转换后以多因素方差分析（ANOVA）进行显著性检验，然后用双单侧 t 检验和计算 90% 置信区间的统计分析方法来评价和判断药物间的生物等效性。

方差检验是显著性检验，设定的无效假设是两药无差异，检验方式为是与否，在 $p <$ 0.05 时认为两者差异有统计意义，但不一定不等效；$p > 0.05$ 时认为两药差异无统计意义，但 $p > 0.05$ 并不能认为两者相等或相近。在生物利用度试验中，采用多因素方差分析（ANOVA）进行统计分析，以判断药物制剂间、个体间、周期间和服药顺序间的差异。在生物等效性实验中，方差分析可提示误差来源，为双单侧 t 检验计算提供了误差值（MSE）。

　　双单侧 t 检验及 $(1-2\alpha)\%$ 置信区间法是目前生物等效性检验的唯一标准。双单侧 t 检验是等效性检验，设定的无效假设是两药不等效，受试制剂在参比制剂一定范围之外，在 $p <$ 0.05 时说明受试制剂没有超过规定的参比制剂的高限和低限，拒绝无效假设，可认为两药等效。$(1-2\alpha)\%$ 置信区间是双单侧 t 检验另一种表达方式。其基本原理是在高、低 2 个方向对受试制剂的参数均值与高低界值之间的差异分别作单侧 t 检验，若受试制剂均数在高方向没有大于或等于参比制剂均数的 125%（$p < 0.05$），且在低方向也没有小于或等于参比制剂均数的 80%（$p < 0.05$），即在两个方向的单侧 t 检验，都能以 95% 的置信区间确认没有超出规定范围，则可认为受试制剂与参比制剂生物等效。

　　等效判断标准，一般规定，经对数转换后的受试制剂的 $AUC_{0 \to t}$ 在参比制剂的 80%～125% 范围，受试制剂的 c_{max} 在参比制剂的 70%～143% 范围。根据双单侧检验的统计量，同时求得 $(1-2\alpha)\%$ 置信区间，如在规定范围内，即可有 $1-2\alpha$ 的概率判断两药生物等效。

　　如有必要时，应对 T_{max} 进行非参数法检验，如无差异，可以认定受试制剂与参比制剂生物等效。

　　③ 群体生物等效性和个体生物等效性　目前均采用平均生物等效性（average bioequivalence，ABE）评价方法，药物生物等效性的统计推断是以受试制剂和参比制剂生物利用度参数平均值为考察指标的，从它们的样本均数推断总体均数是否等效。由于平均生物等效性只考虑参数平均值，未考虑变异及分布，不能保证个体间生物利用度相近，对低变异和高变异药物设置的生物等效性标准一样。因此也有提出群体生物等效性（population bioequivalence，PBE）和个体生物等效性（individual bioequivalence，IBE）的概念。PBE 评价的目的是为了获得某仿制药应用于人群的效果，不但要对被比较制剂均值的差别进行检验，还要比较被比较制剂的群体变异。IBE 评价除了比较均值的差别，还要比较个体内变异、个体和制剂间的交互作用，从而判断患者换用其他药物后是否合适。因为目前对 PBE 和 IBE 评价方法经验有限，而且目前大多数药物运用 ABE 评价方法可以满足要求，因此暂不对此提出要求。建议结合申报品种考虑，参照相关文献选择适宜的评价方法。

　　（4）结果评价　生物等效性是指一种药物的不同制剂在相同的实验条件下，给予相同剂量，其吸收程度和吸收速率没有明显差异。故对受试制剂与参比制剂的生物等效性评价，应从药物吸收程度和吸收速率两方面进行，评价反映这两方面的 3 个药代动力学参数即 $AUC_{0 \to t}$、c_{max} 和 T_{max} 是否符合前述等效标准。

　　目前比较肯定 AUC 对药物吸收程度的衡量作用，而 c_{max}、T_{max} 依赖于取样时间的安排，用它们衡量吸收速率有时是不够准确的，不适合用于具有多峰现象的制剂及个体变异大的实验。故在评价时，若出现某些不等效特殊情况，需具体问题加以具体分析。

　　对于 AUC，一般要求 90% 可信区间在 80%～125% 范围内。对于治疗窗窄的药物，这个范围可能应适当缩小，而在极少数情况下，如果经临床证实合理的情况下，也可以适当放宽范围。对 c_{max} 也是如此。而对于 T_{max}，一般在释放快慢与临床疗效和安全性密切相关时需要统计评价，其等效范围可根据临床要求来确定。

　　对于出现受试制剂生物利用度高于参比制剂的情况，即所谓超生物利用度（suprabioavailability)，可以考虑两种情况：①参比制剂是否本身为生物利用度低的产品，因而受试制剂表现出生物利用度相对较高；②参比制剂质量符合要求，受试制剂确实超生物利用度。

结果的评价应结合研究目的出发，进行生物等效性评价的目的是提供两制剂可替换使用的依据；进行生物利用度研究，则主要分析获得的相对生物利用度数值进一步指导确定新剂型的临床使用剂量。

（5）临床报告内容　为了满足评价的需求，一份生物等效性研究临床报告内容至少应包括以下内容：①实验目的；②生物样本分析方法的建立和考察的数据，提供必要的图谱；③详细的实验设计和操作方法，包括全部受试者的资料、样本例数、参比制剂、给药剂量、服药方法和采样时间安排；④原始测定未知样品浓度全部数据，每个受试者药代参数和药时曲线；⑤采用的数据处理程序和统计分析方法以及详细统计过程和结果；⑥服药后的临床不良反应观察结果，受试者中途退出和脱落记录及原因；⑦生物利用度或生物等效性结果分析以及讨论；⑧参考文献。正文前应有简短摘要；正文末，应注明实验单位、研究负责人、参加实验人员，并签名盖章，以示对研究结果负责。

第十六章　处方调剂

处方调剂工作是药学服务的重要内容之一，也是医院或社会药房直接面对患者的重要工作之一。其服务水平及质量直接关系到患者的用药安全性，同时也影响患者对医院或药房的信任度及患者用药的依从性。因此药师应根据医师处方，严格按照规章制度和技术操作规程，认真审核处方或医嘱，经适宜性审核后调剂发药。发出药品时应当告知患者用法用量和注意事项，指导患者合理用药，进而保障患者用药安全、有效，同时也为患者与医护人员之间搭起沟通的桥梁。

第一节　处方概述

一、处方的含义

处方是指医疗和生产中关于药剂调制的一项重要书面文件。广义而言，凡制备任何一种药剂或制剂的书面文件，均可称为处方。狭义而言，处方是由注册的执业医师和执业助理医师（以下简称"医师"）在诊疗活动中为患者开具的、由取得药学专业技术职务任职资格的药学专业技术人员（以下简称"药师"）审核、调配、核对，并作为患者用药凭证的医疗文书。

《处方管理办法》规定"医师开具处方和药师调剂处方，应当遵循安全、有效、经济的原则，处方药应当凭医师处方销售、调剂、使用"，药师必须掌握处方的有关知识，才能胜任处方调剂服务。

二、处方的分类

（一）按性质不同分类

处方按其性质分为三类，即法定处方、医师处方和协定处方。

1. 法定处方

主要指《中华人民共和国药典》（以下简称《中国药典》）和国家药品监督管理局标准收载的处方，具有法律的约束力。在制备法定制剂或医师开写法定制剂时均应照此规定。

2. 医师处方

是指医师为患者诊断、治疗与预防用药所开具的处方。

3. 协定处方

是医院药剂科与临床医师根据医院日常医疗用药的需要，共同协商制定的处方。适于大量配制和储备，便于控制药品的品种和质量，提高工作效率，减少患者取药等候时间。每个医院的协定处方仅限于在本单位使用。

（二） 按作用和用途不同分类

处方按作用和用途不同分为普通处方、麻醉药品处方、精神药品处方、急诊处方和儿科处方。

1. 普通处方

其印刷用纸为白色，右上角标注"普通"。普通处方适用于开具急诊、儿科用药和麻醉药品、精神药品以外的药品。

2. 急诊处方

其印刷用纸为淡黄色，右上角标注"急诊"。急诊处方适用于开具急诊患者用药。

3. 儿科处方

其印刷用纸为淡绿色，右上角标注"儿科"，儿科处方适用于开具儿科用药。

4. 麻醉药品和第一类精神药品处方

其印刷用纸为淡红色，右上角标注"麻、精一"。使用麻醉药品和第一类精神药品适用于此类处方，该处方前记中还应当包括患者身份证明编号，代办人姓名及身份证明编号。

5. 第二类精神药品处方

其印刷用纸为白色，右上角标注"精二"。使用第二类精神药品适用于此类处方。

三、 处方的意义

处方具有技术意义、经济意义和法律意义。

1. 技术意义

开具或调配处方者都必须是经过医药院校系统专业学习，并经国家职业资格认定的医药卫生技术人员担任。医师对患者做出明确的诊断后，在安全、有效、合理、经济的原则下，开具医师处方。药学技术人员应对处方进行审核，并按医师处方准确、快捷地调配，将药品发给患者应用，表现出开具或调配处方的技术性。

2. 经济意义

是指处方是药品消耗及药品经济收入结账的凭据，是药剂科统计医疗药品消耗，预算采购药品的依据；也是患者在治疗疾病，包括门诊、急诊、住院全过程中用药的真实凭证。

3. 法律意义

因开具处方或调配处方所造成的医疗差错或事故，医师和药师分别负有相应的法律责任。医师具有诊断权和开具处方权，但无调配处方权；药师具有审核、调配处方权，但无诊断权和开具处方权。所以要求医师和药师在处方后记上签名，以示负责。

四、 处方的结构和规格

（一） 处方的结构

处方由前记、正文、后记三部分组成。

1. 前记

前记包括医疗、预防、保健机构名称，费别，患者姓名、性别、年龄，门诊或住院病历号、科别或病区和床位号，详细地址和联系电话、临床诊断、开具日期等，并可添列特殊要求的项目。麻醉药品和第一类精神药品处方还应当包括患者身份证明编号，代办人姓名及其身份证明编号。

2. 正文

以"Rp."或"R."开头，意为"请取下列药品"，正文的内容包括药品的名称、剂型、规格、数量、用法、用量等。处方正文是处方开具者为患者开写的用药依据，是处方的核心部分。

3. 后记

后记有医师签名或加盖专用签章，药品金额以及审核、调配、核对、发药的药学专业技术人员签名或加盖专用签章。

审核、调配、核对、发药的药学专业技术人员签名的目的主要有三：①明示药师的责任；②严格执行处方管理办法、优良药房工作规范；③统计工作量或绩效考核。

（二）处方的规格

中华人民共和国国家卫生健康委员会统一规定处方规格：长（182～190）mm×宽130mm；上边距2.0～2.5cm；下边距1.5～2.0cm；左、右边距各1.5cm。

处方笺格式参考样式由省、自治区、直辖市卫生行政部门制定；处方笺由医疗机构按照规定的标准和格式自行印制。

随着计算机以及网络的广泛应用，医院多使用电子处方。医师使用计算机打印的电子处方其格式要与手写处方一致。电子处方应当有严格的签名管理程序。必须设置处方或医嘱正式开具后不能修改的程序，以明确相关责任。

第二节　处方制度

2007年5月1日起施行的《处方管理办法》对处方的开具、审查、调剂、保管的相应机构和人员做出了具体的规定，进一步完善了我国的处方制度。

一、处方权与调剂资格的规定

1. 处方权的规定

经注册的执业医师和执业助理医师在执业地点取得相应的处方权，试用期人员开具处方，应当经所在医疗机构有处方权的执业医师审核并签名或加盖专用签章后方有效。进修医师由接收进修的医疗机构对其胜任本专业工作的实际情况进行认定后授予相应的处方权，二级以上医院对医师、药师进行抗菌药物临床应用知识和规范化管理培训并考核合格后授予处方权、副主任医师以上的可获得特殊使用级抗菌药物处方权、主治医师可获得限制使用级抗菌药处方权、医师可获得非限制使用级抗菌药处方权。执业医师经考核合格后取得麻醉药品和第一类精神药品的处方权后，才能开具麻醉药品和第一类精神药品处方。

2. 调剂资格的规定

药师以上的人员负责处方审核、评估、核对、发药及安全用药指导；药士从事处方调配工作。药师经考核合格后取得麻醉药品和第一类精神药品调剂资格后才能调剂麻醉药品和第一类精神药品。

二、处方书写的规定

（1）处方记载的患者一般情况、临床诊断应清晰、完整，并与病历记载相一致。

（2）每张处方只限于一名患者的用药。

（3）处方字迹应当清楚，不得涂改。如有修改，必须在修改处签名并注明修改日期。

（4）处方一律用规范的中文或英文名称书写。医师开具处方应当使用经药品监督管理部门批准并公布的药品通用名称、新活性化合物的专利药品名称和复方制剂药品名称，医师可以使用由卫生部公布的药品习惯名称开具处方。

（5）医疗、预防、保健机构或医师、药师不得自行编制药品缩写名或使用代号。书写药品名称、剂量、规格、用法、用量要准确规范，药品用法可用规范的中文、英文、拉丁文或者缩写体书写，不得使用"遵医嘱""自用"等含糊不清的语句。

（6）年龄必须写实足年龄，新生儿、婴幼儿写日、月龄，必要时注明体重。西药、中成药可以分别开具处方，也可以开具一张处方。中药饮片应单独开具处方。

（7）化学药、中成药处方，每一种药品须另起一行。每张处方不得超过5种药品。中药处方一行可以书写多种药品，每张处方也可超过五种中药饮片。

（8）西药处方的书写没有顺序要求，而中药饮片处方的书写有顺序要求，一般应当按照"君、臣、佐、使"的顺序排列；调剂、煎煮的特殊要求注明在中药名右上方，并加括号，如先煎、后下、包煎等。

（9）一般应按照药品说明书中的常用剂量使用，特殊情况需超剂量使用时，应注明原因并再次签名。

（10）开具处方后的空白处应画一斜线，以示处方完毕。

（11）处方医师的签名式样和专用签章必须与在药学部门留样备查的式样一致，不得任意改动，否则应重新登记留样备案。

（12）药品剂量与数量一律用阿拉伯数字书写。剂量应当使用法定剂量单位：重量以克（g）、毫克（mg）为单位；容量以升（L）、毫升（mL）为单位；有些以国际单位（IU）、单位（U）计算。片剂、丸剂、胶囊剂、散剂、颗粒剂分别以片、丸、粒、袋为单位；溶液剂以支、瓶为单位；软膏及乳膏剂以支、盒为单位；注射剂以支、瓶为单位，应注明含量；饮片以剂为单位。

三、处方时限和限量

处方开具当日有效，特殊情况下需延长有效期的，由开具处方的医师注明有效期限，但有效期最长不得超过3日。处方一般不得超过7日用量；急诊处方一般不得超过3日用量；对于某些慢性病、老年病或特殊情况，处方用量可适当延长，但医师必须注明理由。过期处方需要开方医师重新签名后才予以调配，需反复多次调配的处方，需医师注明使用次数及使用日期。

四、特殊管理药品用量的规定

麻醉药品、精神药品、医疗用毒性药品、放射性药品的处方用量应当严格执行国家有关规定。开具麻醉药品处方时，应有病历记录。

（1）门（急）诊患者麻醉药品、第一类精神药品注射剂每张处方为一次常用量；缓控释制剂每张处方不得超过7日常用量；其他剂型每张处方不得超过3日常用量。

（2）第二类精神药品每张处方一般不得超过7日常用量；对于某些特殊情况的患者，处方用量可以适当延长，但医师应当注明理由。

（3）医疗单位供应和调配的医疗用毒性药品须凭医师签名的正式处方。每张处方剂量不得超过 2 日极量。

五、 处方保存的规定

处方由调剂处方药品的医疗机构妥善保存，普通处方、急诊处方、儿科处方保存期限为 1 年，医疗用毒性药品、第二类精神药品处方保存期限为 2 年，麻醉药品和第一类精神药品处方保存期限为 3 年。处方保存期满后，经医疗机构主要负责人批准、登记备案，方可销毁。

第三节　处方调剂的工作内容

一、 处方审核

（一） 处方的形式审核

1. 审核资质

药学专业技术人员须凭医师处方调剂处方药品，非经医师处方不得调剂。取得药学专业技术资格者方可从事处方调剂工作。

2. 审核内容

药学专业技术人员应当认真逐项检查处方前记、正文和后记书写是否清晰、完整，并确认处方的合法性。其中包括处方类型（麻醉药品处方、急诊处方、儿科处方、普通处方）、处方开具时间、处方的报销方式（公费医疗专用、医疗保险专用、部分自费、自费等）、有效性、医师签字的规范性等。

二维码 85　处方调剂的工作内容（微课）

（二） 处方用药适宜性的审核

1. 规定必须做皮试的药品， 处方医师是否注明过敏试验及结果的判定

对规定必须做皮试的药品，处方医师应当注明过敏试验及结果的判定，试验结果为阴性时方可开具处方和调剂配发药品，否则不得调配药品。注射用青霉素还须核对药品的批号，皮试和注射所用药物必须是同一批号的，换批号后或停药 3 天以上，必须再次皮试。

二维码 86　处方审核（图片）

2. 处方用药与临床诊断的相符性

为加强对合理用药的监控，药师审方时应仔细查看诊断结果与处方用药是否相符，这要求药师具备较强的专业知识和处方分析能力。与临床诊断不相符的情况有非适应性用药、超剂量用药、撒网式用药、非规范用药、盲目联合用药和过度治疗用药等，处方用药与诊断的相符性是指患者疾病与药品说明书中的适应证一致，如有超说明书用药情况，则需医生签字，否则即为用药不适宜或用药不合理。

3. 剂量、 用法的正确性

剂量即药物治疗疾病的用量，药师审核处方时应注意核对剂量与剂量单位。药品使用的剂量、用法应当遵循《中国药典临床用药须知》各卷的规定或者按照药品说明书使用。此外，药学专业技术人员要注意单位时间内进入体内的药量，特别是静脉注射或静脉滴注的速率。还应注意浓度，比如氯化钾有规定的浓度，但临床上也可以超过上限，需要医生注明理由。

4. 审核处方时要特别注意特殊人群的合理用药

包括妊娠期和哺乳期妇女用药、儿童用药、老年人的用药以及肝肾功能低下的患者用药剂量及服药频次是否符合要求。

5. 选用剂型与给药途径的合理性

关于剂型与疗效，由于处方组成和制备工艺不同，同一药物的不同剂型，其生物利用度和作用快慢、强弱、疗效及副作用都有可能不同。应根据患者性别、年龄选择合适的剂型和给药途径。

6. 是否有重复给药现象

重复用药是指含有同一种化学单体或经体内代谢为同一有效化学单体的药物，同时非正常联合的多药应用，导致剂量和作用的重复，易导致用药过量。造成重复用药的原因主要是同一药物成分但不同通用名的药物，含有相同主要成分的复方制剂以及作用机制相同或类似的药物联用。

7. 是否有潜在临床意义的药物相互作用和配伍禁忌

处方中不得出现药品不良的相互作用、配伍禁忌的情形，以免对患者产生损害。药物相互作用是指同时或相继使用两种或两种以上药物时，其中一种药物作用的强度、持续时间甚至作用性质受到另一种药物的影响而发生明显改变的现象。配伍禁忌指药物在体外配伍，直接发生物理性的或化学性的相互作用会影响药物疗效或发生毒性反应。

8. 是否有其他用药不适宜情况违反慎用原则使用药品

如对青霉素过敏者要慎用头孢呋辛，如果使用其注射剂静脉注射可能会导致不良反应。

药师在审查过程中发现处方中有不利于患者用药处或其他疑问时，应拒绝调配，并联系处方医师进行干预，经医师改正并签字确认后，方可调配。对发生严重药品滥用和用药失误的处方，应当按有关规定报告。

二、 处方调配与核对

1. 处方调配的工作内容

① 仔细阅读处方，按照药品的顺序逐一调配。

② 对贵重药品、特殊药品实行"五专管理"，即专人保管、专柜加锁、专账登记、专册记录、专用处方，分别登记账卡。

③ 调配药品时应检查药品的批准文号，并注意药品的有效期，以确保使用安全。

二维码87 药品
调配（图片）

④ 药品调配齐全后，与处方逐一核对药品名称、剂型、规格、数量和用法用量，准确、规范地书写标签。

⑤ 调配好一张处方的所有药品后再调配下一张处方，以免发生差错。

⑥ 核对后签名或盖名章。

根据患者个体化用药的需要，药师应在药房中进行特殊剂型或剂量的临时调配，如稀释液体、研碎药片并分包、分装胶囊、制备临时合剂、调配软膏剂等，应在清洁环境中操作，并作记录。

二维码88 药品
核对（图片）

2. 核对检查

《处方管理办法》中明确提出，处方药品调配完成后，由另一名药师进行核对检查。在调剂处方过程中必须做到"四查十对"，四查十对是：查处方，对科别、姓名、年龄；查药品，对药名、剂型、规格、数量；查配伍禁忌，对药品性状、用法用量；查用药合理性，对临床诊断。

三、 发药与用药指导

二维码 89
发药与用药
指导（图片）

发药是处方调剂工作的最后环节，也是确保患者用药安全有效的重要环节，发药前要先核对患者的身份，具体内容如下。

（1）在药袋或标签上注明患者的姓名及药品的用法、用量、服用时间、贮存条件等。特别注意标识以下几点：①药品通用名或商品名、剂型、剂量和数量；②用法用量；③患者姓名；④调剂日期；⑤处方号或其他识别号；⑥药品贮存方法和有效期；⑦有关服用注意事项（如餐前、餐后、冷处保存、驾车司机不宜服用、需振荡混合后服用等）；⑧调剂药房的名称、地址和电话。

（2）核对患者姓名，询问患者所就诊的科室，以确认患者身份。

（3）逐一核对药品与处方的相符性，检查药品剂型、规格、剂量、数量、包装，并签字。

（4）发现处方调配有错误时，应将处方和药品退回调配处方者，并及时更正。

（5）发药时向患者交代每种药品的使用方法和特殊注意事项，同一种药品有 2 盒以上时，需要特别交代。向患者交付处方药品时，应当对患者进行用药指导。

（6）发药时应注意尊重患者隐私。

（7）如患者有问题咨询，应尽量解答，对较复杂的问题可建议到药物咨询窗口。

（8）对需特殊保存条件的药品特别是生物制品，应加贴醒目标签，以提示患者注意，如胰岛素制剂 2~8℃冷藏。

第四节　处方调剂差错的防范与处理

药师在进行处方调配时一定要认真细致，做到万无一失，要严防或减少差错事故的发生，一旦发生差错事故都会对患者造成不同程度的伤害，轻则延误患者病情的治疗，对患者的精神和身体造成伤害，导致患者住院或延长患者住院时间，重则导致患者永久性伤害甚至导致患者生命垂危和死亡。

一、 处方调剂差错事故常见类型

1. 审方错误

医师不了解药品品名、剂量、用法、规格、配伍变化而书写错误的处方，或者因为匆忙开具处方而书写错误。而药师审核、调配时未能审核出错误处方，依照错误处方调配给患者使用。

2. 调配错误

处方没有错误，但调配人员调配了错误的药品。包括：①将 A 药品发成了 B 药品；②规格错误；③剂量错误；④剂型错误；⑤数量错误。

标示错误：调配人员在药袋、瓶签等容器上标示患者姓名和药品名称、用法、用量时发生错误，致使患者错拿他人的药品；标签贴错药品，导致用药错误；开具注射单时的手写错误等。

其他错误：如配发变质失效的药品；或特殊药品未按国家有关规定执行管理措施，造成流失；或擅自脱岗，延误急重患者的抢救等行为。

二、 处方调剂差错出现的原因

① 调配工作时精神不集中或业务不熟练；

② 药品摆放不合理；

③ 处方辨认不清；

④ 药品外观相似；

⑤ 药品名称相似。

三、 处方调剂差错的防范

药师在调配药品全程的各环节中，必须增强责任心和集中注意力，做到将正确的药品和准确的数量发给相应的患者。每个环节的工作人员必须掌握必要的预防措施以减少和预防调配错误的发生；同时指导和提示患者正确应用药品，提高疗效，减少药品不良反应的发生。

（1）在调配处方过程中严格遵守《药品管理法》《药品经营质量管理规范》《医疗机构药事管理办法》《药品不良反应报告和监测管理办法》等有关法律、法规以及医疗单位有关医疗行为的各项规定。

（2）严格执行有关处方调配各项管理及工作制度，熟知工作程序及工作职责，保障患者用药安全。

（3）建立"差错、行为过失或事故"登记（时间、地点、差错或事故内容与性质、原因、后果、处理结果及责任人等），对差错及时处理，严重者及时报告。

（4）建立首问负责制。无论所发生的差错是否与己有关，第一个接到患者询问、投诉的药师必须负责接待患者或其家属，就有关问题进行耐心细致的解答，并立即处理或向上级药师报告。不得推诿和逃避患者及其家属的询问和投诉，以免事态的进一步扩大。

（5）为减少和预防差错的发生，需遵守下列规则。

① 药品贮存

a. 药品的码放应有利于药品调配，药品可按中、英文的首字母顺序，或药理作用系统，或制剂剂型进行分类。

b. 只允许受过训练并经授权的药学人员往药品货架码放药品，并确保药品与货架上的标签严格对应（药品名称、规格）。

c. 相同品种、不同规格的药品分开码放。

d. 包装相似或读音相似的药品分开码放。

e. 在易发生差错的药品码放的位置上，可加贴醒目的警示标签，以便药师在配方时注意。

② 调配处方

a. 调配处方前应先读懂处方所写的药品名称、剂型、规格与数量、用法用量，有疑问时绝对不可猜测，可咨询上级药师或电话与处方医师联系。

b. 一张处方药品调配结束后再取下一张处方，以免发生混淆。

c. 张贴标签时再次与处方逐一核对。

d. 如果核对人发现调配错误，应将药品和处方退回配方人，并提示配方人注意改正。

③ 发药

a. 确认患者的身份，以确保药品发给相应的患者。

b. 对照处方逐一向患者交代每种药品的使用方法，可帮助发现并纠正配方和发药中的差错。

c. 对理解服药标签有困难的患者或老年人，需耐心仔细地说明药品的用法并辅以更详细、明确的服药标签。

d. 在承接的用药咨询服务中提示或确认患者及家属了解药品的用法。

④ 制定明确的差错防范措施

a. 制定并公示标准的药品调配操作规程，可有助于提醒工作人员在工作中注意操作要点。

b. 保证轮流值班人员的数量，减少由于疲劳而导致的调配差错。

c. 及时让工作人员掌握药房中新药的信息。

d. 发生差错后，及时召开讨论会，分析和检查出现差错的原因、后果和杜绝措施，及时让所有的工作人员了解如何规避类似差错发生。

e. 定期召开工作人员会议，接受关于差错隐患的反馈意见，讨论并提出改进建议。

f. 合理安排人力资源，调配高峰时间适当增加调配人员。管理和辅助工作可安排在非调配高峰时间。

四、 处方调剂差错的处理

（1）所有调配差错必须及时向部门负责人报告，进行登记，明确责任，并由部门负责人向药房主任或药店值班经理报告，及时与患者的家属联系更正错误，并致歉（如发生严重的不良反应或事故，应及时通报医院主管领导并采取相应措施）。部门负责人应调查差错发生的经过、原因、责任人，分析出现差错危害的程度和处理结果。

（2）差错的处理应遵循下列步骤。

① 建立本单位的差错处理预案。

② 当患者或护士反映药品差错时，必须立即核对相关的处方和药品；如果是确定发错了药品或发错患者，药师应立即按照本单位的差错预案迅速处理并上报部门负责人。

③ 根据差错后果的严重程度，分别采取补救措施，如请相关的医师帮助救治或治疗，到病房或患者家中更换药品，致歉、随访，取得谅解。

④ 遇到患者自己用药不当、请求帮助时，应积极提供救助指导，并提供用药教育。

（3）进行彻底的调查并向药房主任或药店经理提交一份"药品调配差错报告"，报告应涵盖以下内容。

① 差错的事实。

② 发现差错的经过。

③ 确认差错发生的过程细节。

④ 经调查确认导致差错发生的原因。

⑤ 事后对患者的安抚与差错处理。

⑥ 保存处方的复印件。

（4）改进措施

① 对杜绝再次发生类似差错提出建议。

② 药房主任或药店经理应修订处方调配工作流程，以利于防止或减少类似差错的发生。

③ 药房主任或药店经理应将发生的重大差错向医疗机构、药政管理部门报告，由医疗机构管理部门协同相关科室，共同杜绝重大差错的发生。

④ 填写"药品调配差错报告表"。

参考文献

[1] 中国药典委员会编.中华人民共和国药典.北京：中国医药出版社，2015.

[2] 药品生产质量管理规范（2010 年修订）.

[3] 梁文权主编.药剂学.北京：人民卫生出版社，2005.

[4] 崔福德主编.药剂学.第 7 版.北京：人民卫生出版社，2011.

[5] 陈地龙，张庆主编.药学服务实务.北京：中国医药科技出版社，2017.

[6] 陆彬.药物新剂型与新技术.北京：人民卫生出版社，1998.

[7] （美）邱怡虹著.固体口服制剂的研发——药学理论与实践.郑梁元等译.北京：化学工业出版社，2013.

[8] 李华龙，尹东东，王杏林.难溶性药物的制剂增溶技术及应用.天津药学，2010，22（1）：60-67.

[9] 钱丽萍，林绥，阚慧卿.近年来贴剂的研究进展.海峡药学，2009，21（6）：28-29.

[10] 沈晨，夏旭，高文彦，曾珊珊，叶金翠.微针辅助经皮给药系统的研究进展.中国医药工业杂志，2017，48（2）：965-973.

[11] 蒋新国.脑靶向递药系统的研究进展.复旦学报（医学版），2012，39（5）：441-448.

[12] 王静，陈云建，杨兆祥.脑靶向制剂研究进展.中国药房，2015，26（17）：2442-2446.

[13] 张翠霞，张文涛，王东凯.新型的药物传递系统——原位凝胶的研究进展.中国医院药学杂志，2006，26（4）：459-461.

[14] 李寒梅，李曼，张志荣，孙逊.基因药物纳米给药系统的设计与研究进展.药学进展，2016，40（4）：276-283.

参考文献